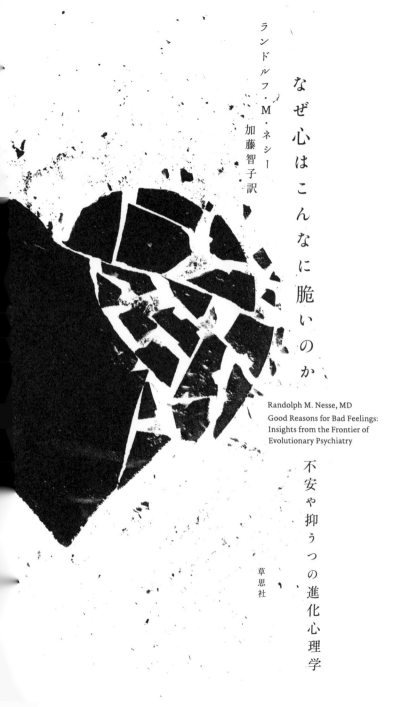

なぜ心はこんなに脆いのか

不安や抑うつの進化心理学

ランドルフ・M・ネシー
加藤智子訳

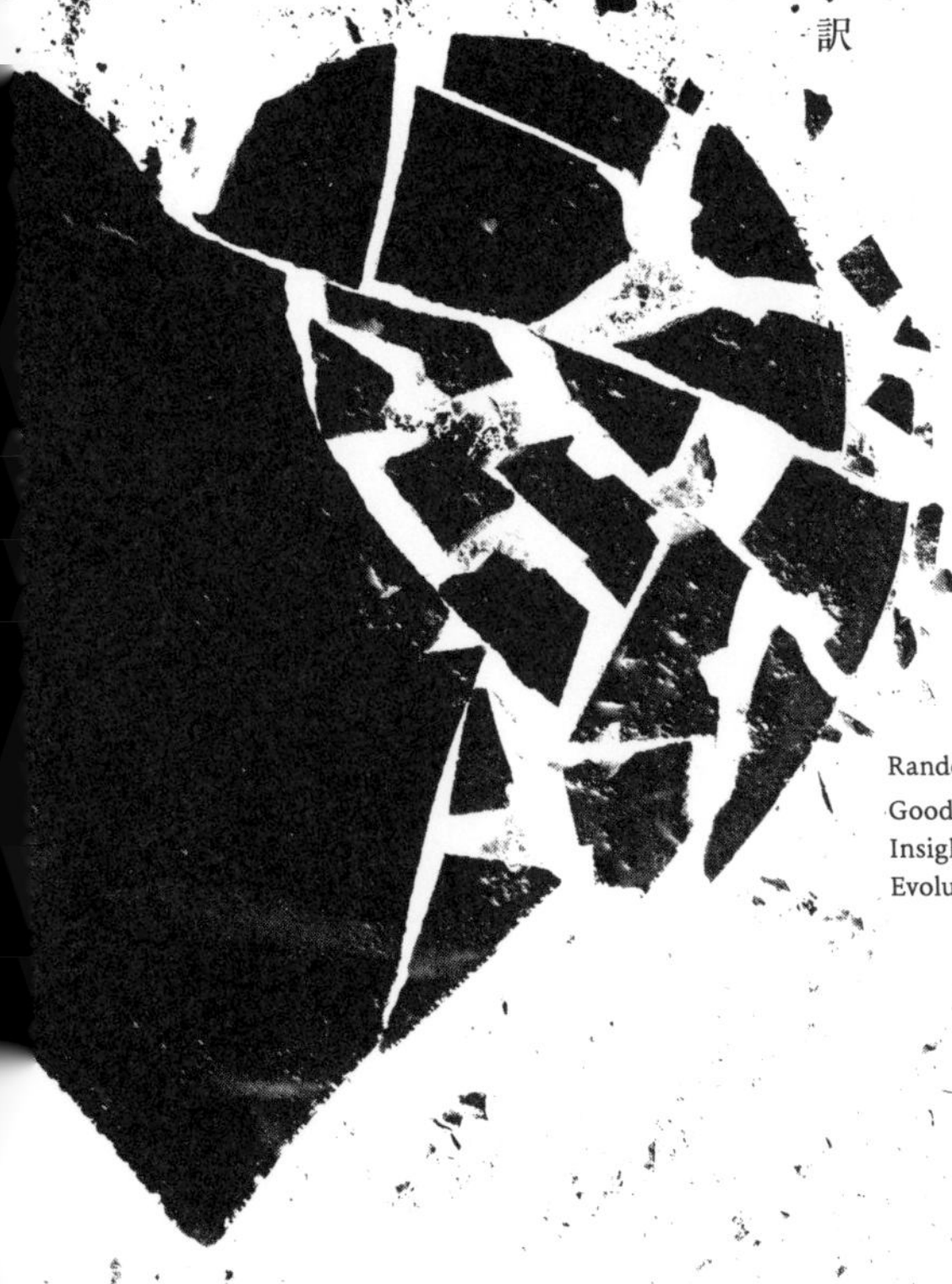

Randolph M. Nesse, MD
Good Reasons for Bad Feelings:
Insights from the Frontier of
Evolutionary Psychiatry

草思社

GOOD REASONS FOR BAD FEELINGS
Insights from the Frontier of Evolutionary Psychiatry
by Randolph M. Nesse, M.D.

Japanese translation published by arrangement with Brockman, Inc.

・行間の数字は著者による注で、巻末に収録している。
・〔　〕は訳者による注。

前書き

進化生物学の視点から精神疾患に対する新たな説明を提供することができるかもしれないと初めて気づいたとき、私はできるだけ早くこの本を書きたいと思った。だがすぐにはっきりしたのは、そもそも私たちの体はなぜ病気にかかるのかをまず理解しなくてはならない、ということだった。これが、偉大な進化生物学者であるジョージ・C・ウィリアムズと私の共同プロジェクトのテーマとなった。私たちはともに一連の論文を執筆し、『病気はなぜ、あるのか――進化医学による新しい理解』（新曜社、2001年）を上梓した。この本は広く読まれ、今や大きな盛り上がりを見せている進化医学という分野において、多くの新しい研究が始まるきっかけとなった。それから今に至るまで、私は進化生物学を医学に導入する試みと、精神疾患を抱えた患者の治療に、同等の力を注いできた。この二つの使命は、互いに深く関わり合っている。

精神科医という仕事は、とてつもなく大きな満足感を与えてくれる。治療の効果が出ると、患者は心から喜んでくれる。そのような治療を提供することは、非常に興味深い知的作業だし、感情的にも充足感がある。患者それぞれに、固有の謎がある。なぜこの人は、今この症状を呈するに至ったのか？　もっとも効果のある治療法は何か？　それでも時々、自分の小さなオフィスの窓から外を眺めていると、何百万人という精神疾患の患者を大きな津波が飲み込み、忘却の彼方に押し流していくようなイメージが浮かんでくることがある。そこには救助隊も、避難できるような高台もない。そんな悪夢のようなイメージに突き動かされて、私はより視座の高い問いをもつようになった。そもそも、なぜ精神疾患は存在するのか？　なぜこれほど多くの種類の疾患があるのか？　なぜこれほど多くの人が精神疾患を患うのか？　不安やうつ病、依存症や拒食症、自閉症や統合失調症、双極性障害を引き起こす遺伝子は、自然選択によって消え去ってもよかったはずだ。でも、そうはならなかった。それはなぜか？　これらは、問うに値する問いだ。「なぜ自然選択は、私たちを精神疾患に対して脆弱なままにしたのか」という問いを考えることが、精神疾患のより深い理解と、より効果の高い治療の実現につながる。それを示すことが、本書の目的だ。

この本で提示する答えは、あくまで提案であり、結論ではない。中には、誤りだったことがいずれわかる事柄もあるだろう。だが始まったばかりの新しい分野においては、きちんとした検証が行われる限りは、間違えるかもしれないという可能性が足かせになるべきではない。ダーウィンはこう言っている。「間違った考えは、それが何らかの証拠で支えられていたとしても、それほどの害は及ぼさない。なぜなら、誰もがその間違いを証明することに健全な喜びを感じるからであり、それがなされたときには、誤りへと導く道が一つ閉ざされると同時に、真実への道がひらかれるからである[*1]」

精神医学の分野ではさまざまな論争が続き、その発展は遅々としたものだ。このため、精神疾患に対する新たなアプローチの必要性を訴える多くの声が上がっている。進化生物学は新しいものではなく、正常な行動を理解するための科学的な基盤としてしっかりと確立された分野だ。だが、異常な行動についても進化生物学が適用できるという考えは、最近になってやっと認識され始めた。進化医学は、なぜ私たちの体は病気にかかるのかという疑問に対して新しい説明を提供しつつあり、今や精神医学の領域にも体系的に取り入れられつつある。進化精神医学の最前線をさらに推し進めるための機は、熟したと言える。

この分野に、何か別の名前をつけることができればいいのにと思う。進化精神医学は特別な治療法ではないし、精神科のほかの領域に携わる人も、進化的な視点から得るものがあるはずだ。だからより正確には、「精神科、臨床心理、社会福祉、看護等の従事者による精神疾患への理解と治療を改善するための、進化生物学的原理の適用」ということになる。しかしこの呼び方ではあまりに不便だ。よって本書は広い意味で、進化精神医学の最前線からのレポートという位置付けになる。

精神疾患は人類にとって深刻な病であり、すぐにでも解決が望まれる。進化精神医学には、そのために今すぐに役立つ具体的な利点がある。だが、より大きな成果は、この根本的に新しい視点に刺激された研究者や臨床医、患者たちが新たな問いを提示し、さらにその問いに答えることによって得られていくだろう。同時に、進化精神医学は哲学的な洞察ももたらしてくれる。ほとんどの人が、なぜ人の一生はこれほどまで苦悩に満ちているのだろうと考えたことがあると思う。

その答えの一つは、不安や、落ち込んだ気分、悲嘆といった情動は有用なものであり、だからこそ自然選択によってそのような情動が形づくられてきた、というものだ。苦悩がどれほど私たちの遺伝子にとって有益かを考えてみれば、答えは見えてくる。私たちが、正常な反応であるとはいえ不必要に辛い情動を感じるのは、情動を感じなかった場合に発生するコストが甚大なものになり得るからだ。また、決して叶えられない欲望や、コントロールできない衝動、対立だらけの人間関係が存在することにも、進化的に見て妥当な理由がある。しかしおそらく何よりも重要なのは、愛すること、善良でいることを可能にする、私たちのこの驚くべき力がどこからくるのか、そしてその代償としての悲嘆や罪悪感が存在する理由、さらに（実にやっかいなことに）私たちが他人にどう思われているかをむやみに気にしてしまう理由も、進化によって説明できる、ということなのだ。

二〇一八年七月

i

なぜ精神疾患はこれほど混乱を招くのか

1 新たな問い

もし問題解決のために一時間が与えられ、その解決に自分の命がかかっているのなら、私は最初の五五分をかけて適切な質問を探すだろう。正しい質問が見つかれば、残り五分のうちに解決策を見つけることができる。

——アルバート・アインシュタイン

精神科の研修医が約束の時間の五分前に私のオフィスのドアをノックしたとき、私は何か訳ありだなと察した。研修医は、彼の新しい担当患者を私に引き合わせることになっていた。

彼は言った。「先にお伝えしておきますが、今回の患者さんは、はっきりした答えを求めてます」

「答えって、何の?」私は聞いた。

「なぜ彼女がこれまで会った専門家が皆それぞれ違う説明をして、違う助言をしてくるのかってことのです。おかげで精神科そのものに不信感を抱いてます。今日は朝五時に起きて、州北部から車をとばしてはるばる来られたそうです。ご立派な大学病院の大先生から、答えを聞き出すためにね」。彼の皮肉っぽい表現が指しているのは私と、勤務先である有名大学の付属病院のことだった。もっとも、そう言う彼の顔には笑みが浮かんでいた。

私は彼に、患者の状況を簡単に説明するよう頼んだ。研修医によると、おおまかな所見はこうだった。

「三五歳の既婚女性で、小学生以上の子どもが三人。本人の主な懸念は、過去一年間、すべてに関して心配が募る一方だということです。自分の健康や、子どものこと、景気のこと、運転など、何もかもが心配だそうです。下腹部に頻繁に違和感を感じるほか、月に一度か二度、吐き気の発作に襲われますが、体重の低下はみられません。イライラして疲れやすく、なかなか寝付けないそうです。前より色々なことに興味がもてなくなっていますが、自殺願望はなく、ほかの抑うつ症状もありません。不安の傾向は血縁者にもみられますが、それほど深刻ではありません。かかりつけの医者には、医学的原因は見つからないと言われたそうです。私が思うには、全般性不安障害、それか気分変調症、または身体化障害です。先生のお考えもぜひ聞かせていただきたいです。彼女の疑問への答えもね」

Aさんが待つ診察室に入ると、彼女は丁重に挨拶をした。だが、私が訪問の理由を尋ねると、彼女の口調はとたんに険しくなった。「研修医の先生から、私の話は聞かれていると思います。私は答えが聞きたくて、州北部から五時間も運転してここに来ました」

私は共感を示すべく、こう言った。「良い手助けが得られず困っていらっしゃると伺いました」。

この言葉に再生ボタンが押されたかのように、彼女はしゃべり始めた。

「助けが得られないだけじゃありません。専門家の人と話すたびに、違う説明をされるんです。最初は牧師さまでした。親切な方ですし、同情してはくれましたが、基本的にはただお祈りして神様のお計らいを受け入れなさいと言われただけでした。そのとおりにしてみましたが、私の信仰心が足りないのか、何も変わりませんでした。それから、かかりつけの医者に話しました。そこでは検査も何もなく、ただ神経が昂ぶっているだけだと言われました。不安を抑える薬は中毒になるからと言って、胃の薬を処方されましたが、効果はありませんでした」

「その医者が紹介してくれたセラピストのところに行くと、週二回来るようにと言われました。でも、そんなお金はありません。セラピストはほとんど何もしゃべらず、尋ねることといえば私の子ども時代の話ばかり。しかも、私が父に性的な興味をもっていたなんてほのめかすんです。そんなこと、ありえないのに！　調子がどんどん悪くなっていると話すと、私が記憶を思い出すことを避けようとしているせいだと言われました。その日を最後に行くのをやめたけど、受けてもいないセッション代の請求書が今でも毎週送られてきます」

「気分は相変わらず酷いままだったので、電話帳で精神科の病院を探しました。周りの人に精神科に通っていると悟られたくないので、家から遠い病院を選びました。そこの医者には、原因は遺伝的な脳の異常だから、神経伝達物質のバランスを正すために薬を飲みなさいと言われました。でもここでも、血液検査とかは一切なしです。出されたお薬について調べてみたら、自殺につながる場合があると書いてありました。だから、はるばる大学病院を訪ねてでも、はっきりした答えが聞きたいと思ったんです。いつも心配してばかりで、まともに寝ることも食べることもできません。夫は、私が子どものことでしょっちゅう電話してくるのにうんざりしています。先生、どうか答えを教えてください」

「それは大変でしたね。四人の専門家から、それぞれ違う説明と治療法を聞かされるとは！　でも、さらに別の可能性も考えられます。一番良い治療プランを作るために、いくつか質問をさせてもらってもいいでしょうか」

Aさんは喜んで話してくれた。それによると、Aさんは昔から心配性で、母親も神経質な様子をよく見せていた。虐待されたことはないが、父親はいつもAさんに対して批判的だったという。Aさんが子どものころは家族で二、三年おきに引っ越しをしていたため、学校では居場所がないように感じていた。結婚生活は安定しているが、喧嘩は多い。特に、夫の出張が多いことと、長男のADHD（注意欠陥多動性障害）について頻繁に言い争いになる。寝入りを良くするために、夜にワインを「数杯」飲むのが習慣になっている。不安が特に悪化したのは二年前、末の息子が幼稚園に入ったころで、同じころダイエットも始めた。ここまで話して、Aさんは間髪入れずに言った。「でも今言ったことは、どれも気分の不調には関係ありません。私が知りたいのは、これが神経症なのか、脳の病気なのか、ストレスが原因なのか、それともほかの何かなのかってことです」

私はまず、彼女の症状の原因は、遺伝的な傾向と、幼少期の体験、人生の現在の状況、飲酒の習慣などが複合的に組み合わさったものだと説明した。Aさんはこれを聞いて顔をしかめた。しかし私が、不安は役に立つ場合もあるが、実際に不安によって回避すべきような大惨事が起きること自体が少ないため、ほとんどの人が必要以上の不安を抱える結果になっているのだと説明すると、明るい表情を見せてこう言った。「なるほど、それならわかります」。私は続けて、安全で効果が出る可能性のある治療法がいくつか考えられ、Aさんの自宅の近くに有能な認知行動療法のセラピストがいて、助けになれるかもしれないと話した。Aさんは安心した様子を見せ、「ここまで来た甲斐があったようだわ」と言った。しかしAさんは、診察室を出て行く前の別れ際、じっと私を見て、今も私の耳の奥に残っているこんな言葉を残していった。「精神科って分野全体が混乱状態なのね。先生もわかってらっしゃるんでしょう?」

その時点では、私もそのことをはっきりと認めることはできていなかった。精神科医の仕事は、患者が目を背けようとしている事柄に向き合う手助けをすることだ。だがAさんの言葉は、私を逆の立場に置くことになった。この本では、実例を出す際にはすべて、患者の友人や親戚、さらには本人にもそれとわからないように名前などの情報を変えてある。だが、もしAさんがこれを読んで三〇年前に私の診察室を訪れたことを思い出したら、おそらく喜んでくれるだろう。彼女の鋭い指摘が、現実を否定していた私の目を開かせ、混乱を乗り越えるための探求を始めるように背中を押してくれたのだから。

従軍精神科医

精神科の助教授になってから最初の数年間、私はある病院で内科の教授や研修医、看護師に囲まれて、戦地のジャーナリストのように「従軍」していた。精神的な問題を抱える入院患者は多かったから、私の存在は重宝されていた。また、私がいることで、研修医が患者の感情的な側面にも目を配るようになるとも期待されていた。その期待はある程度達成できたが、誰よりも大きな影響を受けたのは、むしろ私のほうだった。毎日途切れることなく患者を診ることの感情的な負担がどのようなものかを目の当たりにし、自分でもそれを直接体験するにつれ、鈍感になることがいかに精神を守ってくれるか、実感するようになった。

当時、同僚の内科医たちから、前に精神科にかかった経験があり、「もう二度とごめんだ」と言い張っている患者を診てくれないかとよく頼まれた。そのような患者の中には、何カ月にもわたるカウンセリングのあいだセラピストがほとんど口を開かず、効果もまったく出なかったという人もいれば、医者と二、三分話しただけで副作用のある薬を処方された人もいた。一方で、忍耐強く思いやりの深いセラピストのおかげで人生が大きく変わったという人も何人かはいたし、担当医師と何カ月にもわたって徹底的に話し合い、最終的に効果のある薬を見つけることができたという人もいた。ただし、治療がうまくいった患者の多くは他人にその話をしたがらないものだし、私が診察を頼まれるのは問題を抱えている患者がほとんどだったので、結果的に私が診る人は精神科の治療に懐疑的である場合が多かった。私は彼らの話を何年間にもわたって毎週何時間も聞き続けたが、治療を受け入れるように患者を説得しなければという思いが強すぎて、彼らの不満の総体が表している、より全体的な問題に本気で目を向けられずにいた。それこそが、Aさんが端的に表現したこと、つまり「精神科という分野全体が完全な混乱状態にある」ということだった。

これは、精神科的な治療に効果がない、という意味ではない。医学生だったころ、精神科医になると決めたと仲間に話すと、相手はよく同情するような表情を浮かべてこう言った。「良くなる見込みがない患者でも、誰かが診てやらなきゃならないもんな」。これはよくある誤解だが、そこにはなんの根拠もない。精神疾患のほとんどは治療によって改善できるし、持続的な効果が期待できる場合も意外なほど多くある。パニック障害や恐怖症の患者はかなり安定して改善が見込めるため、彼らが良くなって、充実した生活に戻っていく様子を目にすることができるという満足感を除けば、治療は退屈と言ってもいいほどだ。

ある広場恐怖症の女性は、自分の住むトレイラーハウスから一年のあいだ一歩も出られなかった。だが治療を始めて二、三カ月後には、車で一時間のところにある姉の家に行くことができるようになった。社会不安障害の大工の男性は、深刻な症状のせいで同僚と一緒に昼食を食べることもできなかった。だが治療から一年後に私を訪問したときには、全国各地でプレゼンをする新しい仕事をとても楽しんでいると教えてくれた。非常に深刻な症状を抱えていた患者が、目覚ましい改善をとげる場合もある。ちょうど先週は、二五年前に担当した患者から「突然どうしてもお礼を言いたくなった」というメールをもらった。深刻な強迫性障害だった彼女の人生は、治療によって大きく変わったそうだ。治療がなければおそらく自殺していただろう、と彼女は書いていた。

世の中には精神医学そのものを批判する本も多いが、本書はそうではない。確かに、大手製薬会社の多額の資金は、ほかの医学領域と比べて特に精神医学において腐敗を招きやすいことは事実だ。さらに、業界の資金による広告や、医療従事者への「専門教育」によって、「情動の障害はすべて脳の病気であり、薬による治療を必要とする」という利益最大化のための単純な考え方がさかんに宣伝されている。しかし私の知る精神科医たちの大半は、誠実で思いやりの深い医師であり、なんとかして患者を助けようと懸命に仕事をしている。私がかつて出会った同僚の中に、アルコール依存症に苦しむ自分の患者たちが遅刻せずに仕事に行けるように、毎朝六時に出勤する研修医がいた（夜は七時過ぎまで働いていた）。自殺を予告する夜中の電話を受けることになるとわかっていながら、非常に困難な境界性パーソナリティ障害の患者を引き受ける精神科医の友人もいる。そして非常に深刻なうつ病や精神病の患者を、そのうち何人かは自ら命を絶つであろうこと、そしてそうなったときには自分が責められるであろうことをわかっていながら、治療し続ける数多くの精神科医たちがいる。ほとんどの精神科医は、危機的な状況にある患者を心配し、どうすれば助けてあげることができるかを考えて眠れない夜を過ごしている。それでも、多くの患者は実際に改善するし、彼らを助けるというチャレンジがあるからこそ、精神科医の仕事は非常に大きなやりがいを与えてくれる。

その一方で、精神疾患を理解しようとする試みからは、なかなか満足感が得られない。精神医学を教えるようになって数年が経ったころ、私は苛立ちとともに混乱を覚えていた。精神医学は、「精神疾患とは、脳の病気である」というスローガンに集約されつつあるようにみえる。これは薬を売ったり、精神疾患を恥だと考える傾向を軽減したり、寄付を募ったりするには最高のキャッチフレーズではあるが、この言葉だけに頼っていると、明晰な思考ができなくなる。このフレーズが当てはまる場合もあるとはいえ、これだけでは行動主義や精神分析、認知療法、家族ダイナミクス、公衆衛生、社会心理学などの分野から得られる貴重な知見が抜け落ちてしまうのだ。たった一つの視点に基づいて精神科の治療を施すことは、壁に囲まれた中世の町に住むようなものだ。そして、さまざまな異なる視点を理解しようと努力することは、いくつもの壁に囲まれた町を訪ねて歩くのに似ている。精神疾患という領域の全体像をつかむためには、視座を高くもち、かつ進化と歴史によるさまざまな変化を見渡せるような特別なレンズを通して見る必要があるのだ。

何が精神疾患を引き起こすのか

目の見えない六人の人がそれぞれゾウの一部だけを触るという有名な話があるが、それと同じように、精神疾患に対するさまざまなアプローチもまた、それぞれ一つの原因と、それに対応した治療法に焦点を当てている。遺伝的要因や脳障害に注目する医者は、薬を勧める。幼少期の体験と精神的葛藤に原因を見るセラピストは、心理療法を勧める。学習に注目する臨床医は、行動療法を提案する。認知の歪みに注目する人は、認知療法を勧める。宗教的な信仰をもつ人は、瞑想やお祈りをするよう促す。ほとんどの問題の原因は家族ダイナミクスにあると考えるセラピストは、ご想像のとおり、家族療法を勧める。

精神科医のジョージ・エンゲルは、一九七七年にこの問題を認識し、「生物心理社会モデル」という統合的なモデルを提唱した。[*1] 悲しいかな、精神医学の分裂はそれ以来むしろ深まる一方であり、統合を求める声は毎年のように上がり続けている。混沌とした現実は無視され、各種の精神疾患は、画一化された特定の概念に押し込まれようとしている。見識の深い専門家は統合の必要性を訴えているが、助成金や研究者の任期を決める各委員会が支援するのは、細分化された分野にぴたっと当てはまるようなプロジェクトだけだ。

近年、診断体系の改定が計画されたことで、より一貫性のある体系の実現への期待が高まった。だが実際には、対立と混乱が増しただけだった。各精神疾患の定義を定めた診断分類『精神疾患の診断・統計マニュアル[*2]（*Diagnostic and Statistical Manual of Mental Disorders*, DSM）』の前版を作成した委員会で委員長を務めていた著名な精神科医、アレン・フランセスは、『〈正常〉を救え――精神医学を混乱させるＤＳＭ－５への警告[*3]』という本を最近上梓した。このタイトルに、改訂版ＤＳＭに対するフランセスの不満のほどがよく表れている。精神疾患の診断に関する論争は激しい敵意に満ちており、新聞の社説にまで登場するほどだ。極めつけは、米国国立精神衛生研究所（US National Institute of Mental Health, NIMH）が精神疾患の正式な診断にＤＳＭを用いないと決定したことだ。[*4、5]

コンセンサスの形成こそが、共通の診断基準を定める本来の目的であるはずが、正反対の結果を生んでいるわけだ。

精神疾患を引き起こす脳の異常を解明するための研究が、混乱を軽減する助けになるのではないかという期待もある。今思えばあまり懸命なことではなかったかもしれないが、私は一九六九年、医学部入学試験の面接で、精神科医になりたいと思っていることを打ち明けた。面接官は、こう言った。「なぜ精神科に？　精神疾患の原因になる脳の問題はもうすぐ解明されるだろうし、そうなったら精神疾患はすべて神経学科の領域になるよ」。この予測が当たっていれば、どんなによかっただろう！　残念ながら、その後四〇年にわたって何千人という優秀な科学者が、何十億ドルもの資金を得て研究を重ねたにもかかわらず、アルツハイマー病やハンチントン病など原因となる脳の異常がずっと昔に判明していた疾患を除けば、主だった精神疾患の特定の原因を突き止めることができずにいる。そのほかの精神疾患についても、決定的な診断を可能にするような検査やスキャン方法は、いまだに確立されていない。

これは実に遺憾かつ衝撃的な事実だ。双極性障害や自閉症の人の脳と、そうでない人の脳のあいだには、何かしらの違いがあるはずだ。だが、脳スキャンや剖検調査では、これまでのところごくわずかな違いしか見つかっていない。確かな違いではあるものの、どれも小さく、一貫性もないため、それが疾患を引き起こしているのか、あるいは疾患の影響でできたものなのかを判断するのは難しい。放射線科医が肺炎を診断したり、病理医ががんを診断したりするのと同様のはっきりとした診断を下すことができる方法の確立には、いまだ程遠い。

遺伝子に基づいた診断の可能性も期待されていたが、実現していない。統合失調症や双極性障害、自閉症といった疾患をもつか否かは、ほぼ完全に各個人のもつ遺伝子によって決まる。だから、私を含め二一世紀への変わり目に精神医学の研究に携わっていた人間のほとんどは、これらの疾患の関連遺伝子は遠からず特定されると信じていた。しかしその後の一連の研究を通してわかったのは、このような精神疾患に大きな影響を与える共通した遺伝的変異は存在しない、ということだった。[*6] ある特定の遺伝的変異によるリスク上昇の程度は、ほとんどの場合一パーセント以下だ。[*7] これは、精神医学の歴史においてもっとも重要で、同時に残念な発見だ。そして重要なのは、この発見の意味するところを理解し、次にすべきことは何かを考えることだ。

精神医学の最先端の研究者たちが、自らの失敗と新たなアプローチの必要性を認めていることは、賞賛に値する。『サイエンス』誌に最近掲載された記事の中で、何名かの研究者がこのように述べている。「過去五〇年にわたって、統合失調症の治療は目立った進展を見せていない。うつ病の治療法も、二〇年間大きな進展はない。（中略）このようなもどかしい進展不足からわかるのは、我々は脳の複雑さに向き合う必要があるということだ。（中略）新たな視点が、必要とされている」。[*8] 生物学的精神科学会は最近の学会で、「精神疾患の治療におけるパラダイムシフト」というテーマで発表を募った。そして二〇一一年には、米国国立精神衛生研究所の所長であるトーマス・インセルが、「我々が過去五〇年間にわたってやってきたことは、何であれ、うまくいっていない。（中略）自殺者の数、障害者の数、死亡データなどの数字を見ると、状況は惨憺としており、まったく改善がみられていない。アプローチ全体を考え直すべき時なのかもしれない」[*9] と語った。

精神科医たちは、患者の人生に訪れる危機を、彼らが何か大きな変化を起こすためのチャンスとみなす。同じことが、精神医学全体についても言えるのではないだろうか。[*10]

進化の過去に、未来を見る

私の勤めていたメディカル・センターから南へ一ブロック行ったところに、自然史博物館がある。二頭のライオンの彫像に挟まれた鉄の扉を開けると、展示ホールに出る。子どもたちを連れて恐竜の化石を見にくることが多かった私には、なじみの場所だ。だが今回はいつもとは違い、「関係者以外立ち入り禁止」と書かれたドアを通り抜ける。動物行動学を研究する科学者たちの、週に一度の集まりに招かれたのだ。会が始まって一時間が過ぎた時点ではっきりとわかったのは、彼らのものの考え方は、私がそれまでに学んできたどんなアプローチとも完全に異なっているということだった。

彼らは脳のメカニズムだけではなく、脳が自然選択によってどのように形づくられ、行動がどのようにダーウィン適応度に影響するのかについて考えていた。「適応度」は生物学の専門用語で、ある個体が繁殖に至るまで生き延びられる子をどれだけ多く残せるかを指す。ほかよりも多く子を残す個体が有する遺伝的変異は、後の世代においてより広くみられるようになる。子の数が平均より少ない個体が有する遺伝的変異は、より少なくなる。この自然選択のプロセスにより、ダーウィン適応度を最大化していくために極めて都合の良い体や脳が、形づくられることになる。
通常、もっとも有利なのは、中央値［データを大きい順に並べたときの中央の値］に当てはまるような形質だ。例えば、ウサギの大胆さは個体によってさまざまだ。際立って大胆なウサギは、キツネのディナーになってしまう。反対に、気の弱いウサギは、常に大急ぎで逃げ回るためあまりたくさん餌を食べることができない。そして不安のレベルが中ぐらいのウサギは、ほかのウサギより多くの子ウサギをもつに至り、その遺伝子はより広く残ることになる。人間の世界には、愚かな行為によって自分の存在をこの世から消し、その遺伝子を自ら抹消した人に贈られる「ダーウィン賞」という賞がある。受賞者の一人である冒険心に溢れたある若者は、ジェット噴射装置をくくりつけた乗用車で時速約四八〇キロを出して疾走し、そのまま崖の側面に突っ込んで車ごとペシャンコになった。その一方で、恐れが強く、家を出ることもままならない人もいる。そういう人は早死にすることはないが、多くの子どもをもつこともない。不安の程度が中ぐらいの人は、より多くの子どもを残す。その結果、中程度の不安をもつ人の占める割合が一番多くなるのだ。

私が博物館で出会った科学者たちが動物の行動を説明するうえで拠りどころとしていたのは、ある一つのシンプルな原理だった。それは、選択によって形づくられる生物の行動とは、繁殖の成功を最大化するような行動である、というものだ。これは仮説ではなく、必ず真実であるはずの原理である。そしてこの原理が、私が探していたもの——行動に限らず、なぜ生物が今のようになったのかを理解するうえでの、新たな生物学的説明をもたらしてくれた。

数週間のあいだ、私はひたすら彼らの議論を聞き続けた。そしてそんなある日、ついに意を決して、学生のころに思いついた自説を披露してみることにした。それは、老化は有用なのではないか、という説だった。老化によって毎年ある程度の個体が確実に死ぬことで、環境が変わったときに種全体がより速く進化できるのではないかと考えたのだ。これを聞いて、会の参加者たちは全員静まり返った。ただ一人、生物学者のボビー・ローを除いて。ボビーは笑いすぎて唾を飛ばしながら言った。「あなた、進化のこと本当に何も知らないのね」。彼女の笑い声は、階段を登ろうと頑張っている子犬を見るような、優しいものだった。その後、ボビーとほかの科学者たちは、たとえ種にとって有益な遺伝子であっても、それをもつ個体が平均よりも少ない子しか残さないのであれば、淘汰されていくということを説明してくれた。

ボビーは私に、一九五七年に進化生物学者のジョージ・ウィリアムズが発表した論文を読むように勧めてくれた。私は家に帰る前に図書館に寄って、論文のコピーをとった。この論文を読んだ多くの人にとってそうであったように、生命というものに対する私の考え方は、このときを境に大きく変わることとなった。ウィリアムズの指摘はこうだ。老化を引き起こす遺伝子は、それが個体の若いうちに利点をもたらすものであれば、より広まる可能性がある。なぜなら、若いうちは生きている個体の数が多く、選択がより強く働くからだ。[*11] 例えば、冠動脈の石灰化を引き起こす遺伝的変異は、多くの人を九〇歳までに死に至らしめる可能性がある。だが、その同じ遺伝子が子ども時代には折れた骨の治癒を助けるのであれば、その遺伝子は広まっていく。この論文がもたらした影響は絶大で、最近もその六〇周年を記念して回顧録が出版された。[*12] ウィリアムズは老化についてだけでなく、病気全般に関して、それまでとはまったく異なる説明を提示した。進化の視点から老化を説明することが可能なのであれば、統合失調症やうつ病、摂食障害はどうだろう?

進化生物学界の新しい仲間たちの助けのおかげで、私はその後数週間をかけて、自然界のすべてのものは二種類の説明を必要とすることを理解するに至った。一つ目の説明は、体の仕組みとその働きを描写しようとする、おなじみのアプローチだ。生物学者たちはこれを、至近的説明と呼ぶ。そしてもう一つは、どのようにして今あるような仕組みに至ったかを説明するものだ。これは、進化的または究極的説明と呼ばれる。[*13~16] 私がそれまでに受けていた医学教育はすべて至近的説明であり、体の仕組みは解明するものの、なぜそのような体になったのかというもう一つの側面には一切触れないものだった。

進化的な説明は、至近的説明を補完するのに不可欠な要素だ。この点が見過ごされているせいで、計り知れないほどの混乱が生まれている。例えば、眉毛について説明するように誰かに頼んだとする。おそらく、ある特定の遺伝子によって体の特定の場所で特定のタンパク質の合成が引き起こされる、という説明が返ってくるだろう。同時に、眉毛の発達プロセスについても説明が必要だ、と主張する人もいるかもしれない。あるいは、ほかの霊長類の眉毛についても知る必要がある、と言う人もいるだろう。さらに、汗が目に入るのを防ぐという眉毛の役割について話す人もいるはずだ。そして、実際に自分の眉毛をひょいと上げて、シグナルを出す道具としての眉毛の役割を実演してみせる人もいるだろう。最初の二つの説明は至近的な仕組みについて解説しており、あとの三つは進化に関するものだ。

ノーベル賞を受賞した動物行動学者のニコ・ティンバーゲンは、一九六三年、この視点をさらに発展させ、後に「ティンバーゲンの四つの問い」と呼ばれようになる分類に関する論文を発表した。以下が、その四つの問いだ。問題となるメカニズムはどのようなものか？　そのメカニズムは個体においてどのように発達するか？　その適応的意義は何か？　その進化の歴史はどのようなものか？[*17]　私はこの質問事項そのものは長年知ってはいたが、このとき初めて、四つの問いは二つの至近要因と二つの進化要因から成ること、そして、二つは時間のある一点に関するもので、二つは時間の経過による変化に関するものだということを理解した。この四つの要素は、二つの行と二の列から成る表にぴたりと収まる。あるとき、この表を載せたスライドを授業の資料に加えたところ、学生たちは私の話の内容より表のほうに強い興味を示した。そして表をPDFにしてウェブサイトに掲載すると、ファイルは瞬く間に拡散した。

ティンバーゲンの四つの問いのおかげで、私は医学生のころに同級生とよく夜遅くまで繰り広げていた議論の、前提そのものが間違っていたことに気づいた。私たちは、四つの問いのうちどれか一つを選んでいいと思っ

「ティンバーゲンの四つの問い」整理版[*18]

	至近的	進化的
時間のある一点	メカニズムはどのようなものか	適応的意義は何か
時間の経過	個体においてどのように発達するか	進化の歴史とはどのようなものか

ていたが、そうではないのだ。完全な説明を得るためには、四つの問いすべてに答えなければならない。さらに私はこの問いについて考えることで、それまで異常として捉えていた事柄の多くが、実は有益だったと気づいた。私が受けた医学教育では、胃の細胞が酸を分泌するメカニズムや、胃酸が潰瘍の形成にいかに寄与するかについては詳細に学ぶ。だが、胃酸が細菌を殺すこと、食べ物を消化すること、さらに、なぜ胃酸が多すぎる場合だけでなく、少なすぎても大きな問題になるのかについては、触れもしなかった。下痢の原因については多くを学んだが、下痢が胃腸から毒素を排出し、感染から体を守るうえで果たす役割についてはほとんど何も学ばなかった。咳は気道から異物を除去する。また、熱は感染と戦うために周到にコントロールされた反応だ。さらに、痛みについてでさえ、そのメカニズムだけでなく、それが果たす機能についても理解する必要がある。痛みを感じる力を生まれつきもっていない人は、成人早期に亡くなることが多い。[*19]私は、不安や気分の落ち込みがどのような有用性をもつのかについて、考え始めた。

一見すると無用に思えるものが、実は何かの機能を果たしていることは多い。だが中には、単にデザインがまずかったという場合もある。眼には盲点がないほうが良いし、産道は狭すぎる。がんから身を守るメカニズムは十分ではないし、感染に対する防御もそうだ。摂食行動の制御能力は弱すぎる。不安や痛みは、過剰であることが多い。私は、なぜ自然選択は私たちの体にこれほど多くの不完全さを残したのだろうという謎を、日夜考えるようになった。

会議のために街を訪れたジョージ・ウィリアムズを見かけたとき、すぐに彼だとわかった。アブラハム・リンカーンにそっくりだからだ。私はジョージの一九五七年の論文が賞賛されていることは知っていたが、彼が二〇世紀を代表する生物学者の一人であることは、本人も含めて誰も教えてくれていなかった。ジョージはあまり発言しなかったが、彼が口を開くとそこにいる全員が耳を傾けた。ジョージはビールを傾けながら、老化を引き起こす遺伝子が自然選択において保存され得るという考えに至った経緯を話してくれた。私は、彼の説を試す方法を思いついた。説が正しいなら、一部の野生動物の死亡率は、年齢とともに上がるはずだ。もし彼の説とは逆に、老化を引き起こす遺伝子が自然選択の範疇外なのだとしたら、死亡率は年齢にかかわらず同じになるはずだ。

野生動物の死亡率を調べるためには、図書館で何カ月か調査する必要がある。私は精神科の主任であるジョン・グレーデンに、このアイディアについて話した。主任に着任したばかりのジョンは、部下の創造性を高めることに熱心だったので、夏のあいだ勤務時間の半分を調査に使ってもいいと言ってくれた。秋になるころにはデータが集まり、野生動物の老化に自然選択が作用する強さを調べる計算方法もつきとめた。その結果は、自然選択は老化に非常に強く作用する、というものだった。[20] ジョージの説は正しかったのだ。老化を速める遺伝子は、影響が出始めるのが遅すぎるために自然選択による排除を免れてしまった不運な突然変異ではない。そのような遺伝子の一部は、若い時期における繁殖を増やすうえで、有利な条件を提供するのだ。この説は、カブトムシやミバエの寿命の長さを交配によって変化させる数多くの研究によって証明されている。[21,22] 若い時期に繁殖する個体を選択していくと、寿命が短くなっていく。寿命が長くなるように交配させると、特に自然環境下では、顕著に子孫が少なくなる。老化は、進化的に説明できるのだ。[23]

ジョージの次の訪問までに、私は彼と進化生物学についてまともな会話ができる程度の知識を身につけており、老化に関する論文も発表していた。私はジョージに、老化だけでなく、さまざまな病気も進化の視点から新たに説明できるのではないかという考えを話した。するとジョージもまた、同じことを考えていたと話してくれた。私たちは、進化的な視点がいかに医学に貢献し得るかついて、論文を書くことにした。

作業を始めてから数カ月のうちに、私たちは根本的な間違いを犯した。私たちは、病気に対する進化的な説明を見つけようとしたのだ。なぜ自然選択は冠動脈疾患を形づくったのか？　乳がんはどうか？　統合失調病は？　そしてついに私たちは、間違いに気づいた。私たちは、「病気を適応としてみる（Viewing Diseases As Adaptations, VDAA）」という間違いを犯していたのだ。VDAAは、今も進化医学の分野でみられる深刻な誤謬だ。だが、病気自体は生物学的な適応の結果ではなく、進化的に説明はできない。病気は、自然選択によって形づくられてはいないのだ。ただし、私たちを病気に対して脆弱にするような身体的特徴は、進化的に説明することができる。このように病気そのものから、私たちを病気にかかりやすくする体の形質に焦点を移すことは、後に進化医学の基礎となる重要な気づきとなった。

私たちは、虫垂や親知らず、冠動脈の炎症、がん、そしてもちろん、腰の問題などについて、何日も議論を重ねた。この論文のもつ潜在的な意義を私よりもはっきりと見抜いていたジョージは、「ダーウィン医学の夜明け」という壮大な題をつけることを主張した。さらに、私とジョージの共著である『病気はなぜ、あるのか——進化医学による新しい理解』はより広い層に読まれ、今では進化医学と呼ばれるようになった新しい分野の発展の契機となった。今や、同分野に関する数々の書籍が出版され、学会や学術雑誌が発足し、国際会議が開かれ、ほとんどの主要な大学で進化医学の講義が行われるようになっている。

進化医学は医療の手法ではないし、いかなる意味においても、標準的な医学に取って代わるものではない。進化医学とは、健康に関する諸問題の解決のために遺伝学や生理学を用いるのと同じように、進化生物学の原理を用いようとする試みである。そして進化医学の一分野として、「なぜ自然選択は私たちを精神疾患に対して脆弱なままにしたのか」を問うのが、進化精神医学だ。

新たな問い

通常、医学において生まれる問いは、機械工と同じ視点によるものだ。体はどのように機能するのか？　どこが壊れているのか？　なぜ壊れたのか？　どうすれば修理できるのか？　これは、体の仕組みはどうなっているのか、そして病人の体はどう違うのかを考える、至近的な問いだ。免疫系のメカニズムのうち、どの部分が多発性硬化症を引き起こすのか？　統合失調症に影響する脳の異常とは何か？　これらの問いに答えることは、問題の原因を見つけその解決法を突き止めるという、もっとも重要な目標の達成に近づくことを意味する。このような問いを投げかけ、その答えを探すことによって、人類の健康は大幅に改善されてきた。生物学の二つの側面のうち、医学がどちらか一方だけを利用できるというのであれば、もっとも実際的な報いがあるのはこちらの側面だ。

生物学のもう一つの側面は、進化的な面だ。ここで生まれる問いは、エンジニアの視点によるものだ。なぜ体は今のような形になったのか？　どのような選択の力によって、今のような形質がつくられたのか？　遺伝的変異は、繁殖の成功にどう影響するのか？　繁殖の成功を犠牲にして成立するトレードオフには、どのようなものがあるのか？　つまり一般化するなら、新たな問いは以下のようになる。「なぜ自然選択は、私たちの体を病気に対して脆弱にするような形質を残したのか？」


これは新しい問いだが、世界最古の問いの一つにもよく似ている。なぜ人生にはこれほど苦悩に満ちているのだろう？　この問いは、宗教や哲学の文脈で「悪の問題」として数千年にわたって議論されてきたが、はっきりとした答えは出ていない。[*24~26] 古代ギリシャの哲学者であるエピクロスは、二四〇〇年前にこの難問に気づいた。これを簡潔にまとめたデイヴィッド・ヒュームの言葉は、少し形を変えて今も広く引用されている。「神は悪を阻止しようとする意思をもっているにもかかわらず、そうできないのだろうか？　もしそうであれば、神は全能ではないということになる。それとも、悪を阻止することはできるが、そうする意思がないのだろうか？　それならば、神は悪意があることになる。神は悪を阻止する能力も意思もあるのだろうか？　それならば、なぜ悪は存在するのだ？　神は悪を阻止する能力も、意思もないのだろうか？　それならば、なぜ彼を神と呼ぶのだ？[*27]」

それから現在に至るまで、哲学者や神学者――特にユダヤ教、キリスト教、イスラム教の神学者たちは、悪や苦悩を説明するという難題に取り組んできた。このような議論は「神義論」と呼ばれ、多くの説が唱えられているが、完全な説明を提供するものは一つも存在しない。[*28] また、この問題は仏教における中心的な問いでもある。四諦《したい》と呼ばれる仏教の四つの真理のうちの一つ目は、「この世は一切が苦である」というものだ。[*29、30] そして二つ目の真理は、苦の原因は欲望にある——より具体的には、欲望を完全に満たすことができないことにある、というもの。三つ目は、苦から解き放たれるためには、欲望が幻想であることを認識する必要がある、というものだ。なぜ私たちが欲望をもつのか、なぜその欲望を満たすことができないのか、そして、なぜ欲望を手放すことがこれほど難しいのかという疑問には、進化的な説明が存在する。それは、私たちの脳は、私たちではなく私たちの遺伝子に有益なように形づくられているから、というものだ。[*31〜33]

神の采配について納得のいく説明を見つけることは、本書の範疇を大きく超えている。悪と苦悩の蔓延について説明することも、私には難しい。だが、苦悩というもののほとんどは、感情的な苦しみだ。不安や落ち込んだ気分が存在する理由は、痛みや吐き気が存在する理由と同じ——つまり、ある状況においてはそれが役に立つからだ。その程度が過度に強い場合が多いことにも、進化的に妥当な複数の理由が存在する。私たちが依存症や統合失調症、その他すべての精神疾患にかかるのにも、同じく複数の妥当な理由がある。理由が複数なのは、いくつかの関連性のある要素が疾患によってさまざまに組み合わさっているためだ。

私たちの精神生活にこれほど痛みが多く、思考と行動の不一致が多い理由について考えてみると、さらに別の重要な問題が浮かび上がってくる。なぜ、繁殖の成功を最大化するだけの、心も意思もない選択というプロセスが、献身的な愛情に溢れる関係や、有意義で幸せな人生を可能にするような脳を形づくってきたのだろう？　ほとんどの人の人生は、世間知らずの進化論者が想像するような、金儲けやセックスの機会を奪い合う利己的な競争で成り立ってはいない。私たちは瞑想し、祈り、協力し合い、愛し、他人であっても人を思いやる。人類という種は、知的にも、社会的にも、倫理的にも、感情的にも、驚くほどの力を備えている。愛情や倫理観の源を理解することが、社会不安や悲嘆、そしてそれによって可能になる人間同士の深い関係を理解するうえで、欠かすことのできない基盤となる。

ポリオワクチンを開発したジョナス・ソークは、こう言っている。「人々が発見の瞬間だと思っているものは、実は問いの発見なのだ」。私たちは今、新しい問いを手にしている。

2

精神疾患は病気なのか

（原注：本章は、次の論文を編集したものである。Nesse RM, Stein DJ. Towards a genuinely medical model for psychiatric nosology. *BMC Medicine*. 2012;10(1):5）


これらの診断カテゴリーが妥当なものであると判断する根拠は、ほとんどない。*1

——DSM診断カテゴリーに関して、主要な精神科教科書の一ページ目に記載されたコメント

精神疾患を説明するためにには、まずはじめに各疾患を描写し、定義する必要がある。これは一見、簡単な作業のように思える。何しろ現行版の『精神疾患の診断・統計マニュアル』には、三〇〇以上の疾患の描写が収められているのだ。だが、これで一件落着かといえば、まったくそうではない。この診断体系は、終わりのない論争と激しい対立のもととなっているのだ。

診断カテゴリーの各定義を読むと、精神疾患が病気であるかのように思える。確かにその多くは実際に病気なのだが、ほかの多くの病気とは少し違っている。精神疾患には、例えば肺炎を引

き起こす細菌のような、解明済みのはっきりとした原因があるわけではない。糖尿病のように、血液検査の結果によって診断を下すこともできない。多発性硬化症における神経の損傷のように、明確な組織の異常が起きるわけでもない。その代わりに、精神疾患はひとまとまりの症状によって定義される。例えば、食べ物が段ボールのような味しかしないという人は、うつ病で自殺願望がみられることが多い。パラノイアの人は、幻聴が聞こえることが多い。危険なほどやせているのに、自分は太っていると思い込んでいる人は、成功した若い女性である場合が多い。精神疾患は、症状のリストによって定義される。そして、そのリストに含まれる症状のうちいくつかが、ある程度の期間にわたってみられれば、診断が適用される。

このチェックリスト式のアプローチによって、診断の一貫性は大幅に増した。だが、そこには大きな代償があった。この方法は、病名の診断さえできれば、必要な情報はそこからすべて得られるものだという思い込みを生む。この結果、多くの疾患で発症の引き金となる、患者が置かれた人生の状況に関する情報が無視されてしまうのだ。コンピューターで簡単に記録にアクセスできる時代になったことも相まって、患者が人に知られるのをためらうような詳しい情報は、たとえ疾患に関連性があっても、記録を控えるケースが増えた。結果的に、最近の臨床記録には、症状を簡潔に描写した文章と、診断の妥当性を示す二、三の段落だけが記されていることが多い。例えば、Bさんという女性の精神医学的評価は次のようなものだ。

Bさんは三七歳の既婚の白人女性。子どもは三人。抑うつ症状があり、かかりつけ医からの紹介で受診した。症状が出始めたのは四カ月前。突然早朝に目が覚めるようになり、食欲の減退と意欲の低下、罪悪感と絶望感がみられるようになった。過去二カ月で約四キロ半体重が減少した。死にたいと感じることはあるが、自殺の意思はない。症状は毎日出るが、特に顕著な日もあり、時間帯によっても異なる。朝は特に症状が重い。慢性的な不安が数カ月続き、特に心配と発汗、消化器症状がみられるという。また、数時間にわたって極度の不安が続くことがあり、体の震えや息切れ、下腹部の違和感がある。パニック発作や広場恐怖はない。社交の場で非常に強い不快感を感じるようになり、現在は人に会うのを避けている。毎晩ワインを一、二杯飲むが、薬物乱用歴はない。不安が強く出るようになった原因は夫婦間の対立にあると患者本人は考えている。精神疾患の既往歴はない。身体的には健康で、薬物治療は受けておらず、アレルギーもない。父親にアルコール依存症、母親に不安障害の病歴がある。患者の姉は、抗うつ薬を服用している。育った家庭環境は、安定していた。本人によれば、子ども時代の虐待やトラウマ体験はなかったという。子どもの年齢は、三歳、五歳、九歳で、健康状態は良好。夫は地元の工場でマネージャーとして働いており、家族で郊外に住んでいる。患者は以前、小学校教員としてフルタイムで働いていたが、現在はパートタイムで教員助手をしている。診断名：大うつ病。治療計画：抗うつ薬を処方。認知行動療法を実施。二週間後に再診のこと。

この症例報告には診断を裏付ける事実がまとめられているが、何が症状を引き起こしたのかについては触れられていない。その謎が一気に解けたのは、Bさんがスーパーでかつての愛人を見かけた話をしてくれたときだった。

食料品を買いに行こうとしたけど、まるで沼の中を歩いているみたいでした。一歩一歩、なんとか足を前に出している感じでした。用意してあった買い物リストも役に立ちませんでした。何もかも、どうでもいいように思えてしまって。でも子どもたちに食べさせなければいけないので、とにかく店に行きました。買い物が半分済んだころ、通路の奥のほうでカートを押すジャックの姿が見えたんです。この数カ月、しょっちゅう彼の姿を見かけたような気がしていましたが、全部気のせいでした。でも、今回は本当に彼でした。心臓の鼓動が速くなって、体が動かなくなりました。そして、六カ月前のスターバックスでの記憶のフラッシュバックがやってきました。

その日私は、ジャックといつもどおり七時に待ち合わせていました。落ち合った後、いつも会っていたアパートに自分たちの荷物を運び込むはずでした。約束をしていたんです。一一月二日の深夜一二時に、私は夫のサムに、彼は奥さんのサリーに、真実を告げると。本当は一一月一日に決行したかったのですが、ハロウィーンの直後だったので子どもたちのために一日遅らせたんです。スターバックスのドアを開けたとき、真っ白な雪がキラキラと降っていたことを一生忘れないと思います。まるで、私たちの新しい生活を象徴しているようでした。

私は前日の深夜一二時、サムに出て行くことを告げました。思ったとおり、彼は激怒しました。あまり大きな声で叫ぶので、家の外を通りかかった車がスピードを緩めたほどです。でもおかげで、出て行くのが楽になりました。私と夫との関係は、もうずっと前に終わっていたんです。偽りの人生を生きるのは、もううんざりでした。私が欲しかったのは、ジャックとの生活だけだったんです。私はジャックのために、フリージアの花束を買いました。でも、ジャックは来ませんでした。七時半になって、彼の携帯にメールしてみました。サリーが窓から飛び降りようとでもしたのかと思ったんです。返事はありませんでした。電話をしても、誰も出ません。信じられませんでした。感覚が麻痺して、ただテーブルを見つめてそこにずっと座っていました。長い時間が経ち、花束はぐったりして、大理石のテーブルに閉じ込められた化石のように見えました。私の人生は、終わったも同然でした。

私はフラッシュバックから我に返り、意を決してジャックのいた通路の奥に向かいました。彼の姿はもう見えませんでした。レジに行ってみましたが、列に並ぶ人の中にもいません。店中を探しました。ポークリブの売り場のそばに、カートが一つ置き去りになっていました。中には、ジャックがいつも買っていたもの――お気に入りのブランドのコーヒー・フィルターや、いつもの角砂糖、アレルギーの薬、ノンワックスのデンタル・フロスなどが入っていました。あれは絶対に、ジャックだったと思います。私に気づいて逃げ出したのでしょう。いずれにしても、今さら彼に何を言ったらいいのかもわかりませんが。

Bさんの抱える問題についてこの話からわかることは症例報告よりも多いし、診断名だけから得られる情報量とは比べ物にならない。とはいえ、診断は絶対に必要なものだ。診断によって、症状のパターンの概要がわかるからだ。共通するパターンを知っていると、ごく普通の医者であっても人の心が読めるかのように見えてしまう。希望や興味が感じられず、元気が出ないという患者に、「食べ物が段ボールのような味がしますか？　あるいは、朝四時に目が覚めるとか？」と聞けば、おそらく「はい、どちらも当たっています！　どうしてわかったんです？」という答えが返ってくるだろう。手を洗うのをやめられない患者に、「誰かを轢いてないか確認するために、車で同じ道を何度も行ったり来たりすることはありますか？」と聞けば、その推測の正しさに驚かれるだろう。体重が減少しているにもかかわらず肥満への恐怖に苦しむ学生に、「成績は全部Aでしょう？」と聞けば、彼女は仰天するだろう。医者は、このような症状の一群を、大うつ病、強迫性障害、神経性食欲不振症などの症候群として捉える。何千人もの患者を診た経験豊富な医者は、植物学者が異なる種類の植物を見分けるように、さまざまな症候群を見分けることができる。とはいえ、あいにく病気の種類は植物ほど明確には分かれていない。

私が駆け出しの精神科医だったころは、診断は経験の長い医師の意見によって決められた。この方法には、一つ良い点があった。症例の発表には、確認できるすべての症状と、現在に至るまでの詳細な情報をすべて含めるよう、教授たちに求められていたことだ。そこには、例えばBさんのスーパーでの出来事のような、辛い経験も含まれる。一方で残念だったのは、医師たちの意見がなかなか一致しなかったことだ。意見の不一致は、特定の患者の診断についてだけでなく、診断そのものの定義にまで及んだ。ある新規入院患者に関する会議では、一人の年長の精神科医は再発性の内因性うつ病を疑い、ほかの医師は不安神経症だと言い張り、もう一人は複雑な関係だった父親の死による病的な罪悪感が問題だと主張した。優秀な医師たちが、基本的には個人の意見に過ぎない各々の診断の妥当性を主張するために、卓越した臨床スキルと議論スキルを駆使して戦っていた。

診断におけるこのような一貫性の欠如は、精神医学という領域全体の恥とみなされるようになった。一九七一年のある研究では、米国と英国の精神科医に同じ診断面接の映像を見せた。[*2]その うち一つの症例では、米国の精神科医の六九パーセントが統合失調症と診断したのに対して、同じ診断を下した英国の精神科医はわずか二パーセントだった。診断がかくも極端に不確かであるために、精神医学における研究は困難を極めた。この問題は、一九七三年にスタンフォード大学の心理学者であるデイヴィッド・ローゼンハンが一流学術雑誌『サイエンス』に発表した論文によって、ついに白日のもとにさらされた。ローゼンハンは、一二人の「擬似患者」を救急救命室に送り込み、「空っぽだ」「虚しい」「どすん」という声の幻聴が聞こえるふりをさせた。その結果、擬似患者たちは全員、精神科病棟に入院させられた。彼らは入院後は普通に振る舞ったが、全員が統合失調症の診断を受けた。[*3]おそらく、これが神経科医や心臓専門医であっても偽患者に騙されることはあり得るのだが、いずれにせよこの論文によって精神医学という領域は嘲笑の的となった。そして最後の一撃は、一九七四年、同性愛が精神疾患に該当するか否かという議論が、米国精神医学会の投票によって決着したことだった。このとき、精神医学という領域は長い夢からついに目を覚まし、医学の片隅で沈みかけている精神分析医の長椅子の上で、今にも溺れそうな自らの姿に気づいたのだ。

救済策としての新しい診断マニュアル

医学界の主流になんとしてでも混ざりたい精神医学界の関係者たちは、その診断体系があまりにもお粗末なものであることを自覚していた。例えば、一九六八年の『*Diagnostic and Statistical Manual of Mental Disorders* (DSM-II)（精神疾患の診断・統計マニュアル第二版）』では、抑うつ神経症は「内的葛藤、または、愛情の対象や大切な所有物の喪失などの特定可能な出来事を原因とする、抑うつによる過剰な反応」と定義されている。[*4] だが、例えば大好きだったペットの猫が死んで一週間後に、中程度の抑うつを呈していれば、それは「過剰」なのだろうか？　ある診断医は「いや、過剰ではない。人はペットに深い愛情を抱くものだ」と言うだろうし、「一週間も経っているのなら、明らかに過剰だ！」という人もいるだろう。このような意見の不一致がある時点で、精神医学の科学的発展を目指すことなど、望むべくもなかった。

その解決策として登場したのが、大幅な改訂版として一九八〇年に出版されたＤＳＭ－IIIだった。[*5] 米国精神医学会の特別委員会が精神医学者のロバート・スピッツァーの主導のもと作成した同版は、ＤＳＭ－IIの精神分析理論を一掃し、前版に掲載されていた一三四ページにわたる一八二の疾患の臨床所見に代わって、二六五の疾患を定義する症状のチェックリストを四九四ページにわたって掲載した。新版では「抑うつ神経症」は姿を消し、新たに加えられた「大うつ病性障害」の定義では、「内面的葛藤」についてはまったく触れられていなかった。診断に必要なのは、九つの症状のうち五つ以上が二週間にわたって継続しているという条件を満たしていることだけだった。こうしてすべての診断が、必要十分な症状のチェックリストによって決定されるようになった。

DSM－IIIは精神医学の世界を一変させた。[*6] 同版の登場によって、疫学の専門家たちは、標準化された問診を用いて特定の疾患の蔓延度を測ることが可能になった。[*7] また、神経学者は、特定の疾患に関連する特定の脳の異常を探すべく研究を行えるようになった。さらに、異なる機関で働く臨床医学の研究者たちが、さまざまな治療法の結果を比較できるようになり、治療ガイドラインを作成するために必要なデータを集められるようになった。同版の発行後すぐ、規制機関や保険会社、資料提供機関等も、DSMに基づく診断を求めるようになった。精神科医は、ついにほかの科の医師たちと同じように、明確な疾患の診断を下せるようになったのだ。こうしてDSM－IIIは、診断の信頼性の欠如という危機的問題の解決策としては、あらゆる期待を超える成功を収めた。

ＤＳＭ－IIIは、研究や科学的な信用性にとって不可欠である客観性を実現することに成功した。それにもかかわらず、同版は猛烈な批判を招いた。そしてその不満の声は出版から時間が経つにつれ、弱まるどころかさらに高まっていった。臨床医たちは、ＤＳＭのカテゴリーからは多くの患者が抱える問題の重要な側面が抜け落ちていると主張した。臨床医を育成する教師たちは、学生たちがＤＳＭの基準に頼りすぎて、患者の問題を慎重に観察しなくなったと指摘した。[*8] 研究者たちは、ＤＳＭのカテゴリーが彼らの仮説と嚙み合わないと訴えた。[*9] 他領域の医師たちは、なぜ精神科の診断はそれほど困難なのだろうと首をひねった。そして医療関係者でない人たちは、このような論争について読むにつれ、精神医学全体がただのでまかせに過ぎないのではないかと考えるようになってしまった。

ＤＳＭ－IIIによって診断における客観性は大幅に増したが、その見返りとして、慎重な臨床評価が疎かになっていった。もし先ほどのＢさんが五つ以上の症状を二週間以上呈していれば、彼女は大うつ病と診断され、駆け落ち相手のジャックに捨てられた出来事は単に気の毒な過去として片付けられることになる。この事態を前に、著名な生物学者たちまでもが呆れ返った。『故障した脳：脳から心の病をみる』（紀伊國屋書店、１９６８年）の著者であり、精神医学の有名学術誌の元編集長であるナンシー・アンドリアセンは、ＤＳＭ－IIIの「意図せぬ結果」をこのように表現した。「一九八〇年にDSM-IIIが出版されてからというもの、精神病理学の深い知識に基づく慎重な臨床評価の方法を教える試みや、患者それぞれの固有の問題と社会的コンテキストに注意を払う姿勢が衰退し続けている。学生は精神病理学の偉大な先人たちから精神医学の複雑さを学ぶのではなく、DSMを丸暗記するよう教えられている[*10]」

これは、単なる理論上の問題ではない。あるとき、精神科の研修医が病例検討会での発表をこのように締めくくった。「この患者には、不眠、興味の低下、活力の低下、集中力の低下、食欲の低下、および約三キロの体重減少がみられるため、大うつ病の診断基準に当てはまります。抗うつ薬の処方を開始します」。「発症のきっかけは?」という質問に対し、この研修医は「家族問題です」と答えた。「どのような問題?」「夫に別れを告げられました」。「別れの兆しは前からあった?」「把握していません」。「患者の離婚歴は?」「把握していません」。「患者には婚外恋愛の相手はいた?」「知りません」。「子ども時代の虐待は?」「そのような情報は関連性がないので、患者には聞いていません。診断名は大うつ病であり、治療計画は、この脳障害に関連してエビデンスに基づき設定されたガイドラインに従って作成されます」。この若手医師の、限定されたイデオロギーを過剰に信頼し傾倒する様子と、患者についてあえて無知でいようとする態度は衝撃的だった。

DSM-IIIの客観性によって明らかになった問題は、ほかにもあった。DSMに定義される疾患をもつ患者は、ほかの複数の診断名にも該当することが多かったのだ。この問題はあまりに広く蔓延していたので、著名な精神疫学者でありミシガン大学での私のかつての同僚でもあるロナルド・ケスラーは、自身が手がけた最大の研究プロジェクトを「全国コモビディティ（併存症）調査」と名付けたほどだった。[*11] 多くの患者が複数の疾患の基準に重複して該当していただけでなく、同じ診断カテゴリーに該当する複数の患者がまったく異なる症状を呈することも多かった。膨大なコモビディティの問題に加えてこのような「多様性」が存在したことで、DSMのカテゴリーが本当に患者の実態に沿うものなのかどうか、多くの人が疑問に思うようになった。

疾患の境界線の曖昧さは、さらなる懸念を生んだ。例えば、うつ病の患者の多くは不安障害でもあることが多く、逆に不安障害の患者がうつ病でもあることも多い。[*12～15] さらに、精神疾患を正常な状態と区別する線引きも曖昧だ。がんや糖尿病の診断に用いられるような検査も存在しない。一九八〇年の段階で、DSM－IIIの作成者たちは、脳の異常に関する研究で遠からず新たな発見があり、それに基づいてより良いカテゴリーが作られることになるだろうと考えていた。だが、その後四〇年近くにわたる精力的な研究をもってしても、主要な精神疾患を診断できる検査方法は開発できていない。

米国の精神医学界のリーダーたちがこの問題を率直に認めたことは、賞賛に値する。DSM－IVを作成した特別委員会で委員長を務めたアレン・フランセスは、「精神医学は、コペルニクス以前の天文学、あるいはダーウィン以前の生物学と同じような、本格的に始動さえしていない段階にある。洗練さを欠く現在の複雑な記述システムは、さまざまな未解決事項を解決できる説明的知識によって、必ずとって変わられるだろう。まったく異なるさまざまな見解が結実し、よりシンプルでエレガントなモデルが生まれるはずだ。そうなれば、精神疾患のより完全な理解が可能になるだけでなく、患者の苦しみをより効果的に軽減できるようになるだろう」と書いている。[*16]

国立精神衛生研究所で近年所長を務めていたトーマス・インセルは、「精神疾患は脳の回路の障害であるという認識をもち、その全容を考え直すべきときだ」[*17]とし、「二〇二〇年までに、現在の診断枠組みの修正ではなく、より抜本的な改革を目指すプログラムにリソースが投入されるようになるだろう」[*18]と述べている。

フランセスはインセルよりも悲観的で、「DSM－5によって精神疾患の診断に『パラダイムシフト』を起こすという目標は、お話にならないほど時期尚早の目論見だ。（中略）精神疾患の原因の究明において根本的な飛躍が起きない限り、診断の劇的な改善は望めない。近年、神経科学や分子生物学、脳撮像などの分野で素晴らしい進歩が達成されており、正常な脳の機能について非常に多くの知見が得られている。しかし、精神科での日々の診断における実用性という意味では、いまだ関連性は低い。DSM－5の基準として用いることができるような生体検査がいまだに一つも開発されていないことも、この期待外れの事実を裏付けている」[*19]。

彼らのような科学者の勇気と誠実さ、そしてその先見の明は感嘆すべきものだし、新たなアプローチが必要であることに異論を唱える者はいない。しかしこれまでのところ、事態の改善のために提案されている主な戦略は、診断カテゴリーのさらなる改定と、その正当性を立証できる生物学的な指標を見つけるための研究の継続だけだ。

DSM－IIIが非難の的となったことで改定が実施され、一九八七年にはDSM－III－Rが、一九九四年にはDSM－IVが、そして二〇〇〇年にはDSM－IV－TRが出版された。大幅な改定版となったDSM－5は、二九人からなる米国精神医学会の特別委員会が、六つの研究班と一三の作業グループによる成果をまとめ、一〇年もの歳月をかけて作成した。[*20~23] ときに激しい論争も交えながら、DSM－5は長年にわたる作業の末、二〇一三年に出版された。[*24] この版では、パーソナリティ障害群がほかの疾患と同じカテゴリーに移されるなど、わずかながら構造的変更も加えられた。また、「物質依存」と「物質乱用」が「物質使用障害」として一つにまとめられるなどいくつかのカテゴリーが統合されたほか、「広場恐怖症」が「パニック障害」から独立して記載されるなど分割されたカテゴリーもあった。このような賢明な変更により、DSM－5はそれ以前の版よりも一貫性が高く、有用な版となった。

しかしながら、より全面的な変更への要請は反映されないままだ。カテゴリーを、「軽度」から「重度」までのスケールに置き換えるという提案は、実用化が難しいという理由で却下された。「診断は大うつ病です」と言うほうが、「抑うつスケールのスコアは一五です」と言うよりもシンプルで明確だからだ。カテゴリーがあることで、コミュニケーションが効率的になり、統計的な記録管理もしやすくなる。さらに、ものごとを現実よりも単純に見せたいという人間の欲を満たすこともできる。精神医学界はこれまで、一群の症状を独立した島のようにみなし、その周りに線を引くことで精神疾患の全容を捉えようとしてきた。しかし実際には、精神疾患は島というよりも気候帯に似ている。北極域ツンドラや寒帯森林や湿地が、明確な境界線をもたずに互いに混ざり合っているようなものなのだ。

もう一つの戦略は、診断の定義となり得るような遺伝子の特定と、血液検査やスキャン方法の確立に向けた努力を、より一層推し進めることだ。DSM－IIIの出版から三七年が経っても、統合失調症や自閉症、双極性障害の検査の完成に至っていないとは、当時は誰も想像もしなかった。このような探求を継続していくことは、必要不可欠だ。治療法の解明に向けた最大の希望は、そこにあるからだ。しかし、何十年にもわたって結果が出ていない以上、一歩下がって、なぜ精神疾患の身体的な原因がほかの疾患と比べてこうも見つけにくいのか、改めて考えるべきときが来ている。

この問いに対する答えとして多くの人の意見が一致しているのは、焦点を当てる場所がそもそも間違っている、というものだ。多くの神経科学者は、分子や脳の部位から「脳回路」に焦点を移すべきだと提案している。[*25] これは、例えば顔の認識のような特定的な機能であっても、多種多様な脳の部位や神経伝達物質が関わっているという認識が広がっているためだ。脳回路に注目すると、適応機能に焦点が当たることになる。だが同時にこの視点は、進化によって形成された脳を、人間が設計した電子回路に喩えることができるという、間違ったイメージを広めやすい。エンジニアが設計した回路には、それぞれ別の機能と接続をもつ独立したモジュールがいくつも備わっていて、そのすべてが機能して初めて正常に作動させることができる。一方、進化によって形づくられた情報処理システムである脳は、境界線のはっきりしないさまざまな部品や、あちこちに分散し互いに重複する機能、内在的に備わっている強健さと、数え切れないほどの接続を有しており、どんなエンジニアの想像をも超えている。分子と神経から、脳回路へと焦点を移すことは良案だが、神経科学の分野で早急に成果を出していくためには、脳の回路は有機的な複雑さをもつものであり、エンジニアが設計できる回路とは大きく異なっているという点をまずはっきりと認める必要がある。

診断基準の改定では、問題は解決できない。また、生物学的な指標の探求を続けていけばいずれは明確な診断基準の確立につながるが、その対象となる疾患はごく一部だろう。このジレンマが、精神疾患とはそもそも何なのかという問いについて、より深く考える契機となっている。

有機的複雑さの現実を受け入れる

「精神疾患とは何か」という問いに取り組んだ研究者の一人が、ソーシャルワーカーであり、臨床医であり、研究者であり、哲学者でもあるニューヨーク大学のジェローム・ウェイクフィールドだ。[*26~28] 彼は、精神疾患は「有害な機能不全」によって特徴付けられる、という簡潔な結論にたどり着いた。「機能不全」は、自然選択によって形づくられた有用なシステムがうまく機能しなくなることだ。つまり「有害な機能不全」とは、本人に苦痛などの害をもたらすような機能不全を指す。ウェイクフィールドの分析は、ほかの医学領域において正常な生理機能に照らして病理を理解しようとするのと同じように、進化的にみて正常な脳と心の機能という観点から、精神疾患の診断を考えようとするものだ。[*29] しかし、ウェイクフィールドによる的を射た分析は、精神科医による診断の実践にはほとんど何の影響も及ぼさなかった。

南アフリカの精神医学者であるダン・ステインと私は、進化の視点から体系だった分析を行い、

DSMの改善方法を提示できないか検証してみることにした。この問題と何カ月も格闘した結果、私たちは驚くべき結論にたどり着いた。DSMに掲載されている疾患の描写は、実はほとんどがかなり良くできているのだ。病気と症状の区別がされていない点など、いくつか大きな問題点はあった。しかし、DSMによる診断への不満のほとんどは、臨床の現実をうまく描写できていないことからくるのではなく、精神疾患の複雑極まりない現実をあまりにも明晰に描写していることからきていた。しかし実際には、問題は重複し、一つの疾患に複数の原因があり、一つの原因が多くの異なる症状を引き起こす。そして特定の精神疾患の定義となり得るような遺伝子や脳の異常は、まだ一つも見つかっていない。さて、私たちはこれからどうすればいいのだろう?

真に医学的なモデルの構築に向けて

通常、精神医学において医学モデルとされているものは、疾患の原因は脳の異常にあり、その異常は投薬およびその他の理学療法によって治療するのが最善であるという考え方を指す。だが、ほかの医学領域で用いられている病気のモデルはもっと精巧だ。特定の病気と思われる症状を前にして、いきなり特定の原因を探そうとするのではなく、正常な機能に照らして病理を理解しようとする。精神疾患の診断においても、より本質的に医学的なモデルを使うことで、どのような改善が期待できるか、三つの例を挙げて説明しよう。

まず、ほかの医学領域では、痛みや咳などの症状を体の防御反応とみなす。そして、防御反応と、そのような反応を引き起こす病気とを慎重に区別する。一方、精神医学では、不安や落ち込みなどの情動が極端に認められる場合、その情動を引き起こしたかもしれない状況については考慮しないまま、病気として分類する。この問題はあまりに基本的で、かつ広く蔓延しているので、名前をつけておくことにしよう。「症状を病気としてみる（Viewing Symptoms As Diseases, VSAD）」だ。精神疾患の診断を改革するためには、ネガティブな情動を、状況によっては有用な反応として――少なくとも、遺伝子にとっては有用な反応として認識する必要がある。

二つ目に、ほかの医学領域では、例えばうっ血性心不全など、特定の原因ではなくシステムの不具合によって定義される症候群が多くある。医師たちは、心不全にはいくつもの原因があり得ることを認識している。もし統合失調症や自閉症が、同じようにシステムの不具合によって起きているのだとしたら、たった一つの特定の原因を突き止めようとしても意味がないということになる。

そして三つ目に、ほかの医学領域では、耳鳴りや本態性振戦など、特定できる原因や組織病理がない病気でも診断をためらわない。そのほとんどは、制御システムの不全の結果だ。これと同じことが、摂食障害や気分障害についても言えるかもしれない。

精神疾患の診断において核となる問題は、正常で有用な機能であっても、どこまでが有用でどこからがそうでないのかを区別しようとする視点が欠如している点だ。ほかの医学領域では、生理学がその役割を果たす。例えば内科医は、腎臓の働きを理解している。それに、咳や痛みなどの防御反応と肺炎やがんなどの病気とを混同したりはしない。だが精神科医には、ストレスや睡眠、不安、気分などの働きに関する同様の枠組みがない。そのため、精神疾患の診断カテゴリーは今も混迷し、大雑把なままなのだ。

精神疾患の診断をほかの医学領域のそれに近づけるためには、症状と、症候群や病気とを慎重に分けることが不可欠だ。熱や痛みと同じように、不安や落ち込みも状況によっては有用で正常な反応なのだ。そして、各精神疾患にそれぞれ特定の原因がある、という幻想から目覚めるべきときがきている。精神疾患の多くは、ほかの医学領域の疾患と同じく、症状が極端な形で現れたものか、複数の異なる原因から起こり得るシステムの不全からくるものなのだ。ただしこれは、特定の脳の異常を探す試みを諦めるべき、ということではない。一部の疾患に関して言えば、脳の異常はいずれ発見されるだろうし、それは早ければ早いほどいい。だがその解明を早めるためには、真に医学的なモデルを用いる必要がある。

3

なぜ私たちの心はこれほど脆いのか

もし我々の人生の切実で直接的な目的が「苦しまないこと」にあるのなら、我々は世界でもっとも自らの目的に適応できていない存在だ。

——アルトゥール・ショーペンハウアー、一八五一年[*1]

もし心が機械だったなら、その設計者には、宇宙でもっとも驚異的な装置を作り出した業績に対して、最大級の賛辞が送られるだろう。私たちの心は、一〇〇〇人もの人の顔を認識することができ、その名前も一瞬で思い出せる（パーティーで上司に紹介するはずだったクライアントの名前は別だが）。中国語やフィンランド語、英語などの言語を特に何の苦労もせずに三歳までに習得でき、時制や文法的性、動詞の活用さえ覚えることができる。チェロの名演奏家であるヨーヨー・マは、エドワード・エルガーのチェロ協奏曲ホ短調の何千とある音符を完全に暗譜して、間違えずに速いテンポで演奏できる。サイエンス・ラッパーのババ・ブリンクマンは、どんなテーマについてでも即興で最高に可笑しい歌詞を考え出せる。高校生は、微分積分を学ぶ。ある年老いた男性は、七〇年前のある晴れた朝に母親と一緒に丘でブルーベリー摘みをしたときに使った錆びたバケツをありありと思い出せる。ある若者は、高校のダンスパーティーに好きな女の子を誘うための作戦をいくつも考え、その練習をする。彼の誘いを予感している女子生徒は、もっと素敵な男子から誘われたときのために、どうやって返事を引き延ばそうか考えている。実に驚くべき情報処理能力だ！

同様に、心がもつ感情的な力も驚異的だ。私たちはこの力のおかげで、パートナーとのあいだに絆を築き、一緒にいるときは相手への溢れんばかりの愛情を感じ、離れているときは会いたい気持ちを募らせ、相手が苦しんでいれば共感し、もし亡くなれば嘆き悲しむ。相手に裏切られれば怒りの感情が燃え上がる。逆にこちらが裏切れば、罪悪感が募り、なんとか償いたいと感じる。心は日夜働き続け、計画したり、反すうしたり、妄想したり、夢見たりする。ジョーはふざけて僕をからかっているだけみたいに見えたけど、実は本気でバカにしていたのかな？　夢に出てきたあの人と本当にセックスしたら、どんなだろう……あれ？　でもあの人、誰だっけ？　心は、私たちの知る限り、宇宙でもっとも驚異的な装置だ。

だが心は、驚くほど脆弱でもある。不具合が出ることがあまりにも多いので、心の設計者に向けられた賛辞は、すぐに怒りと訴訟に取って代わるだろう。問題は、人生のごく早い段階から発生する場合もある。両親との感情的な絆が愛情の力によってようやく形づくられるころに、自閉症の殻に閉じこもり、二度と出てこない子どももいる。三歳で「イヤ」という言葉を覚え、それから先は両親からのどんな言いつけにも一切従わない子もいる。ほとんどの親は子どもの幸せのために驚くほどの犠牲を払うが、中には子どもをクローゼットに閉じ込めたり、ガスバーナーの火の上に手をかざさせたり、性的な行為を迫ったりする親もいる。そのような体験は確かに筆舌に尽くしがたいほど凄惨なものだが、なぜ三〇年もの時間が経っても、その後の人生で起きたほかのあらゆる出来事よりも強い影響力をもつのだろう？

小学校時代は、ちょっとした小休止だ。エネルギーは主に成長と学習に向けられる。葛藤が起きたり、新たな精神疾患が発症したりすることはまれだ。だがその後にやってくる思春期は、突然拳で殴りかかるような衝撃で、子どもの繊細な心と脳に強いショックを与える。社会的感受性がニキビと同時に出現し、同じ勢いで膨れ上がる。社会的不安でデートができない子や、授業で発表するのが怖くて悪夢を見る子、果ては中退に至る子もいる。

「もし○○になったどうしよう？」という終わりのない想像をいつまでも反すうしてしまう子どももいる。もし学校から帰宅して両親が引っ越ししてしまったことが分かったら？　もしトイレの便座からＨＩＶに感染したら？　あるいは、それとは逆の問題を抱える子もいる。不安が欠如しているせいで、リスクの高い行動をとってしまうのだ。アルコールやドラッグで冒険をして、依存症になるケースもある。依存症は、完全に治る場合もある。だが、ドラッグやアルコールの周りを炎に集まる蛾のようにぐるぐると回り続け、徐々に炎に近づくようにして死に至るケースもある。若い女性は、ダイエットを試みてコントロールを失うパターンも多い。彼女たちには、浮き出た肋骨も脂肪に見えてしまう。また若い男性の中には、人間を相手に性的興奮を覚えるのがどういうことなのか理解できず、黒光りするラテックス製の服にしか興奮しないという人もいる。

病気が自然選択によってなくならなかった六つの理由

もし心が誰かによって設計されたものだったなら、その欠陥の原因は、設計者の技術不足や不注意、あるいは悪意にあったと考えることもできるかもしれない。しかし、心は機械ではない。設計者はいないし、設計図もない。脳の青写真もない。完璧に「正常な」脳というものは、この世に一つも存在しないのだ。体のほかの部位と同じく、脳もまた自然選択によって形づくられた。私たちの祖先のあいだに存在した遺伝的変異が個体間の脳の違いを生み、この違いが行動の多様性につながり、ひいては各個体が残す子の数の差に結びついた。その結果、数々の驚くべき能力を備えながら、同時に多くの弱点ももつ脳が形成されたわけだ。

イタリアはウンブリア州の小さな町、スポレートで毎年七月に開催される科学フェスティバル「科学哲学フェスタ（Festa di Scienza e Filosofia）」は、文化的な至宝ともいうべきイベントだ。同フェスティバルの一九九七年のテーマは進化医学で、私は進化と精神疾患に関する講演のために登壇した。講演が終わって拍手が鳴り止み、演壇を降りると、同じく講演者として参加していた著名な生物学者、スティーヴン・ジェイ・グールドが歩み寄ってきた。彼は人間の行動を進化的に解釈しようとする試みに批判的なことで知られている。私は不安になったが、「いい講演だったよ、ランディー」という彼の言葉を聞いて舞い上がった。だがグールド氏は、続けてこうも言った。「もちろん、観客は君の話を一つも理解しちゃいないがね」。私が反論すると、彼はこう説明した。「ほとんどの人は、自然選択の仕組みをまったく理解していないか、誤解しているかのどちらかだ。まず進化とはいかなるものかを説明することなしに、精神疾患への進化的アプローチについて話しても、意味がないよ」。その後のグールド氏の講演は、その年のフェスティバルでもっとも興味をそそるものだった。そして彼はその中で、私に言ったとおりのことをやってのけたのだ。これは私にとって大きな教訓となった。グールド氏のアドバイスどおり、ここではまず、この本の理解に必要となる基礎的な点をいくつか説明しておきたいと思う。

あなたは、ポケットの小銭を瓶に入れて貯めておいた経験はあるだろうか。これをやると、瓶の中はすぐに銅製のコインと銀製のコインが混ざり合った状態になる。取り出すことが多いのは主に銀のコインなので、次第に瓶の中の銀色は減り、銀のコインを探し出す気も起きないほど銅だらけになる。この瓶の中で起きる推移は、選択原理によって説明できる。これと同じプロセスが、何世代にもわたって生き物において起きるのが、自然選択だ。遺伝的変異の影響で、ある個体がもつ子どものうち繁殖するまで生き残ることができる子の数に差が生まれるなら、その生物種は世代を重ねるごとに変化していく。そしてその種における平均的な個体は、子の数がもっとも多かった個体に似てくることになる。これは単なる仮説ではなく、前提がすべて真であれば必然的に成立する演繹的結論だ。

この自然選択によって、よりうまく機能する形質が形づくられていく。例えば、キツツキのくちばしや舌の特徴は、個体によって少しずつ異なる。そして、より効率よく木から虫をつまみ出すことができる個体は、より多くの食料を得て、より多くのヒナを育てることができる。結果、木を高速で切り刻むことができる先の尖ったくちばしと、うごめく虫を引っ張り出せる長くて突起のついた舌が形づくられていった。犬の例はもっと身近でわかりやすい。人間がエサを与える個体、そして（より最近では）交配させる個体を選ぶことで、羊の群れをまとめたり、撃ち落とされた鳥を拾いに行ったり、地中にいるげっ歯類の小動物を掘り出したり、侵入者を攻撃したり、人間の膝の上でかわいらしくくつろいだりといった行動に非常に長けた犬が、わずか数千年の間につくり上げられた。

一見愚かなように見える行動が、実は理にかなっている場合もある。私が昼食をともにしたある神経外科医は、フロリダのビーチで一度に孵化したウミガメの赤ちゃんをカモメたちがガツガツ食べているのを最近目撃して、動物の行動は適応度を高めるために変化などしないのではないかと思ったそうだ。しかし、一カ所にまとめて多くの卵を産むことで、少なくとも何匹かの子ガメが無事に海にたどり着く確率を高めることはできる。兵隊が一人ずつ敵に向かっていくよりも、軍隊全員が突撃したほうが、数名の兵士が敵の前線に到達する可能性が高くなるのと同じ理屈だ。

脳に関して言えば、選択がつくり出すのは、繁殖まで生き残る子の数を最大化できるような脳だ。これは、健康や寿命を最大化する脳とは大きく異なるし、交尾の数を最大化できる脳とも違う。だからこそ、生き物は生殖活動以外にもさまざまな活動をするのだ。そしてこれは、特に人間について言える。子孫の数をできるだけ増やすためには、配偶機会やその配偶相手を確保する以外にも、さまざまなリソースを得るための思考や活動を山ほど必要とする。特に重要なのが、友人やステータスなどの社会的なリソースだ。同じことをほかの人間たちもするわけだから、結果として絶え間ない競争や協力関係が生まれ、高度に複雑な社会環境が生まれる。そしてこのような複雑さを理解するには、特大の脳が必要となる。[*2]

自然選択の原理はシンプルだが、その過程と結果は想像を超えるほど複雑だ。遺伝子はダーウィン適応度を最大化できるような体と心をつくるために、ほかの遺伝子や環境と互いに影響し合うわけだが、実際のところ、ことはそう単純ではない。ほかの個体のために、個体が極端な犠牲を払うこともある。例えばミツバチは、相手を刺すと死んでしまう。巣を守るために、自らの命を犠牲にするのだ。英国人の天才生物学者、ウィリアム・ハミルトンは、この謎に頭を悩ませた。一九六四年、ついにハミルトンは、ある遺伝的変異が個体の生存と繁殖の可能性を減少させるようなものであったとしても、その個体と遺伝子の一部を共有する血縁個体に利益がもたらされる場合には、その遺伝的変異をもつ個体が増えていくということに気づいた。[*3] 実はこの答えは、ハミルトンに発見されるより前に、生物学者のJ・B・S・ホールデンによって端的に表現されていた。ホールデンは「あなたは兄弟のために自分の命を犠牲にすることはできますか？」と問われ、こう答えた。「いいえ。でも兄弟二人のためなら、あるいは、いとこ八人のためなら犠牲になります」。個体が血縁者を助けるような行動を誘発する遺伝子は、血縁者にもたらされる利益がその個体にかかるコストよりも大きい場合、世代を追うごとに広まっていくのである。

ハミルトンは「C＜B×r」という簡潔な式を提唱し、これが行動の研究に変革をもたらした。[4〜7]援助行動をする個体にかかるコスト（C）が、その個体の血縁者にもたらされる利益（B）と、同じ祖先からくる遺伝子を共通して保有している比率（r）をかけた積よりも小さい場合、その形質（またはその形質に関連づけられる遺伝子）は広まっていく。いとこ同士であれば、共通する遺伝子の割合は八分の一（一二・五％）なので、ある対立遺伝子によって個体のいとこにもたらされる利益が個体にかかるコストの一〇倍であれば、理論上、その遺伝子は世代を追うごとに増えていく。しかし、いとこの利益がコストの五倍しかない場合、個体に援助行動を行わせるような対立遺伝子は消滅してしまう。この血縁選択説は、行動に関する研究に革命をもたらした。私は、進化的に説明できる人間の行動について例を挙げてくれと頼まれると、こう答える。「みんな自分の子どもを愛しているし、子どものためなら大きな犠牲も厭わないでしょう」と。

ハミルトンが血縁選択の原理を発見してから一年も経たないうちに、ジョージ・ウィリアムズは、ハミルトンの発見については知らないまま『*Adaptation and Natural Selection*（適応と自然選択）』という短い著作の執筆を開始した。[8]それまで生物学者たちは、「自然選択は集団や種に有利に働く」という前提でものを考えるのが常だったが、ウィリアムズはなぜこれが誤りであるのかを示し、その後の生物学界に大きな影響を与えた。

自然選択は集団に有利に働くという考え方は、一九五八年に公開されたディズニー映画『白い荒野』でも描かれている。映画ではレミングの群れがフィヨルドに飛び込む様子が映し出され、流麗なナレーションが、種の生存に十分な食料を確保するためには一部の個体の自己犠牲が必要となることを説明する。動物学者のV・C・ウィン＝エドワーズは一九六二年の著作の中で、食料が不足すると生殖活動をやめてしまう動物の例を挙げ、集団全体の死滅を避けるために、進化によってこのような行動傾向が生まれたという自説を展開した。[*9]

ウィリアムズは、エドワーズのこの説がそもそも成立し得ないことを指摘した。個体の繁殖を止めるような遺伝的変異は、たとえ集団の利益になるとしても、あるいは種の絶滅を防ぐことができるとしても、自然選択によって淘汰される。集団のために繁殖を止める個体の子孫は、繁殖を続ける個体の子孫より少なくなるからだ。つまりこのような種類の犠牲には、何かほかの理由があるはずと結論づけられる。レミングに関して言えば、実は『白い荒野』を制作したディズニー社のスタッフは、フィヨルドに飛び込むレミングを見つけることができなかった。そこで彼らはホウキを買ってきて、地元民を雇って捕獲させたレミングを密かに海に追い込んだのだ。[*10]

群選択［生物の個体ではなく、集団に対して自然淘汰が働くとする概念のこと］は、実は弱い。そして血縁選択説ならば、利他行動をしっかりと説明できる。この認識が生まれたことで、進化論は様変わりした。だが、なぜ自然選択はもっと病気への抵抗力が強い体をつくらなかったのかという問いは、これだけでは解決しない。私たちを脆弱にしている形質は、たくさんある。なぜ盲腸はあるのか？　なぜ親知らずは？　なぜ産道は狭すぎるのか？　なぜ冠状動脈は閉塞してしまうのか？　なぜこんなにも多くの人が近眼なのか？　なぜインフルエンザに対する免疫が作られないのか？　なぜ更年期が存在するのか？　なぜ女性一一人に一人という高確率で乳がんにかかるのか？　なぜこれほど肥満が多いのか？　なぜ気分障害や不安障害はこれほど広く蔓延しているのか？　なぜ統合失調症の遺伝子は消えないのか？　生物を病気に対して脆弱にするすべての形質や遺伝子に、進化的な謎が潜んでいる。

これらの問いに対する昔ながらの答えは、「自然選択ができることには限界がある」というものだ。例えば、自然選択は突然変異を完全になくすことはできない。この答えは確かに重要な要素ではある。だが進化医学の中核となる考え方によれば、私たちが病気にかかるような体をもっているのには、少なくとも合わせて六つの進化的理由が存在する。[*11~15] 進化的な視点から考えることで、私たちの体がうまく機能する理由だけでなく、その一部が簡単に壊れてしまう理由も説明できる。精神疾患を含めた病気全般について、簡単な例を挙げながら考えてみよう。

体と心が病気に対して脆弱である六つの理由

1. ミスマッチ――私たちの体は、現代的な環境に対応する準備ができていない。
2. 感染症――細菌やウイルスが私たちよりも速い速度で進化している。
3. 制約――自然選択には限界がある。
4. トレードオフ――体のあらゆる機能には、利点と難点がある。
5. 繁殖――自然選択は繁殖を最大化するのであり、健康を最大化するのではない。
6. 防御反応――痛みや不安などの反応は、脅威を前にした状況では有用だ。

1. ミスマッチ

今日私たちの悩みの種となっているほとんどの慢性疾患の原因は、私たちをとりまく現代的な環境にある。[*16~19] といっても、私たちの祖先が生きていた環境のほうが良かった、というわけではない。大昔の生活は、不潔で、残酷で、寿命は短かった。歯医者のいない時代に親知らずが虫歯になったらと想像してみてほしい。ちょっと傷が膿んだだけでも、死に至るか、片腕か片足をゆっくりと失う羽目になった。当時の標準的な治療法は熱した油を傷にかけることで、効果が出ないことも多かった。鉄製の道具ができたおかげで切断術が可能になったが、麻酔がなかったので、医師たちは大急ぎで手術を済ませるほかなかった。体の大きな赤ん坊を産むことは、苦痛に満ちた死を意味した。そしてもちろん、単に飢えて死ぬ可能性もあった。現代の私たちが、祖先よりもはるかに健康であることは間違いない。

とはいえ、今日私たちが抱える健康問題の多くは、自分たちの欲求を満たすために自ら作り上げた環境に起因している。[*20~24] 発展した社会に住むほとんどの人は、わずか一世紀前の王や女王よりも物質的にいい生活をしている。美味しい食べ物や、風雨をしのぐ術、レジャーを楽しむ時間、痛みを和らげる手段も手にしている。このような豊かさが達成されたことは実に驚くべき偉業だが、同時に多くの慢性疾患も生み出した。

病院で回診をする医者についていくチャンスがあったら、そこにいる入院患者のうち、祖先の時代の環境で生活していても病気になったであろう人はどのくらいいるか、尋ねてみるといい。

まず、喫煙を原因とするがんおよび心臓や肺の病気の患者、アルコールやドラッグによる病気の患者はいなかったはずだ。糖尿病、高血圧、冠動脈疾患の患者のほとんど、そして肥満に関連する病気の患者も、存在しなかっただろう。[*25] 乳がん患者の大半は、大昔の生活環境であればがんになっていいなかっただろう。[*26、27] 多発性硬化症や喘息、クローン病、潰瘍性大腸炎の患者もほとんどいなかったはずだ。こうした自己免疫疾患の患者が急増したのは、ごく最近のことなのだ。[*28、29]

生活の近代化による最大の恩恵は、最大の問題の元凶でもある。[*30〜35] 私たちは、有り余るほどの食料を手に入れられるようになった。食料というよりは、人々が求めてやまない砂糖と塩と脂肪を、食品メーカーが混ぜ合わせて作った食べ物のような代物、と言ったほうが近いかもしれない。砂糖や塩や脂肪が簡単には手に入らないアフリカのサバンナのような環境にいたころは、そのような欲求が役に立っていた。だが今では、肥満と病気のもととなっている。タバコへの依存は、品種改良によってよりマイルドな種が開発され、巻いて吸うための紙が発明されるまでは、それほど大きな問題ではなかった。今では、すべてのがんのうち三分の一、そして心臓疾患の多くの原因は喫煙である。発酵飲料は大昔からある程度手に入ったが、今ではビール、ワイン、蒸留酒がどこでも入手できるようになり、世界中でアルコール依存症を引き起こしている。化学と輸送技術の発展により、ヘロインやアンフェタミンのような高濃度のドラッグが世界中どこでも手に入るようになった。加えて、注射針などのドラッグの新しい摂取方法が登場し、大規模な蔓延をもたらした。[*36〜40]

さらに、栄養状態が良くなったことで、子どもの成長が速くなった。今や、多くの女性は一一歳か一二歳で初潮を迎える。だが、身体的にも精神的にも妊娠の準備ができるのは少なくともその五年後だし、新生児の面倒をみる準備にいたってはもっと後だ。[*41] そのほかにも、環境のちょっとした要素が病気のリスクを高めている。夜間に光に晒されることで、メラトニンの正常な生成が阻害され、がんになる確率が高まる。[*42] 経口避妊薬の影響で、現代の女性たちは私たちの祖先の時代と比べて月経の回数が四倍に増え、ホルモンへの暴露時間が長くなり、がんになるリスクも高まった。[*43]

一部の精神疾患がこれほど広く蔓延している理由も、現代の生活環境によって説明がつく。物質依存症や摂食障害、注意欠陥多動性障害などは、主に近代化された社会だけでみられる問題だ。うつ病と不安障害も、現代社会の病理と考えられることが多いが、近代以前の社会においてどれほど一般的だったのかはわかっていない。統合失調症と強迫性障害については、現代になって急に増えたとは考えにくい。このような生活環境とのミスマッチは、私たちが病気に対して脆弱である六つの理由のうちの筆頭であり、一部の精神疾患を考えるうえで重要な視点だ。

2. 感染症

多くの人は病気と聞くと、感染症のことを思い浮かべる。感染症は一見、実に単純なもののように思える。病原体が体内に入り、増殖し、病気を引き起こす。そして医者が抗生物質を処方し、病原体を殺す、というわけだ。だが感染症の現実は、それよりもはるかに複雑で、興味深く、恐ろしいものだ。

人間のひと世代は、およそ二五年だ。ところが細菌の世代はわずか数時間で、人間の約三万倍の速さで代替わりする。そう考えると、人間のように体が大きく、進化の遅い生物が生き残ってきたことは驚嘆に値する。地球上には、比較的大きな生物が現れる前、三〇億年ものあいだ小さな生物たちだけが生存していた。進化が速い小さな生物に大きい生物が淘汰された結果、極小の生物しか存在しなくなった惑星が、いつか発見されるかもしれない。

抗微生物耐性の脅威については、今では広く知られるようになった。抗生物質への暴露を生き延びた数種類の細菌は、すぐに優位になっていくだろう。これはごく当たり前の進化のプロセスなのだが、興味深いことに、医学専門雑誌では「進化」という言葉はめったに目にしない。代わりに、「台頭」とか「出現」、または「広がる」といった遠回しな表現が使われる。[44] このような言い換えは、無視できないものだ。進化的視点を重視する善意の医師たちが話し合い、抗生物質耐性が強まるのを避けるために、それぞれの病院で申し合わせた種類の抗生物質から投与を始め、数カ月ごとにその種類を変えていく、という手法をとることがある。これは一見すると魅力的な方法に思えるが、異なる抗生物質に次々に暴露されることで、逆に複数の薬物に対する耐性の進化が速まる可能性がある。[45] また、細菌が耐性を獲得するのを防ぐために、処方された抗生物質は最後まで飲みきるように患者に指示する医者も多い。だが最近の研究では、肺炎の治療において症状がすでに抑えられている場合には、抗生物質を投与し続けても、治癒を早める効果がないばかりか、耐性のある株に選択圧をかける結果になってしまうことがわかっている。[46、47] このように、医療従事者が進化的な知識をもっていないことは、健康への脅威につながる。
細菌と宿主は、共進化する。宿主が進化によって新たな防御手段を獲得するたびに、病原菌はそれをかわす方法を進化によって手に入れる。例えばレンサ球菌咽頭炎を引き起こすレンサ球菌は、人間の細胞のふりをする細菌だ。[48] このため、体の免疫機能がレンサ球菌を攻撃するために作り出す抗体が、自分の体の細胞を攻撃してしまう。この結果、腎臓が損傷を受けると、糸球体腎炎を続発する。関節や心臓弁への損傷は、リウマチ熱を引き起こす。基底核という脳内の神経への損傷は、シドナム舞踏病と呼ばれる異常な体の動きや、強迫性障害を引き起こす場合もある。[49]
宿主と細菌が、助け合うこともある。かつては、細菌は基本的にすべて悪いものだと考えられていた。だが現在は、健康な体には複雑な微生物叢が欠かせないという、進化的な見方が主流になってきている。肥満の増加や、多発性硬化症や一型糖尿病、クローン病などの自己免疫疾患の蔓延は、微生物叢が破壊されている可能性を強く示唆している。[50~52] 現代の環境に潜む何かが、このような病気やアテローム性動脈硬化を引き起こす過剰な炎症の原因となっているのだ。その原因が、抗生物質による微生物叢の破壊にあるとしたら？[53] 細菌を回避し退治する私たちの力は、高い代償を払って手に入れたものということになる。

3. 制約

自然選択にできないことは、たくさんある。遺伝子の情報を完璧に複製できるシステムは存在しないため、突然変異はどうしても起きる。また、自然選択は物理の法則に逆らえないので、空飛ぶゾウは絶対に出現しない。また選択は、自らエネルギーを生み出す体を形づくることもできない。自然界の仕組みであれ機械の仕組みであれ、このような制約はすべてのシステムに存在する。

加えて、さらに、機械の開発過程などで制約となる「経路依存性」と同じことが進化の過程にも当てはまり、完璧な機械の誕生を阻むのと同じように、完璧な体の形成を阻む。ものごとはいったん一つの道を進み始めると、二度と後戻りはできない。コンピューターのキーボードがいい例だ。キーの並び方をより効率的な配列に変えることは可能だが、そうするとキーの場所をもう一度すべて覚え直さなくてはならないし、現行のキーボードと並行して使えないという代償がついてまわる。

今すでにある体の不完全さを修正することは、それよりもさらに難しそうだ。例えば脊椎動物の眼は、完璧さの象徴のように語られがちだ。だがそこには、重大な構造上の欠点がある。目の血管や視神経は、眼球の裏側に空いた穴を通って眼球の中に入り、光が入ってくる眼球の前面と網膜の間に届く。その穴が、盲点をつくり出すのだ。例えばタコの眼のように、血管や神経が眼球の裏側の必要な箇所につながっていればいいのだが、残念ながらそのようにはできていない。脊椎動物の眼にみられるこの構造的な欠陥は、自然選択では修正されない。変化が起きる過程で、何千世代分もの盲目の個体が生まれてしまうからだ。

さらに、私たちの脳はありあわせの産物であり、あらゆる種類の思考の間違いを犯す。[*54,55] そのような思考のエラーの一部がいつまでたってもなくならない理由は、盲点が存在するのと同じ理由――つまり、脳の形成をもう一度最初に戻ってやり直すわけにはいかないからだ。たとえ経路依存性を別にするとしても、自然選択によって起こり得ることには限界があり、それが精神疾患への脆弱性の大きな理由となっている。突然変異は、必ず起きるのだ。

4. トレードオフ

私たちの体は、どこをとっても完璧ではない。なぜなら、どれか一つの形質が強力になれば、別の形質が弱くなるからだ。四秒で時速九五キロを出せる車を買うことはできるが、燃費は悪いし、乗車定員は少なくなる。あるいはサンルーフ付きの車を買うこともできるが、雨漏りのリスクは避けられない。スタッドレスタイヤは凍結した道路を走るには最適だが（ミシガン州で冬に運転するなら、断然お勧めする）、価格が高く劣化しやすいうえに、ハンドルが切りにくくなる。

体は、数多くのトレードオフで成り立っている。[*56〜60] どんな形質も今より強力になり得るが、そこには必ずコストが発生する。例えば免疫システムがより強く反応するようになれば、その代償として組織の損傷が増える。手首の骨が太くなれば、スケートボードをするときにリストガードを付けなくてもよくなるが、手首を回すことはできなくなり、石を投げても今の半分も飛ばなくなる。一・五キロ以上も先からネズミを見つけることができるタカのような視力を手に入れれば、色覚と周辺視野は失われる。脳が大きくなれば、出産時に死んでしまうリスクが高まる。血圧が低くなれば、動きが弱々しく、ゆっくりになる。痛みの感覚が弱くなれば、怪我が増える。ストレスを感じる力が弱まれば、危険に対応する力も弱くなる。

いずれの場合でも両極端は不利になり、中庸がもっとも費用対効果が高い。痛みや不安を感じる力も、強すぎても弱すぎても不利益になる。自然選択は基本的に、ものごとを変化させるのではなく、中庸に保つことが多い。痛みや不安のない人生は魅力的だが、おそらく短いものになるだろう。

5．繁殖

私たちの体は、健康や寿命を最大化するようにできているのではなく、遺伝子の伝達を最大化するように形づくられている。子孫の数を増やすような対立遺伝子（一つの遺伝子の異なるバージョン）は、それがたとえ個体の寿命を縮め、苦しみを増すものだったとしても、世代を追うごとにより広まっていく。これはただの仮説ではない。実際に、全人類のうち半分の人は、生き急いで早く死ぬように自然選択によって形づくられている。[*61] その半分とはもちろん、弱いほうの性、つまり男性だ。男性の平均寿命は、女性よりも七年短い。先進国で〇歳から一〇歳のあいだに死ぬ子どもは、女の子一〇〇人に対し男の子一五〇人だ。さらに思春期以降は、女性一〇〇人に対し男性三〇〇人になる。[*62、63] なぜか？ 至近的説明では、テストステロンと、その組織と免疫、およびリスクをとる行動への影響が理由として挙げられるだろう。一方、進化的説明ではこうだ。男性は女性と比べて、傷ついた組織の回復よりも競争により多くの労力とリソースを回すことで、繁殖を増やせる。競争に勝ったオスは、より多くの配偶相手を得ることができ、より多くの子を残せるからだ。

だが、コストを抱えるのは男性だけではない。女性もまた、繁殖のために自らの健康を犠牲にする。ただその度合いが男性ほどではないというだけだ。すべての生物は、たとえ健康と幸せを犠牲にしても、適応度を増すような行動をとるように形づくられている。いずれは大惨事に結びつくとわかっている相手と、どうしてもセックスがしたくてたまらなくなった経験はあるだろうか？ 多くの人がそのような体験をしており、実際に大変な結果に結びつくケースもある。それ以外にも、私たちはさまざまな欲望をもち、そしてそのすべてが叶えられることはないために苦しむ。名声を得たい、金持ちになりたい、愛されたい、尊敬されたい、魅力的でパワフルになりたいという私たちの強い願望は、何の役に立つのだろうか。成功して満足感を得ても、それと同じくらい失敗による嫌な気持ちも味わうのに。情動は、私たち自身というより、私たちの遺伝子にとって有益なものなのだ。

6. 防御反応

多くの場合、人々は病気というよりも症状について助けを求める。痛み、熱、倦怠感、咳、吐き気、嘔吐、下痢などの症状は、体の防御反応だ。そして、不安や嫉妬、怒り、落ち込んだ気分もまた同じく防御反応だ。こうした感情は、何か悪いことが起きると湧き上がってくる。不快だが、実は有用な感情だ。もし肺炎にかかったら、咳反射がうまく機能してくれるように祈ったほうがいい。そうでなければ、死んでしまう確率が高いからだ。それに加えて、担当医が咳の有用性を理解していて、咳を止める薬を過剰に投与しないことも祈っておいたほうがいいだろう。

とはいえ、正常な防御反応を止める薬を当たり前のように処方する医師は多い。それ自体は、まったくありがたいことだ。不必要な痛みや吐き気、咳や熱をブロックできるおかげで、人生はずっと楽なものになるからだ。だが、ここには謎が潜んでいる。もし防御反応が自然選択によって形づくられた有用な反応であるのなら、それを止めてしまうと病気が酷くなるはずではないのか？ 一体なぜ人々は正常な防御反応を止める薬を飲んでも、バタバタと死んでいったりはしないのだろう？

この問題について何年も考えた結果、私はついに答えを見つけた。「煙探知機の原理」だ。[*64、65] 人間の苦しみを生み出す防御反応のほとんどは、そのときだけに限ってみれば不必要だが、それでも完全に正常な反応なのである。このような防御反応はコストが低く、かつ起こり得る甚大な損害も防いでくれるからだ。これは、煙探知機が誤って作動して警報を鳴らすのと似ている。トーストを少し焦がしたときに警報が鳴ってしまうのは、本物の火事が発生する前に確実に警報が鳴ることを考えれば、無駄ではない。不必要な嘔吐や痛みがたまに起きるのも、食中毒や組織損傷から身を守る防御反応が確実に起きてくれることを考えれば、決して無駄ではない。嘔吐や痛みを止める薬を使っても通常は問題ないのは、こういうわけだ。

もしあなたが分類が好きなタイプの人なら、この脆弱さの六つの理由は三つにまとめられることにすでに気づいているだろう。ミスマッチと共進化は、体の進化が遅すぎて環境の変化に追いつけないために問題となる。その次の二つは、どちらも自然選択の限界に関連している。自然選択には制約があるし、トレードオフは避けられない。最後の二つは、病気への脆弱性の理由というよりもむしろ、自然選択は何を形づくるのかということについての誤解に関するものだ。自然選択は、健康ではなく繁殖を最大化する。そして痛みや咳、不安のような不快な防御反応も、その仕組みの一部なのだ。

病気と進化を考えるうえで、やってはいけないこと

病気への脆弱性を進化的に理解しようとすると、さまざまな誤謬が待ち構えている。まず、第一章でも述べたように、「病気を適応としてみる（Viewing Diseases As Adaptations, VDAA）」ことが、進化医学の分野でみられるもっとも一般的で、もっとも深刻な問題だ。よってここで、いくつか気をつけるべき点を繰り返しておきたい。病気そのものを進化的に説明することはできない。病気は、自然選択によって形づくられた適応ではないからだ。一部の病気に関連づけられる遺伝子や形質は、それぞれが利点と難点をもたらし、それが自然選択に影響を与える。だが、統合失調症や依存症、自閉症、双極性障害といった病気そのものに有益な点があるのではないかという考えは、そもそもの前提から間違っている。正しい問いは、「なぜ自然選択は、私たちを病気に対して脆弱にするような形質を残したのか？」だ。

この脆弱性を理解するためには、先に挙げた六つの理由を組み合わせた進化的な説明が必要と

なる。傾向として、すべての問題を現代の環境のせいにしたり、トレードオフのせいにしたり、あるいは制約のせいにしたりと、たった一つの要素に原因を見つけようとしてしまいがちだ。だが実際には、複数の要素が関わっているのが普通だ。例えばアテローム性動脈硬化を進化的に説明しようとすると、現代的な食事や、炎症を起こす感染症、そして免疫活性化が動脈にもたらす利点とコストなどの要素が関わってくる。もう一つ、進化的説明はメカニズムを描写する説明に取って代わるものではない、という点にも気をつけなくてはならない。この二つの視点からの説明は、どちらも必要だ。そして、病気への脆弱性を進化的に説明することは、そもそもなぜ精神疾患が存在するのかを理解し、その原因とより良い治療法を探るうえで不可欠なのだ。

ii

感情を感じる理由

4 辛い気持ちの妥当な理由

何事にもときがある（中略）泣くとき、笑うとき、嘆くとき、踊るとき、（中略）愛するとき、憎むとき。

――「コヘレトの言葉」第三章四節（『旧約聖書』）

骨董市を見て歩く楽しみの一つは、正体不明の機械を見つけてその機能を想像することだ。あるとき、斑色《ぶちいろ》鋳鉄製のこんな機械を見つけた。側面にはハンドルがついていて、上部にあるカップを通って溝入りの円盤が垂直に回転するようになっている。すべての部品をじっくり観察してからハンドルを回してみたが、何に使う物なのかさっぱりわからなかった。店主に尋ねると、「さくらんぼのタネ取り機ですよ」という答えが返ってきた。なるほど！　機能が判明した途端に、仕組みが理解できるようになる。さくらんぼが円盤の溝に入り、棒でタネが押し出されるのだ。

目的がわかると、その機械の問題点も見えてきた。ハンドルがスムーズに回らないのだ。それに、もし修理できても現代の生活では役に立たないだろう。円盤の溝が、昨今よく出回っている巨大なさくらんぼには小さすぎるからだ。

情動も、さくらんぼのタネ取り機と同じ理由で、混乱を引き起こす。情動がどのようなものかは詳細にわたって描写されているが、一体何のために存在するのか、その目的ははっきり解明されていないからだ。もっとも基本的な問いですら、その答えには諸説がある。例えば、「情動とは、そもそも何か?」一〇人の専門家がいれば、一〇通りの答えがあるだろう。「基本的な情動の種類はいくつあるのか?」適当な数字を言えば、同意見の専門家が必ず見つかるはずだ。「正常な情動と異常な情動の見分け方は?」この問いに対して皆が同意できる答えを出すには、それぞれの情動がさまざまな状況でどんな利点とコストをもたらすのかが解明されなくてはならない。「情動の障害は、なぜ起こるのか?」脳に原因があると言う人もいれば、食生活、感染症、条件付け、思考習慣、精神力動、あるいは社会構造によるものだと言う人もいるだろう。情動にまつわる議論は、ある情動を引き起こす。怒りや、苛立ちなどだ。そして一歩引いてそのような論争を眺めると、また別の情動が引き起こされる。疎外感と、絶望感だ。

情動の理解をこれほど困難なものにしている障壁は、いくつか存在する。そのうち特に大きいのが、ネガティブな情動は有用であるという認識の欠如だ。また、情動は私たちではなく私たちの遺伝子に有益なように形づくられている、という理解がないことも問題となる。さらに、仕組みを描写するだけでは情動の全体像の半分しか説明できない、という認識がないことも、情動の理解を根本的に妨げている。だがそれよりもさらに大きな障壁は、情動を設計されたシステムの一部であるかのように捉えてしまうことだ。このような捉え方をすると、あたかもそれぞれの情動には一つ一つ異なる機能があるかのように思えてくる。しかし実際には、一つの情動にはさまざまな機能があるし、一つの機能は複数の種類の情動によって支えられている。情動の背後にあるのは、特定の機能ではなく、その情動が形成されることで対処が可能になった、さまざまな状況なのだ。

痛みや苦しみは役に立つ

人々が医学的な治療を求める理由は、自分が病気だと知っているからではなく、苦しみを感じるからだ。人が内科の病院に行くのは、痛みや咳、吐き気、嘔吐、倦怠感などの症状から解放されるため。そしてメンタルヘルスの専門家のところに行くのは、不安や抑うつ、怒り、嫉妬、罪悪感を軽減して楽になるためだ。だがこのような症状に対する内科と精神科の臨床的なアプローチは、大きく異なっている。

まずあなたが内科のクリニックで働く医師だったとする。若い女性患者が訪れて、腹部の痛みがここ数カ月間で徐々に悪化していると訴える。下腹部に痙攣するような痛みやズキズキする痛みを感じるという。夜間に酷くなることが多いが、食べた物や月経周期には関係がないようだ。ほかに健康上の問題はなく、薬も飲んでいない。あなたは原因を探るために、問診をして、検査の予約をいくつか入れる。がんなのか、便秘なのか、過敏性腸症候群なのか、子宮外妊娠なのか。いずれにしても、あなたは痛みを症状として捉える。そして、その原因を見つけることが、治療の鍵となる。

次に、精神科のクリニックで働く精神科医の場合はこうだ。若い女性患者が、絶え間ない不安と不眠、活力の低下を訴える。ほとんどの活動に対して興味がもてなくなり、かつては美しく整えられていた庭の手入れすらやる気がしないという。症状は数カ月前に始まり、ここ二、三週間でさらに酷くなったため、病院に来る決心をした。ほかに健康上の問題はなく、薬も飲んでいない。本人によれば、ドラッグやアルコールの摂取はなく、最近生活上の大きなストレスになるような出来事があったわけでもない。あなたは精神科の医師として、こうしたネガティブな情動そのものを問題として捉え、症状を和らげるための治療を施す。

いわゆる「医学的モデル」の使用を標榜する生物学的精神医学と呼ばれる分野において、実際には生物学的な考え方の半分の側面しか用いられないうえに、ほかの医学領域とはまったく異なるモデルが使われていることは、実に皮肉な事態だ。ほかの医学領域では、痛みや咳などの症状は問題の存在を示唆する有用な反応として捉えられ、その原因の解明が試みられる。一方で精神医学においては、不安や落ち込んだ気分などは、それ自体が問題としてみられることが多い。そして、何が不安や落ち込んだ気分を引き起こしているのかを解明しようとする代わりに、多くの精神科医は、単にそのような症状を脳の異常や認知の歪みなどの病的産物だと決めつける。

人は問題を前にしたとき、状況による影響を無視して、各個人に原因を見いだそうとしがちだ。

この傾向は非常に広くみられるもので、社会心理学では「根本的な帰属の誤り」[*1]と呼ばれる。DSMはその良い例だ。DSMにおいては、不安や抑うつなどの症状が一定以上の期間にわたってある程度の強さで出ていれば、患者を取り巻く人生の状況がいかなるものであれ、精神障害として診断するに十分とみなされる。

社会学者のアラン・ホーウィッツとジェローム・ウェイクフィールドは、DSMにみられるこの誤りを修正するために、ある方法を提案した。二人は、DSM－IVの定義では、愛する者を失って間もない場合はうつ病の診断から除外されることに触れ、ほかの主要なライフイベントも同様の例外条件として含めるべきだと指摘したのだ。[*2] DSM5の作成者たちは一貫性の欠如を認めたが、彼らが取った解決策は逆にすべての例外を――「愛するものとの死別」を含め――なくすことだった。[*3] 彼らはこの変更を加えた理由を、一貫性を確立するために必要な改定であり、かつ、死別によって引き起こされる症状が深刻な場合には、治療が必要なうつ病である可能性も考えられるためだとした。そして、関連するライフイベントの重大性を診断の過程で判断する必要が出た場合に、診断の信頼性が損なわれるのを避けようとしたためでもあった。

症状を疾患として捉える傾向は、ほかの医学領域においても問題であり、「臨床医の幻想（clinician's illusion）」とも呼ばれている。[*4] 症状自体が問題であるかのようにみえてしまうのは、その多くがとても不快で、生活の妨げになるものだからだ。痛みにつきまとわれる生活は苦しみそのものだし、下痢は致死的な脱水症状につながりかねない。このような症状は、通常は投薬によって安全にブロックできるため、そもそも不必要であるかのように思える。だが、痛みや下痢、熱、咳などは、状況によっては役に立つ。このような症状は、ある特定の状況が訪れたとき、そして煙探知機の原理が示すように、特定の状況が訪れる可能性があるときに、正常な反応として現れる。異常なのは、反応が過剰に現れる場合だ。そして反応が十分に現れない場合も、過剰な場合と比べて目立ちにくいが、同じく異常だ。ある反応が正常なものか、または異常なものなのかは、それが現れたときの状況がどのようなものかによって決まるのだ。[*5~7]

反応の中には、変化する状況に体を適応させるために起こるものも多い。[*8~10] 生理学者は、環境の変化に合わせて呼吸や心拍数、体温などが調節されるメカニズムを研究する。[*11~13] そして行動生態学者は、生物の認知や行動、動機などの変化によって、移り変わる状況に生物が自らを適応させるメカニズムを研究する。[*14~16] 同様に、汗や震え、熱、痛みなどと同様に、恐怖や怒り、喜び、嫉妬などを感じる能力も、特定の状況においては有用なのだ。[*17]

ネガティブな情動が役に立つ場合もあるという考え方は、それを体験している本人にとっては、受け入れがたいこともあるようだ。この、当然といえば当然の疑念に答えるために、「病気の症状には進化的な起源と役割がある」と考える根拠を四つ示したい。まず一つ目に、不安や悲しみといった症状は、予想不可能なタイミングでごく一部の人にだけ現れる、特異な変化ではない。むしろ、汗や咳と同じように、ある特定の状況下ではほぼすべての人に一貫して現れる反応だ。二つ目に、情動が表出する背景には、特定の状況において特定の情動が湧き上がるように調節するメカニズムが存在する。そしてそのような制御システムが進化するのは、それが適応度に影響するような形質に関するものである場合だけだ。三つ目に、反応の欠如は、有害な結果につながることがある。例えば咳が十分にできないと、肺炎は致死的になり得るし、高所恐怖が足りないと、落下の可能性が高まる。四つ目に、症状の中には、個体にとっては重大なコストを生じさせるものであっても、その個体の遺伝子にとっては有益なものがある。

情動は私たちのためではなく、遺伝子のためにある

一九七五年のある暑い夏の夜、私は当直医として待機すべく、病院に出勤した。病棟では何も問題は起きておらず、救急救命室も静かだったので、私はエドワード・O・ウィルソンの新刊『社会生物学』を読み始めた。真夜中近くになって、私はある衝撃的な文章に出くわした。

つまり愛情には憎悪、攻撃心には恐怖心、大胆さには躊躇が伴うようになる。しかし、これらの感情のとり合わせもなんらその生物の幸福と生存のために考え出されたものではなく、あくまでこれらの感情を制御している遺伝子群の子孫への受け渡しが、最大限に行われるべく考え出されたにすぎない。[*18]

（『社会生物学』 エドワード・O・ウィルソン著、坂上昭一他訳、思索社、1999年）

これを読んだ瞬間、私は行動と情動に関する自分の考え方が間違っていたことに気づいた。私

はそれまで、自然選択は、健康で幸せで善良で協力的な社会の一員になるように私たちを形づくっているのだと思っていた。だが悲しいかな、そうではないのだ。自然選択においては、私たちの幸福などどうでもいい。進化の計算式において重要なのは、繁殖の成功だけだ。私は一〇年ものあいだ、正常な情動とは何かをほとんど知らないまま、情動の障害を治療し続けていたのだ。眠れぬ夜を過ごした後、私はもう一度勉強し直すことを決意した。次の日、私は精神医学のテキストブックを開いて、情動に関する記述を探した。見つかったのは、曖昧で中途半端な説明だけで、これは私に混乱と退屈を感じさせた。だがここで感じた情動は、しっかりと役に立った。おかげで、ほかの方法を探ってみようと決めることができたからだ。

その直後、ある嫉妬に苦しむ男子学生が助けを求めて私を訪ねてきた。「緊急事態なんです」とその学生は言った。「僕のガールフレンドは、すごい美人なんです。彼女を失ったら、もう二度とあんなに綺麗な人と付き合うことはできないと思います。同棲して二、三カ月経つんですが、彼女は僕がやきもちを焼くのをやめないと出て行くって言ってます。だからなんとかして変わりたいんです」。ガールフレンドがほかの男とキスをしているところばかり想像してしまうが、彼女の浮気を疑うような根拠はどこにもないという。ときには出かける彼女を尾行して、本当に仕事に行っているのかどうか確かめたり、居場所を確認するために用事をでっち上げて電話をかけたりすることもある。精神病やうつ病の兆候はなかった。

私は、彼の両親の夫婦関係や、幼少期の体験、これまでの恋愛について尋ね、ほかの精神障害の症状がないかチェックしたが、関連性のありそうな要素はなかった。そこで、彼の非理性的なその思考を変えるために、認知行動療法を試みることにした。だが、改善はほとんどみられなかった。男子学生が、「彼女がいよいよ出て行こうとしている」と言うので、もう一度状況を検証してみることになった。

そのころには気心も知れてきていたので、私は病的な嫉妬のよくある原因についても探ってみた。「いいえ、僕は浮気なんかしていません」と彼は答えた。「なぜそんなこと聞くんですか?」だが彼女の浮気を疑う根拠が本当にないのか、もう一度尋ねると、彼はこう言った。「まったくありません。帰りが遅くなるときは、必ず彼女の親友が一緒にいますし」。「帰りはどのくらい遅くなるの?」私は聞いた。「週のほとんどは僕と一緒にいます。でも、たまに外出して、朝まで帰ってこないんです」。「一緒にいる相手は、本当に女友達だけ?」「ああ、彼女の親友は、女じゃないんです」と彼は言った。「男の友達で、幼馴染みみたいなものだそうです。でも、ただの友達ですよ」。私はしばらく黙って、今自分が聞いた情報を消化した。それから口を開き、静かに言った。「それについて、ちょっと話そうか」

性的な嫉妬は、情動の中でも特にやっかいなものだ。一九六〇年代には多くの人がコミューンを形成し、自由恋愛主義を標榜して嫉妬を消し去ろうとした。その前提となったのは、嫉妬は社会的な慣習に過ぎず、排除することができる、という考えだった。だが、そのようなコミューンは結局一つも残らなかった。嫉妬は、どんなに押さえ込もうとしても雑草のように必ず湧いてきて、恋愛関係に多大な影響を及ぼす。進化と嫉妬の研究者であるデヴィッド・バスによれば、殺人の一三パーセントは配偶者によるものだという。[*19] また、一九七六年から二〇〇五年のあいだに米国で発生した殺人事件の被害者のうち、性的なパートナーに殺された人の割合は、女性が三四パーセントなのに対し、男性はわずか二・五パーセントだ。殺人とまでいかなくとも、嫉妬による絶え間ないののしり合いや暴力、関係の破綻は、日常茶飯事だ。なぜ自然選択は、これほど恐ろしい情動を残したのだろう？

二人の男がいて、一人はパートナーの心移りを察して嫉妬を燃やすタイプ、もう一人はなるようになると構える鷹揚なタイプだったと仮定する。より多くの子どもを残すのは、どちらの男だろう。鷹揚な男は、嫉妬深い男よりも幸せな人生を送るかもしれない。だが彼のパートナーは、ほかの男の子どもを身ごもる確率が平均よりも高くなるだろう。そしてその女性は、妊娠中、そして生まれてきた赤ん坊を母乳で育てているあいだは妊娠ができない。嫉妬はすべての関係者と社会全体にとって不快で危険で忌むべきものだが、嫉妬深い男のパートナーがほかの男の子どもを妊娠する確率は、鷹揚な男の場合よりも低くなる。すべての情動が、私たちにとって有益なものだったら、どんなにいいだろう！　だが悲しいかな、感情は私たちの遺伝子に利益をもたらすように形成されているのだ。

学び直し

情動のもつ役割がより明確になるにつれ、私は心配になってきた。不安や抑うつを取り除こうとする私の努力は、肺炎患者に咳止め薬を処方するようなものなのではないか？　情動について、自分がいかに無知だったかを知るにつれて、私の中には恥ずかしさ、混乱、低い自己評価などの新たな情動が湧き上がってきた。そしてありがたいことに、好奇心も湧いてきた。こうした情動で自分を奮起させ、私は精神科のテキストブックをもう一度詳しく読んでみた。もっとも広く使われているテキストブックは、全部で四五〇〇ページにも及ぶ。にもかかわらず、正常な情動について書かれた箇所は、わずか半ページだった。[20] だが、感情を細かく描写した書籍や論文はほかに何百と存在する。私はそのような文献を一つずつ読んでみようと決意した。

一ヵ月が経った。私は、今度こそ頂上に着けると期待して崖をよじ登り、そのたびに遥か遠くにもっと高い頂上を発見し続ける登山家のような気分だった。崖を登り続けて六ヵ月が経つころには、私は疲れ果てていた。山頂から鮮やかな景色を望むどころか、見えるのは霧に覆われた風景だった。その下に広がっているのは、乱雑に散らかった数多くの事実と、対立し合うさまざまな意見だけ。情動の周期表のようなものは、一切見当たらない。それどころか、情動に関する文献のほとんどは、何十年も、あるいは何百年も続く同じ議論を繰り返し論じているだけだった。基本的情動は、三種類なのか、四種類なのか、七種類なのか、一三種類なのか？　情動というのは、「ポジティブ――ネガティブ」「興奮――冷静」というように、一続きの次元のうちどこかに位置していると考えるべきものなのか？　生理的な面、思考、感情、顔の表情、行動など、情動のもつさまざまな側面のうち、もっとも強いのはどの側面か？　怒りの機能とは？　悲しみの機能とは？　そして何より根本的な問いとして、情動とは一体何なのか？　これらの問いに、多くの書籍や論文が互いに相反する結論を出している。[21~31]

苛立ちを募らせた私は、ウィリアム・ジェームズの一八九〇年の著作『心理学の根本問題（The Principles of Psychology）』をひもといた。

情動の「科学的心理学」に関する限り、この問題についての古典的業績をうんざりするほど読みすぎたせいか、これを再読するよりは、ニューハンプシャーの畑にある無数の岩の形をいちいち描写したものを読むほうがまだ良いと思う。そのような描写はどこにも中心的見地を与えないし、演繹的あるいは生成的原理も与えない。ただ無限に区別し詳説し特殊化するだけで、いつまでたっても一段異なる論理的水準に到達しない。[*32]

（『心理学（下）』W．ジェームズ著、今田寛訳、岩波書店、1992年）

私はよき理解者を見つけて満足した反面、一〇〇年も前からほとんど進展がみられていないという事実に失望した。これはなにも、有能な人々が努力を怠ってきたからというわけではない。もし情動の周期表なるものが実際に存在するなら、何人もの研究者がすでにそれを発見しているだろう。答えの出ない問いというものは、問いそのものが間違っている場合が往々にしてある。見つけようとしているものは、そもそも存在するのか？ 情動は生物特有の捉えがたい複雑さをもつもので、言葉による単純な描写ではまったく捉えられないのだとしたら？ あるいは、情動は機械の部品とは似ても似つかないものなのだとしたら？ これまでにどんな研究者が、情動を進化的に解き明かそうとしてきたのだろうか？

私はまず、チャールズ・ダーウィンの『人及び動物の表情について』を当たってみた。[*33] この本では、情動を表す人間と動物の表情が似ていることが指摘されており、情動を専門とする研究者の多くが、この本を試金石とみなしている。[*34] だが私には、そこで語られているのは主に情動の進化的歴史についてであり、その機能についてはほとんど触れられていないように思えた。そして私は、心理学者アラン・フリードルンドの著作の中に、まさに私のこの印象を代弁してくれる章のタイトルを見つけた。それは、「*Darwin's Anti-Darwinism in The Expression of the Emotions in Man and Animals*（『人及び動物の表情について』にみる、ダーウィンによる反ダーウィニズム）」というものだった。[*35]

フリードルンドによれば、ダーウィンは神経学者で芸術家でもあったチャールズ・ベル（医学界では「ベル麻痺」でよく知られている）への反論としてこの本を執筆した。ベルは、人間の顔には三二の筋肉があり、これは人間がコミュニケーションが取れるようにと神が配置したものだと主張した。[*36、37] ダーウィンはこれに対する反論として、情動を表す姿勢や顔の表情は多くの異なる種のあいだで驚くほど共通していると指摘した。だがダーウィンは共通性を強調するあまり、情動がいかに特定の状況における特定の種のニーズに合うように形づくられているかには触れていない。そして、コミュニケーションにばかり焦点を当て、情動がもつ生理的、認知的、動機的な機能については論じていない。つまり、ダーウィンが情動について著した著作は、極めて反ダーウィン主義的なのだ。この影響は今も続いていて、顔の表情によるコミュニケーションがよく話題になる一方で、情動がどのような選択的優位性をもたらすのかという問いは無視されがちだ。

次に進化的なアプローチが試みられたのは、一九六〇年代のことだった。神経科学者のポール・マクリーンは、脳の部位は三つあり、進化の過程で部位が一つずつ増えて現在の形になったとする「三位一体脳説」を唱えた。[*38] 一番古くて最下部に位置するのが爬虫類脳で、直感的な行動を司る部位とされた。真ん中の大脳辺縁系は、情動の源であると考えられた。一番新しい大脳皮質は、抽象的な思考を司り、霊長類だけがもつものとされた。だが、三つの部位による機能の分担という説も、その進化的系列も、マクリーンの主張は定説として残らなかった。[*39] そしてより重要なのは、この説は情動がどのような選択的優位性をもたらすのかについて明確に論じていないということだ。

神経科学分野の最近の研究では、ジョセフ・ルドゥーらが新しい手法を用い、脳の特定の部位がどの情動に結びついているかを示すことに成功している。例えば、扁桃体は恐怖などの特定の感情を司ることが明らかにされた。さらに、ルドゥーの研究により恐怖には反応の速い「低位の道」と反応の遅い「高位の道」があり、高位の道ではより多くの認知処理が関わることがわかった。[*40] このアプローチでは、情動の機能がこれまでよりもずっと明確に論じられているものの、情動がいかに適応度を高めるかについては説明されていない。

このほかに、一つの感情につき一つの機能を特定しようとする進化的なアプローチも存在する。メンタルヘルスに関するあるウェブサイトには、こう書かれている。「怒りの唯一の役割は、ストレスを止めることです。精神的苦痛となるほど強い感情的興奮や身体的興奮の感覚を解放したりブロックしたりすることで、ストレスを断ち切ろうとします[*41]」。別のサイトには、こうある。「怒りの本来の役割は、自分の命や愛する人々、同じ部族の仲間を守ることでした。しかし今や私たちは、それを自分たちのエゴを守るために使い回しています」[42]

　発言に慎重を期す科学者たちからも、「それぞれの情動には、適応的な機能が本質的に備わっている」といった趣旨の表現が聞かれる。[43]例えば悲しみの機能は、「社会的なつながりを深める」「精神と体の動きを緩める」、そして「問題の存在を自己に伝える」ことだと言われる。[44]怒りは「他者の攻撃性を弱め、エネルギーを動員し、筋肉への血行を促進する」[45]。「恥、または恥への不安は、コミュニティー全体の幸福を達成するうえでの個人の責任を受け入れる動機になる」[46]

　こうしたアプローチは、情動の有用性の説明に一歩近づくものだ。また、より洗練された明確な進化的視点をもって情動の機能に焦点を当てる研究も出てきている。[47]だが私には、このようなアプローチによる研究のほとんどが、設計された機械の部品のように情動を捉えるという誤謬を犯しているように思える。一つ一つの部品の機能を解明することは、機械であれば理にかなっている。例えば、さくらんぼのタネ取り機を構成するハンドル、円盤、スライドする棒などの部品には、それぞれ特定の役割がある。だが、情動は設計されたものではなく、進化したものだ。それぞれの情動には、一つだけではなく多数の機能があるのだ。

　さまざまな文献を読んだ結果、私はそれぞれの情動がもつ特定の機能を突き止めようとする試みこそが、研究の進展を遅らせているという結論に達した。情動は、特定の状況に対応する力を強化するための、特別な作動モードとして捉えたほうがつじつまが合う。[48]情動は、特定の状況とタスクに効率的に対処するために生物のもつさまざまな要素を調整するコンピューターのプログ

ラムのようなものなのだ。[*49～50]

情動とは何か？

「情動とは何か？」この問いは、何百年にもわたって多くの議論を呼んできた。心理学者のロバート・プルチックが著した情動に関する秀逸なテキストブックには、数百もの説に基づいた情動の定義が二一種類も並べられている。[*51]これに加えて、毎年論文や書籍が発表され、新しい定義が提案され続けている。さらに言えば、二〇一三年の人格社会心理学会での情動に関するセッションのタイトルは、「情動とは何か？」だった。こう聞くと、さすがに現在までに大多数の人が合意する定義が確立されているだろうと思われるかもしれない。だが実際は、専門家たちは今もそれぞれが情動の異なる側面に注目し続けており、議論は終わる気配がない。

進化的な視点からみると、情動は、それを形づくった力を土台として、次のようにシンプルに定義することができる。「情動とは、ある種の生物の進化的歴史において繰り返し現れる状況が呈する適応上の課題への対応力を強化するように、生理、認知、主観的体験、顔の表情、行動を調整するように特化された状態を指す[*52]」

情動は、電子キーボードにプログラムされたさまざまな音楽のスタイルに喩えることができる。それぞれのスタイルには、各種の音楽に適した楽器とリズム、和音、音色の組み合わせが設定されている。例えば「クラシック」というスタイルを選ぶと、しっかりとエコーの効いた格調高い音が響く。「サルサ」に合わせると、生き生きしたドラムのビートに合わせて明るい金属楽器音がメロディーを奏でる。「ジャズ」なら、サルサとは少し異なり、そのうえクラシックともまったく違う音色が響く。モードを変えるたびに、それぞれのスタイルに固有でありながら互いに共通する部分もあるサウンドの、さまざまな要素が調整される。恐怖や、怒り、愛情、畏怖などの情動と同じように。

続いて自然と出てくる問いは、「情動の種類はいくつあるか」だ。「基本的情動」のリストは、はるか昔、文字による記録が始まったころから存在する。この問いの探求に新たな進展をもたらしたのが、ポール・エクマン、キャロル・イザード、ロバート・プルチック、シルヴァン・トムキンズらが二〇世紀後半に行った研究だ。[*53~56] 彼らは、被験者にそれぞれ情動のリストを作ってもらい、そのうちの多くに共通してみられる情動があるかどうか検証した。より洗練された手法が次第に開発され、文化をまたいだ研究も行われた結果、恐怖、喜び、悲しみ、怒りなど、いくつかの情動が共通して認識されることが確認された。[*57~59] しかし、それぞれの研究者が最終的に提示するリストは少しずつ異なっており、基本的な情動の種類を三種類とするものから一七種類とするものまで、さまざまだ。

原型となる情動から枝分かれした情動、つまり関連性はあるが微妙に異なる状況に対応するために派生した情動をそれぞれ別のものとして区別しない限り、情動をはっきりと分類することはできない。つまり基本的な情動がいくつあるのか、その数を論じること自体、必要がないのだ。それぞれの情動は、ある程度の幅をもつさまざまな反応からなる雲のようなまとまりだ。その中心には、まとまり全体の特徴を集約した原型、つまりプロトタイプが存在する。[*60] これらの雲は互いに重なり合っており、その境界線は曖昧だ。

情動の進化は、さまざまな感情が枝のように重なり合った木の図形で表すことができる。[*61] 科学者たちが探し求めてきたような隙のない整然とした図ではないが、この図が示す進化的な枠組みは、いくつかの重要な問いについて考えるうえで助けになる。例えば、すべての情動は、ポジティブかネガティブか、どちらかに分かれる。適応度に影響を与えるのは、脅威となる状況か、機会をもたらす状況のどちらかだけだからだ。ポジティブな情動は、機会をもたらすような状況を求め、見つければそこにとどまって、遺伝子にとって有利となる行為をするように個体に促す。そしてネガティブな情動は、脅威や損害をもたらす状況を避け、逃げ出すように個体に促す。

ある情動が有用かどうかは、それを取り巻く状況がどのようなものかによって決まる。脅威や喪失を前にしたときには、不安や悲しみが役に立ち、幸福でリラックスした状態は役に立つどころか逆効果だ。一方、何らかの機会が訪れたときは欲望や熱狂が役に立ち、心配や悲しみは有害となる。つまり、不安、悲しみ、または喜びなどを常に感じ続けている個体が有利になるのではなく、ひとたび喪失が迫れば不安を感じ、喪失が現実となれば悲しみを感じ、機会や成功を体験すれば熱狂と喜びを感じる個体が有利になるわけだ。

だが、状況はいつもそれほど単純なわけではない。人間は恐ろしく複雑な社会的ネットワークの中に生きているため、私たちを取り巻く状況は、機会とリスク、利益と損失などの相反する要素を常に内包しており、途方もなく複雑で不安定であることがほとんどだ。もしあなたが研究者

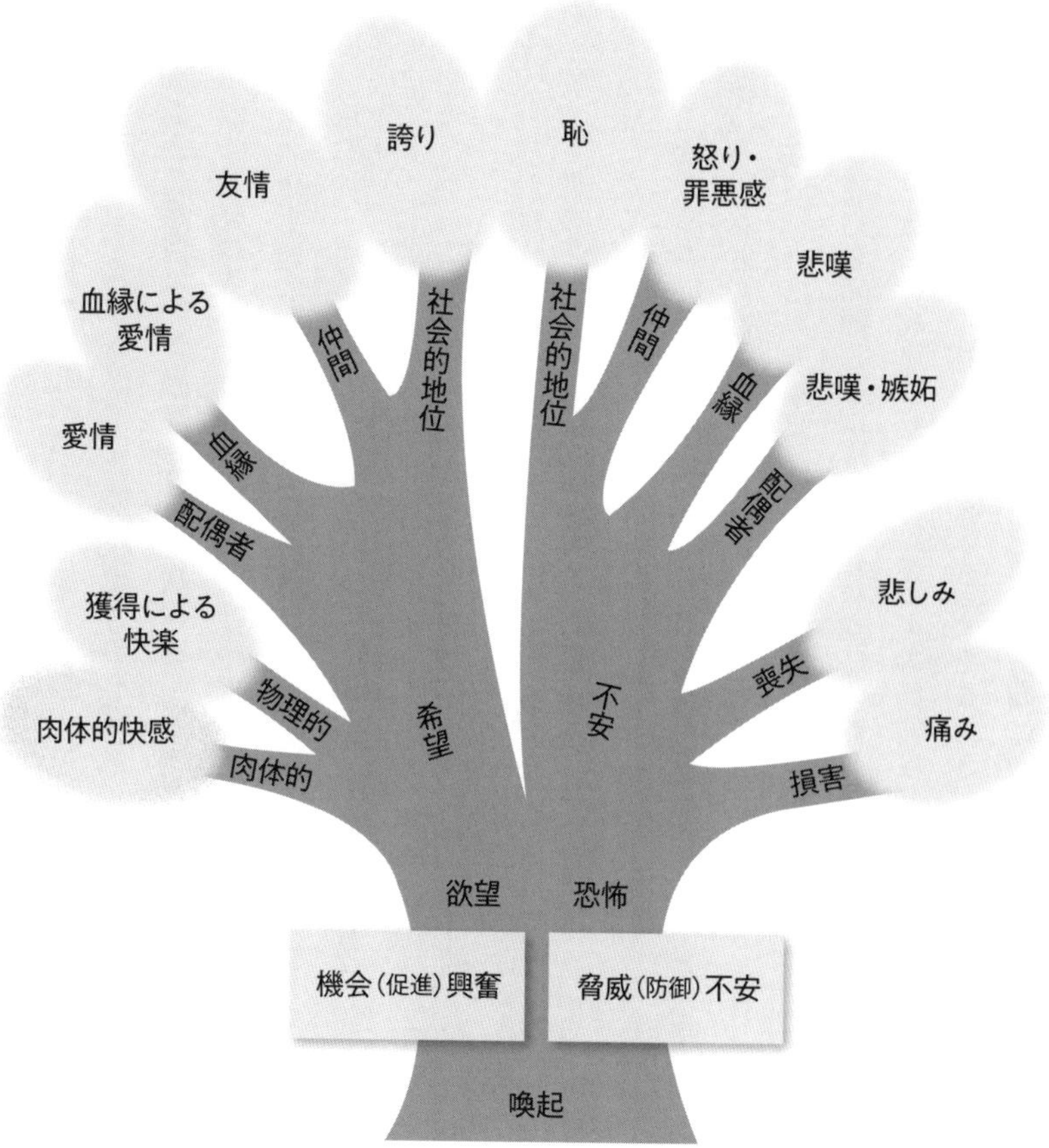
友情
誇り
恥
怒り・
罪悪感
悲嘆
血縁による
愛情
仲間
社会的地位
社会的地位
仲間
悲嘆・嫉妬
愛情
血縁
血縁
配偶者
配偶者
獲得による
快楽
悲しみ
物理的
希望
不安
喪失
肉体的快感
痛み
肉体的
損害
欲望
恐怖
機会(促進)興奮
脅威(防御)不安
喚起

情動の系統発生

で、政治的な意図のもとに操作されている団体から多額の研究補助金を出すという申し出を受けたら、どうするだろう？　あるいは、親友の配偶者が不倫をしていると知ってしまったら？　私たちの心はさまざまな感情に突き動かされて、休みなく画策を続けている。特に、本当なら睡眠をとるべき夜間には、なおさらその働きが活発になってしまう。

情動の核となるのは主観的な感情（subjective feeling）だと思われがちだが、実は感情は一つの側面に過ぎない。情動は、感情を伴わない場合もある。[*62~63] 私がこれまでに出会った患者の中には、特に男性に多いのだが、倦怠感や体重喪失、不眠、自発性の喪失を訴えながら、悲しみや絶望は感じないという人がいた。彼らの病名はうつ病だ。だが、主観的な体験は抑うつの一つの側面に過ぎないと気づくまで、私は何度もその診断を誤った。情動には必ず主観的な感情が伴われるという考え方を手放して初めて、行動調節メカニズムの起源まではるばるさかのぼって情動の由来を考えることが可能になる。

細菌は感情をもたないが、必要に応じて自らの状態を切り替えることができる。[*64] 特にドラマチックなのが、環境中の水分が低下したときに起きる変化だ。それまですいすい泳いでいた細菌が、スイッチが入った途端、小さくて頑丈な芽胞に姿を変えるのだ。また、安定した環境下であっても、細菌は驚くべき能力を発揮して環境の変化に適応する。[*65] 例えば高温になると、身を守るために熱ショックタンパク質を合成する。また、環境中の餌密度が○・五秒前と比べて高くなると、べん毛が反時計回りに回転し、餌に向かってまっすぐに泳ぎだす。餌密度が下がるとべん毛は反対に回るため、毛がもつれて細胞の体はランダムな方向に回転しだす。[*66] 再び、環境が○・五秒前と比べて改善すると、細胞はまっすぐ泳ぎだす。[*67~69] こうして細菌は、私たちの体の中で居心地良く過ごせる場所にたどり着くことができる。

一秒間持続する記憶と、回転と直進とを切り替えるスイッチさえあれば、細菌は餌に向かって泳ぎ、危険から逃げることができる。私たちの人生も、これと似ているように思えることはないだろうか？　すいすいと進んでいたかと思えば、突然先行きが暗く、荒れ果てたものとなり、気づけば計画も方向性もなくぐるぐると回り始める。そのような事態は私たちを酷い気持ちにさせる。だが、どこにもたどり着かないことがわかっている道や、今よりも状況が悪化しかねない道に執着して進み続けるより、ランダムな方向を試してみるほうがまだましだ。

情動と文化

情動のラベリングや表現、そして体験は、文化によって大きく異なる。英語の「emotion（情動）」を正確に翻訳できる言葉をもたない言語も多い。ドイツ語でもっとも近いのは「Gefühl」だが、これは情動と身体的感覚の両方の意味が合わさった言葉だ。サモア語とフランス語には「感情をもつ」という意味の言葉はあるが、感情と思考と身体的感覚のすべてをまとめて指す言葉はない。またドイツ語話者は、ほろ苦い憧憬である「Sehnsucht」を感じる。だが、ほかの文化にはそのような憧憬を表す言葉が存在しないため、ドイツ語圏以外に住む人々は、この情動を感じること自体が少ないかもしれない。「嫌悪」は普遍的な情動のように思えるが、ポーランド語にはぴったりと合致する言葉はない。日本語話者は、幼い子どもが母親に感じるような依存の感情を意味する「甘え」をすぐに認識できるが、英語ではこれに対応する単語はない。これは、西洋ではそのような関係性自体がそれほど一般的ではないからかもしれない。

文化は、体重や血圧、その他ほとんどのものに影響するのと同じく、情動にも影響する。[*70] 文化の影響は、人々が認識する情動や、言語による表現、情動を喚起する状況だけでなく、どのような情動を体験するかにも及ぶのだ。しかし、情動を感じる力そのものは自然選択の産物であり、これは私たち人類のあいだで共通であるだけでなく、ほかの生物種ともある程度は共通している。

顔の表情による情動表現について、その普遍性を調べるために何人かの科学者が世界各地を訪れ調査を行った。心理学者で、情動の研究の第一人者であるキャロル・イザードは、三二種類の顔の写真を八つの異なる文化圏の人々に見せた。そしてその結果、一部の例外を除けばほとんどの人が情動を正確に認識できると結論づけた。[*71] ドイツ人の研究者イレネウス・アイブル＝アイベスフェルトも、広域にわたる調査を行い、同様の結果を得た。[*72] 情動を専門とするもう一人の代表的な研究者であるポール・エクマンも同様の研究を行い、怒り、嫌悪、恐怖、喜び、悲しみ、驚きについては、情動の表現を読み取る能力が文化を超えて一貫していたのに対し、満足感を含むその他の情動については情動の読み取りにかなりのばらつきがあることを明らかにした。[*73]

これらの研究は、その後何年にも及ぶ論争を巻き起こした。賞賛と、それに対する批判、[*74] そして批判に対する返答に、さらに返答が返された。[*75] この応酬の焦点となっているのは、生得なのか習得なのかという議論だ。この論争からは、まるで情動の研究という分野が未開の科学のジャングルであるかのような印象を受ける。だが、地中を貫くレーダーによって発見されたカンボジアの中世の遺跡と同じように、賑やかに交わされる論争の下には、情動の普遍的な構造が隠れている。

ポーランド出身で現在はオーストラリアに住んでいる哲学者にして言語学者のアンナ・ヴェジビツカは、この問いについて非常に明晰で深淵な研究を行った。[*76] 彼女はまず、各種の情動を表す言葉には文化によって大きな違いがあることを示し、ごくわずかな英語の単語だけで普遍的で基本的な情動を表せるという見方をあっさりと打ち砕いた。しかし続いてヴェジビツカは、彼女が普遍的な「意味の基本要素」と呼ぶ概念（例えば「大きい――小さい」など）は、全人類によって共有されているとした。ここで特筆すべきは、このような概念の一つとして、「感情を感じること（feeling）」も含まれているという点だ。英語でいうところの「emotion（情動）」という概念は特定の文化に結びついたものだが、何かを感じるという体験、そして恐怖や喜び、悲しみ、恥などいくつかの情動は、普遍的なものなのだ。

ヴェジビツカは、それぞれの情動は特定の状況に結びついており、そのような状況の多くは驚くほど普遍的であると結論づけた。そして、それぞれの情動に対応する状況（例えば、「友達であるはずの人に裏切られる」等）を定義する、複雑にして洗練された体系を作り上げた。この体系は、文化的な違いを取り除いてみれば、情動とは状況に対する一貫した反応であること、そして一部の状況がもつ普遍性が、普遍的な情動を形づくってきたことを示している。

生得なのか習得なのかという古い二分法は、その双方がいかに互いに影響し合っているのかを考える、より洗練された視点に取って代わられつつある。このような進歩の好例が、リサ・フェルドマン・バレットによる研究だ。彼女は、評価理論と社会構成理論のあいだに位置する、情動の「心理学的構成主義」を提唱した。[*77、78] バレットは、情動の基本的な材料は自然選択によって形づくられたもので、ほかの動物とも共通するとしたうえで、だからといって情動がそれぞれ別の脳の回路に分かれているわけでもないし、別々の固定された表出パターンをもつわけでもないことを強調した。むしろ情動は、何らかの目的を達成するために、複数の情動や、文化によって影響された認知や知覚が互いに絡み合い、重なり合っているのだ。[*79] このような進歩は、進化を重ねてきた生物というものの複雑さが認識されつつあることにも完全に呼応している。

情動は下劣なものなのか

古代ギリシャ哲学に始まる考え方によれば、情動は人間の理性を損なう不適応な侵入者だ。プラトンは『パイドロス』の中で、人間の魂を二頭立ての馬車に喩えている。二頭の馬のうち、一頭は気概を表しており、「高貴で（中略）姿勢良く、端正な姿」なのに対し、もう一方の情動を表す馬は「下劣で（中略）体つきのゆがんだ不恰好な馬で（中略）横柄で高慢、耳は毛むくじゃらで聴覚が鈍く、鞭と拍車をもってしてもなかなか従わない」[*80]。プラトンにとって、情動は理性に劣る、蔑むべきものだった。

このプラトンのたとえ話から、今や二〇〇〇年以上が経つ。最近、私は「抑制されない情熱

(Unbridled Passions)」というタイトルの講義への招待メールを受け取った。このような見方が今も生き残っているのには、相応の理由がある。人は情熱にかられると、恋人を責めたり、上司を攻撃したり、友人を侮辱したり、どう考えても不適切な相手とセックスしたりする。情動に突き動かされた行動は、後悔を生むことが多い。また、情動は不必要な苦しみのもとにもなる。鳥恐怖症の人は、根拠のない恐怖のせいでピクニックすらままならないし、飛行恐怖症の人は楽しい旅行を味わえない。そして広場恐怖症の人は、何年間も家から一歩も出られない。妥当性のない罪悪感や無価値観は、多くの人の人生において負担となり、特に平均よりも強い倫理観をもつ人を苦しめる。羨みや憤怒、嫉妬によって人生を台無しにされる人も多い。不適応な行動や、不当な苦しみ、社会的な対立などをみる限り、多くの情動は確かに下劣で、不必要なものに思える。なぜ自然選択は、これほど多くの不必要で苦しい情動を残したのだろう？　この謎を解き明かすには、私たちがなぜ目標というものにこれほどこだわるのか、そしていかに情動がその達成を助けてくれるかを理解する必要がある。

私たちの祖先は、情動が彼らの助けとなるようなさまざまな状況に遭遇した。その中には、特定の物理的な手がかりに続いて起きる、物理的な状況もあった。高所からの落下、血を目にすること、迫り来る影、突然鳴り響く大きな物音などは、すべて危険のサインであるため、恐怖と直接的に結びつくか、あるいは学習することで直ちに恐怖と結びつくかした。[*81~84] 一方で、もっとささやかな状況――特に、目標を追求する過程において発生する状況によっても、情動は形づくられた。

生き物は、セックスの機会や権力、リソースの獲得を目指し、危険や損害を避けようとする。そして、これらの目標を追求する過程で、いくつかの特定の状況に遭遇することになる。それぞれの状況が、それぞれ異なる適応上の課題を突きつけ、さまざまな情動を形づくる。機会という状況が訪れれば、熱狂が引き起こされる。成功という状況は、喜びを引き起こす。脅威という状況は、不安を引き起こす。喪失という状況は、悲しみを引き起こす。私は目標の追求において発生するこの四種類の状況が、四種類の情動にぴたりと当てはまることに気づき、大いに喜んだ。ところが友人の哲学者であるアラン・ギバードとピーター・レイルトンは、この考え方は大昔からあるものだと指摘した。プラトンは、互いに密接に関係し合う四つの基本的な情動として、希望、恐怖、喜び、悲しみがあるとした。[*85] さらにギバードとレイルトンは、古代ギリシャと中世以降のヨーロッパにおける情動に関する理論の大部分が、この四つの部分からなる体系のバリエーションがもとになっていることも指摘した。

この体系をさらに一歩拡大するには、まず「物理的な状況」と「社会的な状況」に分類したうえで、「予測と逆の結果」が出たときの情動、つまり機会の追求が失敗した場合に引き起こされる「失望」

目標の追求において発生する状況と情動

		前	後	予測と逆の結果
機会	物理的	欲望	快感	失望
	社会的	興奮	喜び	
脅威	物理的	恐怖	痛み	安心
	社会的	不安	悲しみ	

と、脅威の回避に成功した場合に引き起こされる「安心」を付け加えればいい。

「目標（goal）」という言葉だけでは、人間が追い求めるものの多様性は到底表せない。目標の中には、「幸せな子どもを育てる」といった長期的なものもあれば、「自分の言った冗談が、実はそれほど失礼なものではなかったと会話の相手に信じ込ませようとする」といった瞬間的なものもある。わかりやすさを期すため、ここでは「目標」という言葉を何らかの獲得、発見、喪失、逃亡、回避を達成しようとする場合、および何かになろうとする場合をすべて指して使うことにする。心理学では、ほかにも多くの表現が使われている。例えば、使命、ライフ・タスク、事業、目的（aim, purpose, objective）、個人的な意味や可能自己の追求などだ。これらの用語を追っていくと、情動と目標の追求を扱う多様な文献に出会うことができる。[*86~93] 心理学者は、目標の追求がいかに情動に影響を与えるかを知り尽くしている。比べて精神科医はというと、それほど多くを知っているとは言い難い。

情動のスイッチ

脳はどのようにして、情動のスイッチを入れるタイミングを判断するのだろうか。先述のとおり、迫り来る影や突然の物音などの手がかりが、脳の特別な経路を通って個体の恐怖を呼び起こし、大急ぎでその場から走り去らせる。アルフレッド・ヒッチコックは、この仕組みをよく理解していたわけだ。あるいは、学習を経て初めて情動を喚起するようになる手がかりもある。イワン・パブロフが彼の気の毒な犬を使った実験で示したとおり、ブザーの音は最初は軽い興味を引き起こすだけだが、音とともに電気ショックを何度か体験すると、恐怖を引き起こすようになる。さらに、光の点灯と同時に犬に餌を与えることを何度か繰り返すと、光によって大量の唾液が分泌されるようになる。犬を飼っている人なら、犬にビスケットを差し出すとカーペットに垂れるほどの唾液を出すことを知っているだろう。食べ物にありつく数秒前に大量の唾液を出すことが、自然選択において有利に働くために、この古典的な条件付けの仕組みが生き残ったのだろう。

情動の学習が、報酬と罰によって行われることもある。パーティーで酔っ払ってランプシェードを頭に被ってしまった日の翌朝、強烈な恥の記憶が居心地の悪い情動を引き起こして、今夜のパーティーでも同じことをしてしまいそうになる衝動を抑えてくれる。ただし、大量のテキーラが再び不安を押し流してしまわなければの話だが。

このような学習能力は、人間だけでなくほかの動物ももっている。だが私たち人間には、これ以外にも驚くべき特別な能力が備わっている。私たちの心は、世界のモデルを形づくり、何カ月も何年も先の未来を想像することができる。[*94〜96] 私たちは、自分が取り得るさまざまな行動によってどのような結果が起こり得るかを、心の中で描いてみる。そして、計画し、妄想し、夢想し、想像するたびに、情動が私たちを一定の方向へと導いていく。刺激的な人と結婚したら、どんな生活が待っているだろう？　安定した退屈な人との結婚は？　心は、さまざまな空想を紡ぎ出す。そしてその空想は、私たちの遺伝子にとって――そしておそらくは私たち自身にとっても――有利となる方向へと導いてくれるような情動に溢れている。

内的なモデルを使って将来を予想する能力のおかげで、私たちはほかの生き物よりも長期間にわたる大規模な目標を追求することができる。そして私たちがその追求のために立てる戦略には、複雑な社会的関係や、難しい決断が含まれることが多い。大きなプロジェクトが失敗しそうなときに、それを中断し諦めるべきかどうかを決めるのは特に難しい。刺激的だけど浮気が絶えない相手と、もう一年一緒に住んでみる価値は本当にあるのか？　贔屓のバスケットボールチームを、続けて応援するべきなのか？　昇進を希望する意味は本当にあるのか？　エンジンのない一九五五年製のフォード・サンダーバードの修理を続ける価値はあるのか？　統合失調症を引き起こす遺伝子を探し続けることに価値はあるのか？　私たちは常に、いくつものプロジェクトと、互いに矛盾する複数の戦略に同時に引っ張られている。人類学者のロビン・ダンバーは、これこそが私たちが大きな脳をもっている理由だという論を展開しているが、これは説得力のある説と言えるだろう。[*97]

目標の中には、普遍的なものもあれば、そうでないものもある。人間の価値観やアイデンティティーは非常に多岐に渡るため、新しい情報によってどんな情動が喚起されるかを予測するためには、その人の価値観、目標、プロジェクト、戦略がどのようなものかを知る必要がある。情動の研究における最近の大発見は、情動は、人が情報の重要度に対して下す個人的な「評価」によって喚起される、というものだ。[*98～100] 妊娠検査薬の陽性を示すピンク色の小さな丸は、ティーンエイジャーなら絶望の涙を、長年妊娠を望んでいた女性なら喜びの涙を喚起する。

私たちが生きる世界は、シンプルな刺激反応モデルの図式には収まりきらない。生きていくためには細々とした社会的学習や情報処理が必要とされる。さらに私たちは、それぞれ独自の戦略を用いて目標に向かって前進するために、情報の意味を自分なりに解釈している。人々は健康やお金、地位、魅力的なパートナーなどについて、それぞれ大幅に異なる尺度で価値判断を加える。お金だけを重視する人もいれば、愛情と善良さだけを重んじる人もいる。このような価値観の違いに加えて、各々が用いる社会的な戦略も多種多様だ。社会的な影響力を得るために気前の良さを前面に出す人もいれば、パーティーの花形になる人もいる。あるいは、人を脅すことでそれを達成しようとする人もいる。最初の二人は自己中心的な性質を隠そうとするし、三人目は共感する力を隠そうとするだろう。また、一人の人がもつ目標が、時間とともに変わることもある。そのため、先ほどの妊娠検査薬の例のように、同じ一つの情報がまったく違う情動を引き起こすこともあり得る。

情動への進化的なアプローチは、ときとして、人間の行動を非個性的に捉える、柔軟性を欠いた考え方であるかのような印象を与える。だが実際には、進化的な視点はすべての人を画一的に捉えるどころか、このように多種多様な個人の希望や夢、恐れ、そして百人百様の個性に細心の注意を払うよう促すのだ。

情動の調節

非常に感情的な人がいる一方で、何が起きてもほとんど反応を見せない人もいる。そのような兆候が、結婚生活を通して明らかになる場合もある。私に助けを求めにきたある夫婦は、結婚してから二〇年間ずっと喧嘩が絶えず、不幸な生活を送っていると訴えた。夫は銀行の地方支店で支配人をしている。妻は、グラフィック・アーティストだ。夫は学生時代、ある金曜日の夜に大学の図書館で初めて彼女に会って、刺激的な女性だと感じた。曰く、「すごく綺麗で、刺激的な人だと思いました。僕を殻から出してくれたんです。でも、彼女には理性ってものがまったくないんです」。そして妻曰く、「あの夜はお酒を数杯飲んで、経済学部の学生を誘惑してやろうって思ったの。でも引っかかったのは、こんな計算機みたいな人だったってわけ！」二人はしばしば、力を合わせて良い決断をすることができる。だがその過程や、一緒に過ごす時間を楽しむことはないという。二人が当初想像していた未来は、現実にはならなかったわけだ。恋の熱が引き起こす自己欺瞞は、高揚感を掻き立てる。だが、それで得をするのは私たちというより、私たちの遺伝子なのだ。

誰かが自分に向かって眉を上げたと思い込み（本当はただ痙攣しただけかもしれないのに）、その意味について何日間も思い悩んでしまう人もいる。一方で、面と向かって侮辱されても気づきもしない人もいる。ちょっとした機会に大興奮する人もいれば、大金が転がり込んでもまったく反応を見せない人もいる。情動の度合いが極端だと、いずれの場合もコストが発生する。強烈な情動を感じやすい人は、熱意が溢れるあまり、一つのことを最後までやり遂げずに別のことに目移りしたり、すぐにやる気を喪失して新しいチャンスに目が眩んだりする。情動を感じにくい人は、機会を最大限に活かすことも、脅威から完全に身を守ることもできない。なぜ、情動の感じ方にはこれほど大きな開きがあるのだろう？　仮説としては、情動の感じ方の程度が違っていても、ダーウィン適応度にはそれほど影響しないということが考えられる。この世には「普通の」ゲノムは存在しないし、「普通の」人格も存在しないのだ。

私たちは誰でも、辛い情動から逃れようとして苦しむ。そのような情動は、自分を取り巻く状況を変え、そこから逃げ出し、避けるよう促すために存在する。とはいえ、悪い状況を変えることも、そこから逃げ出すこともできない場合もある。例えば依存症を抱える子どもや死期を迎えつつある配偶者を助けられない、といった状況では、辛いうえに役に立たない感情が湧き上がる。あるいは日常生活においても、不必要な感情が私たちを苦しめる。そのような情動をコントロールしたいと望むのは、無理もない願いだ。数多くの本や論文が、情動を調節する方法を提案している。[*101]その多くは、思考の習慣を変えること、または状況に新しい意味を与えることを勧めている。あるいは、エクササイズや娯楽、瞑想、向精神薬などで情動を弱めることを推奨する。また、コストを省みずに状況を変える努力をすべきだとするものもある。

だが、もっとも一般的で効果的な戦略は、ただ待つことだ。待てば状況は変わる。感情の霧も晴れるし、怒りも弱まる。下半身不随になるのは恐ろしい出来事だし、宝くじに当たるのは素晴らしい体験だが、主観的な幸せの総合的な度合いは、事故に遭ったり、当たりくじを引いたりする出来事の前のレベルに戻ることが多い。[*102]私たちは生きているあいだずっと、ぶら下げられたニンジンに齧り付こうとして走り続けながら、起こり得る大惨事からも逃げようとし続けている。成功すれば最高の気持ちになり、失敗すれば最悪の気持ちになる――ただし、しばらくのあいだだけ。時が経てば、「心理的な免疫システム」が起動し、思ったよりも早く、がっかりした気持ちから復活させてくれる。[*103]これはもしかすると、情動の感じ方のレベルと同じように、主観的な幸せを感じる基準値が適応度に与える影響がそれほど大きくないからなのかもしれない。肝心なのは、状況が変わったときに適切に反応できる能力があるかどうかなのだ。

情動の障害

異常な情動を理解するためには、進化的な視点から正常な情動をみることが不可欠だが、この基礎となるべき部分が大いに欠けているのが現状だ。身体的な反応が正常に機能しないことはよくある。わかりやすいのは、反応が弱すぎる場合と、強すぎる場合だ。咳が一切出ない人は何か深刻な疾患を抱えているし、理由もなく咳が出る人も同じだ。また、免疫機能がうまく働かないと感染症につながるが、過剰な反応は炎症や自己免疫疾患につながる。痛みを感じる力がない人は、若くして死ぬ。慢性的な痛みを抱える人は、早く死ねたらいいのにと願うことすらある。

情動の障害に関する研究は、これまでネガティブな情動、特に不安と落ち込んだ気分に焦点を当ててきた。そして、ポジティブ心理学という新しい分野が登場したことで、ポジティブな情動の欠如に注目する必要性が認識されるようになった。[*104]過剰なネガティブ情動と、ポジティブ情動の欠如にのみ注目するこのような傾向は、「快楽を欲し痛みを避ける」という快楽原則によって説明できる。だがこれだけでは、残り二つの重要な情動の障害を見逃してしまう。

ポジティブな情動は、過剰になり得る。[*105〜109] その極端なケースが、命にも関わる深刻な躁状態だ。躁状態にある人は多幸感を感じることもあるが、誇大な目標を追い求めてコントロール不能に陥り、その結果さまざまな主観的状態が入り混じった圧力鍋のような状態になってしまうこともある。それよりも軽度の根拠のないポジティブな情動である場合は、本人にとっては素晴らしい体験であっても、活発なタイプの人の場合、周りの人を嫌な気分にさせてしまったり、社会的手がかりにまったく注意を払わなくなったりして、その気遣いのない態度を倦厭されてしまう場合もある。

一方で、ネガティブな情動が足りない、ということもあり得る。それで文句を言う人はほとんどいないが、実は深刻な病気だ。不安の欠如（ハイポフォビア、hypophobia）は、命を危険にさらしかねない。嫉妬心が欠けていると、残せる子どもの数が少なくなる。悲しみが欠けていると、馬鹿げた失敗を何度も繰り返しかねない。

世の注目は、ポジティブな心理とネガティブな心理だけに集まりがちだ。だが進化的な視点からみると、「対角線の心理（diagonal psychology）」、つまり過剰なポジティブ情動と、不十分なネガティブ情動が抜け落ちてしまっているのがわかる。不安、落ち込んだ気分、恥ずかしさ、嫌悪、驚き、罪悪感、誇り、羨み、嫉妬、愛情などの情動は、過剰である状態も不十分であ

対角線の心理

	ネガティブ情動	ポジティブ情動
過剰	過剰なネガティブ情動	**過剰なポジティブ情動**
不十分	**不十分なネガティブ情動**	不十分なポジティブ情動

る状態も、すべてが注目に値する。

過剰な情動、および不十分な情動は、情動の異常としてもっともわかりやすいものだ。ほかにも、反応が速すぎたり、遅すぎたり、長く続きすぎたりする場合や、誤った手がかりに反応してしまう場合もある。怒りがあまりに速く湧き上がるのも問題だが、ゆっくりとしか怒りが表出しなかったり、いつまでも恨みを引きずったり、理由もなく腹を立ててしまったりするのも、また問題だ。怒りは、きっかけとなる手がかりと、度合いと激しさ、持続する長さがすべて適切である場合には有用だが、うまく機能しないパターンも数多くある。

進化的な枠組みは、将来的には情動の問題の新しい治療法を開発する助けになるだろう。だが、現段階でもすでに実用的な意義がある。情動には、何かしらの意味がある。私たちは、情動が私たちに送ってくるメッセージを理解しようと努めるべきだ。通常は、何かをするように促すか、何かをやめさせようとするものである場合が多い。情動はときに、私たちよりも賢く、私たちがその声に従うべき場合もあるのだ。[*110~115] ただし、それはいつもではない。情動は、遺伝子にとっては有益でも、私たち自身には有害となるような行為を迫る場合もある。あるいは、私たちが世界を歪んだ形で捉えていて、その歪んだ像から情動が湧いてくる場合もある。脳の異常からくる情動もある。そのようなすべての可能性を考慮に入れることで、賢い選択をするための枠組みを構築できるようになる。多くの人がすでに自分でやっていることだが、専門家の助言もその大きな助けとなる。

情動の専門家のうち機械工のように考えるタイプの人は、問題を診断し、その問題に対して効果があると考えられる治療法を提案する。このようなタイプの人は、問題の原因は一つしかないと考えがちで、それが思考の歪みであれ、脳の異常であれ、その原因を治す治療を行おうとする。一方で進化的な視点をもつ専門家は、エンジニアのような考え方をする。情動のメカニズムを理解し、私たちを情動の障害に対して脆弱にするような歴史的制約や設計上の制約に目を向ける。その結果、いくつかの原因を考慮に入れたうえで、複数の治療法の可能性を探ることが可能になる。また、ポジティブな情動は良いもので、ネガティブな情動は悪いものと決めつけるのではなく、それぞれの状況における情動の適切さを分析することができる。患者の症状を前にして、情動の調節メカニズムがうまく働いていないと思い込むのではなく、その症状の程度が患者の置かれた状況に釣り合ったものかどうかを判断する力もある。さらに、症状の正常な発症は個体にとって必ず良いものだと考えるのではなく、情動が個体のコストよりも遺伝子の利益を優先している可能性を疑うという知見ももっている。そして、情動を喚起する要素をすべてひとまとめに「ストレス」として片付けるのではなく、それぞれの患者の問題の根源を突き止めるべく掘り下げて考えようと努める。一言で言えば、彼らは医者のように考え、行動できるのだ。

5 不安と煙探知機

不安になることを正しく学んだ者は、最高のことを学んだことになるのである。

——セーレン・キルケゴール、『不安の概念』、一八四四年[*1]（『不安の概念』村上恭一訳、平凡社、２０１９年）

その日、私はサンフランシスコの少し北にあるレーズ岬で、大きな岩の縁に立って太平洋を望み、輝く日差しと風と波しぶきを楽しんでいた。波の高さは、三〇センチから六〇センチほど。近くに、「危険！　大波に注意。岩の上に立たないこと」という看板があったが、その日は晴天で、大きな波はどこにも見当たらなかった。ところが突然、太ももまで届く冷たい波が打ち寄せ、私はあやうく足を滑らせそうになった。幸いこのときは、一時的な不安の欠落のせいで命を失うことはなかった。だがそれ以来、海辺に出かけると必ずこのときの記憶とともに不安が蘇り、危険を回避しようという気持ちが働くようになった。

波にさらわれそうになっても心地よいスリルしか感じないタイプの人は、どこかの段階で命を落とす可能性が高い。だが、その反対の問題を抱える人もいる。彼らは不安が強すぎて、海のそばに行くことすらできない。いつ何どき津波がやってくるかもしれないと思いながらビーチで遊ぶのは、あまり楽しくはないものだ。不安障害を抱える人は、危険を匂わせるような兆候を感じただけで、発汗、緊張、頻脈、心拍数の上昇、パニック状態、逃走の衝動などに襲われる。

あるとき、マーサという女性患者が私のクリニックを訪れた。彼女が自宅を出たのは、そのときが実に一年ぶりだった。食料品の買い出しは夫が担当し、自分の服は通販で購入していたが、買う服のサイズが次第に大きくなってきている、ということだった。

サムという患者は有能な大工だったが、同僚と一緒に昼食をとろうとすると、強い不安を感じて食べ物が喉を通らなくなるという問題を抱えていた。仲間たちはそんなサムを見て、自分たちをバカにしているのだと誤解し、サムが何か言うたびにからかうようになった。その結果、サムの不安はさらに増大した。

ジュリーも同じく人と一緒に食事ができないのが悩みだったが、彼女が恐れていたのは喉に何かを詰まらせることだった。不安のあまり、彼女は外食を避け、食べ物をすべてミキサーで混ぜて液状にして飲み下すようになった。

メルはアウトドアが大好きで、毎日ジョギングに励んでいた。ところがある日、蚊に刺されて西ナイル熱に感染するのではという不安に取り憑かれた。その後は、家からもほとんど出なくなり、どうしても外出しなくてはならないときには虫除けスプレーを身体中に浴びるようになった。

ビルは、ＨＩＶを恐れていた。それも、性行為ではなく公衆トイレを介しての感染を心配していた。トイレでは感染しないと頭ではわかっていても、家から一時間以上離れた場所には行けなくなり、旅行も何年もしていないという。

マリリンは、鳥を怖がっていた。夫にロンドン旅行に誘われているが、ハトの群れに囲まれるのを想像すると恐ろしくて仕方がないので治療したい、ということだった。

私はこのような不安障害の患者たちを、何百人も治療した。不安がどれほど強い影響力をもっているのか、理解できない人も多い。不安障害は「気にしすぎなだけ」だと考えている人もいる。だがそれは、半身不随を「歩きにくいだけ」と描写するようなものだ。深刻な不安をもつ人は、実際はとても多い。あなたが自分の恐れを人に話してまわることがないように、ほかの人も自分の恐れを吹聴したりはしない。その結果多くの人が、不安を抱えているのは自分だけだと思い込んでしまう。だが残念ながら、もちろんそんなことはない。

公式な診断基準に当てはまるほどの不安障害を一生のうちに体験する人の割合は、およそ三〇パーセントにのぼる。[*2] そして、それよりも不安の程度が低くても、助けが必要な場合もある。例えば、現行の基準では、社会不安障害と診断されるのは全米の人口のわずか一二パーセント程度だ。[*3] だがこの基準は、恣意的なものに過ぎない。例えば、人前で発表するのが怖いという人の割合は五〇パーセント近くにのぼり、その多くが助けを求めている。

クモとヘビから始まった、史上初の不安クリニック

医学生として初めて参加した研究プロジェクトでの私の役目は、ヘビとクモの調達と、患者の採血だった。時は一九七〇年代後半。恐怖症の新たな治療法として、「暴露療法」と呼ばれる方法が登場したばかりだった。行動心理学の研究から生まれたその療法では、強烈な不安を感じながらもその恐怖の対象となるヘビやクモなどの近くにとどまるという方法によって、患者が恐怖症を克服できることが示唆されていた。そして私の指導教官だったジョージ・カーティスは、これを土台としたある研究のアイディアを思いついた。暴露療法は、強烈な不安がホルモンに与える影響を、倫理的な条件を損なわずに調べる素晴らしい機会となるのではないか、というのだ。

その研究に参加したボランティアの恐怖症患者たちは、治療を受けられることを喜び、終わった後は感謝を示してくれたが、治療中はとにかくずっと怖がっていた。それぞれの患者に対し、三時間のセッションが五回行われた。ピーク時のストレス・ホルモンを測定するために睡眠中央時刻の三時間後にセッションを開始する必要があり、ほとんどの患者は、朝六時に治療が始まった。[*4,5] そのため私は、セッション前日の夜にペットショップに行って、ヘビやクモ、ネズミや鳥を借りてこなくてはならなかった。私のガールフレンドは動物や虫と同じ屋根の下で一晩過ごすのを歓迎はしなかったが、何とか我慢してくれた。最初のうちはいぶかしんでいたペットショップの人も、驚いたことに、治療で恐怖症が治った患者たちが次々にペット用のタランチュラなどを

買いに訪れるようになったおかげで、大喜びしてくれた。私はといえば、この研究のおかげで採血がとても上手くなった。

このプロジェクトは、患者だけでなく私たちにも不安を引き起こした。私の精神分析の指導教官たちからは、恐怖症というのはリビドー〔精神分析で用いられる主要な概念の一つで、フロイトの定義では、生の本能としての性的なエネルギーを指す〕が無意識の防御反応により本来の源から転換されて発生するものであり、ピンポン球のへこみを一つ直すとほかの箇所がへこむのと同じように、行動療法の結果として新たな症状が出る可能性もあると忠告されていたからだ。私は心配になったが、この忠告が現実になったのは一件のみで、複数の恐怖症を抱えていた患者が鳥恐怖症を克服した後、より一般的な不安を感じるようになったケースだけだった。そのほかの大勢の患者たちは、何十年にもわたって苦しめられてきた恐怖症から、わずか短期間のうちに解放された。

治療法はシンプルなものだった。鳥恐怖症の女性には、部屋の中に置いたハトのカゴにできるだけ近づいてもらった。患者はドアの近くに置かれたハトのカゴを前にして、体を震わせながら数分間泣き続けた後、カゴを部屋から出すように私たちに頼んだ。希望どおりカゴを出してから、セッションの開始時と比べて不安のレベルが変わったかどうか尋ねると、彼女は「はい。九五から九〇ぐらいまで下がりました」と答えた。より強い不安を体験して早く克服するか、弱い不安で時間をかけて治療するか、どちらがいいか尋ねると、彼女は早いほうがいいと答えた。そこで今度はハトをカゴから出して、手に持って彼女の前に差し出し、彼女から合図があるたびに徐々に近づけていった。

暴露療法を体験する患者の多くがそうであるように、この女性患者は驚くべき勇気をみせた。脈は一三〇まで上がり、汗をかき、体は震え、恐怖のあまりほとんど口をきくこともできなかったが、それでも彼女はハトに向けて腕を伸ばし続けた。不安のレベルは八〇に下がり、その後七〇、五〇と下がっていった。そしてある時点で彼女は突然緊張を解いて、こう言った。「もっと前に治療を受ければよかったわ」。セッションが終わるころには、手で直にハトに触れるようになっていた。今度は、不安になるのはハトのほうだった。そして一カ月後には、ロンドンのトラファルガー広場でハトに囲まれて楽しく昼食をとることができたという誇らしげな報告が彼女から届いた。私たちは、この治療法のもつ力を目の当たりにして胸を躍らせた。

暴露療法は、患者にとってだけでなく、治療者にとっても強烈な体験だ。この治療を成功させるためには、自信や、口のうまさ、共感力、そして忍耐力などを組み合わせた独特の能力が必要となる。最初は、患者に強烈な不安を強いることがストレスで、残酷にさえ感じた。だが、症状が即座に治まるのを目にして、私たちの確信は強まり、それが患者にも伝わるようになった。多くの患者が、この治療法は痛みは伴うがやるだけの価値がある手術のようなものだと言ってくれた。

私は暴露治療法の効果そのものだけでなく、その克服のパターンにも強い興味を引かれた。患者によっては、不安の改善に時間がかかるケースもあった。この治療が過去の条件付けに逆らうプロセスであることを考えれば、これが自然な反応であるようにも思える。ところが同じぐらいの頻度で、強烈なセッションの最中に不安が激減するパターンもみられた。大蛇を前に、汗をかきながら叫び出しそうになるのを堪えていた患者が、次の瞬間にはこう言うのだ。「どうしてあんなに怖がっていたのかしら。ヘビって結構かわいいわ。今の不安レベルは四〇よ。このヘビ、持ってみてもいい？」

驚いたことはほかにもあった。ヘビ恐怖症のある女性患者が、腕を伸ばしてヘビに触れようと頑張っていたとき、突然こう言ったのだ。「すごいわ。急に、どうしてヘビが怖くなったか思い出した」。曰く、六歳のときに、道でヘビを見かけた父親が車を止め、シャベルを使ってヘビを切り刻み、それをガラス瓶に入れて彼女に手渡し、家に着くまで膝のあいだに挟んで持っておくように言いつけたのだそうだ。私の心理療法研修を担当していた精神分析学者たちは、このいかにもフロイトの理論に当てはまりそうな話を聞いて大喜びだった。だが彼らは、二年間の精神療法ではなくたった二時間の暴露療法で恐怖症が治癒したという事実は、どうしても受け入れてくれなかった。

セッション中に、部屋で雑誌を読んでいた女性が金切り声をあげたこともある。完璧に清潔とは言い難い実験室の壁を、セイヨウシミという小さな虫が這っているのを見たと言う。女性は平静さを取り戻してから、わけを説明してくれた。彼女は七歳のころにポリオと診断され、診療室の裏口から運び出されて隔離用の部屋に連れて行かれたそうだ。そこで一人きりで、何週間も麻痺状態で寝かされたまま、顔の真横の壁を虫が這っているのを恐怖とともに見つめ続けたということだった。

恐怖症を直接治療すると、患者と対話するだけでは見えてこないさまざまなことが明らかになってくる。行動療法は、条件付けによる反応をただ機械的に見分けるより、はるかに複雑で、興味深い。私たちの研究プロジェクトでは、患者の忘れられていた重要な記憶が蘇るケースもあり、その治癒のパターンは驚くほど多岐にわたっていた。

短期間で効果が出る治療法の噂はすぐに広まり、私たちの研究室には頻繁に問い合わせがくるようになった。治療希望者の数は、私たちが扱える数をはるかに上回った。多くの人は、藁にもすがる思いで治療を求めていた。治療することができた患者の中には、授業中に当てられるのが怖くて、高校を卒業できないという人もいた。飛行恐怖のために職を失った、企業の元重役もいた。トレイラーハウスから何年ものあいだ一歩も出られないという女性患者には、往診で対応した。ビルの二〇階にあるオフィスまで階段を徒歩で上るために、家を早めに出るというエレベーター恐怖症の株式仲買人もいた。おかげで彼の健康状態は素晴らしいものだったが、本人は階段を上るのにも、エレベーターに乗らない理由をクライアントに聞かれたときのために言い訳を考えるのにも、うんざりしていた。

それからすぐ、私たちの研究は不安障害に特化した史上初のクリニックの一つへと発展した。ほかでは得られなかった治療を多くの人に提供できることは、私に大きなやりがいをもたらしてくれた。だが、そもそもなぜこのような障害は引き起こされるのだろう？　そしてなぜこれほど多くの人がヘビやクモを怖がるのに、くしゃみや無防備な性行為を怖がる人はほとんどいないのだろう？　大きな問いが、少しずつ像を結び始めていた。

なぜ不安は存在するのか

「なぜ不安は存在するのか?」この問いを普通に考えると、答えは当然次のようなものになる。「不安を感じる能力がある個体のほうが、危険な状況から逃げ、将来的には同じような状況を回避できる可能性が高いから」。私は、不安の専門家であるアイザック・マークスと長時間にわたって議論を重ねた。その結果、ほかのすべての防御反応と同じように、不安が過剰である場合だけでなく、欠乏している場合についても障害として扱うべきだという結論に達した。[*6,7] 過剰な免疫反応は、病気を引き起こす。だが免疫反応の欠乏は、命を奪いかねない。不安が原因で発生する問題については数多くの研究がなされているが、不安がもたらす利点について書かれた論文はほとんどない。私は不安障害の講義のために各地を回った際、新しい土地に着くたびに、不安の利点に関する研究事例を知らないかと受講者に尋ねた。ほとんどの人は私の頭がおかしくなったと思ったようだが、一人だけ、ニュージーランド人の研究者リッチー・ポールトンによる高所恐怖に関する研究を読んでみるよう勧めてくれた人がいた。

高所恐怖に関する従来の定説は、どこかから落ちた経験がある人が高所恐怖になる、というものだった。直感的には納得のいく説だが、これを実際に証明した人はそれまでいなかった。ポールトンは、五歳から九歳までのあいだに転落により怪我をしたことがある子どもたちを探し出し、同様の怪我の経験がない子どもたちと比較した。[*8] すると、子ども時代に転落を経験した子どもたちのグループでは、一八歳になった時点で強い高所恐怖をもつ子の割合は二パーセントだったのに対し、転落を経験していない子のあいだでは七パーセントだった。予想とは正反対の結果だ。強い恐怖に加え中程度の恐怖をもつ子も含めると、その違いはさらに大きくなる。子どものころ転落を経験した子で、一八歳の時点で高所恐怖を感じる子の数は、転落を経験していない子の七分の一だ。[*9] 今になって考えれば、この結果は容易に説明がつく。もともと高所恐怖が少なすぎる子どもたちが、その結果として高所から落ちる経験をした。そしてそのような子どもたちは、一八歳になってもやはり高所恐怖を感じないままなのだ。

　私はほかのタイプの不安の欠如（ハイポフォビア）についても検証を始めた。あなたの周りにも、危険な動物や社会的な批判、スピード運転、ドラッグ、命知らずのスタントなどを怖れない、向こう見ずな人がいるはずだ。カリフォルニアのスキー場では、命知らずの若者たちが坂（崖）をスキーで滑り降り（飛び降り）る。彼らは――そのほとんどが男なのだが――そのスキーの腕と勇気を、特に女性から称えられる。そして毎年、そのうち数名が命を落とす。

　あるプロのバイク・レーサーが患者として私のもとを訪れたときのことを、よく覚えている。彼は大事なレースの前夜になると食べたものをすべて吐いてしまい、眠れないとのことで、症状が出るようになったのは、同じくレーサーの友人がレース中に事故にあって亡くなった直後だった。曰く、毎年二、三人のレーサーが亡くなるか、大怪我をするという話だった。彼自身も何度か大きな事故にあったが、後遺症が残るような怪我には至らなかった。本人は恐怖を感じていることを否定したが、レース前日には嘔吐だけでなく、心拍数の上昇と発汗、息切れ、筋肉の収縮にも襲われていた。彼が求めていたのは、症状を止める薬だった。彼は多くのスポンサーをもつプロであり、レースの出場には収入がかかっていた。私が、彼の感じている不安は防御反応であることを伝えると、彼は黙って聞いていた。だが、薬を飲んで不安を減らすことは危険を意味すると伝えると、怒って席を立ち、帰ってしまった。彼が今も存命かどうかは、知る由もない。

ハイポフォビアは深刻な障害であり、命に関わることもある。だが、その認知度は低く、ほとんどは治療がなされない。ハイポフォビアの人が、不安を専門とする医療機関を訪れることはない。彼らが姿を現すのは、実験的な新型の飛行機の上や、クリエイティブな挑戦の場、戦争の前線、政治活動の現場などだ。そして、刑務所や病院、失業者の列、破産関連の裁判、死体安置所でもよく目撃される。製薬会社は今のところハイポフォビアの治療薬の提供を急ごうとはしていないようだが、効果がありそうな薬はいくつかある。中でも受け入れられやすそうなのは、ヨヒンビンだ。というのもこの薬は、強烈なオーガズムももたらすと言われているのだ。ハイポフォビアのためのクリニックが開設されれば、人々の健康の改善と、怪我の減少に貢献できるかもしれない。だが、儲かるビジネスにはなりにくそうだ。

不安が存在する理由についてさらに真剣に考えるにつれて、徐々に多くのつながりがみえてきた。例えば、患者がパニック発作を描写するのを聞いていると、偉大な心理学者であるウォルター・キャノンが一九三九年に著した有名な著作『からだの知恵――この不思議なはたらき』の中で「闘争・逃走反応」と名付けた現象と、本質的に同じもののように思えてきた。[*10] キャノンはこの本の中で、心拍数の上昇、息切れ、発汗、体の硬直、逃走などは、どれも命に関わるような危険を前にしたときに有用な反応であると指摘している。それはまさに、私の患者たちが経験していることのように思えた。これらは、本当に同じ反応なのだろうか？

ある日、クリニックでの長い一日の後、夕暮れどきに車を車寄せに入れようとしていると、一匹のウサギがヘッドライトに照らされて凍りついたように固まっているのが目に入った。私は、そういえばパニック発作で体が硬直するという話は患者から聞いたことがないけれど、こちらから尋ねたこともなかったと思い当たった。次の日、私は患者に聞いてみた。一人目の患者は、こう答えた。「ええ、時々、体が固まったようになって、もう二度と動けないんじゃないかと思うときがあります」。それから数週間かけて、私は当時担当していたパニック発作の患者全員に同じ質問をしてみた。そのうちおよそ半数が、パニック発作が始まるときに体が硬直すると答えた。進化的な視点のおかげで、何年も前に気づくべきだった情報にようやく気づくことができたのだ。

なぜ不安は過剰であることが多いのか？

不必要な不安が存在する理由は、煙探知機の原理で説明できる部分が多い。第三章で触れたとおり、嘔吐や痛みのような防御反応を調節するシステムは、コストよりも利益が大きいような事態が起こった場合に、たとえそれが結果的に誤報となっても、反応のスイッチを入れる。そのような反応のコストは、危険の回避によって得られる利益よりも低い場合が多い。そのため、危険が現実のものであってもそうでなくても、コストの低い反応を起動させて、それよりもずっと大きな損害から確実に身を守ることができるようになっている。これが、嘔吐や痛みなどの防御反応を薬で抑えるのが安全である理由、そして、不必要な不安がこれほど広くみられる理由だ。

煙探知機の原理は、電話の回線で聞こえる音が本物の信号なのか、それともただのノイズなのかを判断するために電気技師が使う理論である「信号検出理論」に基づいている。[*11] その判断は、信号とノイズの割合、誤報を鳴らした場合のコスト、そして実際に危険が迫っているときにアラームを鳴らした場合のコストと利益によって決まる。例えば、車泥棒が多い地域であれば、たとえ誤報が多くなってもアラームが鳴りやすい設定にしておく価値はある。だが、治安のいい地域ではうるさいだけになってしまうだろう。

パニック発作は、緊急対応システムの誤報によって引き起こされる。このシステムは、命を脅かすような危険が潜んでいるかもしれない状況からより早く逃げ出すことができるように形づくられている。例えば、大昔のアフリカのサバンナにいると想像してみてほしい。喉が渇いていて、水飲み場まではあと少しの距離だ。だが、草むらの中から物音が聞こえてくる。ライオンかもしれないし、サルかもしれない。逃げるべきだろうか？　その是非は、コストの大きさによって決まる。パニックを起こして逃げると、一〇〇カロリー費やすことになると仮定してみよう。逃げなかった場合、物音の主がサルであればカロリー消費はゼロだが、ライオンであれば一〇万カロリーのコストがかかる。つまり、あなたをランチに食べたライオンが獲得するカロリーと、同じ数字だ。

物音が大きければ、その音のもとがライオンである確率は高くなる。音量がどのくらい大きくなったら、逃げ出すべきだろう？　計算してみよう。ライオンが潜んでいたにもかかわらず逃げなかった場合のコストは、パニック発作のコストの一〇〇〇倍だ。つまり、もっとも効率の良い戦略は、物音の主がライオンである確率が一〇〇〇分の一よりも大きいと言えるほど音が大きくなった瞬間に、命がけで逃げることだ。つまり、一〇〇〇回に九九九回は無駄に逃げることになるが、一〇〇〇回に一回は命が助かる、というわけだ。

パニック発作は、不必要ではあるが正常な反応であることが多いと知ったおかげで、私も患者たちも、問題をより良く理解できるようになった。このような考え方は、新しいものではない。哲学者のブレーズ・パスカルは、同様のロジックを使って、神を信じるのは理性的な行いだと説いた。神を信じるコストは低く、信じなかった場合は地獄の火で永遠に焼かれることになるかもしれないからだ。[*12] パスカルの考えにちょっとした計算と進化論を付け加えると、なぜ不必要な精神的苦痛がこれほど多いのか、その理由をより良く理解できるようになる。さらに、痛みや熱、咳、そして不安といった正常な反応を抑える薬を処方するのが安全かどうか、医師が正しく判断する助けにもなるはずだ。実際、こういった反応の個別の症例においては、薬が必要ないことは多い。[*13〜15]

恐怖症

ヘビとクモの恐怖症は、広くみられる。橋、高所、エレベーター、飛行機の恐怖症もそうだ。人前で話すのを怖がる人はそれよりももっと多い。広場恐怖症の人は、家を出ることと開けた場所を怖がる。だが、本や木、花、チョウチョが怖くて仕方がないという人はいない。それに、ナイフや電線、薬瓶、化学薬品、オートバイなど、危険な物を怖がる人も、めったにいない。なぜだろう？　これは、進化的な視点から考えるべき問いだ。

アイザック・マークスと一夏をかけてこの問いに取り組んだとき、私たちは、さまざまな不安障害がそれぞれ危険な状況に関連しているのかどうか検証してみた。すると、下の表に示したような関連性がみえてきた。[*16]

恐怖のうち何種類かは、もともと私たちに備わっている自動反応だ。[*17] だが、もっともよくみられる恐怖症は必ずしも先天的なものではない。例えばヘビへの恐怖は、生まれつき備わっているものではない。しかし、一九七〇年代に心理学者のスーザン・ミネカが数名の研究者とともに行った秀逸な実験で示したように、脳はヘビへの恐怖をすぐに学習するように「配線」されている。実験室で育てられた若いサルは、褒美のおや

不安障害	状況・危険
小動物恐怖症	動物による危害の可能性
高所恐怖症	転落による怪我
パニック発作	捕食者や人間による攻撃
広場恐怖症	捕食者や人間による攻撃
社会不安障害	社会的地位の喪失
心気症	病気
魅力の欠如への恐怖	社会的拒絶
針への恐怖・失神する恐怖	怪我・失血

つをもらうために、ヘビのおもちゃに平気で手を伸ばす。だが、ほかのサルが同じおもちゃを怖がっているビデオを一度見せただけで、その後しばらくヘビのおもちゃを怖がるようになった。ところが、ほかのサルが花を怖がっているように見せたビデオに対しては、同様の反応をみせなかった。[*18]脳は、一部の手がかりに関してはほかよりもずっと速く恐怖を学習するようにできているのだ。

これは、もっとも有用なタイプの社会的学習だ。自然選択は、いくつかの決まった手がかりに反応するだけではなく、ほかの個体から得た情報も利用できるシステムを形づくった。そのような恐怖の情報は、世代から世代へと受け継がれる。例えば、本当は無害なミツスイという鳥の映像を編集したものを見せて、ミツスイを怖がるように訓練されたクロウタドリは、その不要な恐怖をそれぞれ六羽のほかのクロウタドリに順番に伝達した。[*19]同じように、クモやヘビ、公衆トイレを怖がる親は、その恐怖を自分の子どもたちに伝達する可能性がある。

私たちは、電気のコンセントやドラッグ、ナイフなどの新しい危険への恐怖を学習によって獲得することができる。だが、そのような学習はゆっくりとしたものだ。なぜなら、こうした危険の手がかりは、恐怖とつながるようにあらかじめ「配線」されていないからだ。例えば運転による危険は、わかりやすく、悲劇的な例だ。車の運転は、若者たちにとってもっともリスクの高い行動だ。交通事故は、死亡や回復不可能な怪我の原因としてもっとも大きいものだ。二〇一四年に米国で亡くなった一五歳から二四歳の人の死因のうち、交通事故は二五パーセント近くを占めた。[*20]世界では、毎日およそ三〇〇〇人が亡くなっている。[*21]運転者講習では、スピード運転や飲酒運転のリスクが強調されるが、十分な注意を喚起する結果にはつながっていない。

パニック障害

パニック発作は、突然やってくることが多い。初めての発作は、本を読んでいるときやテレビを見ているとき、あるいは飛行機の離陸を待っているときにやってくるかもしれない。何の予告もなしに、心臓がドキドキして、筋肉が収縮し、息切れを感じ、何かとても悪いことが起きるような感覚に襲われる。胸が締め付けられ、逃げ出したいという強い衝動にかられる。ほとんどの人は心臓発作か脳卒中だと思い、緊急治療室に駆け込み、ありとあらゆる検査を受ける。そして、多くの医師がパニック発作を見抜けずに、結果的にあまりにも多くの健康な若者が冠状動脈造影検査を受けることになる。

私が診察した多くの患者が、緊急治療室で「心臓には特に問題は見つかりませんでしたが、もし悪化したら必ずすぐにまた来てください」と言われたと話してくれた。このような警告の影響で、よくある不安発作が辛いパニック障害へと発展してしまうことは多い。患者は、このような医者の言葉を聞いて同様の発作の兆候を探し始める。そうこうするうちに、芝刈りをしたり、口喧嘩をしたりといった活動の結果、心拍数が上がり、息切れが起きる。このような症状が、発作が始まったのではないかという恐怖を引き起こし、その恐怖が心拍数のさらなる上昇と息切れの悪化を引き起こす。こうして、軽度の不安が本格的なパニック発作へと発展してしまうのだ。

パニック発作の原因はストレス調節システムの不全にある、とする研究も存在する。脳の一部である視床下部から副腎皮質刺激ホルモン（CRH）が一度に大量に放出されると、パニックの症状とほぼ同じ生理学的覚醒が起きる。[*22] このCRHは、脳の下部に位置する青斑核と呼ばれる部位（青い点のように見えるためこう呼ばれる）の細胞を興奮させる。そして青斑核には、ノルアドレナリン含有ニューロンのうち八〇パーセントが集合しており、[*23] ここに電気刺激を加えると、典型的なパニック発作に似た症状が引き起こされる。このことから一部の研究者は、パニック発作の原因はCRHまたは青斑核の異常にあるのではないかと考えているわけだ。だが、確かにそのようなケースもあり得るとはいえ、実際は青斑核の活性化は脳のずっと高いところからくる信号によって起きていることがほとんどだ。

パニック発作は、ほぼすべての人に起こり得る。あるアンケート調査では、成人のほとんどがパニックに似た症状を体験したことがあるという結果が出た。パニック発作では、発汗、頻脈、息切れ、筋肉の収縮、視野狭窄、聴覚の鋭敏化、失神の恐怖、逃げ出したいという強い衝動など、複数の一貫した症状が毎回現れる。先述のとおり、ウォルター・キャノンは、危険な状況ではこれらの反応が役に立ち得ることを指摘した。私たちの祖先にとってそのような反応がもっとも役に立ったのは、捕食者や敵意をもつ人間に出くわしたときだったはずだ。抽象的な話のように思えるかもしれないが、例えば家族のもとに持ち帰るための水を汲もうとして水場で跪いているときに、池の反対側から飛びかかろうと身構えているライオンが目に入ったと想像してみてほしい。私たちの祖先が示す反応は、さまざまだったはずだ。中にはライオンの強靭さに感動する人もいれば、まったく何の反応も示さない人もいただろう。そしてそういった人たちはおそらく、ライオンに食べられてしまったはずだ。それ以外の人は、すぐさま立ち上がって一番近くの木によじ登った。そして彼らはその日を生き延び、その遺伝子は私たちの中に生きている。

あるとき私は、トレイラーハウスを何年間も出られずにいた女性患者を往診した。外に続く階段に足を乗せるだけで、恐怖が湧いてくるということだった。何カ月もかけて投薬を含む治療を行い、親戚にも助けてもらって、彼女はようやくまた外に出られるようになった。彼女のような広場恐怖を抱える人は、自分の家を出ることに強い恐怖を感じる。だが彼らは、開けた場所も狭い場所も、両方を怖がる。実に不可解な組み合わせだ。開けた広い場所が怖いなら、なぜ狭い場所も怖がるのだろう?

広場恐怖症の多くはパニック発作の合併症であり、広場恐怖をもつ人は家を出ようとするとパニック症状に襲われる。やっと家を出ても遠くには行かず、信頼する友人の側を離れない。広場恐怖とパニック障害の関係については、さまざまな説明が試みられてきた。神経科学の分野では、そのどちらにも影響するような脳の部位を探す試みもなされている。フロイトは、通りに出ることへの恐怖は、売春婦になりたいという無意識の性的衝動からくるものだと信じていた。この考えは今でこそ突拍子もなく思えるが、当時はそうでもなかった。フロイトの患者のほとんどは、より頻繁で質の高いセックスを実際に求めていたし、女性が通りに一人でいれば、性的な機会に恵まれる確率は高くなるからだ。だが、広場恐怖症とパニック障害のつながりは、実はもっと簡単に説明できる。

もしあなたが狩猟採集民で、昨日ライオンの襲撃を命からがら逃れたばかりだったら、今日はどのように行動するのが賢い選択だろうか。もし可能なら、野営地にとどまるだろう。出かけなくてはならない場合は、なるべく野営地の近くにとどまり、かつ一人では行かないだろう。そして、捕食者から逃げることがより難しくなるような開けた場所や狭い場所を避け、危険の兆候を感じたら急いで家に逃げ帰るだろう。行動生態学者のスティーヴン・リマとローレンス・ディルの言葉によれば、「もっとも取り返しのつかない失敗の一つは、捕食者から逃げるうえでの失敗だ。殺されてしまえば、将来的な適応度は大いに下がることになるからだ[*24]」。

パニック障害を抱えるほとんどの患者は、ライオンに狙われたこともなければ、それと同等の危険に見舞われた経験もない。つまり彼らの体験する発作は、本来ならば有用なはずのシステムによる誤報なのだ。誤報を体験することで、患者はさらに注意深くその兆候を探すようになり、興奮の度合いが上がり、探知システムの精度も上がっていく。こうして悪循環が出来上がり、さらに発作が起きやすくなる。

私は何年ものあいだ、パニック障害の患者に対して、彼らの病気は心臓病でもてんかんでもなく、追加の検査よりも精神医学的な治療が必要であることを説明してきた。患者の多くは、黙って私の説明を聞いた後、こう言った。「でも先生、これは心の問題じゃなく、体の問題です。発作が起きると心臓がドキドキして、息が切れるんです。良い心臓専門の先生を紹介していただけませんか?」

だが、進化的な視点から新たな理解を得たことで、私のアプローチは変化した[*25]。私は患者に、パニックの症状は命を脅かすような危険から逃げる際には有用であり、パニック発作はトーストが焦げたときの煙探知機のアラームのような誤報なのだと説明するようになった。これを聞くと患者のおよそ四分の一は、こう言うようになった。「先生、ありがとうございます。そういうことだったんですね。これで納得がいきました。もし、また助けが必要になったら電話します」

残り四分の三の患者は、さらなる治療が必要だった。行動療法はパニック障害の大半のケースで効果があるが、投薬も効果的だ。抗うつ薬を数週間続けて飲むと、ほとんどの患者がパニック発作を起こさなくなる。だがそのうち多くの人は、パニック発作が起きそうな感覚を感じながらも、くしゃみが途中で消えるように本格的な発作には至らない「ミニ発作」を体験する。患者の中には、「薬は症状をカバーしているだけで、飲むのをやめたらまた発作が出るのではないか」と心配する人もいる。だが、そのようなパターンはまれであることと、その理由を説明すると、大抵の人は安心する。私たちの体は、周囲の環境の危険度に合わせて、不安システムの感度を調整する。このため、発作がない状態を数カ月にわたって体験すると、システムの感度は下がり、薬をやめても将来的に発作が起きる可能性は低くなるのだ。

心的外傷後ストレス障害(PTSD)

身に迫る死を体験した人は、普通の生活を送るのが困難なほど変わってしまうことが多い。治安の良い地域に住み、戦闘を体験したこともない人にとっては、友達が爆発でバラバラに吹き飛ばされるのを目撃する恐怖を想像するのは難しい。患者の体験談の中には、聞くだけでトラウマになりそうなものもある。燃えさかる車から這い出した直後、中にいた友達もろとも車が爆発したという男性もいた。あるいは、誘拐され、レイプされ、刺されたまま置き去りにされた女性もいた。ドライクリーニング店で一人で働いていた女性は、ズボンプレッサーの熱い金属板のあいだに腕を挟まれたまま一五分も助けを待ち続けるという、恐ろしい体験をした。

死をすぐそこに感じるこのような体験をした人は、大きく変化し、二度ともとには戻らない。多くの人は、トラウマ体験を悪夢やフラッシュバックの中で何度も追体験し続ける。一瞬も絶えることのない恐怖に、飲み込まれてしまう人もいる。遠くに聞こえるヘリコプターの音や、ドアを強く閉める音、誰かが近づいてくる音など、ちょっとした音を手がかりに、本物の危険を前にしたときのような強烈な恐怖が引き起こされる。そのような危険をほのめかす手がかりや、それに続く恐怖を避けるために、地下室に住んだり、田舎に引っ越したり、一切外に出なくなってしまったりする人もいる。あるいは、すべての情動が死に絶えたかのように無感覚になり、突然怒りやパニックを爆発させるようになる人もいる。

PTSDになりやすい人は、そうでない人と比べてどんな特徴があるのかを調べる研究が行われている。ミシガン州立大学の心理学者であるナオミ・ブレスラウは、数名の協力者とともに、デトロイトにある健康維持組織の会員一〇〇七人を対象にした調査を行った。[*26,27] 対象者のうち三九パーセントはトラウマ体験をしたことがあり、そのうち二四パーセントはPTSDを発症した。そしてPTSDを発症した人は、発症しなかった人と比べて、幼年期の両親との別れの経験や、不安障害の家族歴、PTSD発症以前の不安障害やうつ病の経験がある割合が高いことがわかった。

さらにブレスラウたちは、同じ対象者を三年後にもう一度調査するという素晴らしい研究手法をとった。うち一九パーセントが、三年間で新たなトラウマ的出来事を体験しており、そのうち一一パーセントがPTSDを発症していた。PTSDを発症する予測因子のうちもっとも強いものは、トラウマ的出来事を過去に体験していることだった。そして、トラウマ的体験は過去に恐ろしい体験をした人に起きやすく、そのような恐ろしい体験は、神経症傾向と外向性が強い人に起きやすいことがわかった。つまり、辛い感情を感じやすい人が、もっともトラウマを体験しやすいというわけだ。[*28] ブレスラウたちはこの結果に加えて、その他多くの研究を検証し、トラウマ的体験の後にもっともPTSDを発症しやすいのはどのような人かを調べた。その結果、最大の要因は社会的支援の欠如であり、続いて子ども時代のネグレクトまたはトラウマの体験であることがわかった。[*29]

トラウマの後に起きる永続的な変化は、有用なものなのだろうか、それとも単なるシステムの故障なのだろうか。私は、全体としてはPTSDが有用な適応であるとは考えにくいと思っている。ただし、煙探知機の原理を当てはめて考えると、命の危険をほのめかす手がかりにわずかしか似ていない小さなきっかけによって極端な防御反応が引き起こされるのは、正常な反応であるとわかる。命を失いかけるような体験をした後に、全体的に過敏な状態になることは、コストが大きいとはいえ、それだけの価値がある可能性が高い。たとえ確率が一〇〇〇分の一でも、死に結びつき得る危険の存在を示す手がかりが現れた場合には、極端な恐怖も、ちょっとした刺激に飛び上がってしまうような反応も、有用になるかもしれないのだ。PTSDを抱える人たちは、自分がもう戦いの場にはいないとよくわかっている。だが、彼らの体と心は、まるでまだ戦場にいるかのように反応してしまう。オーストラリア人研究者のクリス・カンターがその著作の中で、この行きすぎた過敏性は異常なのか、それとも極端な誤報という恐ろしい代償を伴う有用な適応なのかという問いについてエビデンスを検証しているが、はっきりとした結論を導き出すのは難しい。[*30]

全般性不安障害

全般性不安障害（GAD）も、PTSDと同じく不安障害の一種だが、この二つは大きく異なっている。GADの患者は、PTSDのような特定の出来事や危険に強く結びついた症状とは違い、さまざまな種類の心配と、不安の身体的症状にみまわれる。「心配」と聞くとそれほど深刻には聞こえないかもしれない。だが、実際にGADに苦しむ人と会って話してみると、その印象は一変するだろう。重症度を測るために、私は患者に「あなたの精神生活のうち心配事に割かれている割合はどのくらいですか?」と尋ねる。すると、多くの患者はこう答える。「九〇パーセント以上です。心配事が、頭を占領しているんです」

GADを抱える人は、お金、悪天候、健康、子ども、職の安定、結婚生活などについて心配する。ほとんどの人は気にもかけないようなことが、GAD患者にとっては心を支配する大問題となる。「私はまだ六二歳だ。もし会社が倒産して健康保険を失って、メディケア〔米国の高齢者向け医療保険制度〕の受給資格年齢に達する前に病気になったらどうしよう?」「娘が裏庭で遊んでいるところに鹿がフェンスを飛び越えて入ってきてダニを持ち込み、そのダニに娘が噛まれてライム病になって発疹が出て、私がその発疹に気づかなかったら、どうしよう?」といった具合だ。彼らの心には、「もし○○になったらどうしよう?」という、起こり得る大惨事を憂う声が流れ続けている。さらに、筋肉の収縮や疲労、体の震え、発汗、腸の症状など、身体的な症状も現れる。そして、このような症状そのものが、さらなる心配のもとになってしまう。

GAD患者の危険監視システムは、ごくわずかな刺激にも反応するように設定されている。彼らの心には、不吉な妄想が渦巻いている。高校のダンスパーティーに出かける娘を見送りながら、その心は誇らしさとともに、交通事故や妊娠を心配する思いでいっぱいになる。配偶者の帰りが遅くなった夜は、一人になれるわずかな時間をリラックスして楽しむ代わりに、事故にあったのか、心臓発作になったのかと心配して過ごしてしまう。

非常に興味深いことに、最近のある研究により、GADの遺伝的傾向とうつ病の遺伝的傾向が大幅に重複しているとわかった。[*31] 関連する特定の対立遺伝子はまだ見つかっていないものの、GADをもつ人の血縁者はGADとうつ病の両方のリスクが高く、うつ病の人の血縁者はうつ病とGADの両方のリスクが高い。GADとうつ病はいずれも、困難に直面したときの警戒状態に関連している。どちらの障害も、何か悪いことが起こるたびにシステムが敏感になっていくという、進化によって形づくられた仕組みが生み出す悪循環によって、悪化していく可能性がある。[*32]精神医学的問題の中には、過剰な防御反応として捉えることができるものがほかにもたくさんある。例えば摂食障害は、肥満に対する強い恐怖から発するものだ。病的な嫉妬は、パートナーに去られたり、裏切られたりする恐怖からくる。パラノイアは、誰かに陥れられるのではないかという恐怖からだ。こうした防御反応のために、ちょうどいいだけのエネルギーを割くことができればいいのだが、煙探知機の原理はさておき、やはり多くの人は力を使いすぎてしまうのだ。

私たちが変えるべき点

不安の進化的な由来と機能を理解したからといって、特別な進化的治療法を編み出せるわけではない。だが、その理解をもとに、治療へのアプローチは変えられる。私は臨床医として駆け出しのころ、不安障害の患者に対して、彼らが病気になってしまったことへの同情を示そうとしていた。そのせいで、どれだけ注意深く言葉を選んでも、自分は弱くて問題を抱えた存在なのだと多くの患者に感じさせてしまっていた。だが、不安は役に立つ反応であること、ただし行きすぎてしまうケースがよくあるのだと説明するようにすると、多くの人は自分がおかしいわけではないと感じられ、勇気づけられたと話してくれるようになった。

女性が不安障害になる確率は、男性の二倍だ。これまでは、その理由はホルモンや脳の働き、社会的な力関係にあるとする説が多かった。つまり、女性に何か問題がある、という解釈だ。だが進化的な視点に立つと、この分析はひっくり返る。女性は平均的に、自分の幸福を実現するためにちょうどいい程度の不安をもっている。一方で男性は、たとえ自分の健康を犠牲にしてでも遺伝子の伝達を最大にするのにちょうどいい程度の不安をもっている、というわけだ。

パニック障害とGAD、そして社会不安障害が根本的に同じものなのか否かという問いについては、議論の必要がない。どの障害も不安のサブタイプであり、それぞれの少なくとも一部は、私たちの祖先が体験していた原型となるような状態から、新しい状況における危険への対処のために分化したものだ。一部の人が複数の不安障害を発症する理由をことさらに探す代わりに、複数の異なるタイプの不安が進化的に共通の起源をもつことを理解できれば、その関連性がみえてくる。不安は常に過剰なものだと決めつける代わりに、進化的な視点から考えてみることで、煙探知機の原理に注目し、ハイポフォビアを研究する必要性がわかってくる。

さらに、進化的な視点からみると、不安障害は身体的なものか、あるいは主に心理的なものかという抽象的な議論をいったん脇に置くことができる。そして、患者一人一人の不安の原因を一つ一つ検証するほうに注意を向けられるようになる。患者の中には、血縁者が抱えていたのと同じ種類の問題に長年苦しむ人もいる。あるいは、家族の病歴はまったくなく、不安の問題も一切なかった人が、何らかのライフイベントをきっかけに障害を抱えるようになるケースもある。進化的な視点があれば、治療を提供する側も患者も、「治療法は原因に基づいて決めるべき」という誤った考えをいったん脇に置いて、治療法を検討できる。遺伝的、あるいは生理的な問題が主な原因となっている場合でも、心理学的な治療によって改善することは多い。そして、人生の状況によって引き起こされる問題であっても、投薬によって効果が出る場合も多い。

また、進化的な視点からみると、それぞれの治療法がどのように機能するのかをよりよく理解できる。例えば抗不安薬は、神経伝達物質の不足を正すわけではない。アスピリンが熱と痛みのシステムを妨害するのと同じように、不安システムの働きを妨害するのだ。行動療法も、脳の働きを変化させる。行動療法は、環境の危険レベルに合わせて不安の反応を調整できるように進化によって形づくられたメカニズムを介して機能する。このようなメカニズムは、単に既存の条件付けを解除するというわけではない。例えば暴露療法は、前頭葉から送られる抑制性インパルスを新たに作り出す。これが、不安の信号が意識に届くのを妨害するのだ[*33]。これと同じ仕組みで、何かのストレスが加わることでそのストレスとは無関係の古い恐怖が蘇る場合がある。パブロフは犬が音を怖がるように条件付けを行った。そして次に、恐怖を取り除く条件付けを行った。だが、洪水が起きて檻の中で溺れかけるという経験をした後、多くの犬が、取り除かれたはずの恐怖感情を再び示すようになった[*34]。

正のフィードバック・ループは、不安を増長させる。危険に繰り返し晒されると、不安制御システムが十分な防御を提供できていない、という信号が出され、システムはより感度を上げるべく調整される。ここに、正のフィードバックのリスクが潜んでいる。ニューカッスル大学の生物学者であるダニエル・ネトルとメリッサ・ベイトソンは、煙探知機の原理の特別版ともいえる原理によって、このような反応調整能力を説明できるとした[*35]。先述のとおり、このような自己調節システムは、調節の異常に影響を受ける。パニックの症状が出ないかどうか気にし続けると、軽度の生理的な変化でしかないものが本格的なパニック発作へと発展する可能性が高まってしまうのだ。

恐怖を感じにくい人は、尊敬の対象になりやすい。だが彼らのチャレンジも、多くの不安障害の患者が示す勇気ある決意に比べれば、ささいなものだ。彼らは勇気を振り絞って人前で発表し、歯医者に行き、飛行機に乗り、外出し、そして不安の治療のために病院を訪れる。彼らの苦しみは治療によって軽減できるし、進化的な知見を取り入れれば、そのプロセスをより速めることもできる。いずれにしても、不安障害を抱える人たちの勇気と、症状を乗り越えて充実した生活を送ろうとする決意は、賞賛に値するものだ。

6

落ち込んだ気分と、諦める力

痛みや苦悩は、いかなる種類のものであれ、長く続けば抑うつを引き起こし、行動の力を弱める。だがこれは、生物が巨大な悪や突然ふりかかる悪から身を守るための、優れた適応なのだ。

——チャールズ・ダーウィン、『ダーウィンの生涯と書簡集（*The life and letters of Charles Darwin, including an autobiographical chapter*）』*1

最初に失敗したら、もう一度挑戦して、そしてやめればいい。バカみたいに続けても、何の得にもならない。

——W・C・フィールズの言葉とされる。

ある若者が、中程度の抑うつ症状で私たちのクリニックを訪れた。ほとんどの活動に興味がもてなくなり、眠りが浅く、体重も減っているということだった。自分のことを「負け犬」と呼び、将来に希望がもてない状態だという。地元の短大に通っているが、本人曰く不眠と抑うつのせいで落第点を取ってしまった。父親は石工を、母親は教師をしており、家族にうつ病の病歴はない。本人もドラッグやアルコールなどの問題はなく、健康状態も良好だった。彼が大うつ病の診断基準に当てはまっていることは明確だった。そこで、抗うつ薬の投薬と認知行動療法を始めることにした。

一カ月後、彼を担当していた研修医に、まったく改善がみられないのでもう一度診察してみてほしいと頼まれた。若者は学校を退学になりかけており、もしそうなったら今付き合っているガールフレンドに振られてしまうと私に打ち明けた。ガールフレンドについて尋ねてみると、とても美人で頭の良い女性で、彼女と一緒にいられるなら何でもする、ということだった。彼女は、卒業を間近に控えた高校生だという。将来の計画を尋ねると、彼はこう答えた。「彼女は東海岸にあるヴァッサーとかいう大学に行く予定なんです。［ヴァッサー大学はニューヨーク州にある超有名大学］ご存知ですか?」私は、「ああ、そうだね、聞いたことはあるよ」と答えた。

なんというジレンマだろう! 若者はガールフレンドのために、大嫌いな学校に通い続けているのだ。だが彼も、彼女が超有名大学に通うために引っ越しをしてしまえば、関係を続けるのは難しいであろうことはどこかではわかっていたはずだった。「彼女が引っ越した後は、どうなると思う?」と聞くと、彼は「ちゃんと考えてます。難しいかもしれないけど、彼女を愛しているし、何とか関係をうまくいかせるよう全力を尽くします」と答えた。私が遠距離恋愛を続けるのは難しい場合もあると言うと、彼はさらに悲壮感を強め、「彼女の家族や友人に馴染めないと感じるときはあるけど、僕たちは愛し合ってるんです」と訴えた。診察の最後に、ほかの女性と付き合ったことはあるか、今後そうする気はあるかどうか尋ねると、「絶対にあり得ません」という返事だった。

それから二、三カ月後、研修医に頼まれてもう一度若者の診察をした。彼はすっかり別人のようになっていた。猫背で憂鬱そうで、のろのろと小さな声で話し、だらしない身なりで床を見つめていた男が、今や活力に溢れ、身だしなみもきちんと整えていた。彼は私の目をまっすぐに見て、もう治療は必要ないと思うと告げた。確認してみると、確かにほとんどの症状がなくなっていた。一体何があったのか尋ねると、彼は「薬が効いたんじゃないですか？」と答えた。だが、投薬は数週間前にやめていた。「学校はどうだい？」と尋ねると、彼は言った。「もう問題ありません。中退して、父のもとで働くことにしたんです」。「ガールフレンドとはどう？」「順調ですよ」と彼は言った。「一緒にすごく楽しい時間を過ごしています。最高ですよ」。季節はすでに夏になっていたので、私は「彼女は予定どおり、九月にはヴァッサー大学に行くの？」と聞いてみた。彼の答えはこうだった。「ああ、あの子のことでしたか！　本当に気取った子でしたよ。今の彼女とは、すごく趣味が合うんです。最高のガールフレンドですよ」

欠けている問い

気分障害は、人類が直面している医学的な問題のうち、おそらくもっとも差し迫った、やっかいな問題だろう。うつ病は、ほかのどんな病気よりも長い期間にわたって障害を引き起こす。[*2]自殺は米国で最大の死因であり、一九九九年から二〇一四年のあいだに二四パーセントも増加した。[*3]心臓病やがんの予防や治療の効果は年々高まる一方で、うつ病の発症率と自殺率は、何十年にもわたる集中的な研究や治療の努力にもかかわらず、横ばい、もしくは増加している。うつ病克服に向けた取り組みのほとんどは、病気を定義し、診断を下し、原因と治療法を探るという正攻法だ。だが、ＤＳＭにおけるうつ病の診断基準の改定プロセスを通して明らかになったのは、そもそも「病的なうつ病と、普通の落ち込んだ気分をどうやって見分けるのか？」という根本的な問いについて、大きな意見の乖離が存在するということだった。

ジェローム・ウェイクフィールドほか数人の研究者たちは、愛する者との死別から二カ月間はうつ病の診断に該当しないとするＤＳＭ－Ⅳの例外設定に疑問を呈し、死別以外の衝撃的な喪失体験も同じく例外扱いにすべきだと提案した。ところが第四章でも述べたとおり、ＤＳＭ５の作成者たちはこの提言を反映しなかっただけでなく、死別による例外規定さえ廃止してしまった。[*4]この結果、うつ病の症状のうち五つ以上が二週間以上にわたってみられれば、たとえその人が交通事故で息子や娘を失い、自分も集中治療室で治療を受けている最中だったとしても、大うつ病と診断されるようになった。ほとんどの人からみて、これは馬鹿げたことのように思える。新聞には熱のこもった社説が掲載され、ネット上でもさまざまな意見が飛び交った。科学者たちは、悲嘆やその他の喪失反応とうつ病とを比較し、その相違点と類似点を研究することで、この問題に取り組んだ。しかし、こうした研究は論争の解決にはつながらなかった。死別を経験した人の重篤なうつ病を見逃してしまい、治療できなくなるリスクを強調する人もいたし、正常な範囲の悲嘆を病気とみなしてしまうことで、過剰な治療につながるリスクを指摘する人もいた。このような意見の相違が生まれる原因は、まさに私たちの重大な知識不足にある。

喪失を経験してからしばらくのあいだ抑うつ症状が出るのが正常であることには、誰も異論を挟まない。また、うつ病の極端な症状が明らかに異常であることにも、皆が同意している。だが、正常な範囲に入る気分の落ち込みと、異常の範疇に入るうつ病の違いをどうやって見分けるべきかについては、はっきりとした意見の不一致があり、その状態が長年続いている。これほど多くの有能な人々が意見を異にする場合というのは、大抵は何か大事な要素が欠けていることを意味している。うつ病の論争に欠けているのは、正常な気分の落ち込みの進化的な起源と、その機能、そして調節の仕組みについての知識だ。

落ち込んだ気分の進化的な起源と役割について知らないままうつ病を理解しようとするのは、正常な痛みの原因と役割を知らないまま慢性的な痛みを理解しようとするようなものだ。痛みは、有用なものだ。身体的な痛みは、組織の損傷につながるような状況から逃げ出し、将来的にはそのような状況を避けるように個体に促すことで、組織の損傷を防止する。同様に、精神的な痛みは、社会的な損害や、エネルギーの無駄使いにつながるような行動を止めるように促すのである。精神的な痛みも身体的な痛みも、たとえそれが役に立つような状況で表出した場合であっても、非常に辛いものになり得る。そしてどちらの種類の痛みも、何の役にも立たず、かつ過剰な現れ方をする場合もある。それが、慢性的な痛みであり、うつ病だ。

抑うつ症状が正常な範囲のものなのか、異常なのかを判断する難しさは、身体的痛みが組織の問題からくるものなのか、痛覚システムの異常からくるものなのかを判断する難しさによく似ている。脚の骨折による痛みや、腫瘍が脊髄を圧迫して起きる痛みは、明らかに正常の範囲に入る。だが、痛みのはっきりとした原因が見つからない場合、医者は痛覚システムの異常を疑う。私も何度もほかの科の医師たちから対診の依頼を受け、内科患者や外科患者の痛みの原因解明に取り組んできた。

身体的な痛みの場合でも、正常な痛みか異常な痛みかを判断するのは容易ではない。それでも、腫瘍や炎症のもとが見つかりさえすれば、問題は解決する。一方で精神的な痛みの場合、その判断は比べ物にならないほど困難だ。痛みの原因は、患者個人の心の動機付け構造にあるからだ。精神的な痛みの解明において、外科医が痛みの元を突き止めるのと似た意味で原因にもっとも近づくことができるのは、愛する人の喪失などの具体的なライフイベントに原因がある場合だ。だが、落ち込んだ気分やうつ病を引き起こす原因となるのはそのような一過性の出来事だけではなく、人生における継続的な状況の場合もある。

落ち込んだ気分は、どこまでが正常の範疇で、どこからが異常なのだろう？　気分の仕組みについていくら知ったところで、この問いに対するはっきりとした答えは出ない。その答えを出すためには、気分のそもそもの起源と、進化上の重要性を理解する必要がある。また、正常の範疇に収まっているさまざまな気分を感じる力がいかに選択的優位性をもたらすのか、高揚した気分と落ち込んだ気分が役に立つのはどのような状況か、気分の調節がどのように機能するのかも知る必要がある。さらに、気分の変化について、その多くは正常の範疇に入るが、役には立たないということも認識する必要がある。この認識は、気分障害を理解し、なぜ気分の調節メカニズムがこれほど誤動作を起こしやすいのかを理解する基礎として欠かせないものだが、見落とされていることが多い。

用語の定義

気分の理解に関する混乱のうち大きな部分が、気分を表す言葉の使われ方が一貫していないことからきている。「気分（mood）」は通常、長期にわたって継続してみられる状態を指し、その意味で「気候」に似ている。一方で「感情（affect）」は、現在の「情動（emotion）」の状態が表出したもので、「天気」に似ている。とはいえ、「気分（mood）」「感情（affect）」「情動（emotion）」の三つの言葉のあいだに明確な境界線はなく、「気分障害（mood disorder）」と「感情障害（affective disorder）」は同じ意味で使われる。そこでここでは「気分」という言葉を、うつ病、落ち込んだ気分、高揚した気分、躁病などをすべて含む意味で用いるものとする。また、「うつ」という言葉は今や、病的な状態と結びつけて捉えられるようになった。そのため、ここでは軽度の抑うつ症状を、病的な状態か正常な状態かにかかわらず、「落ち込んだ気分」と呼ぶことにする。

「高揚した気分」は、熱意と活力と楽観的な行動に溢れた心地よい状態で、通常はその行動に対して大きな見返りが見込めるような状況に関連している。そして、欲望の対象が手に入ったときにもたらされる短期的な快感である「喜び」や、欲望の大部分が満たされた場合に持続する長期的な状態である「幸福」と深く関係している。「落ち込んだ気分」は、やる気の喪失や活力の低下、悲観的な考え方、リスクの回避、社会的引きこもりなどを特徴とする、苦痛を伴う状態であり、特に目標達成のための努力の破綻などの状況によって引き起こされる。「悲しみ」は「落ち込んだ気分」に非常によく似ているように感じられるが、特定の喪失を原因とし、「落ち込んだ気分」や「抑うつ」の特徴である広範囲におけるやる気の喪失は伴わないことが多い。「悲嘆」は、愛する者との死別、もしくはほかの重要な喪失によって引き起こされる、特殊なタイプの「悲しみ」だ。このような異なる種類の気分の見分け方については、多くが論じられている。だが、情動は設計されたものではなく進化の産物であるため、ごちゃごちゃと重なり合っていて、

落ち込んだ気分	高揚した気分
悲観的考え方	楽観的考え方
リスク回避	リスク志向
抑制	積極性
活力の低下	活力の向上
社会的引きこもり	社会的参加
無口	おしゃべり
遅い思考	速い思考
想像力の欠如	創造的
従属的	支配的
自信の欠如	自信
低い自己評価	高い自己評価
分析的思考	主観的思考
批判される予感	賞賛される予感

明確な線引きはできない。

落ち込んだ気分はいかに役に立つか？

うつ病に関する混乱の多くは、ものごとにはそれぞれ特定の機能があるはずだと考えがちな私たちの傾向からきている。私たちが作るモノ、例えば槍や籠などは、特定の機能をもっている。同じく、目や親指などの体の一部にも、特定の機能がある。そのため、「落ち込んだ気分の機能は何か？」という問いも、ごく自然なもののように思える。しかしながら、情動について考える場合には、これは適切な問いではない。より良い問いは、こうだ。「落ち込んだ気分と高揚した気分は、どのような状況において選択的優位性をもたらすのか？」だが、気分の役割に関してこれまでに唱えられてきた説のほとんどは、機能の解明という枠組みの中で語られることが多い。ここではまず、そのような説の紹介から始めてみよう。

まず、気分の変化は、極端なものであってもなくても、基本的に何の役にも立たない、と仮定してみる。つまり気分の移り変わりは単なる誤作動であり、てんかんの発作と同じく、有用性はほとんどない、という考え方だ。だが、この説が間違っていると考えるのに妥当な理由がある。てんかんや腫瘍など体の不具合によって生じる症候群は、一部の人にしか起きない。一方で、気分の変化は、ほぼすべての人が経験することだ。私たちには、自分の周りで起きる出来事に応じて気分を上げたり下げたりするシステムが備わっている。このような調節システムが形づくられるのは、何かの役に立つ反応についてだけだ。痛みや、熱、嘔吐、不安、落ち込んだ気分は、そのような反応が必要とされているときにスイッチが入るのだ。とはいえ、だからといってこうした反応が毎回役に立つというわけではなく、誤報があるのも正常の範疇だ。だがここで重要なのは、気分の調節システムを理解するためには、そのような反応が役に立つのはいつ、どのような状況なのかを見極める必要がある、ということだ。

ロンドンの精神分析医だったジョン・ボウルビィは、落ち込んだ気分がもつ機能を進化的に考えた最初の研究者の一人だ。ボウルビィは、ドイツ人動物行動学者のコンラート・ローレンツと、英国人生物学者のロバート・ハインドとの対話にヒントを得て、母親から引き離された赤ん坊の行動に、進化的な視点から注目した。[*5] 赤ん坊の中には、母親と短時間引き離された後、すぐに母親との結びつきを回復する子もいれば、よそよそしく振る舞う子もいた。そして、怒りを露わにする赤ん坊も数人いた。離れている時間が長くなればなるほど、行動のパターンは安定した。最初は抵抗して泣き、次に黙ってうずくまり、体を揺らすのだ。その様子はどこから見ても、絶望した大人そっくりだった。[*6、7]

ボウルビィは、赤ん坊の泣き声は母親が戻ってきて赤ん坊を抱き上げる動機になることを見抜いた。さらに、泣いている時間が長くなるとエネルギーの無駄使いになり、かつ捕食者を引き寄せてしまうので、母親がすぐに戻ってこない場合にはひっそりと静かにしているほうが有益であることにも気づいた。これらの発見は愛着理論として発展し、[*8] 母子の絆の形成、および絆の形成がうまくいかなかった場合に発生し得る病的な影響を理解するうえでの基礎を形づくった。愛着が進化したのは、それが母親と赤ん坊の両方の適応度を高めるからだ。このことを見抜いたボウルビィは、進化精神医学の創始者の一人として認識されるべきであろう。

母親から引き離された赤ん坊の行動について、過去一〇〜二〇年でより明確な進化的視点から分析が行われ、「安定型」の愛着だけが正常であるとする考え方に疑問が呈された。状況によっては、「回避型」または「不安型」の愛着を示す赤ん坊の行動も、母親にもっと世話をさせる動機付けとして機能する可能性がある、というのだ。[*9〜11] 微笑んで可愛い声を出すだけではうまくいかない場合には、母親が去ろうとしたら延々と叫び声を上げ続けたり、戻ったときに冷たいそぶりをしたりするほうが、効果があるかもしれないからだ。

「生物心理社会モデル」という用語を作ったロチェスター大学の精神科医、ジョージ・エンゲルは、うつ状態には愛着に関連した機能があると主張した。エンゲルは、仲間からはぐれた子どものサルは、一つの場所に静かにとどまることでカロリー消費を抑え、捕食者に見つからないようにできると指摘した。彼はこれを「保存のための引きこもり（conservation-withdrawal）」と呼び、この状態が抑うつと似ていること、さらには抑うつと冬眠も似ていることを指摘した。[*12, 13]

ロンドンのキングス・カレッジ・ロンドン精神医学・心理学・神経科学研究所の設立者であるオーブリー・ルイスは、助けを必要としていることを伝えるシグナルとして抑うつが現れる場合があると考えていた。[*14] スタンフォード大学医学部精神医学科の主任だったデイヴィッド・ハンバーグは、この考えをさらに発展させた。[*15] また、何人かの進化心理学者は、自殺のほのめかしをはじめとする抑うつ症状は、ほかの人を操作して自分を助けさせるための戦略であるという可能性を指摘し、この説にシニカルなひねりを加えた。さらに、エドワード・ハーゲンは、産後うつは血縁者から助けを得るという特定の目的のために形づくられた適応なのではないかという説を唱えた。[*16、17] ハーゲンは、産後うつ病の症状は子育てを放棄することをほのめかす受動的な脅しであるとし、そしてその裏付けとして、産後うつ病を発症しやすいのは、夫からの支援が少ない場合や、リソースが限られている場合、あるいは赤ん坊に通常よりも多くのケアが必要な場合であることを挙げた。確かに、抑うつや自殺のほのめかしは、他人の操作につながる面がある。しかし、そのような状況にある母親にとって抑うつという反応が確実に有用であるというエビデンスは、ほとんど存在しない。それに、抑うつ症状をみせる人のほうが、通常なら支援してくれない血縁者から多くの助けを引き出すことができるという、明確な論拠もない。さらに、この説はジェームズ・コインによる先行研究と矛盾する。コインは、抑うつ症状は血縁者から同情的で役に立つ反応を引き出せるが、それは短期間だけであり、血縁者の多くはすぐに手を引く傾向があることを明らかにしているのだ。[*18]

カナダ人心理学者のデニス・デカタンザロは、これよりもさらに不穏な説を唱えた。自殺が個体の遺伝子に利益をもたらし得る、というのだ。[*19] デカタンザロの考えによれば、個体が過酷な環境下にあり、将来的に自分が直接繁殖できる可能性がほとんどない場合でも、自殺をすれば血縁者のための食料とリソースを節約することが可能になる。そしてその場合、自殺する個体は血縁者の繁殖を通して遺伝子を次の世代に伝えることができる、という。これが本当なら、選択が形づくるのは個体よりも遺伝子のためになる形質である、ということの究極の例と言えるだろう。

だが、この考えはクリエイティブではあるが、ほぼ確実に間違っている。過酷な環境下にあったとしても、自殺は決して日常的に起きることではない。将来の繁殖が望めない病気を抱えた高齢者であっても、なんとかして少しでも長く生きたいと願う人は多い。さらに、なぜわざわざ自分を殺す必要があるというのだろう？　ただどこかに消えるか、食べるのをやめれば済むことではないか？

英国人精神医学者のジョン・プライスは、ニワトリをつぶさに観察し、抑うつ症状がもつ重要な機能に気づいた。[*20] 体重が減って序列の下位に転落したニワトリは、ほかのニワトリと関わりをもたなくなり、服従的になる。そうすることで、階層の上部にいるニワトリからの攻撃を軽減させるのだ。プライスは次に、サバンナ・モンキーを対象に同様の観察を行った。[*21] サバンナ・モンキーは、オスとメスがそれぞれ二〜三頭ずつの小さな群れを作って暮らす。ボスであるアルファオスは、基本的に交尾を独り占めし、その睾丸は鮮やかな青色をしている。ただし、それが続くのはオス同士の喧嘩で負けるまでだ。負けたほうのオスはうずくまって体を揺らし、引きこもりがちになり、落ち込んだ様子を見せる。そしてその睾丸は、くすんだ灰色に変わる。プライスはこの変化を、「不本意な降伏（involuntary yielding）」のシグナルであると考えた。[*22,23] 自分はもはや脅威ではないというシグナルを送ることで、敗者は新たなボスからの攻撃をかわす。降伏し、シグナルを送るほうが、攻撃されるよりはましだからだ。

プライスは精神医学者のレオン・スローマンとラッセル・ガードナーとともに、これらの説を臨床の現場で適用してみた。[*24] その結果、地位を争う競争において負けを受け入れられなかった場合に、多くの抑うつエピソードが引き起こされることがわかった。彼らの考えでは、落ち込んだ気分は競争での敗北に対する正常な反応として発生する。そして、彼らがいみじくも「降伏の失敗」と名付けた状況――つまり、地位の獲得に向けて無駄な努力を続けてしまう状況に陥った場合に、正常な反応として抑うつが引き起こされる。英国人心理学者のポール・ギルバートとその共同研究者をはじめとする研究者らが、この考えをさらに発展させた。[*25] 彼らは、大きなストレスがかかるさまざまなタイプのライフイベントを「地位の喪失」として捉えて観察を行った。そして多くの患者が、勝ち目のない地位争奪戦を諦めると回復することを明らかにした。

人類学者のジョン・ハルトゥングは単独で、この説の応用編とも言える面白い研究を行い、「自分を低く見せる」という興味深い行動に着目した。本来、自分よりも能力が低い者に服従することは危険を意味する。だが一方で、自分の力を見せつけたいという自然な傾向のままに行動すると、脅威とみなされ攻撃を受けるか、悪くすればグループから追放されてしまう。ではどうすればいいのか。自分を低く見せる、つまり、自分の能力をあえて隠せばいいのだ。[*26] その最良の方法は、自分は価値が低く、能力もないと自ら思い込むことだ。このパターンは、フロイトが去勢不安によるものと考えていた神経症的な抑圧や自己破壊にも似ている。

地位の喪失と抑うつの関係をさらに裏付ける証拠となるのが、英国人疫学者のジョージ・ブラウンとティリル・ハリスが集めた膨大な量のデータだ。[*27] 二人がロンドン北部の女性を対象に行った詳細な調査によれば、うつ病を発症した女性のうち八〇パーセントが、慎重に定義された「深刻」という基準に当てはまるレベルのライフイベントを最近経験していた。そして、深刻なライフイベントを経験したすべての女性のうち、うつ病を発症した人はたった二二パーセントという低い割合だった。といっても、そのようなライフイベントを経験していない女性のうち、うつ病を発症した人の割合は、そのわずか二二分の一にあたる一パーセントだった。さらに、深刻なライフイベントを経験した女性のうち残りの七八パーセントは、その後一年間にわたってうつ病を発症しなかった。この結果は、「レジリエンス」に関する新しい研究へとつながっていった。[*28] この丹念な調査によって、ライフイベントがうつ病の発症にどのように影響するかについての素晴らしいエビデンスが得られた。その後次々に新たな研究が行われ、ライフイベントがうつ病の発症に及ぼす影響が確認されただけでなく、その関係性についてさらなる探求が行われている。[*29~37]

ライフイベントの中には、うつ病につながる可能性が高いものと、そうでないものがある。ブラウンとハリスの研究では、抑うつエピソードが起きるきっかけとなるライフイベントのうち七五パーセントが「屈辱または泥沼化」によって特徴付けられ、喪失に関するライフイベントは二〇パーセント、危険に関係するライフイベントは五パーセントに過ぎないことがわかった。[*38] 屈辱や泥沼化といった状況には地位を巡る対立が関わっていることが多いと仮定すると、このデータはプライスの説にぴたりと合致する。ライフイベントをすべて一括りに扱ったり、単に「ストレス」として片付けたりする代わりに、患者の人生を取り巻く状況をより具体的に把握することができれば、発症の可能性などをもっと正確に予測できるようになる、ということだ。

「不本意な降伏」説は、私がこれまでに治療にあたったうつ病の症例の多くに当てはまるように思える。私が会った患者の中には、結婚生活を守るために自分の成功を制限するばかりか、自分のことを実際より能力が低いと思い込む人たちが大勢いた。自分を低く見せるという社会的な戦略は、より強い者からの攻撃から身を守ってくれる。だがその見返りは、抑うつ症状だ。私がかつて治療した若い有能な弁護士は、この戦略を使う代わりに、素晴らしいプレゼンテーションをやってのけ、無能な上司のお株を奪った。そしてその後すぐに、その上司に巧みに陥れられ（この点については実に有能な上司だったようだ）、うつ病を発症した。

降伏のシグナルがもつ「攻撃をかわす」という機能を、その機能が役に立つような状況――つまり「地位争奪戦での敗退」という状況から捉え直してみると、その状況で落ち込んだ気分が果たすほかの役割についても検証することができる。例えば、社会的な戦略を練り直す、ほかのグループに移る可能性を検討する、仲間になれそうなほかのメンバーを注意深く選んでそこにリソースを割く、情勢が良くなるまで引きこもる、といった可能性が考えられる。

だが、状況という視点から考え直してみても、この「不本意な降伏」説は「社会的なリソース」という一つの分野の、「階層における社会的地位」という一つの側面に限定されている。地位争奪戦において勝ち目がない状態に陥るのは、「目標追求における失敗」というより一般的な状況の、一つのサブタイプに過ぎないのだ。地位の喪失においては、降伏のシグナルを出すことでより強い力をもった個体からの攻撃を避けることができる。それでは、ほかのタイプの失敗についてはどうだろう？　地位を喪失した後に攻撃を逃れることだけが、抑うつ症状の主な機能なのだろうか？

臨床医としての私のこれまでの体験から考えて、おそらくそうではない。たとえ社会的地位という分野に限って考えても、抑うつ症状は、降伏のシグナルのほかにも、新しい戦略選びや仲間作りの促進といったほかの役割も果たす。さらに、私のうつ病患者の約半数は、達成できない目標の追求に囚われているようにみえるが、その目標のうち多くは社会的地位に関するものではない。例えば片思いは、地位に関する目標の追求と言えるだろうか？　子どものがんの治療法を探し求めることは？

論争を続けるだけでは、そのような問いに答えることはできない。私たちに必要なのは、抑うつ症状の引き金になるようなライフイベントと状況に関するデータだ。うつ病に関連する脳の異常の解明には、何十億ドルものお金が注ぎ込まれている。また、いわゆる「ストレス」が果たす役割の研究にも、大勢の人が取り組んでいる。にもかかわらず、具体的にどんな種類のライフイベントや状況がどんな抑うつ症状を引き起こすのかを解明する研究には、資金提供機関から資金が出ていない。これは科学界における大きな恥であり、悲劇と言わざるを得ない。[*39~41]

落ち込んだ気分の一つの特徴は、自分の抱える問題についてくよくよ考えすぎてしまうことだ。このような思考は、単なる反すうに過ぎないことが多い。問題が心の中でぐるぐると回り続けて、解決には決して結びつかない。ちょうど、牛が草を噛んで飲み込み、吐き戻して、また噛むのと同じことだ。私のかつての同僚の一人である心理学者のスーザン・ノーレン＝ホークセマは、反すうはうつ病の中心的な問題となる不適応な認知パターンであり、可能な限り止めるべきものだと考えた。[*42]ホークセマは、悲劇的にして奇跡的な巡り合わせにより、一九八九年にカリフォルニア州で発生したロマ・プリータ地震の直前に、うつ病と反すう傾向に関するデータを収集していた。地震後に同じ被験者に対して面談を行った結果、反すう傾向が強い人はうつ病を発症しやすいことがわかった。この結果は、うつ病に対するほかの脆弱性の予測因子を統制しても同じであった。[*43]

二〇〇九年に心理学の学術誌『*Psychological Review*（サイコロジカル・レビュー）』に発表され大きな話題となった論文の中で、生物学者のポール・アンドリューズと精神科医のJ・アンダーソン・トムソン・ジュニアは、これとはほぼ正反対の考え方を提示した。[*44] 二人は、反すうは人生の重要な諸問題を解決するのに役立つと主張したのだ。彼らの考えでは、抑うつ状態になって活動や外的な生活に対する興味が低下すると、時間と精神的なエネルギーが余るようになり、問題解決に向けて反すうができるようになるという。この論文は、アンドリューズと生物学者のポール・ワトソンが二〇〇二年の論文で行った、うつ病は「ソーシャル・ナビゲーション」機能を果たすために進化したという主張を発展させたものだった。[*45] この主張に対する強力な反論として、ニューカッスル大学の進化心理学者であるダニエル・ネトルは、反すうによって社会的問題が解決できるという根拠も、解決策にたどり着くのが早まるという根拠もほとんどないことを指摘した。[*46] ノルウェー人進化臨床心理学者のレイフ・ケネアもこの反論に同意しており、私も彼らの批判と同意見だ。[*47]

とはいえ、社会的引きこもりや考えすぎは、人生の大きな壁にぶつかったときには役に立つ場合がある。私の好きな本の一つに、スウェーデン人精神分析学者であるエミー・ガットが一九八九年に著した『*Productive and Unproductive Depression: Its Functions and Failures*（生産的うつと非生産的うつ：その機能と弊害）』がある。[*48] ガットは歴史上の人物に関する鮮やかなケース・スタディーを用いて、抑うつによる社会的引きこもりと集中的な思考は、人生の大問題が引き起こす大規模な変化に対処する力を高める場合があると指摘したうえで、非生産的な抑うつに陥ったままになってしまう人もいると論じた。人生に関わるような大きな失敗は、新たな戦略を見つけるために大きな労力を割く動機になる場合がある。だが、ガットやネトル、ホークセマらが指摘しているとおり、そのような状況における反すうと社会的引きこもりが、常に最適な反応であるとは言い難い。

本章ではここまで、落ち込んだ気分とうつ病の機能に関してこれまでに提唱された中でももっとも説得力のある説をいくつか紹介した。こうした説のうちどれが正しいのかが議論され続けているが、これは不要な議論であり、実際にはすべての説が当てはまり得る。そして何より、抑うつが果たし得る機能は何か、という問いから、抑うつが役に立つのはどのような状況においてか、という問いに焦点を移すことで、各機能の重要性や関係性をより明らかにできるようになる。

気分は、状況の変化に対処するために移り変わる

行動のほとんどは、目標追求のためのものだ。何かを獲得しようとする行動もあれば、何かから逃げたり、身を守ったりするための行動もある。いずれにしても、個体は常に何かしらの目標に近づこうとしていて、気分の上下はそのような目標追求のさなかに生じる状況によって引き起

こされる。では、その状況とは何か? 大雑把ではあるが有益な答えは、次のようなものだ。「高揚した気分や落ち込んだ気分は、好都合な状況または不都合な状況に対処するために形づくられた」[*49]。好都合な状況とは、小さな投資に対して大きな見返りが返ってくることが予想されるような、前向きな状況を指す。もし、マストドン〔ゾウに似た古代生物〕の群れが谷を駆け下りて来ているのなら、一生懸命追いかける努力と、それに伴うリスクには、おそらく価値があるだろう。車のセールスマンが、好景気の真っ最中に新車を売ろうと頑張れば、その努力は報われる可能性が高いのと同じだ。一方、不都合な状況では、努力は無駄になる可能性が高い。マストドンが何カ月も姿を現していないのなら、探しに行ってもおそらく時間とエネルギーの無駄に終わるだろう。同様に、不況のさなかに車のセールスに励んでも、マストドンの捕獲よりは成功の確率は高いかもしれないが、それほど良い結果は望めないだろう。

好都合な状況で気分が高揚する個体は、機会がもたらす恩恵を最大限に受けることができる。不都合な状況で気分が落ち込む個体は、リスクや無駄な努力を避け、新しい戦略や目標に切り替えることができる。状況の変化とともに気分を高揚させたり、落ち込ませたりする能力は、選択的優位性をもたらすわけだ。

話はここからさらに面白くなる。状況が良く、今後も良いままである可能性が高い場合には、今すぐに一生懸命に何かをする必要はない。マストドンの例で言えば、マストドンが毎日やって来るのであれば、群れを見たからといっていちいち張り切る必要はない。目的のものがいつでも手に入るのなら、リラックスしていればいい。だが、もしマストドンがめったにみられないのであれば、今すぐに力一杯頑張るだけの価値がある。逆説的に思えるが、強烈な高揚した気分は、主に短期間しか続かない機会において価値が高くなる。落ち込んだ気分も、不都合な状況が永遠に続くようなときより、一時的な場合のほうが役に立つ。抑うつからくる認知の歪みにより本人はそうとは気づきにくいことが多いが、突然の大きな喪失を体験した人は、時間とともに回復するものなのだ。

人生の三つの決断

適応度を最大化するために必要なのは、三つの決断をうまく行うことだけだ。気分は、その助けになる。これを、野生のラズベリーの茂みに、野生のラズベリーを摘むという課題を通して考えてみよう。一つ目の問いは、「今目の前にあるラズベリーの茂みに、どれだけのエネルギーを注ぐべきか」だ。できるだけ速いスピードでラズベリーを摘むべきか、それとものんびりやるのがいいのか？　二つ目の問いは、「いつやめるか」だ。この茂みでラズベリーを摘み続けたほうがいいのか、それとも次の茂みに移るべきなのか？　そして三つ目が、「ほかの作業に移るべきときが来たら、そのときは何をすべきか」。別の種類の食料を集めに行くべきなのか、まったく違うことをすべきか、あるいは家に帰るべきなのか？

私たちの人生は、規模こそさまざまだが、このような選択の連続だ。この段落の校正を続けるべきか、それとも次の段落に進むべきか？　書き続けるべきか、昼休みを取るべきか？　この本を書き続けるべきか、それとも諦めてゴルフを習い始めるべきなのか？　とりあえず、書くページが落ちてきているし、熱意も薄れつつあるから、そろそろお昼ご飯にするとしよう。

さあ、だいぶ良くなった。短い休憩をとったおかげで集中力が増して、中心となる問いから派生する問題――「なぜ気分の上がり下がりがない人は不利なのか？」という疑問にも目が向けられるようになった。気分の変動は、なくてもいいはずのものだ。気分の変動さえなければ、私たちは安定した状態で何日間も過ごせるはずだ。熟したラズベリーがたわわに実った木を思いがけず見つけても興奮せず、何時間も歩いた末にラズベリーを一粒も見つけられなくてもがっかりすることもない。部屋の中で一番魅力的な人が、にっこり笑いながら見つめてくれたからといって大喜びすることもなければ、その人の視線の先にいたのは別の誰かだったと気づいてしょんぼりすることもない。気分の上下がなければ、宝くじに当たろうが破産しようが、それによって私たちのエネルギーや熱意、リスク志向、積極性や楽観性の程度が左右されることはないはずではないか。ここで、ラズベリーを摘む最良の方法を考えてみることで、私たちの人生に関わるさまざまな事柄、例えば仕事や結婚生活を続けるべきかどうかといった決断に適用できるヒントを得ることができる。[*50]

ラズベリー摘みと気分

野生のラズベリーを摘んだことがある人は、おそらくある感情の変化を経験したはずだ。そしてその感情の変化は、狩猟採集において導き手となってくれるものだ。熟したラズベリーがたわわに実った茂みを見つけると、ちょっとした興奮が湧き上がる。ワクワクするような熱意を感じながら、あなたは手を伸ばしてラズベリーを採り始める。あまりにも美味しそうなので、ついつまみ食いしながら、籠にラズベリーを入れ続ける。茂みのベリーは減っていき、摘み取るスピードは少し、また少しと遅くなっていく。あなたの熱意も、少しずつ減っていく。棘を避けながら、あなたは最後にもう一粒、潰れかけたベリーを摘み取る。この時点で、この茂みに対するあなたの熱意は消えて無くなっている。そしてそれは、良いことだ。すべての茂みが完全に空っぽになるまでラズベリーを摘もうとするのは無意味だからだ。だが、あまりに早く次の茂みに移ってしまうのも、賢いやり方ではない。一時間で摘めるラズベリーの数を最大にするためには、一つの茂みにどのくらいとどまればいいのだろう？　この問題は抽象的に思えるかもしれないが、ほぼすべての動物にとって、このような場面で良質な決断を下すことは適応度を高めるうえで非常に重要だ。[*51]

数理行動生態学者であるエリック・チャーノフは、私たちの日常的な気分のあり方に光を当てる、エレガントな解決策を発案した。[*52] ここではシンプルに、新しい茂みを探すのには常に同じだけの時間がかかる（グラフの「探す時間」）と仮定する。新しい茂みを見つけると、最初のうちはどんどんラズベリーが採れるが、徐々にそのスピードは落ちていく。最初は急なカーブを描く曲線が、だんだん丸くなるのはそのためだ。この曲線のどの時点でも、ラズベリーを摘むのを中断して次の茂みを探しにいくことができる。長くとどまればとどまるほど一つの茂みから採れるラズベリーの数は多くなるが、一時間あたりのベリーの収穫量を最大にするためには、ちょうどいい時点で手を止め、次の茂みを探しに行かなくてはならない。

手を止めるのに一番いいのは、一時間ごとに摘めるラズベリーの数がもっとも多くなる時点だ。ラズベリーの数は縦の線（グラフ上に点線で示された縦の線）、時間は横線（「探す時間」と「摘む時間」）で示されるので、一番角度の大きい直線（実線）が曲線の頂点に触れる時点で、摘めるラズベリーの数がもっとも多くなる。それよりも早く手を止めたり（低いほうの破線）、長くとどまったり（高いほうの破線）すると、一時間あたりのラズベリーの収穫量は少なくなる。

チャーノフはこれを、「限界価値の法則（Marginal Value Theorem）」と呼んだ。なぜなら、行動を起こすうえでは、現在作業している

限界価値の法則

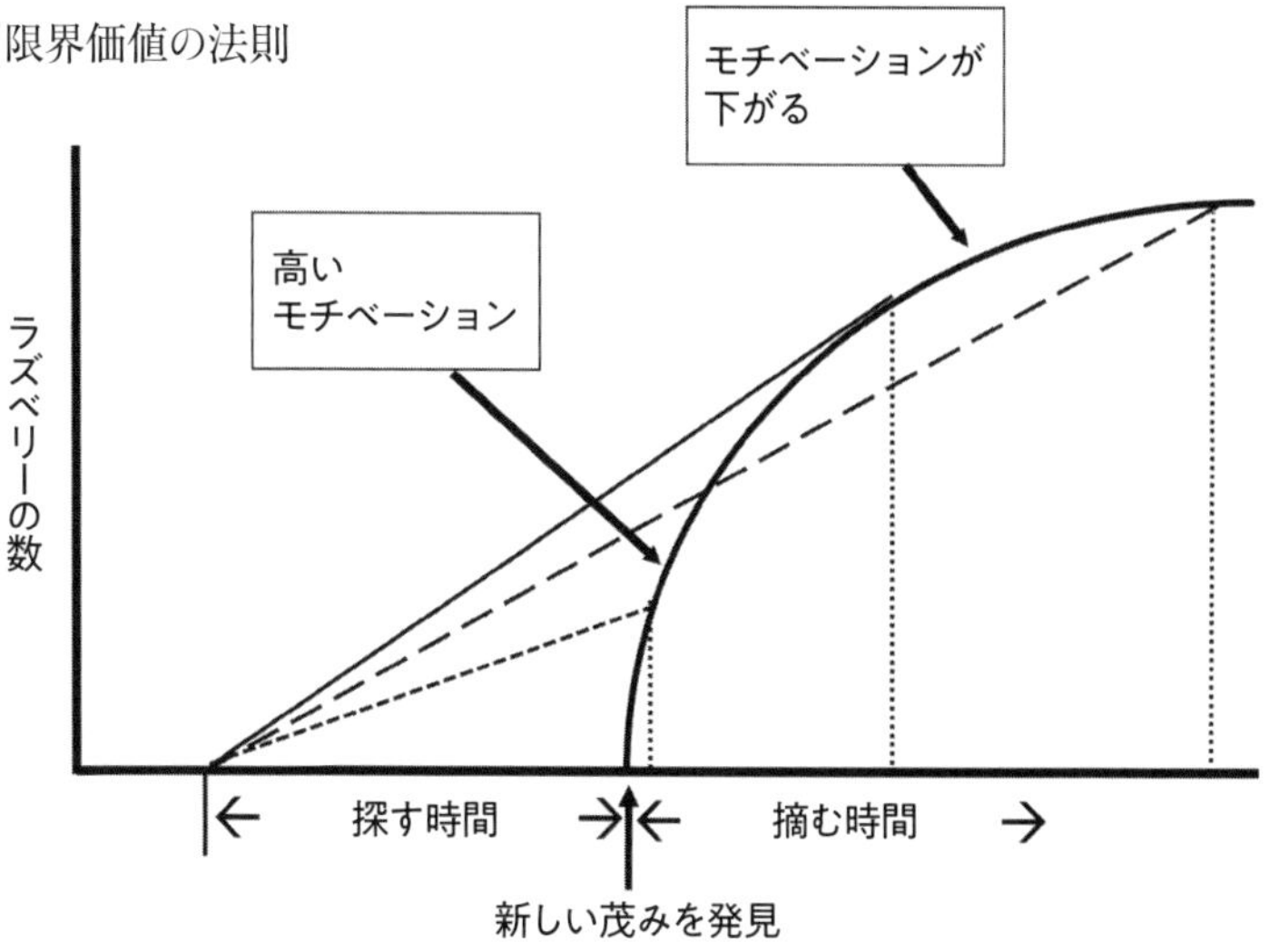

茂みから一時間で採ることができるベリーの数が、次の茂みに移った場合に採れる数を下回る「限界」となる点が重要となるだからだ。ここで核となる考え方は、シンプルだが確固としたものだ。そして、正しい答えにたどり着くためには、いちいち計算をする必要はない。ただ自分の情動に従えばいいのだ。一日で摘めるラズベリーの数を最大にするには、今作業している茂みに興味を失い次第、次の茂みを探しに行けばいい。自然選択によってプログラムされた情動のおかげで、興味を失う瞬間は、一時間で今の茂みから採れるラズベリーの数がほかの茂みから採れる数の平均値を下回る瞬間と一致することが多い。この意思決定の仕組みは、ほぼすべての生き物の脳に組み込まれている。テントウ虫もミツバチも、トカゲもシマリスもチンパンジーもヒトも、このような狩猟採集に関わる決断を上手に下している。計算式を書く必要はない。モチベーションの推移が、行動を変えるのに一番適切な瞬間を教えてくれるのだ。

一つの活動を中断してほかの活動に移るべきタイミングも、同じ原則に従って見極めることができる。茂みやラズベリーが少なすぎる場合に、探して歩き回るために消費する一時間ごとのカロリー量が、集めたベリーから得られるカロリーよりも少なくなるのであれば、ラズベリー摘みをやめるのが良策だ。もしラズベリーがたくさんあったとしても、手を止めるべきときがいつかはやってくる。すでに一〇〇〇粒のラズベリーを集めたのであれば、たとえそれ以上摘み続けても、重い籠を引きずって帰ったあげくにキッチンに何日もこもって一年かけても食べきれない量のジャムを作り続ける結果にしかならない。そうなるずっと前の時点で、モチベーションは下がり、分別ある大人なら家に帰る決断をしているはずだ。

限界価値の法則は、私たちの日常のリズムを整える。活力に溢れた状態で一つの活動を始め、しばらくそれを続けた後、興味を失ってほかの活動に移行する。一つの活動をどれだけ長く続けるかは、始動にかかるコスト（つまり、新しいラズベリーの茂みを見つけるのにかかるコスト）と、得られる利得が時間とともに減少する速度、そしてほかの選択肢を選んだ場合にどの程度の利得が得られるかによって変動する。例えば本を読むには、まず本を見つけ、椅子に体を落ち着け、電気をつけて、本を読み始める。数分しか読んでいないのにまた立ち上がってほかのことをしていては、なかなか本を読み進められない。

ADHD（注意欠陥多動性障害）をもつ人にとって、そのような体験は日常茶飯事だ。ADHDの人は、今やっていることへのモチベーションが下がりやすい。そして、新しい機会がネオンの看板のようにキラキラと輝いて見える。彼らは、一つの活動から別の活動へとくるくると注意の矛先を変え続け、なかなか一つのことを成し遂げられない。ADHDをもつ人がラズベリーを摘む様子を研究できたら、興味深いことだろう。おそらく、新しい茂みにすぐに移ってしまうはずだ。とはいえ、同じ活動に長くとどまりすぎるのもまた賢明ではない。一つのことに過剰にこだわり続ける人にも、「注意過剰障害（attention surplus disorder）」という診断名が必要だ。[*53]興味深いことに、ADHDの治療に用いられる薬は、報酬に応じて放出される神経伝達物質であるドーパミンを増加させる。ドーパミンが増えると、まるで現在の茂みで採れる一時間あたりのラズベリーの数が増え続けるかのように脳が反応し、今やっている作業をそのまま続けたくなる可能性がある。

活動をやめるタイミング

落ち込んだ気分とうつ病の理解にさらに深く関係しているのが、いつ活動をやめて家に帰るべきか——むしろ、最初から出かけずにおくべきか——という問いだ。その大まかな答えは、シンプルなものだ。一分ごとに消費するカロリーの量が、活動から獲得し得るカロリー数を超えたときが、家に帰って状況の改善を待つのに最適のタイミングだ。

マルハナバチは、夏のあいだ寸暇を惜しんで花粉と蜜を集める。夕方になって気温が下がると、飛ぶためにかかるコストが大きくなるうえに、花弁が閉じてしまうため花を見つけるのが困難になる。夕闇が迫る中、巣に帰るべきタイミングがやってくる。マルハナバチはこの決断を、実に見事に下す。[*54] 祖先のハチたちのうち、早く諦めすぎる個体や、蜜集めを切り上げるのが遅すぎる個体は、一日あたりで消費できるカロリーの量がほかの個体よりも少なくなり、ひいては残すことができる子の数も少なくなったのだろう。ウサギの場合も仕組みは同じだが、遅くまで巣の外に出ていることのコストはもっと劇的だ。キツネのディナーになってしまうのだ。すべての生物種にとって、予測されるコストが活動によって得られる利益よりも大きい場合、最良の策は……何もしないことだ。とにかく何もせずに、じっとしているのが一番いい。安全な場所を見つけて、状況が好転するのを待つのだ。この分析を踏まえると、落ち込んだ気分とうつ病の理解にさらに一歩近づくことができる。

夜になるとさらに極端なエネルギー節約モードに入る動物もいる。クマドリスミントプシスは、オーストラリアに生息するネズミに似た有袋動物で、荒涼とした砂漠に住む。手に入る食料は少なく、寒暖差も激しい。冬になると、夜のあいだ体を暖かく保つのに必要なだけのカロリーを、日中に摂取することもできなくなる。そのため、日が暮れると同時に代謝のスピードが遅くなり、体温も二〇度程度まで落ちて、半冬眠のような状態になる。[*55] ときには何もしないどころか、活動をゼロ以下まで落とすことが最善の策という場合もあるのだ。

一方で、大きなリスクを取ることが得策となるような、命がけの決断を迫られる動物もいる。行動生態学者のトーマス・カラコが数名の研究者とともに行った有名な実験では、ユキヒメドリに二つの餌台を見せ、どちらからでもタネをついばむことができると学習させた。一度訪れるごとに得られるタネの平均数は、どちらの餌台でも同じだ。ただし、一つの餌台では毎回安定して少しずつ餌が得られるのに対して、もう一つの餌台では得られる餌の量が毎回大きく異なる。ユキヒメドリは、気温が十分に暖かいときは安定して餌が得られるほうの餌台を好んだ。ところが気温が下がり、前者の餌台で得られるカロリーでは夜を生き延びられない温度まで寒くなると、今度はもう一方の餌台のほうに集まるよう行動を切り替えた。銃を持った守衛が待ち構えている壁に向かって走る収容所の囚人たちと同じように、確実に凍死することがわかっている選択肢よりも、運が良ければ生き延びるチャンスがあるほうの選択肢を取るというリスクを冒すわけだ。[*56]

厳しい状況に向き合うとき、私たちはリスクの高い決断を迫られる。私の祖母は、一八八四年にノルウェーの海岸沖の小さな島で生まれた。洗礼の日、祖母の父は沖のほうで魚の群れが旋回しているのを見た。冬の厳しい寒さの中で、人数の増えた家族をなんとか養っていくために天から授けられた贈り物に違いないと、祖父の父は、波を物ともせずに相棒とともに海に出て行った。二人は何度も網を放り、ボートは魚でいっぱいになった。このまま続けるべきか、それとも家に帰るべきか？　魚はまだいるし、もう戻ってこないかもしれない。そこで二人は、予備の小舟を出して鎖でつなぎ、そちらも魚でいっぱいにした。風は強まり、小舟は転覆した。鎖を切ることができず、二人のボートもまた転覆した。私の曽祖母はなすすべもなく、夫が溺れるのを娘を抱いたまま見ているしかなかった。楽観的な考え方と大胆さは、良い結果を連れてくることもあるが、ときに命を奪う。厳しい環境の中でリスクを負うのがどれほど危険かを考えると、私の曽祖父の生き残った子孫たちに不安と悲観的思考の傾向がある理由が、ある程度説明できるかもしれない。

狩猟や漁に関する意思決定は、今も多くの人にとって命がけの大問題だ。だが、現代に生きるほとんどの人は、複雑に絡み合った人間関係の中で、長期的で社会的な目標を追求している。そして、徒労に終わるかもしれないとわかっていながら多大な努力を続けるべきかどうかという、困難な選択を迫られる。さまざまな競争の中には、ごく一握りの勝者だけが莫大な報酬を得て、それ以外は全員が何年にも及ぶ無駄な努力を強いられるものもある。例えばプロのサッカー選手になるのは素晴らしい成功だが、それを目指す一〇〇〇人のうち九九九人は失敗する。サッカー選手という報酬に比べれば見劣りはするが、小説家としての成功を求めて、フィクションを書こうとする人も多い。キャリアにおける目標追求はわかりやすい例だが、気分の上下はもっと個人的な目標の追求においても私たちを導いてくれる。ダイエットや就職、気難しい上司や配偶者と仲良くやること、辛い関節炎を抱えながらもなんとか日常を送ること、などといった目標だ。人生を構成するさまざまなプロジェクトを遂行する過程で、進捗のスピードは速まったり遅まったりするし、気分も上がったり下がったりする。

ここでもう一度、限界価値の法則が提示する重大な問題に立ち返ってみよう。人生を左右するような主要な目標を、どのタイミングで諦めるのが得策なのだろう。私は精神科医として駆け出しのころ、諦めずに何度もトライし続けるべきだと、よく患者を励ましていた。うつ病の症状のせいで、自分には成功する力はないと思い込んでしまってはいけない、と彼らに言い聞かせた。それが功を奏したことも何度もある。四回目の挑戦で医学部に合格した患者もいた。ナッシュビルで五年間頑張った末に、カントリー音楽の人気ラジオ番組の公開録音に出演を果たした人もいた。だが、それよりも多くの人が、時とともに失敗を繰り返し経験し、失望を深めていった。婚約期間が五年間も続いていた相手と、やっと結婚できた人もいる。あと一年だけと決めてロサンゼルスにとどまって、映画業界で職を見つけた人もいる。だが、そのようなケースはそれほど多くはない。

こうした経験に加え、進化的なものの見方を強めていった結果として、私は患者の気分がもつ意味を尊重するようになっていった。多くの場合、症状を引き起こしているのは、人生に関わるような大きな目標が達成できそうもない、という、深いレベルでの自覚であるように思える。ボーイフレンドが同棲に同意してくれて喜んだもの束の間、彼に結婚の意図がないことが日に日に明らかになっていく。上司は愛想よく昇進をほのめかしてはくるが、現実になりそうな気配はまったくない。がんの治療法が見つかりそうだという期待は高まるが、これまでの治療はすべて失敗している。ここ二週間お酒に手を出していないが、これまでに何度も立てた断酒の誓いは毎回破ってしまっている。落ち込んだ気分は、必ずしも脳の混乱からくるわけではない。叶う望みのない目標を追求し続けることへの、正常な反応でもあり得るのだ。

動物モデル

抗うつ薬の効果を調べる標準的な方法では、薬を投与された動物が報いのない努力をどれだけ続けるかを検証する。そのうちの一つであるポーソルト・テストと呼ばれる方法では、水の入ったビーカーに入れられたラットやマウスが泳ぎ続ける時間を測る。[*57] プロザックなどの抗うつ薬を投与されたラットは、より長い時間泳ぎ続ける。抗うつ薬としての有効性を確認する手法であるこのテストは、これまでに四〇〇〇件以上もの論文で用いられており、今も一日に一件のペースで新しい論文が発表されている。何かを諦めずに続ける力があるのは、良いことのように思える。実際、ポーソルト・テストを用いた多くの論文では、マウスが泳ぐのをやめることを、落ち込んだ気分や絶望の表れとして捉えている。だが、泳ぐのをやめることがそのまま諦めや溺死を意味するわけではない。ただ戦略を変えて、鼻を水面に出して浮かぶというだけだ。ラットは大体において、適切なタイミングでこの戦略に切り替える。一方で、抗うつ薬を投与されたラットは泳ぎ続け、疲れ果てて溺れ死ぬことが多い。[*58]

「学習性無力感」も、頑張り続けるのは良いことだ、という前提のもとに成り立つ動物モデルだ。心理学者のマーティン・セリグマンは、仕切りでふた部屋に区切った箱に犬を入れて、電気ショックを与えるという実験を行った。電気ショックを受けた犬は、すぐに仕切りを飛び越えて隣の部屋に逃げるという行動を学習した。だが、この実験以前に、逃れられない環境の中で電気ショックを与えられた経験がある犬は、仕切りを飛び越えようとすらしなかった。この「学習性無力感」は、うつ病を説明する有効なモデルだと考えられている。[*59] しかしこの犬も、泳ぎ続けるラットと同じく、一見して間抜けのように見えるだけで、実はそうとも限らない。というのも自然環境では、電気ショックを与えられることこそないが、群れの中のほかの個体が、支配的な地位を保つために繰り返し攻撃してくるかもしれないからだ。

落ち込んだ気分が役に立つ、その他の状況

私は二〇〇〇年に発表した論文「Is Depression an Adaptation?（うつ病は適応なのか）」の中で、達成できない目標を追い続けるという状況を特に重視した。[*60] だが今になって振り返ると、この視野は狭すぎた。落ち込んだ気分が優位性をもたらすような状況は、ほかにいくつも存在する。社会的な地位獲得のために頑張った末に達成不可能な目標に囚われてしまう人は多いが、それ以外にも、例えば従属的な地位に甘んじている人にとっても慢性的に落ち込んだ気分は有用になり得る。

私がこれまでに出会った女性のうつ病患者の中には、幼い子どもを抱え、仕事もなく、近くに住む親戚もいない状態で、虐待をする夫に苦しめられている人が多くいた。私たちは彼女たちがシェルターに入れるように手を尽くしたが、実行に移した患者はほとんどいなかったし、二回目の診察に戻ってきた人もほぼ皆無だった。もしも原因別にうつ病の診断を行ったら、「暴力的な配偶者から逃れる術がない人のうつ病」は、かなりありふれた疾患であるはずだ。

ここまでは社会的な状況に注目してきたが、身体的な状況も気分に影響を与える。特に大きな影響をもつのが、飢餓、季節による天候の変化、感染症という三つの状況だ。

第二次世界大戦後、兵役免除者が被験者となって行われたミネソタ飢餓実験では、情動の変化に関するはっきりとしたエビデンスが得られた。この実験では、健康で感情的にも安定した被験者が、体重を二五パーセント減らすダイエットを実施した。目標体重に到達するころには、ほとんどの人が疲労や抑うつ、絶望感を感じており、一日のうち大半の時間を食べ物のことを考えて過ごしていた。[*61、62] 彼らが体験したようなカロリー不足は、私たちの祖先も体験したはずだし、現在も世界の多くの場所で現実であり続けている。このような状況では、激しい競争は避けたほうが懸命だろう。

また、日光不足によって気分が落ち込む人は多く、季節性感情障害は広くみられる疾患だ。どんよりした天気のせいで気分が落ち込むのが、適応による反応なのか、あるいは何かほかの仕組みが引き起こす副作用なのかは判別し難いが、活動的に動き回ることが危険を招くような状況や、行動による見返りが望めないような状況では、落ち込んだ気分が有用であることは確かだ。[*63〜65]

朝目が覚めて、風邪をひいたことに気づき、何もかも無意味で虚しいような気分になった経験はあるだろうか？　動物行動学者のベンジャミン・ハートは、一九八〇年代にこのような症候群を「疾病行動」と名付けた。[*66,67] ハートはこのような状態がもたらす進化上の利点として、感染と戦うためのエネルギー保存や、捕食者からの回避、万全ではない状態で対立に臨むことの回避などがあり得ると考えた。ほかにも、感染症罹患中の抑うつ症状を記録した研究は数多く存在する。[*68]特に劇的なのが、体の免疫反応を強化する天然の物質であるインターフェロンを用いた治療によって、重度の抑うつが引き起こされるという症例だ。インターフェロンによるC型肝炎の治療を受けた患者のうち三〇パーセント近くが、疲労だけでなく、絶望感や無価値観なども含む重度の抑うつ症状を呈したのだ。[*69] ここから、免疫反応がうつ病を引き起こす場合があること、そして落ち込んだ気分は感染症との戦いにおいて有用となり得ることがわかる。[*70]

感染症罹患中に疲労と積極性の欠如がみられることは理にかなっているとしても、罪悪感や、「自分は十分ではない」という辛い気持ちが湧いてくるのはなぜなのだろう？　このような症状は、大昔からある古いシステムが生み出す副作用なのかもしれない。これには、目標追求を調節するシステムの中には、もともとは感染症に対処するためのシステムだったものが進化してできたものがある、ということが関連していると考えられる。あるいは、大昔の環境では感染症は疲労感を引き起こすだけだったのに、現代では栄養過多や微生物叢の乱れなどの影響で免疫システムの反応が過剰になっているせいで、一部の人に本格的な抑うつを引き起こすのかもしれない。

少なくとも確かなのは、感染症という状況も、気分の落ち込みを引き起こす条件の一つとなり得るということだ。もちろん、すべての抑うつの原因が免疫システムにあるわけではないが、もし、自然選択の過程で免疫システムのメカニズムの一部が気分の調節システムとして取り入れられ、形づくられていったのだとすれば、アテローム性動脈硬化のような炎症性の疾患とうつ病とのあいだにみられる強い関連性も説明がつく。[*71〜74]

高揚した気分の役割とは

高揚した気分については、これまであまり注意が払われてきていない。高揚した気分は、考えるまでもないほど素晴らしく、役に立つもののように思えるため、つい最近になるまでその適応上の重要性は研究されてこなかったのだ。その役割は落ち込んだ気分の真逆であり、好都合な状況の中でも特に短期的なものにおいて役に立つ一連の反応からなる。機会が訪れたときにモチベーションとエネルギーが湧いてくるタイプと、何も気分が変わらないタイプの人とでは、前者に選択的優位性が生まれる。高揚した気分には、エネルギーの上昇だけでなく、創造性の爆発や、リスクを取る行為、新しい取り組みを開始する熱意なども含まれる。いみじくもシェイクスピアが言ったように、「人のすることには潮時というものがある。うまく潮に乗れれば、成功にたどり着ける」というわけだ。[*75]

ミシガン大学で私の同僚だったバーバラ・フレドリクソンは、高揚した気分がもたらす利点は「拡大し、構築する」という傾向からくるものだと考えた。フレドリクソンによる研究や、それに続くいくつかの研究では、高揚した気分は、より開けた世界観を作り出し、新しい取り組みを始める可能性を高めることがわかった。[*76]このような変化は、新しい機会を活かすうえでまさに鍵となるものだ。しかしながら、これを機能として捉えてしまうと、ポジティブな気分がもつほかの側面や、ほかの分野で有用になるサブタイプを見落としてしまう。例えば恋に落ちたばかりの人は、とてつもない幸福感を感じ、愛おしい相手のためならばどんなことでもしてあげたいと願うものだ。この行動は、相手との関係を始めるうえで役に立ち、ひいてはセックスの機会と子どもの誕生に結びつく可能性がある。[*77]同様に、社会的地位を巡る競争では、重要な役職に新たに任命されることは最高に爽快な気分をもたらし、大きな恩恵につながるような新しい取り組みや、仲間作りへのモチベーションの源になる。いずれは競争相手が現れる可能性を考えると、このような機会は早めにつかむのが得策だ。

コンピューターによるモデルの実験

生理学の分野では、各器官の役割を調べるために、その器官を取り除いてどんな問題が発生するかを観察する。例えば甲状腺を摘出すると甲状腺機能低下が起き、甲状腺ホルモンが果たしていた役割が明らかになる、というわけだ。だが、気分を摘出することはできない。感情を感じにくい人々（失感情症）に関する研究がこれに近いが、失感情症の人が本当に感情的な反応がないのか、それとも感情への意識を抑圧しているのかは、定かではない。[*78]

私はコンピューターで簡単なモデルを作り、気分の振り幅が大きいほうが気分の変動なく過ごすよりも良い戦略なのかどうかを検証してみた。この実験は、それまで想像すらしなかったことに私の目を開かせてくれた。三つの異なる戦略を競わせるゲームで、各戦略はそれぞれ異なる量のリソースを投資しながら、一〇〇回戦を競う。ゲーム開始時のそれぞれの戦略の手持ちのリソースは、一〇〇ユニットとする。

「気分が一定のまま」戦略は、毎回一〇ユニットを投資する。「中間」戦略は、手元に残っているリソースの一〇パーセントを毎回投資する。「気分の振り幅が大きい」戦略は、前回の投資で利得があった場合は手持ちのリソースの一五パーセントを投資し、損失が出た場合は五パーセントを投資する。毎回の利得は、ランダムな数字と前回の利得の組み合わせによって決定するため、ある程度の予測可能性がある。利得の平均は投資の一パーセントだが、投資したリソースをすべて失う場合もあ

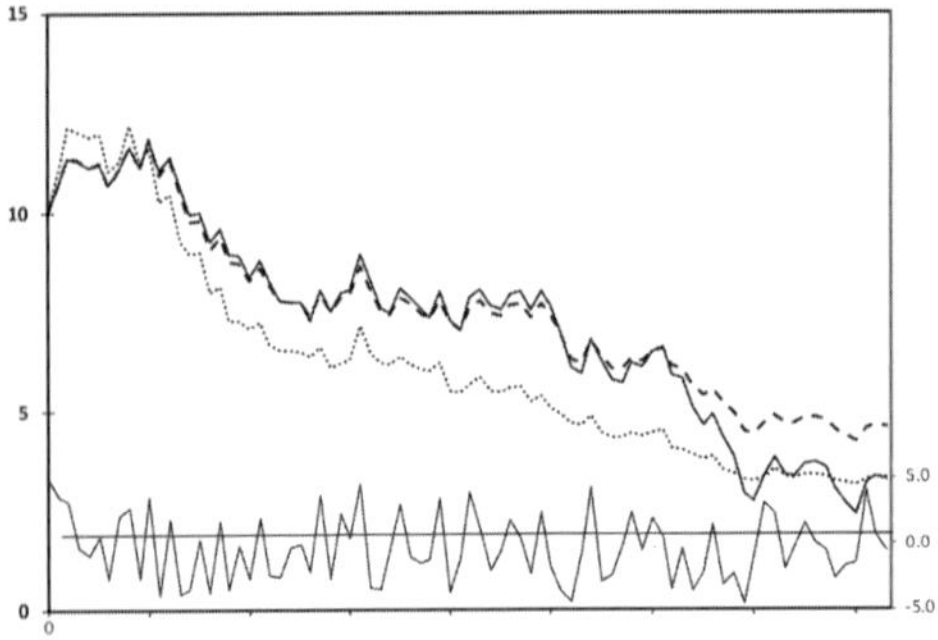

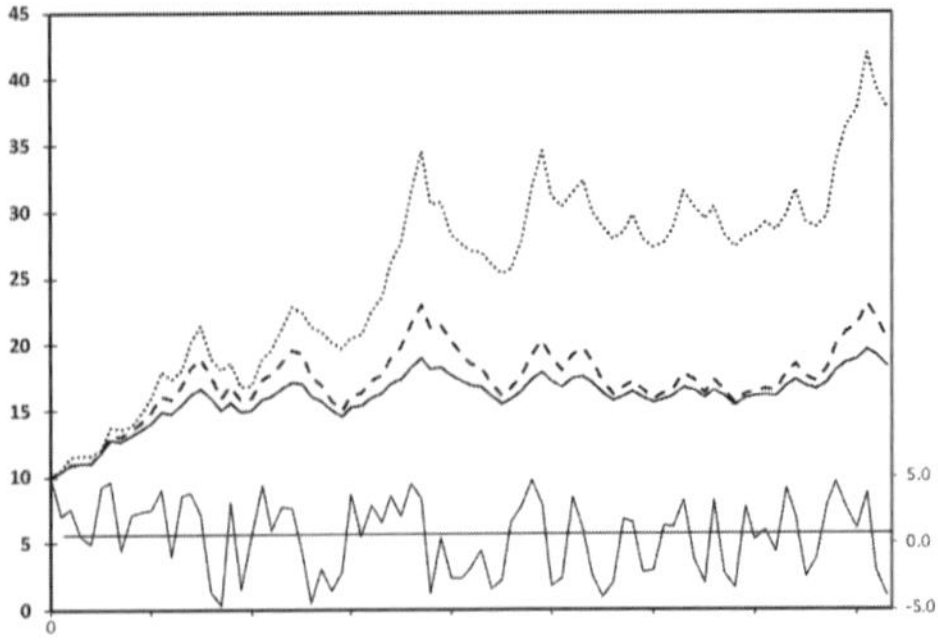

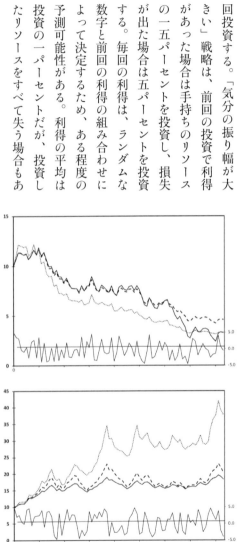

れば、二倍になって返ってくることもある。

このゲームを眺めているのは、実に楽しかった。一度のクリックで、一〇〇回戦からなる試合が始まり、四本の線がコンピューターのスクリーン上を走り始める。うち三本が三つの戦略を表し、一本は各回の利得を表している。利得を決めるランダム因子に微妙なバリエーションがあるため、試合のたびに違う結果が出る。

さて、勝ったのはどの戦略だろうか。結果は、環境によって異なっていた。ほとんどの場合、三つの戦略の最終的なスコアはほぼ同じだった。利得の予測可能性がある程度高い場合は、「気分の振り幅が大きい」戦略が勝つことが多かった。状況が良ければ多めに投資し、悪ければ節約してリスクを避けることができたからだ。しかし環境が不安定になると、「気分の振り幅が大きい」戦略は負けが

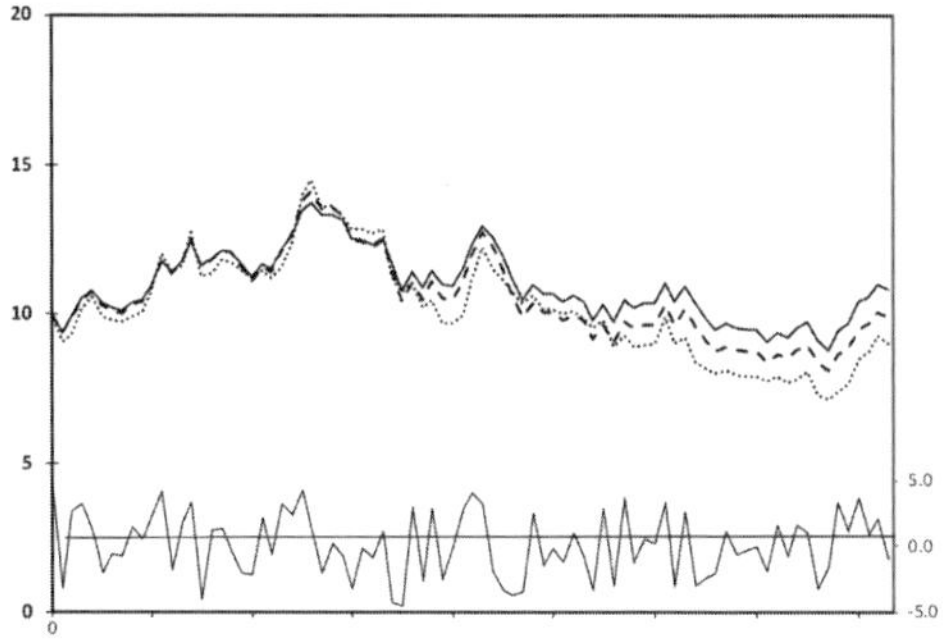

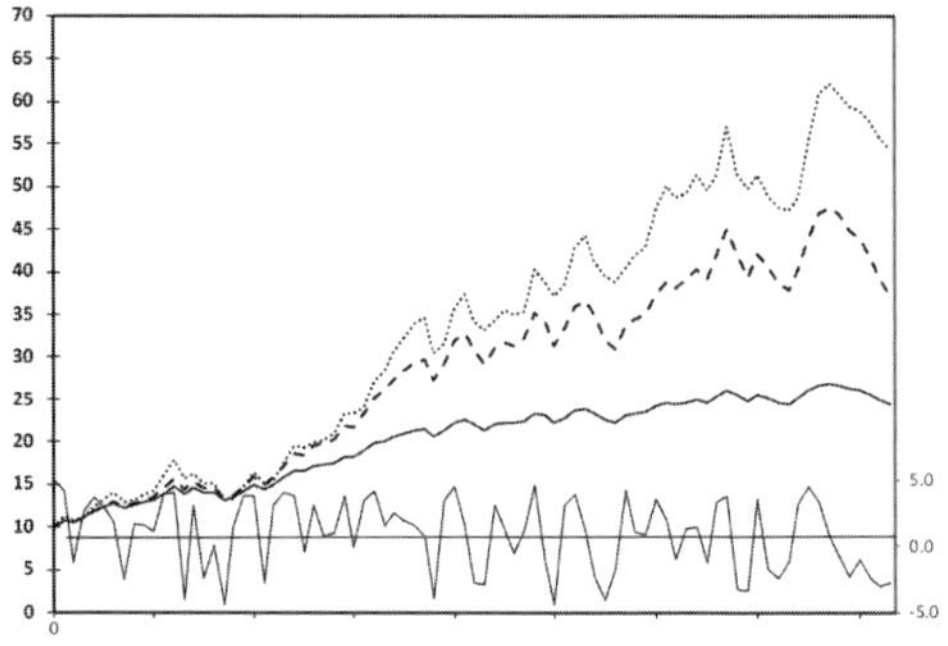

気分モデル　四試合の結果

気分モデルのゲームを四回行った結果から、利得における確率の差異が三つの戦略の成績を大きく左右することがわかった。「気分の振り幅が大きい」戦略は点線、「中間」戦略は破線、「気分が一定のまま」戦略は実線で表される。グラフ下部の細い線は、一回戦ごとの利得の差を表している。

増えていった。大量のリソースを賭けて、大きく負けることが多かったためだ。

そのほかの結果は、コンピューター・モデルによる実験だけあって、予測とは異なっていた。先のグラフは、まったく同じ設定と初期値を使って試合を四回行った結果を表している。ブラジルのチョウチョが羽ばたくとフロリダでハリケーンが起きる、という有名な仮説と同じように、[*79]ランダム因子の微妙なバリエーションが、大幅に異なる結果に結びつく。ほとんどの場合、三つの戦略はほぼ同じ結果にたどり着いた。戦略なしで実行して、非常に良い成績が出たときもあった。だが、どれか一つの戦略が大差で勝ったり負けたりするときには、それは「気分の振り幅が大きい」戦略であることが多かった。

このシンプルなモデルによって得られた結果からは、なぜ気分を調節する仕組みが個人によってこれほど異なるのかを理解するヒントが得られる。環境の一つの要素が微妙に悪化するだけで、たとえほかの条件がすべて同じでも、それぞれの気分調節メカニズムが受け取る利得に大きな差が出る可能性がある。どれか一つのシステムが必ず勝つということはなく、かなりの部分が偶然によって左右される。

大学院生のころに私の研究室に所属していたエリック・ジャクソンは、この実験をさらに大きく発展させた。同じモデルで試合を一万回実施して、どの程度の気分の変化がもっとも良い結果につながるかを調べたのだ。ジャクソンの出した結論は、シンプルなものだった。利得の幅が広く、予測可能性がある程度高い場合にもっとも良いのは、最近の利得に基づいて投資の額をその都度大きく変える——つまり、「気分の振り幅が大きい」戦略を取ることだ。しかし、利得の予測可能性が低い場合は、より安定した戦略が最終的に勝利し、「気分の振り幅が大きい」戦略はすぐに敗退してしまう。

心理学者は知っていた

気分は状況の良し悪しによって変化するという私の考えは、狩猟に関する研究に着想を得たものだった。だが、実はこれは決して新しい考えではない。心理学者の友達が、このような現象を詳細に研究した論文が数多く存在すると教えてくれた。特に、ミネソタ大学の心理学者であるエリック・クリンガーが一九七五年に発表した論文には、その中心となる考え方が明確に描写されている。[*80] 人は、人生に関わるような目標に向けて前進しているとき、いい気分を味わう。だが、目標達成を阻害するような障害が現れると、不満感が生じ、しばしばそれが怒りや攻撃性として表出する。そして、目標に向けての前進がままならない状態になると、やる気がそがれ、一時的に社会的引きこもり状態になる。さらに、同じ一つの戦略による失敗が続くと、より深刻なやる気の減退へとつながり、ほかの戦略を探そうという試みがなされる。さらなる努力をもってしても目標にたどり着く新たな道筋が見えないとなると、激しく気分が落ち込み、目標に向けて進むモチベーションが削がれる。達成不可能な目標を完全に諦めた後には、落ち込んだ気分は消え、代わりに喪失によって引き起こされる一時的な悲しみがやってくる。そしてその後は、達成し得る別の目標を追求すべく、新たに動き始めるのだ。しかし人生には、例えば職探しやパートナー探し、命に関わる病気の治療法など、諦められない目標もある。そのような場合には、人は達成できない目標の追求から抜け出せなくなってしまうことがある。そうなると、単なる落ち込んだ気分だったはずのものが、本格的なうつ病へと発展しまうのだ。このクリンガーの論文を、臨床医は全員読むべきだろう。

気分の移り変わりは状況の良し悪しによって決まるという考えをさらに発展させた研究者は、ほかにもいる。カリフォルニア州在住のドイツ人心理学者、ユッタ・ヘックハウセンは、妊娠を望んでいる子どものいない中年女性を対象とした研究を行った。閉経が近づくにつれて、彼女たちの精神的な苦しみはどんどん強まっていった。だが閉経が訪れて妊娠の望みが完全になくなると、抑うつ症状は消えていった。[*81] ここには深い皮肉がある。希望はしばしば、抑うつのもとになるのだ。

カナダ人の心理学者であるカーステン・ロッシュは、がんを患った子どものために治療法を探している親を対象に、関連研究を行った。その結果、目標に向けた決意が固い親ほど、うつ病になりやすいことがわかった。[*82] そして、目標を変えたり諦めたりする能力が高い人のほうが、うつ病になる確率は低かった。[*83]

アメリカ人心理学者のチャールズ・カーバーとマイケル・シャイヤーは、目標追求の状況がいかに気分に影響を与えるかについて、一連の研究を行った。[*84] その結果、気分にもっとも影響を与えるのは、目標追求の成功や失敗ではなく、目標に向かって進む速さであることがわかった。[*85] 期待していたよりも速く目標に近づくことができると、気分は一気に高揚する。反対に、期待よりもスピードが遅いと、気分は落ち込む。さも当たり前のように聞こえるかもしれないが、実はそうでもない。多くの人は、自分が所有しているものによって気分の良し悪しが変わると思っている。だがそれは、幻想に過ぎないのだ。その証拠に、裕福で健康で尊敬されていても、落ち込んだ気分を抱えている人は多い。人は、何かを獲得すれば幸せになれると信じて努力するが、それも長くは続かない。手に入れたものが気分に与える影響はそれほど大きくはないし、成功や失敗によって生み出される気分は短期的なものだ。ほとんどの人にとって、基本となる気分は驚くほど安定しており、その変化は主に、目標達成に向かう進捗の早さに左右されるのだ。[*86、87]

悪い状況と、低いモチベーションと、嫌な気持ち

人生の大きな目標の達成に向けた前進が遅くなったり止まったりすると、気分が落ち込み、モチベーションの低下が引き起こされる。この結果、いったん歩みを止めて状況の変化を待ち、新たな戦略を模索するという行動が生まれる。そして、新しい策が見つからなければ、目標そのものを諦める。しかし、落ち込んだ気分は本当にこのような状況における最善の反応なのだろうか？　確かに、気分が落ち込むことで実りのない努力にエネルギーを費やすという無駄は避けられるが、大事な目標に到達するための戦略がうまくいかないときに、ひとりぼっちで部屋にこもって嘆いていることがなぜ得策なのだろう？　リスクを取り、熱意をもつほうが、もっといい戦略に近づくうえで効果がありそうではないか？　人生の挫折を体験したとき、なぜ私たちは、自

分や世界、将来をより楽観的に捉える方向へと認知をシフトし、もっと自分の役に立つような取り組みに注意を向けようとしないのだろう?

そういうことが、まったく起きないわけではない。例えば、仕事を失って帰宅してすぐ、これから先何十年もの人生を縛られていたかもしれない退屈な労働から自由になったことに気づく人もいる。あるいは、離婚をして最初に訪れる絶望感が過ぎた後には、もっといい人に出会えるかもしれないという気づきがやってくることが多い。研究に失敗して中断するときでさえ、結果的にもっと興味深い研究を始める機会が開かれたと気づいて元気を取り戻すこともある。トニー・ホーグランドの詩「失望」は、こんな瞬間をよく捉えている。「彼は望んでいた仕事に就けず、／彼女の父親は死んでしまった／彼女が、一番大事なことを伝える前に／そしてすべては静まり返った（中略）もう二度と何かを追い求めなくていい／これで終わり／あなたは自由だ」[*88]

人生を楽観的に考えることには多くの明確な利点がある。うつ病や、それに関連した健康リスクを避けることができるのもその一つだ。[*89]悲観的な人と比べて、楽観的な人は心臓発作で死ぬ確率が約半分であることもわかっている。[*90]楽観的な人は世界がバラ色に見える眼鏡をかけていて、普通なら躊躇して立ち止まってしまうような場合でも、楽しそうに何かをやり通すことができる。だが同時に、このような態度は、望みのない目的のために無駄な努力を注ぎ続けてしまう「コンコルド効果」と呼ばれる誤謬にも結びつきやすい。例えば何時間も歩いて狩場にたどり着き、一時間待っても獲物がまったく現れないような場合、あと数時間待つことには意味があっても、何日も待ち続けるのは無駄である可能性が高い。いつ切り替えるべきかをうまく決断することは、非常に重要だ。確かに、人生に関わるような局面において、粘り強さと楽観的な考え方が、良い結果に導いてくれることは多い。新しい仕事やパートナーを探すには莫大なコストがかかるため、大抵の場合は、問題があってもほかの選択肢には目を向けずに、いずれは状況が好転することを願って現状を続けるほうが得策だ。そして実際、状況は好転する場合が多い。

しかし、ある時点に達すると、現状維持はもはや得策ではなくなる。そして努力が決して報われそうにない場合には、冷淡で客観的な状況判断が必要となる。これまでに何十件という研究が、落ち込んだ気分が人をより現実的にさせることを示している。この現象は「抑うつリアリズム」と呼ばれる。[*91]多くの人は、基本的に根拠なく楽観的だ。[*92]例えば実際にはランダムについたり消えたりしているライトを、ボタンを押して操作するように言われると、ほとんどの人は自分がライトを操作していると思い込む。逆にうつ病の人は、自分が何の影響も及ぼしていないことにすぐに気づくのだ。このような抑うつリアリズムの例は、多くの文化圏で記録されている。[*93]また、悲しい物語や映画を用いて被験者に落ち込んだ気分を引き起こすと、自分自身と将来に関する評価の正確性が大幅に改善することもわかっている[*94〜96]（ただし、かつて考えられていたよりもその効果は小さいことも明らかになっている[*97]）。

大きな努力を重ねたにもかかわらず、人生を左右するような目標を達成できそうにないとわかると、落ち込んだ気分が楽観的な幻想を払いのけ、ほかの選択肢を客観的に検討するよう促す。このような移行は、痛みを伴うことが多い。私が出会った患者の中には、夫婦関係を修復できると信じている人が何人もいた。だがある瞬間、バラ色のレンズが突然真っ黒になってしまったかのように、彼らのすべての希望が消えてなくなる。また一方で、うつ状態のレンズは単に視界を暗くするだけではなく、現実を歪めて見せる。このため、ほかの人にははっきりと見えているような新しい機会も見つけにくくなってしまう。失業した人は、この先も一生自分は仕事に就けないと思い込む。離婚したばかりの人は、自分は生まれつき愛されない人間なのだと思い込む。苛立った研究者は、自分のキャリアは終わったと信じ込む。一体なぜ、そんなことになるのだろう。

悲観的な視点は、性急すぎる動きを押しとどめる。結婚生活や仕事、あるいは執筆作業などの不調が長引いたときに、もしほかの選択肢に対して楽観性が引き起こされたら、またゼロから始めるコストについて考えることなく、さっさと次の可能性を試そうとしてしまうだろう。一方で、自分や将来に関するネガティブな見方は、大きな変化を遅らせ、本来の道筋が好調に戻るまで待つ時間を作り出す。ときにはすぐに錨を引き上げて別の釣り場に向かったほうがいい場合もあるが、波や天候が悪くて移動に危険が伴うようであれば、よく熟考して躊躇するだけの価値はある。新しい街に引っ越したり、転職したり、離婚して新しい相手を探すコストとリスクはそれよりもずっと大きい。おそらく、落ち込んだ気分を抱えながらうまくいきそうにない人生の大プロジェクトを続けることによって発生するコストやリスクは、もっとましな何かを新しく探そうとするコストやリスクと同程度なのではないだろうか。だが私の知る限り、この考えが科学的に検証されたことはまだない。

ここで、落ち込んだ気分から気分障害へと話題を移す前に、なぜ落ち込んだ気分はこれほど辛いのかを考えておく価値があるだろう。私たちの気分制御システムは、努力が報われなかったときに、選択肢を客観的に評価し最善と思われる方向に適切なタイミングで切り替えるという作業を、なぜ自己疑念や反すう、精神的な痛みなしに行わせてくれないのだろう？　これについていくつかある説のうち、おそらくもっとも有力なのは、なぜ身体的な痛みは辛いのか、という問いに対する答えと同じものだ。吐き気や嘔吐、下痢、咳、熱、疲労、痛み、不安、落ち込んだ気分などによる苦痛は、現在の自分を取り巻いている良くない状況から逃げ出し、将来的にも同様の状況を避ける動機を生み出す。そのため、身体的な痛みを感じることができない人は、怪我が絶えず、若くして亡くなる場合が多い。同じように、達成できない目標を追い続けることを辛いと感じない人は、生涯を無駄な努力に費やしてしまう。つまり、落ち込んだ気分を感じることが増えれば、遺伝子にとっては助けになるかもしれない、ということだ。とはいえ、落ち込んだ気分を強める手助けをするクリニックを開設しても、不安を強める治療を行うクリニックと同じく、あまり人気は出ないだろう。

これで解決？

それぞれの気分に特定の機能を見いだそうとするのは誤った試みだが、気分を感じる能力そのものについては、次のような包括的な機能があると言うことができる。気分は、時間、労力、リソース、リスクの引き受けなどの投資を振り分け、都合の良い状況から悪い状況まで、さまざまな状況におけるダーウィン適応度を最大化する。そして、高揚した気分と落ち込んだ気分は、好都合な状況や都合の悪い状況に対応するために、私たちの認知と行動を調整する。

気分の機能に関するこのような総括的な捉え方は、「気分は一つのものだ」という大きな前提のもとに成り立っている。確かに、気分は一つのもののようにみえる。「気分」という一つの言葉で表されるし、ほとんどの人は落ち込んだ気分や高揚した気分の描写を読んで何のことかすぐに理解できるからだ。だが、落ち込んだ気分や高揚した気分がもつさまざまな側面は、すべてひとまとめに同じ箱に入っているようなものと考えてもいいのだろうか？　熱意、リスクを取ること、速い思考、楽観的な見方は、いつも同時に現れるのだろうか？　低い自己評価には、必ず悲観的な見方と、恐れ、活力の低さが伴うのだろうか？

落ち込んだ気分がもつさまざまな側面は、風邪の諸症状と同じような意味で、同時に現れる。それぞれの側面は互いに深く関係し合っているが、問題のもつ特徴によって、それぞれ異なるパターンをもつのだ。マシュー・ケラーは、問題のタイプによって、引き起こされる抑うつ症状の種類も変わるかどうかを検証するという、リスクの高いプロジェクトを実施した。三回にわたる検証の結果、彼の仮説は証明された。具体的には、パートナーの喪失は号泣と精神的な痛み、社会的な支援への欲求を引き起こすのに対し、何かの努力が報われなかったときには、悲観的な見方、疲労、喜びを感じる力の消失などの反応がみられたのだ。[*98] ケラーと同じく私の元教え子であるアイコ・フライドは、これをさらに発展させる一連の研究を行った。この結果、抑うつの重症度を症状の数と強さだけで判断するという一般的な手法では、抑うつの現れ方としてもっとも興味深くかつ重要なパターンを把握できないことが示された。代わりに、それぞれの症状を分析するという方法をとることができれば、抗うつ薬の有効性の検証や、重度のうつ病患者の脳に発生する問題の解明に役立つデータ収集につながる可能性がある。[*99]

精神的な痛みを和らげる

本章の最後に、よくある危険な誤謬について触れておきたい。落ち込んだ気分は役に立つ場合があることを知ると、これを「落ち込んだ気分は治療しないほうが良い」という意味に解釈する人がいるのだ。これは、麻酔が発明された当初によくみられた誤りに似ている。当時の医者の中には、痛みは正常なものだから、たとえ手術のためであっても麻酔を使うのは拒否する、という人たちがいた。落ち込んだ気分の役割についての理解が進んでも、それが精神的な痛みを軽減する取り組みを阻害することはあってはならない。

人々が治療を受けにくるのは、苦しんでいるからだ。痛みが身体的なものであれ精神的なものであれ、痛みの原因を見つけて、取り除くことは、最善の解決策だ。場合によっては、落ち込んだ気分を正常な反応として尊重し、モチベーションや人生の方向性を調節し直すうえで役に立つものとして扱うべきときもある。しかし現実には、状況を変えるのが難しい場合も多い。友人を亡くした、虐待が絶えない、職が見つからない、ドラッグ依存症の子どもを救おうと毎晩試みている、慢性的な痛みを緩和する方法が見つからない、といった状況は、落ち込んだ気分が生まれる妥当な理由だ。だが、いかにそれが正常な反応であっても、そこから引き起こされる辛い感情感じる本人にとっては有害な場合もあり得る。あるいは、煙探知機の原理のとおり、正常ではあるが不必要な場合もある。また、私たちを取り巻く社会的環境が、進化の過程で存在していた大昔の環境とあまりにも大きく異なっているために、正常な範囲の落ち込んだ気分が役に立たないこともある。そしてときには、気分の制御システムで発生した異常によって落ち込んだ気分が生み出されている場合もある。こうした可能性をすべて考慮することで、治療提供者も患者も、身体的な痛みに対して取られるのと同じ医学的アプローチを、落ち込んだ気分に対しても適用できるようになる。それはつまり、原因を探し出して治療する努力を続けながら、同時に苦しみを軽減するために、すべての策を講じるということだ。

7

妥当な理由のない辛い気持ち：気分調節器が壊れるとき

「正常な悲しみ」と「うつ病」との対比は、「正常な成長」と「がんの成長」との対比に等しい。

——ルイス・ウォルパート、『ヒトはなぜうつ病になるのか：世界的発生生物学者のうつ病体験』[*1]

所有できないものを欲する者には、絶望が永遠の宿命となる。

——ウィリアム・ブレイク、「自然宗教は存在しない」、一七八八年

落ち込んだ気分は、それが正常の範疇に入るものであれば、骨折からくる脚の痛みに喩えることができる。これに対して、異常の範疇に入るうつ病は、痛みの調節システムの不全によって起

きる慢性的な痛みに似ている。そして躁病は、調速機のついていないエンジンに似ている。気分障害は、いうなれば「気分調節器（moodostat）」が壊れたときに発生する障害だ。

あるとき私は、六〇代前半の大学教授の治療を担当した。彼は病室のベッドで上半身を起こして座り、窓の外を眺めながら、恐ろしくゆっくりと言った。「煙はだいぶ消えたようだ」「煙って、何の煙ですか？」私が尋ねると、彼は言った。「すべて無くなってしまった。街は焼け野原だ。でも、煙の匂いは残っている」

火事は起きていなかったし、街も無事だった。煙の匂いもどこにもしなかった。彼はゆっくりと話し続けた。「できれば寄付したいが、一文無しでね。ここの費用だって払えないんだ。もう行かなくては。刑務所に入れられるかもしれない」

そのとき、患者の妻が口をはさんだ。「もう何週間もこんな調子です。老後のために貯めておいたお金があるから大丈夫って何回言っても、お金は全部なくなってしまった、でもどうせもうすぐ死ぬから関係ない、って言うんです」。この患者は、精神病性のうつ病によって、お金がないという妄想や、幻嗅、大災害の幻覚に見舞われていた。彼はその後回復したが、何週間にも及ぶ電気痙攣療法が必要だった。

躁病の人がどういう状態になるかは、警察官がよく知っている。ある夜、私が当直待機していると、警察から連絡が入った。高級レストランで、三〇代前半の女性がテーブルの上に立ってフラフラと回転しながら服を脱ぎ始め、大声で支離滅裂な歌を歌っているという。本人はダンサーとしてレストランに雇われたと主張していたが、その退屈な高級レストランではどんな余興も予定されていなかった。テーブルから引きずり降ろそうとする警察官に抵抗して、女性は大声で叫び、暴れ始めた。緊急治療室に入ると、彼女はものすごい速さでしゃべり始め、テレビのダンス・コンテスト番組で優勝したとか、ファンのみんなに踊りを見せたい、といった支離滅裂な事柄を叫び続けた。アルコールも、ドラッグも摂取していなかった。彼女のかかりつけの病院の記録によれば、その女性はこれまでに躁病エピソードで五回入院していた。彼女の友人曰く、二週間前に「ダンス・コンテストに備えるため」という理由で薬を飲むのをやめていたということだった。

精神病性のうつ病や躁病は、正常ではないし、適応上の利点ももたらさない。どちらも、気分調節の仕組みの故障の結果として引き起こされる深刻な病気だ。ではなぜ、一部の人の気分調整メカニズムにこのような不具合が起きるのだろうか。この謎の解明に向けた取り組みには多額の資金が提供されているが、その進捗は遅々としたものだ。あるとき私は、そのような取り組みの成果や問題点について発表が行われる、気分障害関連の学会に参加した。三〇〇〇人の精神科医が、最新の研究結果に関する洗練された発表を聞くために、上品なリゾートホテルに集まっていた。

学会の幕開けはうつ病の蔓延に関する報告発表で、あまりに衝撃的なその内容に、私は自分の仕事をさらに頑張ろうと奮起すべきなのか、がっくりして部屋を出ていくべきなのか、決めかねるほどだった。毎日三億五〇〇〇万人もの人が気分障害に苦しみ、惨めな気持ちを抱え、仕事に行くことすら困難な生活を続けている。そして、あまりに多くの人が自ら命を絶つに至る。[*2] 米国だけでも、うつ病に関連する金銭的コストは二一〇〇億ドルに達している。この金額は、貧困者のための食料補助プログラムにかかる費用の約三倍だ。『ネイチャー』誌に掲載された、「うつが、もしもがんだったら」という充実した記事によれば、米国国立衛生研究所がうつ病の研究に費やす金額は年間四億ドルで、これはがんの研究費に当てられる資金の一〇パーセントにも満たないという。[*3,4] 気分障害は、原因の解明とより良い治療法の開発に向けた早急な努力が必要な、公衆衛生上の重大な危機なのだ。

ホテルでの学会に集まった専門家たちの発表では、脳が気分に及ぼす影響や、薬が脳に及ぼす影響に関する何百もの研究の結果がまとめられていた。そこで披露される科学の力は実に目覚しいものだったが、一連の発表から得られるメッセージは、一言で言えば、憂鬱なものだった。優れた研究が数多くなされているにもかかわらず、うつ病のもととなる脳の異常や遺伝子の異常は、いまだに見つかっていない。治療に関する研究も、同じく科学の粋を極めたものだが、その見通しは原因解明の努力よりもほんのわずかに明るいという程度だ。ほとんどの患者が治療によって何らかの恩恵を得てはいるものの、「治療抵抗性」［科学的に有効性が証明されている治療法を行っても効果がみられないこと］をもつ患者も多くいるし、耐え難い副作用に苦しむ患者も多い。障害から完全に解放される患者は、ごく少数だ。

とはいえ研究結果の中には、意外かつ着実な進歩を示すものもあった。例えば、双極性障害における抑うつは通常の抗うつ薬では改善しないが、それ以外の薬で効果が期待できることがわかった。さらに、性機能障害の副作用が従来よりも少ない抗うつ薬も、最近新たに開発されたという朗報も報告された。全体としてこの学会では、気分に影響する脳の機能の理解が大きく前進していること、そして原因の究明や治療法の開発もゆっくりとではあるが進展がみられることが示された。参加者たちは、患者に最適の治療を提供するうえで役立つ知識を得られたようだった。

だがランチの直前に行われた特に専門性の高い発表の最中、私の心はさまよい始め、シャーロック・ホームズのある物語を思い出していた。夜に犬が吠えなかったことが、重要な手がかりとなる話だ。なぜそんなことを思い出したのだろう？　何か大事なものが欠けている、ということだろうか？

ランチの時間、私は参加していた精神科医たちに、なぜ人間には落ち込んだ気分を感じる力が備わっていると思うか、聞いてみた。彼らの答えは、生物学とは何の関係もないものだった。「抑うつこそ、我々が人間である証だよ」。「抑うつは有意義な人間関係を築くうえで必要なものだ」。「考えたこともないな。それって重要なこと？」「うつ病は脳の障害であり、役割などない」

私は、気分に幅があるのは進化によってそのように形づくられたからであり、そこには理由があるはずではないかと問いかけてみた。彼らの返答は、衝撃的なものから呆気にとられるようなものまで、さまざまだった。「進化論は誤りであることが証明されたはずだろう？」「うつは生得的なものではなく、文化と学習によって形づくられるものだ」。「特に理由はなく、結果的にこうなっただけなんじゃない？」「気分の変化は進化ではなく、神経伝達物質のバランスの乱れによるものだよ」。私は、しっかりと教育を受けた友好的な医師たちのこのような発言を聞いて、多くの精神科医は、気分の役割はおろか、その進化的な起源について考えたこともないのだと痛感せざるを得なかった。

その日の夜、私は絶望感、苛立ち、不足感、孤独感、不安、疲労、そして悲観的な気分に襲われていた。私の脳に、変化が起きたのだ。これは、自然発生的な抑うつエピソードの発症だろうか？　体を動かす機会がないうえに、日光を十分に浴びられず、大量のクッキーを食べさせられる環境にいたせいで、神経伝達物質に乱れが生じたのだろうか？　あるいは私の抑うつは、気分の進化的な側面に精神科医の目を向けさせようとしてきた自分の長年にわたる努力が、まったく実を結んでいないことに気づかされた結果として発症したのだろうか？

もしこれらの症状が二週間続いていれば、大うつ病の診断基準に達していたところだ。だが幸い、学会の二日目になって、私は友人の隣の席を確保することができた。アリゾナ州にあるメイヨー・クリニックの精神科主任である、シンシア・ストニントンだ。彼女のぶつぶつ言う声と、時おりひょいと上げられる眉毛からは、何か大事なものが欠けているという印象をもっていたのが私だけでないことが察せられた。私たちは、製薬会社が主催する昼食会を抜け出し、日当たりのいい中庭に腰を落ち着けて、午前中の発表で何がひっかかったのかを検証してみることにした。

すぐに、私たちは問題点に気が付いた。発表者たちは、うつ病の患者自身に備わっている脆弱性にのみ着目していたのだ。彼らは、人生の状況が私たちの気分に与える影響については、一切触れていなかった。理論上いわゆる「ストレス」に言及することはあったが、暴力的な配偶者との結婚生活や、将来性のない仕事に囚われている患者の話は一つも出てこなかった。精神病をもつ一〇代の息子を抱え、夜中に突然叫び出して暴力的になる子どもを助けてやることができない親の絶望感や疲労、恐怖、抑うつについて触れた人は一人もいなかった。リハビリ施設への一〇回目の入所を懇願する依存症患者や、がんの再発を知らされたばかりの患者の絶望についても、一切語られていなかった。

彼らが焦点を当てていたのは、患者個人がもつ特徴だけであり、人生の状況は無視されていたのだ。私は、社会心理学の父と呼ばれるクルト・レヴィンが提唱した、同分野のもっとも基本的な法則である簡潔な式を思い出していた。B=f(P,E)、つまり行動（Behavior）は、各個人（Person）の環境（Environment）における機能（function）である、という意味だ。個人の特徴、つまり遺伝子や性格などは、変化しない。[*5] 変わるのは、環境だ。よって、全体像を理解するためには、その両方を考慮する必要がある。

診断に関する章でも述べたように、私たち人間は、問題の原因を個人の特徴に見いだし、環境や状況による影響を無視するという根本的な帰属の誤りを犯しがちだ。[*6,7] いったん意識すると、いたるところにこの誤りがみえてくる。例えば、誰かが共用のコーヒーポットからコーヒーを注いで集金箱にお金を入れずに立ち去るのを見かけると、私たちはその人のことを「ずるい人」だと決めつけてしまいがちだ。だがもしかしたら、その人は前の日にまとめて五ドル入れていたかもしれない。知り合いが通りすがりに挨拶をしてくれなかったからといって、その人を嫌な奴だと決めてしまうのも簡単だ。実はその人は、化学療法の治療に向かうところだったかもしれない。そして、誰かが落ち込んでいれば、その人が悲観的な性格なのだろうと思い込んでしまうことも多い。開業している精神科医の友人と一緒に、心理療法士の不倫について噂話をしていたとき、私が「セックスに強い関心がある人が心理療法士になりやすいのではないか」という自説を話すと、友人はこう言った。「心理療法士も普通の人と変わらないよ。違うのは、自分の診療室があるっていうことだ。自分の診療室があると、簡単に浮気できてしまうから、誘惑に抗えなくなるんだ。君も自分の診療室をもってみるといい。どういうことかすぐにわかるよ」

ある学者のうつ病

学会が終わった日の翌朝、沈んだ気持ちで『アトランティック』誌のページを繰っていると、著名な児童心理学者であるアリソン・ゴプニックが書いた「How an 18th -Century Philosopher Helped Solve My Midlife Crisis（いかに一八世紀の哲学者が私の中年の危機を救ったか）」という記事が目に止まった[*8]。多くの「中年の危機」がそうであるように、彼女のそれも、典型的なうつ病エピソードだった。症状が出始めたのは、二〇年間続いた結婚生活が終わりを迎え、子どもたちも家を出て、一人寂しく新しい住まいに移ったときだった。ゴプニックはすぐに、自分にはもう二度と何かを成し遂げることはできないのだと確信した。日々の症状も、その確信を裏付けるようだった。毎日何時間も泣いて過ごし、仕事もままならないのだ。助けが必要なことはわかっていたが、彼女は従順な患者とは言い難かった。「医者には抗うつ薬のプロザックを処方され、ヨガと瞑想を勧められた。プロザックは最悪だった。そしてヨガは大の苦手。でも瞑想は効果があるようだったし、少なくとも、興味を惹かれた。実際のところ、瞑想について調べてみるのは、実際に瞑想するのと同じぐらい助けになりそうだった。瞑想は一体どこからきたのか？　なぜ効果があるのか？」

根っからの研究者であるゴプニックは、一八世紀のスコットランド人哲学者、デイヴィッド・ヒュームに注目した。ヒュームは、人間の体験の主観性や、「すべての欲望を満たすのは不可能である」という命題について深い洞察を行ったこと、そして同時に素晴らしいユーモアを保ち続けたことで知られる。しかしヒュームの人生もまた、簡単なものではなかった。二三歳のときに調子を崩し、ゴプニックと同様に、自分にはもう何も成し遂げられないと信じ込むに至ったのだ。しかし彼は、その後の三年間で『人間本性論』を書き上げた。この本は今や、西洋哲学におけるもっとも重要な一冊に数えられている。その三〇〇年後にうつ病を体験することになる野心的な研究者にとって、ヒュームは勇気を与えてくれるロールモデルだった。[*9]

ヒュームの著作を読んだゴプニックは、欲望に関する彼の考え方に仏教の香りを嗅ぎ取った。そして、実に研究者らしく、その香りを徹底して追いかけた。私はこのくだりを読みながら、仏教の教えには欲望が抑うつを引き起こす仕組みについて多くの知恵が詰まっていることを知り、魅了された。[*10~12] 一八世紀初頭のヨーロッパには、仏教について知る人が一人でもいたのだろうか？ゴプニックは、イエズス会のイッポリト・デシデリという宣教師が、一七一六年から一七二一年にかけてチベットの僧院で仏教を学んでいたことを突き止めた。デシデリはヨーロッパに戻った一年後の一七二八年、チベットで学んだ内容をまとめた本を完成させた。教会は異教に関する本の出版を許可しなかったので、ヒュームがその本を読んだとは考えにくい。だが、ゴプニックは驚くべき偶然があったことを発見した。デシデリは、パリの南にあるラ・フレーシュという小さな町の修道院にしばらく身を置いたことがあった。そしてその八年後、ヒュームもまた同じ町に住み、『人間本性論』を書くかたわら修道院の僧侶たちと交流していたのだ。

ゴプニックはその後すぐ、同じくこのミステリーを解くことに情熱を燃やす仲間と出会い、その男性と恋に落ちた。彼女のうつ病は、消えてなくなった。果たしてこの寛解は、自然発生的なものだったのだろうか？　それとも、新たな恋と社会的ネットワーク、仕事の新しいチャンス、そしておそらくは、欲望は幻想に過ぎず、決して満たされることはないという新たな気づきによるものだったのだろうか？

ゴプニックの文章は、とても感動的なものだった。彼女は、自分の人生の重要な一部が終わりを迎えたことで辛いうつ病が引き起こされたという事実を、一片のためらいもなく描き出した。よくいる有名作家たちのように、症状を自然発生的な脳の病気のせいにすることで、個人的な葛藤や喪失を卑小化したり、隠したりはしなかった。ゴプニックは暗闇の中に分け入り、新たな理解と目的を手に生還したのだ。

ゴプニックの症状は深刻なものだったし、ひょっとすると、より積極的な治療による効果も期待できたかもしれない。もし私が彼女の主治医だったら、抗うつ薬を続けるよう説得を試みただろう。それに、彼女自身による説明を額面どおり受け取るつもりもない。記事の中では、家族の病歴や自分の罹患歴を最小限しか書いていないかもしれないし、うつ病が結婚の終焉や仕事の行き詰まりに寄与した可能性もある。だが、自分の症状が悪化し回復する過程を描いた彼女の文章は、私が自分自身の絶望を乗り越え、そもそもなぜ気分というものが存在するのかという問いにもう一度取り組むのを助けてくれた。私のこの努力がほかの誰かの背中を押し、正常な気分との関連において気分障害を理解していく枠組みの構築が推進されるのであれば、それだけで十分価値がある。だがまず考えなくてはならないのは、正常な気分の起源と機能の理解が気分障害の解明に不可欠であるということを、なぜこれほど多くの有能な医師たちが理解してくれないのか、という問題だ。

根本的な誤り

現在の精神医学におけるうつ病の研究は、根本的な帰属の誤りの良い例だ。これは、深刻かつ広くみられる問題だ。あるとき私は、うつ病で入院していた若い女性患者に対しての評定尺度を用いた面談を担当した。面談の中盤で彼女はこう言った。「全部、レイプ被害にあった後に始まったんです」。ところが、彼女の記録には一言もレイプについての記載がなかったので、私はこのことを知っているかどうか主治医に尋ねてみた。すると彼は、こう言った。「ええ、知ってます。でもレイプされた人が全員うつ病になるわけではありませんから」。これはまるで、タバコを吸う人が全員肺がんになるわけではない、と言うようなものだ。

何が症状を引き起こしたのかを考えずに治療しようとする傾向は、何も精神科に限ったことではない。症状を病気としてみること（VSAD）は、ほかの科でも頻繁にある。そして、原因がわからないまま、医者が痛みや嘔吐、咳、熱などを止める薬を使うことも多い。ただし、多くの医者は咳を治療する際に、喘息や心不全、肺炎など、正常な咳反射を引き起こし得るさまざまな問題の可能性をしっかりと検討する。咳の調整システムそのものの異常を疑うのは、ほかの可能性がすべて否定された後だ。例えば腹痛を扱う専門医であれば、痛みの原因を探るときに、痛覚をコントロールする調整システムの異常だと決めつけたりはせず、まずは過敏性腸症候群やクローン病、がん、潰瘍などの可能性を考える。だが、気分障害の学会に集まった専門家たちの中には、どのような人生の状況が気分の変化を引き起こしたのかを突き止める方法について話す人は一人もいなかった。彼らは、症状自体を病気としてみていたのだ。

情動の障害を扱う分野でVSADがほかの分野より頻繁にみられるのには、理由がある。咳や腹痛を引き起こす問題は、目に見えるものだ。肺炎はレントゲンで確認できるし、潰瘍は胃カメラで見ることができる。だが、気分に影響を与える状況は、なかなか目に見えない。抑うつ症状は、欲望と期待の間に存在する目に見えない隙間から、水蒸気のように湧いてくる。それだけではない。欲望や、不満や失敗への対処法、不快な考えや情動の回避の仕方は、人それぞれ異なっている。自分の頭に浮かんでくる「不潔な考え」に動揺する修道女。大きな昇進が見送られた企業の重役。ヘロイン依存症の子どもをもつ父親。どの人も、思いどおりにならない事態に対処しようとしているという点では同じだが、その状況はそれぞれ大きく異なっている。

ストレス測定やライフイベントのチェックリストだけでは、気分に影響を与える人生の状況を具体的に把握することは到底できない。それどころか、長時間に及ぶ会話をもってしても十分でないこともある。あるとき私は、中年の女性患者から一時間かけて話を聞き、うつ病を引き起こしたものが何なのか突き止めようとしたが、何の成果も得られなかった。彼女は、喪失や失望、結婚生活の問題、物質依存などのよくある原因はどれも否定した。だが、診察室を出ようとドアノブに手をかけたそのとき、ふいにこう言った。「あの、私、うつの症状が始まったときのことを思い出しました」。「いつです？」と私は尋ねた。「六カ月前です。外出しようとしたら、電話が鳴ったんです。出てみると、高校のころに付き合っていたボーイフレンドでした。もう何年も音信不通だったんです。お互いに簡単に挨拶だけして、すぐに切りました。別に大したことじゃありません。でも、その夜から症状が出始めたんです」

次の診察で、私は現在の結婚生活や、昔のボーイフレンドのことを聞いてみた。だが彼女は、すべて問題ないと言うばかりだった。もしかすると彼女は、あり得たかもしれない別の可能性については考えないことに決めたのかもしれない。彼女の無意識が、今とは違っていたかもしれない別の人生についての思いを、抑圧しているのかもしれない。あるいは、すべてはただの偶然で、彼からの電話とは関係なく、うつ病が自然発生的に発症したのかもしれない。潰瘍のありかを見せてくれる胃カメラと同じように、人生の問題を明らかにしてくれる「人生カメラ」があればいいのに、と思わずにはいられない。

なぜ精神医学はＶＳＡＤの誤謬に囚われたままなのか

ＶＳＡＤは、気分障害の解明を阻む最大の障壁だ。生理学の分野では、熱やストレスなどの特殊な状態にどのような進化的な起源と役割があるのかを解明する研究が行われている。行動生物学や心理学では、気分に影響を与える状況や、気分の変動が思考と行動に与える影響が研究されている。ところが精神医学では、ＶＳＡＤが今も幅を利かせている。

なぜか？　製薬業界のお金の力が元凶だと言う人もいる。薬を使った治療の促進につながるような、「すべては脳の異常からくる」といった決まり文句を広める人たちに対してお金がばら撒かれるから、というわけだ。だが、私自身はそこまで悲観的ではない。多くの神経科学者や精神科医が、気分障害は脳の異常によって引き起こされる場合が多いと考えるのには、妥当な根拠がある。その中でも重要なものの一つが、彼らが治療する重篤な障害のほとんどが、実際に脳の異常の産物である、ということだ。例えば双極性障害は、躁状態と抑うつ状態がサイクルとなって順番に訪れる遺伝性の脳の病気であり、人生の状況に起きる変化はそのサイクルと無関係なことが多い。そのほかにも、重度のうつ病エピソードを明確な理由なく繰り返し発症する患者もいる。あるいは、落ち込みがちな気分が続く傾向や、ちょっとした出来事に極端な感情的反応を見せる傾向を生まれつきもっている人もいる。こういったケースでは、壊れた調整メカニズムが過剰な症状を引き起こしているのであり、間違いなく症状自体を病気として捉えることができる。

加えて、患者が自分の症状を何らかのライフイベントに誤って結びつけてしまうこともよくある。ある女性患者は、自分のうつ病の原因は現在の仕事からくるストレスだと断言した。だが調べてみると、抑うつ症状は彼女の人生を通してほぼずっとみられること、そして彼女の兄弟や両親も同じくうつ病だったことが明らかになった。また、結婚生活の悩みで来院する人の場合も、気分障害は問題の結果というよりも原因であることが多かった。

しかし、それとは反対の問題も同じぐらい頻繁にみられる。患者が自分の人生の問題を認めたくないために、脳の異常のせいにしてしまうのだ。ある若い女性患者は自分の症状は「明らかに神経伝達物質のバランス不良」からくるものだと主張し、抗うつ薬の処方を希望した。前職の二倍の給料が貰える新しい仕事に転職してすぐ症状が出始めたのだから、状況が原因であるはずがない、というのがその根拠だった。その後、長時間にわたる会話を経て、彼女が過去十年間にわたって画家になる夢を追いかけていたことがわかった。証券会社のアシスタントという新しい仕事に就いたことは、彼女にとって夢の終わりを意味したのだ。このように、ライフイベントにせよ脳の異常にせよ、自分の症状の原因を誤って捉えてしまう患者を数多くみてきた結果、患者が障害の原因について強く主張する場合には、その言葉を額面通りに受け取らないよう気をつけるようになった。

さらに、人生に関わるような重要な問題は、すぐには見つからないことも多い。会って間もない医者に、「最近何かストレスがありましたか？」と聞かれても、多くの患者は差し障りのない答えを返すものだ。虐待や不倫、ギャンブルでの大損、病気の子どもの扱いに手を焼いていることなど、感情が乱されるうえに役に立つとは思えない話題を避けたいからだ。そして中には、問題のもとを注意深く隠す人もいる。安定した家庭ときちんとした仕事をもつ重度のうつ病の男性は、週に一度の治療を一カ月続けた後も改善の兆しがみられなかった。そして、ある日のセッション中、男性患者は突然泣き出した。やっと話ができる状態になると、彼は胸の痛む悲しい秘密を打ち明けてくれた。長いあいだ一番親しい間柄だった不倫相手が、突然亡くなったそうだ。男性は葬式にも出られず、心の内の悲嘆を誰にも話すことができずに過ごしていたのだった。

患者の人生の状況が軽視されがちな四つ目の理由は、彼らをとりまく状況の詳細を知っても、必ずしもそれが治療の助けになるとは限らないことだ。そもそも、簡単に解決できるような問題であれば、長きにわたって悩みのもとになったりはしない。深刻な気分の障害を引き起こす原因になるような問題は、解決が困難か、または不可能であることが多いのだ。ある男性患者は、お金と権力をもつ義理の両親に常に非難され、侮辱され続けていたが、妻はそんな両親を深く愛していた。彼にとって、妻と子どものもとを去ることは考えられない。そのためこれまでに何度も義理の両親の行動を改善させようと試みてきたが、すべて失敗だった。二人との接触を最小限に抑えたり、彼らの批判が事実ではないということに目を向けたりすることで、ある程度効果があったし、抗うつ薬によって苦しさは軽減できていたものの、男性の抑うつ症状は消えることはなかった。この男性患者は、辛い状況に囚われたまま、いくばくかの罪悪感を感じながらも義父母が亡くなる日を待ち望むしかなかった。

こうしたすべての理由に加えて、落ち込んだ気分が役に立つことがあるという考え方自体が馬鹿げてみえることがある。悲しみが起きるのはすでに喪失を体験した後なのだから、役に立つも何も、手遅れのようにみえるわけだ。それに、うつ病による悲観的なものの見方や無気力感、社会的引きこもり、低い自己評価などの症状が、私たちがものごとに対処する力を弱めてしまう。

うつ病が主に状況によって引き起こされる場合と、個人のもつ特徴によって引き起こされる場合、そしてその両者の組み合わせによって引き起こされる場合の割合は、どのくらいなのだろう？　大まかな答えは、二〇世紀半ばにロンドンの精神医学研究所で所長を務めたオーブリー・ルイスによる、今や古典となった独創的なうつ病の研究論文に記されている。ルイスは、六一人の重度のうつ病患者を詳細に分析し、うつ病のうちおよそ三分の一はライフイベントとは関係なく発病し、次の三分の一はネガティブな体験の影響を大きく受けやすい性質を患者がもっていたことによるものであり、残り三分の一が死別や離婚などの特定のライフイベントによって引き起こされたとした。[*13] その後、より洗練された手法を用いた数多くの研究により、ルイスの提示した基本的な割合が正しいことが確認された。[*14~17] 重篤なうつ病の最初のエピソードは、ほとんどがネガティブなライフイベントによって引き起こされるが、三度目や四度目のエピソードは、特にイベントが起きていないときに発症することが多い。[*18~20] かつては、このようなライフイベントに関連づけられないエピソードは「内因性うつ病」と呼ばれ、外的な要因のあるエピソードは「外因性うつ病」と呼ばれた。[*21,22] だが、症状のパターンや治療に対する反応が非常によく似ていることがわかったため、この分類は使われなくなり、ＶＳＡＤがさらに広まる一因となった。

ライフイベントへの反応としてのうつ病と、より規模が大きく長期間にわたる病態の一部としてのうつ病を、症状のパターンから見分けることができる場合もある。ジェローム・ウェイクフィールドとマーク・シュミッツは、いくつかのグループでうつ病の再発頻度を観察した。[*23] 複雑でないうつ病（症状が続くのは二カ月以下で、自殺念慮、精神病性の症状、無価値観、緩慢な動きは含まれない）は、再びうつ病を発症する確率がほかのすべてのグループと比較して同程度か、あるいは低かった。ウェイクフィールドたちは、そのような正常な範疇の悲しみと、「メランコリア」を特徴としエピソードが繰り返し発生することが多い重篤なうつ病とは、大きく異なるものだと結論づけた。

気分の調節がうまくいかないパターンは何通り？

気分の正常な変化がもたらす利点を念頭において考えると、身体的な病気の理解のために用いられる枠組みを、気分障害にも適用できるようになる。私たちの体には、状況の変化に体を対応させるためのメカニズムが何十も備わっている。例えば汗や体の震えは、気温の変化に対応する。そして不安は、脅威に対する反応として引き起こされる。血圧は、脅威や運動に反応して上昇し、平穏と休息に反応して低下する。このときどんな値が正常なのかは、状況によって決まる。休息時に最高血圧が一七〇で最低血圧が一一〇ならば異常だが、エクササイズの途中なら正常だ。同様に、高揚した気分や落ち込んだ気分が正常かどうかも、状況によって決まる。

調節システムの不全には、少なくとも六通りある。その働きを理解するためには、まずそれぞれを見分けることが鍵となる。

調節システムの六パターンの異常

1. ベースラインが低すぎる
2. ベースラインが高すぎる

3．反応が欠如している
4．反応が過剰である
5．反応が不適切な手がかりにより引き起こされる
6．反応が手がかりの影響を受けない

ベースラインが低すぎたり高すぎたりするのは、一般的にみられる問題だ。例えば血圧が低い人は、スポーツ大会で優勝する可能性より、失神する可能性のほうが高い。一方で慢性的に気分が落ち込んでいる人（専門用語では「気分変調症」という）は、惨めな気持ちに苦しみ、ものごとを完遂することが難しく、外部に助けを求めることが多い。高血圧の人は、脳卒中や心臓発作を起こしやすい。そして慢性的に気分が高揚している人（軽躁病）は、多くの事を成し遂げるが、外部に助けを求めないことが多い。彼らの障害は、面倒を被る家族や同僚以外には、障害として認識されない。

ベースラインが正常でも、反応が欠如している場合もある。椅子から立ち上がったときに血圧が上がらず一定のままなら、失神する可能性が高い。それと同じように、気分がずっと一定なのも正常ではない。だが、ほかの人が動揺するような出来事を前にしてもまったく動じない、ということが起きない限り、落ち込んだ気分の欠如は認識されにくい。死別に関する私たちの調査では、配偶者の死後に悲嘆の症状を呈さない人は驚くほど多かったが、この症状に当てはまる診

断は存在しない。[24、25] 高揚した気分の欠如については、ポジティブ心理学のおかげで近年ようやく注目されるようになってきている。

過剰な反応は、もっとわかりやすい。エクササイズをしただけで血圧が急上昇する人は、慢性的な高血圧症およびその合併症を発症する可能性が高い。同様に、ささいなことで過剰な感情的反応を見せる人も珍しくない。ある女性は、冷蔵庫に入れてあった牛乳が腐っているのを見つけただけで、自分は救いようのないほど駄目な人間だと言って号泣した。このようなケースはうつ病の可能性もあるが、この女性の場合、数分後には息子がバンドに入ろうとしていると言って嘆き始めた。境界性パーソナリティ障害の患者は、特に極端な気分の変化を起こしやすい。パートナーの顔の筋肉が小さく痙攣したり、声の調子が少し変わったりしただけで、激怒したり、号泣したりすることがある。

不適切な反応は、また別の種類の問題だ。例えば、血や針を見ただけで、血圧が急低下する人がいる。私も、採血されて失神し椅子から落ちる患者を何人か目にして以来、採血するときには患者を背の高い椅子に座らせないようにしている。テレビドラマは、視聴者の感情を昂らせるように作られているものだが、「ゆかいなブレディ家」を一話見ただけで、その後何日間も動揺していた私の患者は、深刻な問題を抱えていた。

最後に、調節メカニズムの故障によって、これといった外的な要因がないのに気分の変化が起きることがある。血圧も、解明不可能な原因によって急激に上昇したり低下したりすることがある。同様に、躁エピソードや抑うつエピソードが、ライフイベントとは無関係にサイクルとなって繰り返し起き続ける場合がある。

なぜ気分の調節システムは壊れるのか

故障を起こし得るような気分の調節システムが私たちに備わっているのには、ほかの身体的システムの場合と同じく、進化的な理由がある。まず、一見して異常に思える反応でも実は正常である、という場合があり得る。あるいは、私たちを取り巻く現代の環境が原因となっている場合もある。または、トレードオフの結果である場合や、自然選択の力の範疇を超えていることが影響を及ぼしている場合もある。これらすべての可能性を、検証してみる必要がある。

正常ではあるが過剰な気分反応は、煙探知機の原理を使って説明できる場合がある。落ち込んだ気分はカロリー消費を抑え、リスクを回避させる。一方で、高揚した気分はコストがかかるし、危険を伴うこともある。そのため、結果の予測が難しく、特に過酷な環境にある場合には、どちらかというと落ち込んだ気分のほうに寄るほうが有利になりやすい。このように、惨めな気分が、たとえ結果的に何のメリットももたらさなくても正常なものであり得ると知っておくことは、より適切な治療プランを立てるうえで重要な基礎となる。

気分の変化が、私たちを犠牲にして遺伝子に利益をもたらす場合もある。完璧なパートナーと最高のセックスを求める私たちの欲望は、満たされたときには素晴らしい喜びをもたらしてくれるが、大半の人にとっては身を蝕むような慢性的な不満足感の原因となる。同様に、地位と富の追求は一握りの人には大きな成果をもたらすが、その他多くの人の人生を破滅に導く。

私はこれまでに、企業の役員や大学の学部長など、高い地位にあるうつ病患者を数多く治療してきた（あるいは少なくとも、治療しようと努めてきた）。多くの場合、問題の核にあったのは、彼らの傲慢とも言える野心だった。野心があるために、大きな成功を収めても満足できない状態がずっと続いてしまう。そのような限りのない欲望は決して満たされないと気づくことができれば、強烈な苦しみから解放されるかもしれない。[*26] しかし、私たちの祖先のうちで欲望を簡単に無視できた人は、ほかの人よりも少ない数の子どもしか残さなかった。その結果、私たちは、遺伝子の利益になるような努力を私たちに強いる脳をもつに至ったのだ。

プラトンは、快楽の追求が不幸につながると警告した。ブッダは、人間の欲は決して満たされないと説いた。あらゆる宗教が、快楽を追い求めるのをやめて感情の重荷を手放すように助言している。だがそうした忠告は、ダイエットに関する助言に似ている。正しくて、善意に溢れており、尽きることがない。そして、進化的に妥当な理由から、その助言どおりに私たちが行動することはほとんど不可能だ。

現代の環境がもつ危険性

現代の環境には抗えないほど豊富な食べ物が溢れていて、これがアテローム性動脈硬化や肥満、高血圧などの原因となっている。加えて、私たちを取り囲む社会的な環境は、食べ物以外にもさまざまな新手の誘惑や悩みの種を押し付けてくる。狩猟採集民たちは、ＮＢＡに入ろうと頑張ったりはしなかった。ツイッターを眺めて夜更かしすることもなかったし、お役所仕事の煩雑さに悩まされることもなかった。子どもをもつべきかどうか、延々と悩みを反すうしたりもしなかった。離婚裁判に備えて何カ月も準備に追われたりもしなかった。にもかかわらず、狩猟採集民たちもまた、うつ病を患った。

私は二〇年間にわたって、人類学者の友人たちに、彼らが研究対象とする文化ではうつ病がどのくらい蔓延しているか、尋ね続けた。人類学者のキム・ヒルは、アマゾン流域に住むアチェ族を何年もかけて調査していた。私は毎年、キムがアマゾンから戻るたびに、うつ病の症例をどのくらい目にしたか尋ねた。キムの答えは毎年同じだった。親知らずの細菌感染や結核など、さまざまな健康上の問題の蔓延で辛い思いをしている人は多いはずなのに、うつ病の患者はほとんど一人も目にしない、というのだ。

ところが、キムが現地での調査を始めて一〇年が経つころ、ついにそれまでとは違う答えが返ってきた。キムの調査団が現地にクリニックを開設したところ、それまで思いもよらなかった問題が明るみになり、大変驚かされたというのだ。クリニックを訪れた多くの人が、悲観的な思考や絶望感、興味の喪失、食欲減退、不眠、消化不良などの症状に悩まされ、とにかく何もする気が起きないと訴えたそうだ。特に興味深かったのは、部族長の座に就いた者は二、三カ月以内に不安障害やうつ病の症状でクリニックを訪れることが多かった、という話だった。

現代の私たちを取り巻く環境と、祖先が暮らしていた環境の差は、加速度的に大きくなっている。現代的な環境のほうが、気分障害の発症率が高いことを示唆するエビデンスもある。[*27] しかし慎重に行われた複数の研究結果によれば、実際には大うつ病の発症率は過去数十年にわたって増加していない。[*28] にもかかわらず、私たちはあたかもうつ病の大流行を目の当たりにしているような感覚を覚える。製薬会社の広告の影響や社会的な認知度の向上によって、うつ病は普通の会話にも頻繁に登場する話題になった。さらに、さまざまな認知度向上キャンペーンがうつ病の蔓延を強調している。また、本格的なうつ病の発症率が増えていなくとも、正常な範疇の落ち込んだ気分を抱える人は確かに増えている。加えて、記憶というものの性質が、現実を歪めてみせている。ある大規模なアンケート調査では、若年層が報告するうつ病エピソードが、年長者による報告よりも大幅に多かったことから、うつ病の発症率が急速に上昇しているに違いないという結論が導かれた。[*29] だがむしろこれは、うつ症状の記憶が時とともに薄れた結果だと考えられる。[*30、31]

さらに、嫌な体験は忘れやすいという記憶の性質も踏まえると、うつ病の有病率自体も過小評価されている可能性がある。米国における現在のうつ病の有病率は、およそ九パーセントだ。[*32] 世界各地で実施された一四八件の調査結果を総合すると、すべての気分障害の平均有病率は年間五・四パーセントで、生涯有病率の推定は九・六パーセントだった。[*33] だが、若者を対象に二、三カ月おきに聞きとりを行うと、これとは異なる現実がみえてくる。ウィスコンシン州の女性研究者たちが実施した大規模な調査では、女性の二四パーセント、男性の一五パーセントが、二〇歳になる前に大うつ病もしくは気分変調症を患った経験があると回答した。[*34] また、別の調査で女性の被験者に一七歳から二二歳まで毎年聞き取り調査を行ったところ、四七パーセントが大うつ病エピソードを一回以上体験していた。[*35] さらに、大学生を対象とした調査では、大うつ病エピソードを一回以上体験した人の割合はどの年においても三〇パーセントだった。[*36]

うつ病の有病率は、どの文化圏においても過去数十年にわたってほぼ横ばいの傾向が強い。だが有病率を国別にみると、大きな違いがある。生涯有病率は、台湾の一・五パーセントからベイルートの一九パーセントまで開きがある。[*37] 別の調査によると、最低は日本の三パーセント、最高は米国の一七パーセントだった。[*38] なぜここまで大きな開きがあるのだろう？ これは、気分障害研究における未解決の問題のうち、もっとも重要な問いだ。[*39] すべての文化圏で台湾や日本のように有病率を一～三パーセントに抑えることができれば、あらゆる治療の成果を合わせたよりも大幅にうつ病を減らすことができる。このような違いを生む重要な要素の一つとして考えられるのが、家庭の安定度や支援の違いだ。さらに、価値観の違いや、成功と競争に関する期待の違いも影響を及ぼす。そしておそらく、食事やドラッグ使用における違い、社会構造、共有される信念の違いも、すべて関係があると考えられる。こうしたさまざまな因子の組み合わせが、うつ病有病率の大きな差に結びつくのだろう。その詳細を明らかにすることは、優先すべき研究課題だ。

現代のメディアは、私たちの生活をより面白いものにしてくれる。だが同時に、社会的比較が容易になり、それが不満足感を生み出してもいる。[*40、41] 誰かの名声や富を伝える華々しいストーリーが野心を焚きつけるが、実際にその野心を満たせる人はほとんどいない。『ダウントン・アビー』であれ『カーダシアン家のお騒がせセレブライフ』であれ、テレビ番組の登場人物たちは皆、あり得ないほどに魅力的で成功していて、裕福で、有名だ。そのためそれ以外の人たちは、自分が不十分であるかのように（あるいは逆に、優越感や蔑みを）感じてしまう。役を演じている役者たちでさえ、自分の役柄が作り出す期待についていけなくなるほどだ。

メディアで目にするイメージは、自分自身に対してだけでなく、友達やパートナーへの不満感も生み出す。テレビで見かける人たちと同じぐらい見栄えのする友達やパートナーをもっている人など、ほとんどいないからだ。自分より多くをもつ人と自分を比べると、急激に気分が落ち込むことが、数十件もの研究で明らかにされている。[*42~44] ポジティブに色付けされたフェイスブックの友達の投稿を眺めるだけでも、自分や自分の人生についての評価は下がってしまう。[*45~46] だが、ソーシャルメディアの利用によって不満感が引き起こされることはわかっていても、それがうつ病の増加に結びついていることを示すエビデンスはほとんど存在しない。ただし、人生の壮大な目標を追いかけるという行為については、うつ病と関連性があると考えられる。

大衆社会の最大の恩恵を受け取るのは、大きな目標を一心不乱に追う人たちだ。だがそのような生き方は、バランスを欠いたものになりやすい。多くの分野で、大舞台を目指す人たちは自分や健康、パートナー、子ども、友人などを置き去りにしてしまう。そして、皆の予想どおり問題が勃発すると、人の不幸が大好きな大衆を喜ばせるべく、テレビ番組がすかさずネタにして、有名人の悩みをあばき立てる。セレブリティーの生活に関する雑誌を見れば、有名人の成功を崇め奉る内容と、一般人である読者を慰める内容とが半分ずつを占めている。毎号毎号、お金を稼ぐ方法、やせる方法、モテる方法、有名になる方法などが掲載され、その後に不足感や不安、低い自己評価にどう対処すべきかを教え諭す記事が続く。

現代の生活は、身体的にも私たちの気分障害への脆弱性を高めている。電力がもたらすエンターテイメントや電灯が、私たちの眠りを妨げる。肥満による炎症の増加や、[*47] オメガ6系脂肪酸摂取量の上昇による炎症の増加が、[*48] うつ病の増加に影響を与えている可能性もある。特に近代化された社会では、運動不足がうつ病の一因になっている可能性もあり、[*49、50] また平均的には運動量を増やすことで症状をいくらか軽減できる。[*51]

私は長期有給休暇に入る一週間前、ある新規患者を診察した。この女性患者は自殺念慮を伴う慢性的なうつ病に一〇年間悩まされており、切実に助けを求めていた、だが、行動療法、認知療法、精神分析、そしてさまざまな投薬をもってしても、効果が得られていなかった。彼女は私に、「どんなことでもします」と訴えた。「どんなことでも?」と聞き返すと、彼女は「ええ、必ず」と答えた。私は彼女に、ジムの会員になって毎日一時間以上運動し、ランニング・マシンでできるだけ長く走り、さらに屋外で長い散歩をするように伝えた。私も期待はしていなかったが、彼女がまだ試していない治療法はそれしかなかったのだ。長期休暇に入って数カ月が経つころ、病院からメールが届いた。そこには、女性患者から電話がかかってきて、抑うつ症状がすべて消え、私にとても感謝していると伝えてほしいと伝言があったと書かれていた。

自然選択にできないこと

気分を調節する仕組みは、自然環境の中にあっても不全を起こすことがあるようだ。その理由として考えられる説明の一つが、自然選択にはできないことがある、というものだ。例えば、自然選択は遺伝子の突然変異を防ぐことはできない。おそらく、気分障害が存在するのは、突然変異が起き続け、その結果として変化を起こした遺伝子がゆっくりとしか遺伝子プールから排除されないからだろう。うつ病に対するさまざまな種類の脆弱性のうち、およそ三分の一は遺伝的変異によるものだ。大うつ病患者を兄弟姉妹または親としてもつ人は、それ以外の人と比べて二・八倍うつ病になりやすい。生涯を通してのリスクは、米国の平均値が一〇パーセントほどであるのに対し、近縁者にうつ病患者をもつ人は約三〇パーセントとなる。リスクを高める要因の大部分は、共通する遺伝子による寄与であり、育った家庭環境による影響は驚くほど小さい。[*52]

うつ病に遺伝的要因が含まれることを示すエビデンスが得られたことで、原因となる遺伝子を突き止めようとする壮大な試みが始まった。二〇世紀初期に行われたいくつかの研究では、関連が疑われる遺伝子が数多く特定されたが、その後の研究ですべて否定された。しかし、DNAシークエンシングが安価に行えるようになり、事態は一変した。九つの研究のデータを集めた大規模な解析が行われ、いよいよ答えが得られるのではないかという期待が高まった。この研究では、九二四〇名の大うつ病経験者と、九五一九名の対照群を対象とし、一二〇万以上の遺伝子座の解析が行われた。ところが、二〇一三年に発表された結果によると、うつ病の発症の確実な予測につながる遺伝子座は一つも見つからなかった。[*53] 解析を実施した研究者たちは、より大人数で均一な母集団を用いた研究の必要性を訴えた。

これに続いて、より遺伝的な均一性が高いグループである漢民族の女性を対象として、うつ病に関連する遺伝的変異を探す研究が行われた。対象となったのは一万名以上の中国漢民族の女性で、うち半数が大うつ病の罹患歴があった。この研究では、うつ病の発症率を予測する一〇番染色体上の二つの遺伝子座が同定された。しかし、これによって説明可能な遺伝的変異は一パーセントに満たなかった。[*54] そして、このデータをさらに分析した結果、驚くべき発見があった。サイズの大きい染色体のほうが、うつ病に影響する遺伝子座の数が多かったのだ。その相関係数は、六〇パーセントだった。[*55] この研究結果は、うつ病はいくつかの特定の染色体上に位置するいくつかの特定の対立遺伝子によって引き起こされるのではなく、ゲノム全体にほぼ均等に広まった何千もの対立遺伝子によって引き起こされることを示唆している。

三〇万人を対象としたさらに大規模な研究では、自己申告によるうつ病データと、23andMeという一般消費者向けのゲノム解析を行う企業から得られた遺伝子データが用いられた。二〇一六年に発表された論文によれば、この研究で、うつ病リスクのごくわずかな上昇に関連づけられる一七の遺伝子座が同定された。しかし、中国漢民族の女性を対象とした研究で見つかった二つの遺伝子座は、そこには含まれていなかった。

うつ病は、血圧や糖尿病と違って測定が難しい。これほど多くの研究をもってしても、より関連性の高い対立遺伝子を特定できていないのは、それが理由だろうか？　おそらく、そうではない。二型糖尿病や高血圧の発症も遺伝因子の影響が大きいが、どちらの疾患についても大きな影響力をもつ共通した対立遺伝子は存在しない。[*56] 測定が簡単なものの例として、例えば背の高さについても同じことが言える。身長の九〇パーセントは遺伝的変異で決まるが、大きな影響力をもつ「身長遺伝子」が存在するわけではない。一万三六六五名を対象とした二〇〇八年の研究では、それぞれ二～六ミリの身長の違いを生む二〇の遺伝子変異体が同定されたが、これをすべて合わせても、遺伝的変異の三パーセントの説明にしかならなかった。[*57] 二万五〇〇〇名の対象者から集めた遺伝子情報では、身長差異の四パーセント、サンプルが一三万人の調査でも、わずか一〇パーセントしか解明できなかった。七九件もの研究で用いられた二五万人分のサンプルを用いて、遺伝による身長差異のうちやっと半分を説明することができた。[*58] 数千もの遺伝子の差異が、身長や糖尿病の発病の有無、血圧、うつ病などに影響を与えているが、それぞれの遺伝子による影響はごくわずかだ。その一つ一つを異常と呼ぶのは、理に適わない。大うつ病の症例のほとんどを、脳の異常を原因とする病気とみなそうとすること自体が、そもそも見当違いの望みだ。必要なのは、今までとは違う新たなアプローチなのだ。

サイバネティックス

最近は何でもかんでも「サイバー」がつく時代だが、「サイバネティックス」という言葉は、ノーバート・ウィーナーが一九四八年に『サイバネティックス――動物と機械における制御と通信』という名著の中で提唱した、科学的なアプローチを指す。[*59] ウィーナーはこの本で、フィードバック機構が血圧や気分などを安定させる仕組みと、安定化に失敗した場合に訪れる深刻な結果について論じた。フィードバック機構の不全によって引き起こされる精神障害にも、まるまる一章が割かれている。

上司からポジティブなフィードバックをもらえるのは、うれしいものだ。だがサイバネティックスにおける「正《ポジティブ》のフィードバック」は、それとはまったく違うもので、坂を転がり落ちる雪玉や暴走トラックのような、悪循環を指す。認知療法の生みの親であるアーロン・ベックや、その他数人のうつ病の専門家が、正のフィードバック・ループが抑うつの悪化につながる可能性について触れているが[*60]、その実際の仕組みの解明にはまだ多くの研究が必要とされる。正のフィードバック・サイクルは、確かに抑うつを悪化させる。気分が落ち込むと、人は家に帰り、ドアを閉めて、ベッドに潜り込み、電話やメールに応えなくなる。そうやって自ら連絡を絶った結果、やがて誰も自分のことを気にかけていないのだと思い込む。栄養不足と運動不足によって抑うつと孤立はさらに深まり、悪循環が生まれる。

このような現象は現代的な社会のほうが発生しやすいものなのかどうか、考えてみるのは興味深い。大昔には、人はお腹が空けば食べ物を探しに行った。それは結果的に、友達に会ったり、体を動かしたりすることを意味した。今日では、たとえ興味がもてなくても積極的に何かの活動に関わるよう後押しする治療法が、好循環を生むことがある。活動することで気分が良くなり、その結果さらに活動が増える、という前向きなスパイラルが生まれ、回復につながるためだ[*61、62]。

抑うつエピソードが一回起きると、二回目以降のエピソードが起きやすくなる。この現象は、小さな薪を火種として大きな炎が生まれる様子に似ていることから、「キンドリング（燃え上がり）」と呼ばれる[*63]。これは、てんかんの発作が一度起きると、二度目以降の発作が起きやすくなるとされる現象とも関連性がある。抑うつについて言えば、一回目のエピソードの発症には何かしらのライフイベントが関わっている場合がほとんどだ。だが、エピソードを重ねるごとにライフイベントが及ぼす影響は弱くなり、次第に一見何の理由もなく発症するようになる。[*64、65] この現象は、抑うつ状態が脳に何らかの損傷を与え、その結果さらなるエピソードが起きやすくなると考えれば説明がつく。

もう一つ、キンドリングの説明として、都合の悪い環境に適応するためのメカニズムによるものと考えることもできる。例えば、ある人が強烈な不安のエピソードを反復的に繰り返す場合、不安になることで甚大なデメリットを回避できるような危険な環境に、その人が置かれている可能性がある。それと同じように、抑うつエピソードを何度も繰り返すということは、落ち込んだ気分が有利に働くような不都合な社会的環境にあることを示唆しているのかもしれない。辛い時期が続いた後にうつ病が起きやすくなるメカニズムは、もしかすると欠陥ではなく、機能なのかもしれない、ということだ。[*66、67] しかし、ほかの可能性もある。抑うつエピソードは患者の社会的ネットワークを損傷させる。抑うつから回復した後も、重要な目標の達成を阻害するような問題が存在し続け、度重なるエピソードが起きやすくなるのかもしれない。継続して人生に影響を及ぼし続けるような問題は、独立したライフイベントとしては把握されにくい。そのため、実際には一続きの問題が原因となって抑うつエピソードを発症していても、あたかも何の脈絡もなく発症したようにみえる場合もある。患者の妻または夫は、今もアルコール依存症から立ち直れずにいるのかもしれない。あるいは義母が家にとどまって出て行こうとせず、事態は悪化する一方という状況にあるのかもしれない。あるいは、愛する子どもから今も連絡がないままなのかもしれない。

双極性障害

双極性障害の抑うつ状態は、通常のうつ病とは異なる。そして躁状態は、幸福とは大きく異なる。[*68] 双極性障害は、気分の調節システムの根本的な不全によるものだ。正常なシステムは、状況の変化によって気分を上下させ、やがて各個人の基本の設定値に戻す。私たちは、新しい仕事や家、配偶者を獲得できさえすれば、永遠に続く幸せが手に入ると信じて、精一杯努力する。その期待は一時的には叶えられるが、いずれ気分は以前と同じレベルに戻る。自動温度調節器と同じように、「気分調節器」が私たちの気分を設定値付近に保とうとするわけだ。

双極性障害の人は、この気分調節器が壊れてしまっている。新たな機会が訪れると気分が高まるが、その後に下がることがない。代わりに、エネルギーや野心、リスク志向、楽観的なものの見方が強くなり、想像上の未来の成功がさらに壮大な目標に向けてさらなるエネルギーを生み出すという、正のフィードバックの暴走につながっていく。この暴走の頂点である躁病的興奮は、身体的な疲労という側面だけみても命に関わりかねない。通常は、興奮が頂点に至る前に何かしらの過負荷スイッチが入って、モチベーションが突然、完全に消え去る。すると高揚感が抑うつ状態へと急降下して、それがさらなる抑うつ状態を呼ぶ。そして、もっともネガティブなポイントで気分が一定になり、その状態が何週間も、ときには何カ月も続く。まるで調節器の代わりに、「全開の高揚感」と、「モチベーションがゼロ」という二つの状態を切り替えるだけのスイッチが設置されたようなものだ。

最近の自動温度調節器は、室温が一定のポイントを下回ったらボイラーをつけ、設定値に達したら切る、という仕組みにはなっていない。そんなことをしていたら、室温は大きく上下してしまう。ボイラーのスイッチが入っても、空気が温まり始めるまでのあいだ室温は下がり続けるし、切れた後も気温の上昇はしばらく続いて、設定値を上回る結果になるからだ。室温がこのように極端に上下するのを避けるために、温度調節器には「予測機能」が付いていて、室温が設定値に達する数分前にボイラーをつけたり切ったりするようになっている。この予測機能が壊れてしまうと、室温は極端に上下することになる。このような予測機能の故障を例にして、双極性障害を説明することはできるだろうか？　気分の変動が普通よりも大きい「気分循環性障害」ならば、この説明は当てはまる。だが、双極性障害で気分が高揚したり落ち込んだりした状態のままシステムが止まってしまう理由は、このたとえでは説明することはできない。

制御システムを設計するエンジニアたちなら、「双安定系」と呼ばれるシステムについてよく知っているはずだ。双安定系とは、両極端の状態を素早く切り替えるシステムで、中間で止まることは決してない。[*69, 70] もっとも良い例は、電灯のスイッチだ。電灯のスイッチはオンかオフのどちらかであり、中間はない。生物学的なシステムの中にも、双安定のものは多い。例えば、細菌が胞子形成を開始する仕組みのスイッチがいったんオンになると、形成が終わるまでオフにはならない。プロセスを途中で止めることは、命取りになる。もう一つの例が、二つの性の進化だ。一定期間にわたって生き延びられる大きな卵子を作る個体と、高速で泳ぐことができる小さな精子を何百万個も作ることができる個体が、優位性をもつ。中ぐらいの速さで泳ぐ、中ぐらいの大きさの配偶子では、成功の確率が低くなる。そのため、ほとんどの生物種は二つの性をもつに至った。[*71] 双安定系は、機能するためには正のフィードバックが必要であるというところが興味深い。電灯のスイッチがそうであるように、システムが中間点から少しでもずれると正のフィードバックが働き、両極端のどちらかに導く。これは、双極性障害に非常によく似ている。[*72]

自然選択はなぜ、気分の調節システムをこれほどまでに調節異常に対して脆弱なままにしたのだろうか？　先ほども述べた憶測をさらに広げて、気分障害に対する脆弱性は、大きな目標を追求し続けることの適応上の優位性に関係している、と考えることはできないだろうか。野心的な目標追求を促すメカニズムが自然選択によって残されてきたのは、それによって大きなリターンを得た人が一部にいたからかもしれない。この仮説にのっとれば、失敗体験を繰り返しながらも多大な努力を払って大きな目標を追求し続ける人も多くいる、ということの説明がつく。失敗しつつある取り組みから撤退できないという特徴は、双極性障害の人によくみられる。正常な気分の落ち込みが発生しないため、無駄な目標追求から自らを解放できずに、ポジティブな気分が加速していくばかりになるのだ。その結果さらに凄まじい努力を注ぐようになり、いずれはすべてが崩壊して深刻な抑うつへとつながっていく。

野心が適応上の優位性をもたらすという視点は、うつ病や気分変動を理解する助けになるかもしれない。野心とは、名声やお金を求めることだけではない。認められ感謝されたいという欲求も、同じぐらい強い。成果を出すことができると、私たちは満足感を覚える。マスメディアの影響や両親や先生たちからの善意の励ましによってすでに肥大化している野心が、その満足感によって、さらに膨れ上がる。ウィリアム・ジェームズが提唱した「自己評価＝成功／願望」という簡潔な式によって、この問題は適切に捉えられている。[*73]

双極性障害の人は、エピソードの真っ只中にあるとき、自分が感じている両極端な気分は理性的で妥当なものだと思い込む。私は、そのような例を数多く目にしてきた。

ある彫刻家は、自分が編み出した新しい彫刻の手法を学びに何百という生徒が自分のスタジオに詰めかけると確信していた。彼女は貯金をすべてつぎ込んでスタジオを借りたが、設備を整えるためのお金を銀行から借りようとして断られ、怒り狂った。

ある起業家は夜中に目を覚まし、空き店舗を高級レストランに改造して、そこから大々的にチェーン展開をしようと思いついた。手始めにセレブリティーの空港送迎のためにベンツを買ったはいいが、何人ものシェフに話をもちかけては断られ、憤りと不安を募らせていった。

ある大学教授は、自分の考えた新しい手法を使えば株式市場を予測できると確信し、妻の反対を押し切って家を売り、株式売買のための現金を手にした。大損が続くと、競争相手が自分の数式を盗んで市場を操作したのだと言い張った。

通常なら、目標達成において問題が発生したり、なかなか前進できなかったりすると、気分が落ち込み、その結果努力を制限してほかの選択肢を探るようになる。しかし躁状態だと、このシステムが起動しない。代わりに、重大な失敗をおかした結果さらに壮大な目標をもつに至り、それを達成するために凄まじい努力を注ぐようになる。困難を前にしても諦めない粘り強さは、一般的には賞賛されることが多いが、目も当てられないほどの大失敗につながる可能性もある。そのような失敗を経験すると、双極性障害をもつ多くの人は、自分には価値がなく、未来もないのだと思い込む。先述の彫刻家は、自分は詐欺師で何の才能もなく、いずれはホームレスになると言ってベッドから出ようとしなくなった。起業家は車を銀行に差し押さえられ、自分はどんな仕事にも就くことはできないという考えを何度も反すうするようになった。大学教授は入院させられ、その数日後に抑うつ状態に陥った。双極性障害の人の気分の調節システムは故障していて、躁エピソードやうつエピソードのあいだに発生した損害から、生活に支障をきたすことも多い。

双極性障害が明確な一つの病気であればわかりやすいのだが、その境界線は曖昧で、多くのサブタイプがある。一型は、深刻な抑うつエピソードと躁エピソードを繰り返す障害で、世界の全人口における有病率は約一パーセントだ。しかし、双極性障害のスペクトラムを広くとり、躁状態が比較的軽度なパターンも含めると、その割合は五パーセントまで上がる。[*74] さらに、大うつ病の診断を受けている患者のうち、三一パーセントが軽度の躁症状を経験していることもわかっている。[*75]

双極性障害は、いつ発症するか予測が難しい。いったんエピソードが始まると数週間から数カ月続き、各エピソードは躁が約一〇パーセント、抑うつが約四〇パーセント、中間の気分が約五〇パーセントを占める。[*76] もっとも難しいのが、抑うつと躁が同時にやってくる「混合状態」と呼ばれる状態だ。このような状態があることから、高揚した気分と落ち込んだ気分は一本の線の両極端ではなく、同時に存在し得るものであるとわかる。

不良遺伝子のせい?

双極性障害になるかどうかは、ほとんど完全に遺伝的変異によって決まる。双極性障害に対する疾患脆弱性の八〇パーセント以上を、遺伝的変異が占めているのだ。一卵性双生児の場合、双子の片方が双極性障害なら、もう片方が罹患する確率はその他の人の四三倍となる。[*77] このような遺伝的な影響の強さを考えると、原因となる対立遺伝子の同定は可能であるように思える。しかし、ほかの遺伝的な病気と同じく、双極性障害に有意な影響をもつ共有の対立遺伝子は見つかっていない。

これは実に残念なことだ。しかし、うつ病の対立遺伝子の探求に比べると、状況はいくらか明るい。双極性障害の発症率が高い家族の遺伝子を調べた結果、罹患者だけがＤＮＡの特定の部分がいくつも大きく欠けていたり、重複したりしていたことがわかったのだ。[*78] このような部分は、ゲノム全体に散らばっている。その一つ一つの機能を追跡していくことができれば、双極性障害を引き起こす鍵となる遺伝子や脳の回路を突き止められるかもしれない。

「有機的な複雑さ」という現実

ここでもう一度、温度調節器と気分調節器に話を戻そう。私たち人間には、一つの問題だけにものごとの原因を見いだそうとする傾向があり、気分障害を解明しようとする試みにはこの傾向が如実に現れる。確かに、うつ病の原因が主に遺伝子や人格、またはライフイベントだけにあると考えれば、問題が扱いやすくなるように感じる。しかし実際のところ気分障害は、複数の原因があるだけでなく、問題が複雑に絡み合い、人によってさまざまな異なる経路を経て、さらには同じ個人であってもそのときによって異なる経路を経て、発症に至るものだ。

この複雑な現実に対する認識は、徐々に広まりつつある。精神科医のケネス・ケンドラーはその思慮に富む論文の中で、うつ病の原因を「まだら模様」と描写し、遺伝子から文化に至るまで一一項目から成る原因のカテゴリーを提示した。ケンドラーは、「心と脳」などの「相互補強的な二項対立」が、「我々の分野に有害な影響を与えてきた」とし、このような二項対立的なアプローチでは、さまざまな研究で得られる結果を説明できないとした。そして、「精神疾患の原因はまだら模様であり、複数のカテゴリーにわたって広がっている。我々はデカルト哲学的な、そしてコンピューターの機能をベースとした二項対立を捨てるべきだ。このような二項対立は科学的に不適切であり、精神疾患に関する多様な情報を総合的に捉える我々の能力を阻害するものだからだ」と主張した。[*79]

特定の症状の特定の原因を見つけようとする代わりに、なぜ私たちに備わっている気分調節システムはこれほど不安定なのか、という視点に戻ろう。私はこれまで、高揚した気分や落ち込んだ気分が、好都合な状況や不都合な状況において何かしらの役割を果たしていると強調してきた。そして、達成できる見込みのない目標を追いかけ続けることによって落ち込んだ気分が悪化し、うつ病に至ってしまう仕組みを説明した。しかし、これは全体像のほんの一部に過ぎない。ときには目標追求とは関係なく、ただ単に人生に何かが欠けているだけの場合もある。[*80] あるいは、希望のもてない欲望によってうつ病が引き起こされる場合もある。私たちの欲望は、自然選択によって形づくられている。食べることをやめるわけにはいかないのと同じように、欲望をもつのを簡単にやめることはできない。うつ病を本質的に克服しようとするのならば、社会を変革して全員に機会が行き渡るようにするか、あるいは脳と心を操作して欲望をコントロールする必要があるだろう。しかし自然選択は私たちのずっと先をいっており、欲望と不満足感をコントロールする術をすでにつくり上げた。それが、抑圧と無意識的防衛だ。これについては、第一〇章で取り上げる。

新たな知見を、どう役立てるか

落ち込んだ気分は、精神的な痛みであり、うつ病は、精神の慢性的な痛みである。うつ病の評価と治療においては、このことを念頭に置くべきだ。最初のステップは、苦痛を引き起こしている特定の原因が存在するのかどうかの特定だ。これを調べていくと、達成不可能な目標を諦められないことが原因になっている場合がよくあることがわかる。そしてそのような問題の多くは、私の元同僚であるジョン・クロスとメルヴィン・ガイヤーが著した興味深い本の題名でもある、「社会的トラップ（Social Trap）」によって引き起こされていることが多い。[*81] 大学院課程の修了まで残り一年を切ったある女子学生は、二〇万ドルの借金を抱えていて、学費も家賃も払うことができず、これ以上の借金もできない状態に陥っていた。ある政治家は、昔の愛人から写真を盾にお金を脅し取られていた。要求される金額は、日を追うごとに増え続けていた。あるアーティストは、浮気が絶えない夫との離婚を望んでいた。だが、離婚をすれば自分で仕事を見つけ、今使っているスタジオを手放さなくてはならなくなる。このように、社会生活は多くの罠を作り出す。そしてそこから逃げ出すには、多くの犠牲を伴う。

あなたは、沼の中を歩いたことはあるだろうか。沼のところどころに点在する小さな草地に慎重に足を乗せながら、常に次の一歩を踏み出すための新たな草地を探し続ける。ある時点で、足を乗せた草地が沈み始め、臭い匂いを放つ泥に足が沈み始める。周囲を見回しても逃げ場はなく、向こう岸にたどり着くには沼の中に踏み出して膝まで泥に埋まるほか選択肢はない。人生も、これと同じように感じられることがある。うつ病患者は、自分が小さな草地に乗ったまま沈んでいくような気分を味わう。泥の中に次の一歩を踏み出すのが怖いのだ。そしてその恐れは、往々にして理に適っている。ほかに行く当てもなく仕事を辞めたり離婚をしたりしては、事態をさらに悪いものにしかねない。うつ病治療の目的のうち、大きな部分を占めるのは、患者が勇気を振り絞って新しい変化を起こす手助けをし、沼地を抜け出す手がかりとなる小さな草地を見つけやすくしてあげることだ。

落ち込んだ気分は何かしらの役割をもつ反応であり、うつ病はそれが過剰な形で現れたものであるという理解をもつと、うつ病の治療に新たなアプローチをもって臨むことができる。うつ病は、その人を取り巻く状況と、状況に対する見方と、脳の状態によって引き起こされる。そして、状況も、状況に対する見方も、脳の状態も、治療によって変えることができるものだ。しかし、この三つの要素は複雑に絡み合っているので、そのうち一つだけに対応していたのでは、その他多くの治療の可能性を見落としてしまうことになる。

この考え方は、抗うつ薬の効果の仕組みを理解するうえでも助けになる。抗うつ薬が「神経伝達物質のバランスの乱れ」を正常化するという考え方は魅力的に聞こえるし、投薬による治療を正当化する根拠にもなる。しかし実際には、特定の神経伝達物質の異常がうつ病に関連していることを示すエビデンスは存在しない。むしろ、抗うつ薬の効果は身体的な痛みに鎮痛剤が及ぼす作用と同じものだと考える方が妥当だ。つまり、正常な反応システムを阻害するのだ。それぞれ異なる神経伝達物質に影響を及ぼす複数の抗うつ薬が、一様に効果があることを不思議に思う人もいる。だがこれは、謎でもなんでもない。アスピリンもアセトアミノフェンもイブプロフェンもモルヒネも、それぞれ痛みの調節メカニズムの微妙に異なる部分に働きかける。抗うつ薬も、同じように気分の調節システムの異なる部分に働きかけるのだ。抗うつ薬と鎮痛剤の共通点は、ほかにもある。精神的な痛みの緩和のために私たちが講じる対策と、身体的な痛みの緩和のための対策の有効性は、ほぼ同じ程度だ。その効き目は小さいか中程度であり、通常は副作用と離脱症状［依存性のある薬物などの反復使用を、中止したり減量した際に起こる症状］のリスクを伴う。しかしそれを加味しても、どちらも人類に計り知れないほどの恩恵をもたらした。

達成不可能な目標と、抗うつ薬がモチベーションに対して及ぼす影響とのあいだには、関連があるかもしれない。抗うつ薬には、モチベーションのシステムを阻害し、あらゆることがそれほど重要ではないように感じさせる作用があると考えられている。抗うつ薬を服用する人は、壮大な野心から目が覚め、人を喜ばせることがそれほど重要には思えなくなる。セロトニンに影響するタイプの抗うつ薬を服用すると、半数以上の患者が性欲の減退や、オーガズムの遅れまたは欠如を経験する。*82、83 性欲の減退が大きい患者は気分障害の緩和の程度も大きいのかどうか調べてみることができれば、非常に興味深い結果が得られるだろう。

私が担当したある大学教授は、春ごろに抗うつ薬の服用を開始し、中等度だったうつ病の症状が大きく改善した。再診のために秋に訪れたときには、大学で教える仕事でストレスを感じなくなったと報告してくれた。しかし、一二月になって再び診察を受けた彼女は、気分は問題ないが仕事を失いかけていると打ち明けた。仕事のことで悩まなくなった結果、今学期に入って学生から提出された論文や試験を、一切採点していないというのだ。この患者は結局、抗うつ薬をやめる決断をした。

認知療法と行動療法についても、同じく示唆を得ることができる。自分が置かれた状況の意味を捉え直すことが、どんな治療よりも大きな効果をもつ場合は多い。妻や夫が何の説明もなく出て行った、という状況は、嘆きと絶望のもとにもなり得るが、思いやりがなく信頼できないパートナーとの関係から抜け出す素晴らしい機会として捉えることもできる。認知療法の新たなアプローチでは、ある特定の状況に関する歪んだ理解を正すだけでなく、気分の調節システム全体や、人生において追求する価値があるものについての思考の歪みを正し、「メタ視点をもつ」ことを目指している。[*84] 英国の心理学者、ポール・ギルバートを始め、洗練された進化的視点から、このような療法をより効果的に行うための方法について書いている人もいる。[*85~87]

個人の特徴は、本当に関係ないのか

精神疾患の原因を個人の特徴に見いだそうとする傾向は、心理学的アプローチにおいても神経学的アプローチにおいても広くみられる。私は、このような傾向に対する反論として、状況がもつ重要性を強調してきた。しかし、精神疾患の現れ方が個人によって非常に大きく異なるのも事実だ。このような違いが、もって生まれた要因によるものなのか、あるいは経験によるものなのかという問いは、「生得なのか習得なのか」という果てのない論争の焦点となる。このうち生得的な側面は、近代の精神医学の基盤である神経科学的枠組みの基礎となる部分であるため、これまでも大いに注目を浴びてきた。一方で、ネグレクトや虐待などの幼少期の過酷な体験が人生においていかに悪影響を及ぼし得るかについても、膨大な量の研究がなされている。[*88~93]

数多くの治療家たちが、このような体験をした人たちが傷を乗り越えられるように、あるいは少なくとも、その影響とうまく付き合っていけるように、力を注いでいる。そしてそのような治療が、驚くほど大きな効果を生むこともある。私も精神科医として駆け出しのころ、何時間も費やして、過去の体験が患者個々人の人格にどのような影響を与え、問題に対する脆弱性を生んでいるのか突き止めようとした。そして、そこから大きな気づきが生まれたこともある。深く尊敬していた母親が、実は自分をさりげなく批判し続けていたことに気づいた女性もいた。両親の離婚の原因は自分にあると思い込んでいた患者が、実は自分は一切関係なかったことに気づいたケースもあった。あるいは、父親との性的な体験の記憶に罪悪感を抱き続けていた女性が、責められるべきは自分ではなく、父親だったと気づいた例もあった。

この本では、精神疾患に対する現在の状況による影響を重点的に論じている。だが、幼少期の経験が与える影響が大きいことも確かであり、同様に重要だ。そして、そのような影響がどの程度までが何かしらの機能を果たし、どの程度までが適応のためのシステムの副産物に過ぎないのかについても、さらなる研究によって解明していく必要がある。さらに、経験からくる影響というものはどの程度神経内分泌メカニズムを通して受けるもので、どの程度他人や自分に対する信念を通して受けるものなのかも、究明される必要がある。そしてもちろん、幼少期の体験と生得的な側面とが影響し合って、ある種の状況が起きやすくなるという点も見落としてはならない。幼少期の体験が精神的な問題に与える影響について、これまでにわかっている内容を見直しつつ今後解明すべき点を整理することは、本書の扱う範囲を大きく超えた非常に重要な課題である。

iii

社会生活の喜びと危険

8

個人をどう理解すべきか

おそらく、社会科学という学術分野が直面する最大の問題は、何であれ測定可能なものは研究において重要でないことが多く、本当に関連性があるものは測定不能であるということだ。[*1]

——ジョージ・ヴァイヤン、二〇一二年

一九九〇年代、私は毎週火曜日に、精神医学の二つの異なるアプローチを身をもって体験していた。それは、苦しくも学ぶところの多い経験だった。午前中はミシガン大学社会研究所（Institute for Social Research）で、スプレッドシートに並ぶ数字とじっくり向き合った。私たちは、年齢、性別、収入、抑うつ症状など、いくつもの項目について、何千人という人から集めた詳細なデータを手にしていた。このデータを使って、どのような人がうつ病になるのか予測することが、研究の目的だった。

この取り組みでは、いくつかの大きな発見が得られた。うつ病の罹患率は、グループによって異なっていた。例えば、若年期にうつ病になる女性の数は、男性の二倍であることがわかった。さらに、それよりは影響は小さいものの、ほかにも何十という因子が見つかった。子どもの数、子どもの年齢、教会での礼拝への出席率、体重、人種、若いうちに親を亡くした経験の有無、過去一年以内に起きた深刻なライフイベントの数などだ。この研究の過程で、私たちは数々の興味深い統計上の難問に直面した。データのもととなる人はすべて、複数の異なるグループに重複して該当していたからだ。例えば、健康上の問題がある人は、年配者で、独身で、薬物治療を受けていることが多く、教会に行く手立てがない場合が多かった。これらの要因は、それぞれがうつ病の発症や症状に影響するというだけではなく、要因同士も互いに影響し合うため、何が何を引き起こしているのか、その因果関係を割り出すのは非常に難しい作業だった。

正午になると、私は数ブロック先にある精神科のクリニックに歩いて行き、患者の診察と研修医の指導にあたった。午前中の作業から午後の仕事への切り替えは、大きな苦痛を伴った。グループに分けられた人々のデータを整然と一般化していく作業から一転、午後になると、肥満気味でくすんだ黄色がかった白髪の、五五歳の女性患者を前にすることになる。患者の名前はHさんとしよう。彼女は絶望して泣きながら、夫が自死したのは自分が彼の自殺予告を真に受けなかったせいだから、自分も同じように死のうと思う、と私に告げる。別の患者のJさんは、上司を見るたびに心臓が止まる気がすると訴える。彼は上司が自分をクビにしようとしていると信じていて、心臓の問題とうつ病に対する障害者保障を受給したいと主張している。Kさんは、園芸クラブの会長にほかの女性が選ばれて以来、家にこもって電話にも出ず、何もする気が起きずにいる。会長にはKさんが選ばれる見通しだったのに、選挙直前に悪意のこもった噂を立てられて戦況が逆転したという。Lさんは三五歳の事務マネージャーで、過去一〇年にわたってうつ病の治療を受けているが、今月に入って症状が悪化した。原因はほぼ確実に、Lさんが再び出会いを探すと決めて、オーガズムを阻害するからという理由で薬を飲むのをやめたことだった。あるいは、最近付き合い始めた不倫相手が、前の彼よりももっとひどく自分を傷つけるかもしれないと直感的に感じていて、それが症状の悪化を引き起こしていたのかもしれない。

診療時間が終わると、クリニックの医師と看護師、心理療法士、ソーシャルワーカーが集まって、その日の症例について話し合った。そこで用いられる患者のデータの項目は、私が午前中に統計分析のために用いていたのと同じものだった。各患者の性別、年齢、配偶者の有無、就業の状況、健康状態などだ。だが私たちは毎日の会議で、それらのデータを使って各患者のうつ病の直接の原因を突き止めようとしたわけでは決してなかった。代わりに、患者が話してくれたことをつなぎ合わせて、それぞれが問題をもつに至った経緯を描写するストーリーを紡ごうとした。

例えばこれは、Dさんという患者についての記録だ。

Dさんは四五歳の白人既婚女性で、保険エージェントとして働いている。一〇代の子どもが二人おり、夫はエンジニアである。不安と軽度のネガティブな気分の兆候は昔からみられたが、過去六カ月で症状が悪化した。週に一度か二度、主に夜になると、特に思い当たる理由もないのに涙が止まらなくなるという。ハミルトンうつ病評価尺度のスコアは二二で、中等度。最近は週に何度か朝四時に目が覚めるが、そのうち二回に一回はまた眠りに落ちることができる。食欲が増し、体重が四・五キロ増えた。ほぼ常に倦怠感を感じる。自殺念慮はないが、希望が感じられず、普段やっていた活動にも興味がもてないという。昔は地域グループに積極的に関わっていたが、ここ数カ月間は参加していない。母親も慢性的な不安傾向があった。父親はアルコール依存症で、うつ病を何度か発症していた可能性もある。母親からはよく批判されたが、虐待された記憶はないという。健康状態はおおむね良好だが、高血圧と、原因不明の慢性的な腰の痛みがある。お酒は時々飲む程度だという。高血圧剤とイブプロフェンのほか、必要に応じて麻薬性鎮痛剤を服用している。また睡眠薬としてジアゼパムを週に三回ほど服用している。夫は子どもの学費のために二つの仕事をかけもちしている。娘は学校で良い成績を収めているが、Dさんは息子のことを心配している。息子は六カ月前に未成年飲酒で逮捕されたが、今のところ六月に高校を卒業できる見込みだ。Dさんの診断名は大うつ病、結婚生活と家族の問題、慢性痛。薬物乱用の可能性あり。

この短い症例報告には、Dさんの診療記録に含まれるデータの大部分が記述されている。だが、何が彼女のうつ病発症の引き金になったのかは、ここからはほとんどわからない。

さらに質問を重ねた結果、Dさんは、ある日の夫との喧嘩の後に症状が悪化したことを打ち明けた。夫はDさんのことを、「ゴロゴロしてばかりで子どもをまったく監督できていない」と批判した。Dさんが堪え切れずに泣き始めると、夫はドアを叩きつけるように閉めて家を出て行った。翌日夫から電話があり、出張でしばらく帰らないと告げられた。Dさんは夫がほかの女性と一緒にいるのではないかと疑っているが、真相は知りたくないと言う。とはいえ、夫の不倫相手は誰なのか、自分と別れるつもりなのか、そうなったらどうすればいいのかと一日中考えて過ごしてしまう。夫を問い詰めようにも、離婚を突きつけられ、親権のために息子の飲酒の責任を追及されるのが怖くてできずにいる。

このような胸の痛む話を聞くと、数字が整然と並んだ統計モデルが冷たく空っぽなもののように思えた。カルテに記載される臨床報告でさえ、患者の問題の核心を明らかにできないことは多い。クリニックでの毎日のミーティングで私たちが描き出すストーリーからは、問題の本質がみえたように思えたが、それも本当に正しいのかどうかはわからなかった。

そのころの私は、毎週火曜日の夜はフラフラになって帰宅し、強いお酒を飲みたい気持ちによくかられていた。午前中は研究者として、うつ病になる人たちとそうでない人たちはどう違うのかを突き止めようとしていた。午後は臨床医として、午前中の研究のことはいったんすべて忘れ、同僚たちとともに患者個々人に起きる固有の出来事をつなぎ合わせ、その人がうつ病になった経緯を説明できるようなストーリーを描こうと努めた。だがどちらのアプローチも、それ自体だけでは完全な答えをもたらしてはくれなかった。

二つのアプローチ

私のこのような混乱を和らげてくれたのが、インターネットで見つけた非常に古い記事だった。一八九四年五月、哲学者のヴィルヘルム・ヴィンデルバントがストラスブール大学の第二七三期の入学生に学長祝辞を贈った。[*2] ヴィンデルバントは、米国の大学の入学式で学長がよくやるような、大学自慢はしなかった。スポーツチームの話も、多額寄付者への謝辞すらなかった。代わりに彼は、簡潔なスピーチの中で、二つの異なる種類の説明方法について、その重要な違いを明らかにし、解説してみせた。二種類の説明のうち一つ目は、例えば万有引力の法則や経済の法則など、どんな場合も常に真である一般法則に基づいて行われる説明だ。そしてもう一つは、出来事の歴史的な経緯をたどり、特定の何かが現在の形をとるに至った過程を説明するものだ。月がどのようにしてできたか、あるいは米国がいかにして国家となったかの説明などが、この二つ目のアプローチにあたる。

ヴィンデルバントはこの二つの説明の方法に、立派な名前をつけた。常に真である一般法則に基づく説明は、「法則定立的（nomothetic）説明」（“nomos”は「法」、“thetic”は「命題」を意味する）、一度きりしか起きない歴史的な一連の出来事に基づく説明は「個性記述的（idiographic）説明」（“ideo”は「特定的な個々の出来事」、“graphic”は「記述」を意味する）だ。前者を一般論、後者を物語《ナラティブ》と呼んでもいいが、「法則定立的」および「個性記述的」という言葉は実によくできた専門用語だ。

私は毎週火曜日の午前中、そうとは知らずに法則定立的なアプローチを用いて、人々を複数のグループに分けて大量のデータを集め、そこからうつ病の原因に関する一般法則を導き出そうとする試みを行っていった。そして午後には、個性記述的なアプローチで、いかにして一連の固有の出来事が特定の症状を呈する個人の状態へとつながったのかを理解しようとしていた。私が感じていた混乱は、法則定立的アプローチと個性記述的アプローチが別のものだと理解していなかったことにより生じていたのだ。

一八九九年、ヒューゴ・ミュンスターバーグが行った米国心理学会の会長選挙演説の中で、この二つのアプローチの区別が米国で初めて紹介された。[*3] しかしこの区別が広く知られるようになったのはミュンスターバーグのもとで学び、近代的な社会心理学の父と呼ばれるようになったゴードン・オールポートが、著作『パーソナリティ：心理学的解釈』(新曜社、1982年)を出版した一九三七年より後のことだった。オールポートはこの二つのアプローチの統合を唱えたが、基本的には個性記述的なアプローチを「個人の科学」と呼んで推奨したことで知られるようになった。オールポートは、このように書いている。

心理学はこれまで、完全に法則定立的な学問分野であろうとしてきた。歴史や伝記、文学などの個性記述的な科学分野は(中略)、自然界または社会における特定の出来事を理解しようと努めてきた。個人の心理学は、本質的に、個性記述的なものであるはずだ。[*4]

個性記述的な説明は現代の人文学における基礎となるもので、心理学と社会学の世界では「定性調査」として今も息づいている。しかし精神医学においては、個人のナラティブは忘れ去られている。それだけではない。このようなアプローチは、医師たちが集まって症例を話し合うような場面では長きにわたって使われているにもかかわらず、公には積極的に排除されてきた。症例研究の掲載を受け付けていない学術誌も多い。法則定立的なアプローチを、客観的な定義や定量化の可能な変数、再現可能な実験、統計的な一般化、そして多額の助成金などによって成功を収めた兄とするなら、個性記述的な説明はわがままで恥さらしな弟のようなものだ。

臨床医の中には、個人的な話をあえて聞こうとしない人もいる。リストに載っている症状があるかどうかを尋ねて、患者を診断カテゴリーに当てはめ、その診断において効果が確認されている治療法を勧める。このような法則定立的なアプローチは時間も労力もかからないし、患者との個人的な関係性の構築から生まれる感情的な関わりも少なくすむ。夜中に電話がかかってくることも少なくなる。その一方で、それぞれの患者がどうやって固有の問題をもつに至ったかを理解しようとする医者もいる。以下に、各個人のうつ病を説明するために、動機や戦略、出来事をつなぎ合わせて描かれる個性記述的なナラティブの例をいくつか挙げる。

Wさんは中年の女性で、うつ病の強い家族歴と、長年にわたる気分変調症および全般性不安障害の病歴がある。過去六カ月間にわたって抑うつ症状が出ており、仕事にもセックスにも興味がもてなくなった。子どものことだけは今も大切に感じるが、Wさんが引きこもりがちになるにつれて子どもたちは前よりも手がかかるようになってきた。夫はどうすればWさんの力になれるかわからず、夫婦間の距離は開きつつある。

Xさんは、自分が幼いころに家族を捨てた父親への怒りを抱え続けている。母親はXさんを一人で育てたが、仕事で外に出ていることが多く、家にいるあいだは抑うつ状態だった。Xさんは男性全般に怒りと恨みをもち続けており、夫が一週間の出張に出るときは抑うつ状態に陥る。

Yさんは慢性的な睡眠障害を抱えている。主な原因は慢性的な痛みによるものだが、不安もみられる。一〇年ほど前から、睡眠のために抗不安薬のベンゾジアゼピンを服用しており、今では服用しないと熟睡できないという。薬の効き目を高めるために、夜にお酒を一杯飲むこともある。朝起きるのが辛く、一日中疲れを感じ、仕事中に居眠りをして問題になることもある。夫はYさんが十分に家事をせず、子どもたちの世話をしていないと言って非難するという。

Zさんは、これまで自分の人生を子どもたちに捧げてきた。夫はその様子に戸惑い、自分だけが仲間はずれのように感じていた。Zさんは長いあいだその状態に満足していたが、子どもたちは成長するにつれて問題を起こすようになり、Zさんに悩みを話すのを嫌がるようになった。夫とのあいだには何年も前から距離を感じているが、それより子どもが深刻な問題に巻き込まれそうになりつつも自分から離れて行こうとしていることに、心細さと絶望感を覚えている。

おそらくすでに気づかれたと思うが、この四つのナラティブはすべて同じ人物――この章の冒頭に登場したDさんに関するものだ。Dさんに関する合計五つの説明は、どれももっともらしく聞こえる。どれをとっても、例えば症例報告会で著名な教授が発表すれば、説得力のある説明のように思えるだろう。これが、大きな問題なのだ。真実とそうでないものを見分ける方法がない限り、それは科学とは呼べないからだ。だが、そのような方法は存在していない。では、どうすればいいのだろう？

一つのアプローチとしてあり得るのは、それぞれのナラティブを仮説として捉え、そのうちどれがもっともよくエビデンスに合致するかを検証する、というものだ。この検証は、おそらく興味深いものになるだろう。だが、一つのストーリーだけが完全に正しいということはあり得ないし、それぞれのストーリーで強調されている要素は、どれもDさんの症状に関連性がある。では、これらすべてを混ぜ合わせれば、完璧な説明ということになるのだろうか。答えはノーだ。これらの要素の中には重要度が高いものもあれば低いものもあるし、一つ一つのストーリーから読み取られる因果関係は、互いに異なるものだからだ。

個性記述的な説明が、科学的でないというわけではない。それどころか、天文学や地質学などの分野では日常的に使われている。宇宙学では、恒星やブラックホールを説明するためには物理の法則を用いるが、特定の青色矮星や赤色巨星の成り立ちを説明するためには、その特定の恒星が成長から衰退、そして死に向かう一連の出来事を知る必要がある。万有引力の法則は、月の成り立ちを説明するうえで必要だが、ある特定の衛星がどうやって誕生するのかを完全に説明するには不十分だ。地球の衛星である月は、宇宙の塵が集まって誕生した可能性もあるし、小天体（テイア）が地球の引力に捕らえられて誕生した可能性もある。だが、火星と同じサイズの小天体が約四五億年前に地球に衝突し、そのときに飛び散った地球の破片が月になったことを示す有力なエビデンスもある。[*5]

地質学でも、個性記述的な説明は日常的に使われる。ある谷がどのように形成されたかを説明するには、万有引力の法則、水理学、気候学をある特定の場所で起こった一連の出来事に当てはめることが必要になる。氷河運動によって生まれた谷もあれば、侵食によってできたものもあるし、大陸プレートの移動によってできたものもある。それぞれの谷に特有の経緯があり、一つの谷の形成に複数の原因が絡んでいることもある。

ところが残念ながら、心理学において個性記述的な説明を行うことは、宇宙学や地質学よりもやっかいだ。行動の法則は万有引力の法則のようにはっきりはしていないし、人が自らの環境を選び、作り上げる過程では、複数の要素が互いに影響し合うからだ。もちろん、一般法則の中にも心理学において有用なものがある。ジェーン・オースティンの『高慢と偏見』の冒頭にある有名な文章は、その例として挙げられることが多い。「財産のある独身の男性ならば、その人は必ずや妻を求めているはずというのが、誰もが認めるところの真実である」。だが、この「財産のある独身の男性」ことビングリーは、ひょっとすると同性愛者かもしれないし、女性嫌いの嫌な男、もしくは、孤独を愛する学者かもしれず、妻を娶ることにまったく興味がないかもしれない。個人の情動や行動を予測できるようになるためには、個人の個性記述的な要素を法則定立的な枠組みに統合した手法が必要となる。そのための完璧な方法は今のところ存在しないが、情動を進化的な視点から検証することは、間違いなく良い方法だ。だがここではまず、標準的なアプローチをみてみよう。

ストレスの研究

精神医学の研究では、通常、病気になる人とならない人がいる理由を法則定立的な一般化によって突き止めようとする。ストレスは重要な要因として認識されているが、主に研究の対象となっているのは、ストレスの影響を受けやすい人はそうでない人と何が違うのか、という点だ。遺伝子なのか、脳内神経物質なのか、幼少期の体験なのか、トラウマとなるような経験なのか、人格なのか、あるいは考え方の癖なのだろうか。このようなアプローチをコインの片面とすれば、反対側にあたるのは、ストレスに対して「レジリエント（耐性がある）」で、過酷な体験をしても前進し続ける人たちがもつ特徴に注目することだ。このような考え方には、ストレスに影響を受けやすい人には何らかの問題があり、彼らをよりレジリエントに変化させていくことが望ましい、という視点が潜んでいる。いずれにしても、ここで注目されているのは個人の特徴だけだ。では、状況が及ぼす影響はどうだろう。

症状の発症に状況が与える影響は、ストレスという一言に単純化されがちだ。そしてストレスは通常、ライフイベントに関連づけて測られる。このやり方では、各個人がライフイベントに与える主観的な解釈が症状の発症にどのように影響を与えるかは見落とされてしまうものの、ややこしい問題は避けることができる。不安障害やうつ病の患者に原因となった出来事を尋ねると、虐待や、誰かに見捨てられた経験、襲われた経験など、実に多種多様で過酷なライフイベントのストーリーが返ってくる。ライフイベントがどれだけ過酷なら、症状を引き起こすのに十分とみなされるのだろう？　そして、ライフイベントは、どうやって数えればいいのだろう？

精神科医のトーマス・ホームズとリチャード・レイは、一九六〇年代にライフイベント研究の新時代を到来させた。ホームズとレイが率いるグループは、米国の精神医学の父であるアドルフ・マイヤーの下で、主要なライフイベントの日付と、対応する症状とを記載したライフ・チャートを作成していた。しかしこのようなデータは、研究で用いるには不便だった。そこで二人は、四三種類のライフイベントの一覧を患者に渡し、経験したことがあるものにチェックマークを入れるように頼んだ。その結果、チェックの入ったライフイベントの数を数えるだけで、たとえ感染症にかかった経験からだけでも、発症を予測できることがわかった。[*6] この「最近起きた出来事の一覧（Schedule of Recent Experience）」［このリストを用いたストレス測定尺度が、「社会的最適応評価尺度（ＳＲＲＳ）」である］と呼ばれるリストは、客観的な出来事を定量化することによって研究に急速な進展をもたらし、何百という論文を生み出した。

しかしライフイベントというものは、起きたか起きなかったかだけの問題ではない。ロンドンの研究者であるジョージ・ブラウンとティリル・ハリスは詳細を把握するために、「ライフイベントと困難度の尺度（Life Events and Difficulties Scale）」を作った。[*7] この尺度を使った調査は、実施に何時間もかかり、使い方も数週間かけて習得する必要がある。各面談の結果は文字起こしされた後、患者と面識がないチームによってコード化される。最後に、それぞれのライフイベントが「深刻」か否かの判断が下される。この非常に手のかかる手法を、ロンドンに住む四五八人の女性を対象に実施したところ、いくつかの明確な成果が得られた。本書の第六章に挙げたような要因に加えて、パートナーからの支援などの要因が、症状の発症を抑制する強い力をもつことがわかったのだ。この研究は素晴らしい成果を出したが、手法そのものは適用が困難であるため、ほとんど利用されていない。

生活上のストレスを測定する方法は、その後着実に進化を遂げてきたが[*8、9]、まだまだ課題は山積している[*10]。長時間にわたる面談はコストがかかるため、ほとんどの研究ではチェックリストが用いられている。しかし何よりも、「ストレス」という考え方自体に大きな問題がある。この単語は、ストレスがあたかも一つのものであるような誤解を与える。そしてこの誤解をさらに増幅させているのが、ストレスのレベルをストレス・ホルモンの値で測ろうとする傾向だ。それぞれの個人の動機付け構造の中で起きている問題を、「ストレス」のレベルを測った数字に落とし込もうとすることは、脳で起きるすべての変化を「脳活動のレベル」という単一の測定項目に落とし込もうとするようなものだ。

ストレッサーの質に注目する研究も、出てきてはいる。例えば、恥や泥沼化につながるようなライフイベントは、先述のとおり、特にうつ病を引き起こしやすいことがわかっている[*11、12]。しかし、情動はライフイベントから発生するのではない。情動は、ライフイベントが起きたときに、それが自分の目標達成能力について意味するところに本人が与える解釈から生まれるのだ[*13〜15]。

進化と、個人の理解

進化的なアプローチでは、人間が共通してもつ本性を一般論化して考えることが重要視される、と考える人もいるが、実際にはその逆で、多様性の認識が求められる。多様性は、そもそも生物に内在する本質であり、いわゆる「正常な」遺伝子や脳、人格といったものは、ただの一つも存在しないのだ。進化と人間の本性に関する論争は、何十年にもわたって交わされてきた。自然選択は、「人類には普遍的本性がある」という考えを裏付けるような、全人類に共通する核となる性質を形づくったのだろうか？　それとも、人々や文化が非常に多様である以上、人間には共通する本性があるという考え自体が空虚なものなのだろうか？

私たちは、共通の目標を追求する。食料、友達、セックス、安全、地位、そして何よりも、子孫——健康で幸せで、いずれは彼ら自身も繁殖するであろう子孫たちだ。しかし、目標の優先順位を決めるやり方は人によって異なるし、目標追求の方法も異なる。ジョンは名声と尊敬を得ることに全精力をつぎ込み、デートは一切しない。メアリーは子どもに全身全霊を捧げる。ジャックは外見の魅力を増すことにエネルギーのほとんどを費やす。サリーはお金持ちになることに夢中で、その目標を達成しつつあるが、友達や家族、愛情、健康を犠牲にしている。ドナは週に七〇時間働いている。そのうち半分は自分の仕事、半分は年老いた母親の介護のためだ。サムは毎日ゴルフを一八ホールプレイし、夜はその日のゲームの話をして過ごす。レイチェルは教会での宣教活動に熱中し、自分が信仰によって得ることができた平安と意義を、ほかの人たちにも伝えたいと願っている。

私たちの多くは、さまざまな目標追求のプロジェクトに割くリソースを配分し、ある程度バランスの取れた生活を送ろうとする。すべてをやり遂げるのに十分な時間とエネルギーはないものの、なんとかやっていく。しかし精神科の緊急治療室では、どう考えてもそれが不可能であるような状況に多くの人が陥っているのを目にする。子どもは病気で、父親は家族を捨てて姿を消し、車は故障して動かず、それを修理するお金もベビーシッターを雇うお金もない。上司には先週、もう一度欠勤したらクビにすると言い渡された。単独の出来事やストレスが症状を引き起こすのではなく、やるべき事の遂行を不可能にするような状況が、症状を引き起こすのだ。昔、うつ病を患い夫婦問題を抱えた若い夫婦の治療にあたったことを覚えている。二人は同じ食料品店で最低賃金で働いていて、一二時間のシフトを順番に受け持ち、どちらかが常に家にいて幼い三人の子どもの面倒をみていた。二人が顔を合わせるのは、シフト交代のときと、たまにとる休日だけで、二人の借金と不満感は時が経つにつれて増す一方だった。

人が他人を操作しようとする方法も、価値観や目標と同じぐらい、人によって大きく異なる。ピーターは自分の従業員を、解雇をちらつかせることでコントロールしていた。サリーは暖かくユーモア溢れる人柄で周囲の人から愛されていた。ダンはすべてのものごとに交渉によって対処し、周りの人にも自分と同じぐらい理性的であり、強い責任感をもつことを求めた。サムはいつも人を脅すような態度で、周りの人は彼に対抗する気を無くしていった。ガートルードは人当たりがよく穏やかだが、競争相手のことは狡猾な噂話で攻撃した。ビルは組織の中での自分の役割を果たしているとは言い難かったが、それでも彼のユーモアのセンスはみんなを喜ばせた。このような特徴を、人格と呼ぶこともできるだろう。だが、人が誰かに影響を与えようとする方法がこれほど多様であることは、人生を面白いものにすると同時に、情動の研究を難しいものにしている。

価値観や目標、人格の違いに加えて、成功や失敗に対してみせる反応も、人それぞれ違っている。すべての結果を自分の努力の成果だと考える人もいて、これはうまくいっているときには問題ないが、そうでないときには無力感を引き起こす。あるいは、ものごとを常に他人のせいにする人もいる。または、失敗を失敗として認識せず、否定したまま生き続ける人もいる。すぐに諦めて、労力を注ぐ対象を変える人もいる。

このように、人々の目標や戦略、人格は非常に多様であるため、個人の情動の状態を予測するのは、控えめに言っても、困難な仕事だ。法則定立的アプローチでは、個人をグループとしてまとめたうえでさまざまな要素を測定し、誰がいつどのような感情を感じるかを予測するために数字を分析しようとする。だが、そのようにして得られた一般化された結論からは、ある特定の個人が現時点でどんな情動を体験しているのかを予測することはできない。一方で個性記述的な説明は、より豊かではあるが、信頼性は低い。心理療法士は、一人の患者の話を何時間もかけて聞く。小説家は、言葉と筋書きを何カ月もかけて編み上げる。心理療法士でも小説家でもない私たちは、自分や人の人生を理解するために、人生のストーリーを語り、人の話に耳を傾ける。そして、情動を研究する科学者たちは、どうすればいいかわからずに途方にくれる。

社会システムのレビュー

疲労などの一般的な症状について医師に相談すると、おそらくいくつかの質問が返ってくるだろう。慢性的な咳はあるか？　消化の調子はどうか？　階段を上るのは辛くないか？　一見すると現在の症状には無関係に思える質問だが、こうした質問に答えていくことで、呼吸器や消化器、あるいは心臓血管システムの異常が明らかになる場合がある。例えば腹痛があるなら、その原因は潰瘍からの出血で、それが貧血を引き起こし、結果的に疲労の症状として感じられているのかもしれない。このような可能性のある要因を特定するために、医者は「システム・レビュー（review of systems、ROS）」を実施し、約三〇個の標準的な質問を使ってチェックを行う。これは、可能性のある原因を見落とさずに把握するために必要不可欠な作業だ。

これと同じく体系的な手法である「社会システムのレビュー（Review Of Social Systems、ROSS）」も、感情的な症状の源を特定するうえで絶対に必要なものだ。しかし社会システムといっても、どのシステムについてチェックすればいいのだろう？　各種の社会システムは、肝臓や腎臓のようにはっきりとした定義で分けられているわけではない。しかし動物行動学の世界では、生物が追求するリソースは何種類かに分けて考えられている。まず、健康や魅力、能力などの個人的なリソースは絶対に必要なものだ（）。食料、住処、お金などの物的リソースも必須だ（$）。近代社会に生きる人間は、これらのリソースを仕事あるいはほかの社会的役割を通して手に入れる（🛠）。配偶者を探し、良い印象を与え、世話をするためにも、多大な労力を要する（♥）。それから、子孫やほかの親戚を助け、守るのにも労力がかかる（👪）。そして、仲間をもち、集団の中で認められた役割をもつこと（☺）も、ダーウィン適応度を高めるための鍵となる。つまり、リソースにはこの六種類（👤）（$）（🛠）（♥）（👪）（☺）があると言える。

一つのリソースを獲得するために労力を費やそうとすると、ほかのリソースに割く時間と労力が減ることになる。狩猟や採取のために遠くまで足を延ばせば、より多くの食料が手に入るが、安全性は低くなる。子どもの世話をしているあいだは、仕事や、新たな配偶者になり得る人に良い印象を与えるために時間を費やすことができない。労力をどのように配分するかについて脳が下す判断は、論理立てた意識的な思考を経ていなくとも、正しい場合が多い。アブラムシからシマウマに至るまで、あらゆる動物はこのような意思決定を行っている。

情動も、このような意思決定システムの一部として機能する。ある個人において特定の情動を引き起こすものが何なのかを断定することは難しいとしても、システマティックにその答えを探る試みは必要不可欠なものだ。関連性のある情報を集めるための質問票や、構造化された面談方法は数多く存在するが、人それぞれの固有の目標追求における情動のダイナミクスを捉える目的で作られているものは、ほとんどない。短い質問票では具体的な詳細は絶対に把握できないし、長時間にわたる面談からは膨大な情報が得られるものの、実施が困難で、情報をまとめるのも簡単ではない。

必要なのは、例えばアプガー・スコアのような尺度だ。[*16] 産科医だったヴァージニア・アプガーは、新生児の健康状態を記録するためのシンプルなシステムが必要だと考えた。都合のいいことに、彼女の姓であるアプガー（Apgar）は、皮膚の色（Appearance）、心拍数（Pulse）、刺激による反射（Grimace）、筋緊張（Activity）、呼吸状態（Respiration）という五つの情報カテゴリーの頭文字を並べたものと同じ綴りだ。各カテゴリーについて、新生児を〇～二点で採点する。このシンプルなスコアは、新生児の状態を記録しその後の発育を予測するうえで、今や必要不可欠のものとなっている。

人間にとって絶対に必要なリソースは、ほかの生物にとってのそれとほぼ同じだが、一つだけ例外がある。人間は、ほかの人からみて価値があり、多くの場合報酬を伴うような特化された社会的役割、つまり、職業をもつ。これを踏まえ、ROSSを実施する際に考慮すべきリソースのカテゴリーも、アプガーと同様に、「SOCIAL」という頭文字で覚えることができる。

ROSSのカテゴリー

社会（Social）的リソース。友人、グループ、社会的影響を含む

職業（Occupation）。報酬が支払われる仕事であることが多いが、他者から価値を見いだされるその他多くの社会的役割も含む

子ども（Children）および家族と親戚

収入（Income）およびその他の物的リソースの源 $

能力、外見、健康、時間（Abilities, appearance, health, time）およびその他の個人的リソース 🚹

愛情（Love）および親密な関係におけるセックス ♥

個人の動機付け構造を分析するためには、各種のリソースについて以下のようないくつかの質問をする必要がある。十分な量のリソースを得るための確立された方法はあるか？　このリソースはあなたにとってどれほど重要か？　リソースに関して、理想と現実のあいだにギャップはあるか？　それぞれの分野で、したいこと、欲しいもの、防ぎたいことは何か？　どのように努力しているか？　最近失ったものや得たもの、あるいはその他の変化はあるか？　大きな機会や脅威が近々やってくるような兆しはあるか？　それぞれの分野で、難しい決断を迫られているか？　成し遂げようと努力しているが、うまくいっていない重要な目標はあるか？　各分野でのリソースを得るための活動は、全体としてはどのような見通しになっているか？

このように、各個人の動機付け構造を包括的に評価することには、大きな価値がある。例えばエリック・クリンガーが提唱したようなさらに長い構造的な面談方法は、研究のための手法としては非常に有用だ。[*17] だが、ROSSを最初から最後まで実施しようとすると、少なくとも一時間がかかる。時間とエネルギーは無限ではないので、これらすべての質問を全分野にわたって聞くことが常に可能というわけではない。時間のない臨床医のためには、アプガー・スコアのような短くてシンプルなシステムが必要だ。

このような試みの目的は、どのような問題が症状のもとになっているのかを特定することだ。そのためには、人生の各分野について、リソースの入手可能性の妥当性と、問題の深刻度を見極める必要がある。ある人が多くのリソースをもっているからといって、その人の問題が少ないとは限らないので、リソースと問題は別々に記録しなくてはならない。例えば、パートナーを簡単に見つけられそうな魅力的な若者たちが、今の相手と結婚すべきどうかという悩みで精神的にぼろぼろになってしまう場合がある。能力や魅力、健康をすべて手にして、問題なく現在を過ごしている人でも、将来への不安によって苦しむこともある。私が治療したある頭脳明晰な科学者は、死の恐怖に囚われていた。三五歳にして、彼はアテローム性動脈硬化に関する世界的な専門家であり、有名大学の終身地位保障も手にし、世界各地から講演に呼ばれていた。しかし、彼の父親や兄弟が全員、四〇歳になる前に心臓発作で亡くなっていることを知る人は少なかった。ほかにも、ギャンブルで作った借金のせいでほかのローンを払えず苦しんでいる大金持ちや、素晴らしい成功を収めているにもかかわらず、自分に対する期待が高すぎるがゆえに自らを負け犬としか思えない人もいる。

アプガー・スコアのような数値スコアは研究には有用だが、一般的な場でリソースのスコアを使うことは、誤解を呼び、害になる恐れがあるため、推奨しない。人の外見を一点から一〇点のスケールで採点するだけでも十分有害なのだ。人々の人生のリソースを数値化して比較するのは、それよりさらに悪い。だが、患者の症状がどこからくるのかを理解するうえでは、個人の動機付け構造がもつ複雑なリアリティーを認識することは必須となる。ここに、必要な情報を無害かつ効率的な方法で得るために私が使っている質問票を載せておく。もちろん、質問の内容は対象に合わせて適宜変えながら使用している。

人生の各分野の状況を尋ねるための質問票

社会的リソース——一緒に時間を過ごす友達や仲間はいますか？　その人たちはあなたの存在を認め、尊重してくれますか？　何か大きな問題はありますか？

職業——仕事（もしくは、親としての役割やボランティアなど、その他の主な社会的な役割）はうまくいっていますか？　やりがいはありますか？　その仕事（または役割）は安定していますか？

子どもと家族——子どもはいますか？　子どもたちの状況は？（子どもがいない大人が対象の場合は以下の質問をする）子どもがいないことに満足していますか？　頻繁に連絡を取り合う家族はいますか？　その人たちの状況は、どのようなものですか？

収入——金銭的な状況は？　借金に悩んでいますか？

能力と外見——健康上の主要な問題はありますか？　自分の外見や能力について、悩みはありますか？

愛情とセックス——中心的な恋愛関係または夫婦関係の状態はどうですか？

私はこの質問票を使うとき、それぞれのリソースについての本人の評価と問題の規模を記録するとともに、それぞれの分野の全体的な状況に合う情動を表す言葉を一つか二つ選ぶようにしている。目標追求の過程で発生する状況は多種多様であるにもかかわらず、それを実にうまく表す言葉が存在することは、非常に興味深く、示唆に富んでいる。

各分野の状況における情動を表す言葉

・新しい機会に**ワクワクする**。
・この分野については、全体的に**満足**し、安心している。
・将来的に成功できれば、現在感じている不満感は和らぐと**期待している**。
・この分野で目標を達成できないことを**不満**に思っている。
・喪失を突きつけられ、**心配**している。
・喪失を経験し、**悲しい**気持ちである。
・この分野でどうしていいかわからず**混乱**している。
・重要な目標達成を阻む障害があることが**もどかしい**。
・重要な目標の追求が遅々としている、またはまったく進まないことに**やる気をなくしている**。
・この分野については、目標を追求するうえでより良いときがくるのを**待っている**。
・この分野については、目標を達成できないことを**受け入れ**ようとしている。
・達成できない目標を追求し、**泥沼化**している。
・この分野では、目標達成に失敗し**上の空**になっている。
・この分野での目標は現段階では重要ではないので、**興味がない**。

クリニックでのミーティングで症例を話し合う際、患者の人生の状況をより深く理解するために、ROSSを用いることがあった。その結果、その患者に関する理解が大きく変わる場合も多かった。深刻な精神疾患を抱えていても、友達や仕事、親戚、収入、能力、そして安定したパートナーをもつ人もいた。ある女性は深刻な強迫性障害で、毎日何時間もかけて手を洗っていた。彼女の夫は、妻の手洗いによって時間が無駄になることや、夫婦の社会生活に制限が生まれることに苛立ってはいたが、基本的には協力的だった。彼女はこのような症状にもかかわらず、仕事をこなし、子育てをし、友達との付き合いも維持することができていた。こういったタイプの患者は、回復するケースが多かった。

しかし、もっと過酷な状況にある患者も多く存在した。重度のうつ病を患う若い女性は、深刻な多発性硬化症を抱えていた。わずかな障害者手当を頼りに小さなアパートに一人で暮らしていて、車椅子を自力で動かせないため外出もままならなかった。仕事も、友達も、親戚も、所属するグループも、出かける先もなかった。このような苦境にある人にとっては、抗うつ薬は大した力にはなれない。

ROSSは、症状やライフイベントを測定する既存の手法に取って代わるものではないし、臨床の現場における長時間に及ぶ面談のように、豊かな情報を引き出せるものでもない。だが、個性記述的な情報を法則定立的な枠組みに落とし込むことはできる。ROSSは、痛みの原因解明のためにシステム・レビューを用いるのと同様に、辛い情動の原因を突き止めるために使うことができる手法だ。

個性記述的アプローチと法則定立的なアプローチを融合したROSSのような手法は[18、19]、個性記述的なだけ、または法則定立的なだけの手法よりも、治療反応や再発率の予測に役立つはずだ。ROSSの実施によって特定された動機付け構造のカテゴリーを使って、抗うつ薬の有効性を示したり、神経科学的な研究を前進させられたりする可能性もある。例えば、最近喪失を体験したことでうつ病を発症した患者の脳のスキャンは、達成不可能な目標追求の結果としてうつ病を発症した患者の脳とは違うかもしれないし、生涯にわたって特に明確な理由なくうつ病を抱え続けている患者の脳とはさらに大きく異なっているかもしれない。また、抗うつ薬の効果も、達成できないキャリア上の目標を追求した結果うつ病を発症した人と、死別を経験した人、あるいは感染症を経験した人とでは違うかもしれない。中程度に効果のある抗うつ薬を新たに上市するのに必要なコストは、約二〇億ドルだ[20]。一方、ROSSを改良して、異なる人生の状況下にある患者に対する薬品の有効性や、神経科学的な発見の評価に使えるようにするためにかかるコストは、その約一パーセントに過ぎない。

社会的な罠に囚われて逃げ出せない人は、自殺に至るリスクが高い。ROSSを使ってそのような人々を特定できれば、命を救えるかもしれない。サンフランシスコのソーシャルワーカーであるヘレン・ヘーリックは、大学生にメンタルヘルス分野の職業に興味をもってもらうための夏季体験プログラムを開催した。私もまた、このプログラムに参加した幸運な学生の一人だった。その参加者は全員、精神科病院で寝泊まりし、「できる限り多くを観察する」ように指示された。そこでの経験が、まさに私の人生を大きく変えた。この体験から、私は精神科医になろうと決意しただけでなく、同時に精神医学的な視点だけに固執してはいけないという教訓も得ることができたのだ。さらに、ヘーリックが行ったゴールデン・ゲート・ブリッジで自殺した人の家族を対象とした研究からも、大きな影響を受けた。ヘーリックはまず、法則定立的なアプローチで、すべての自殺者に共通する要因を探ろうとした。だが彼女は面談を何百回と重ねるうち、一般化によって適切な成果を得ることはできないと結論づ

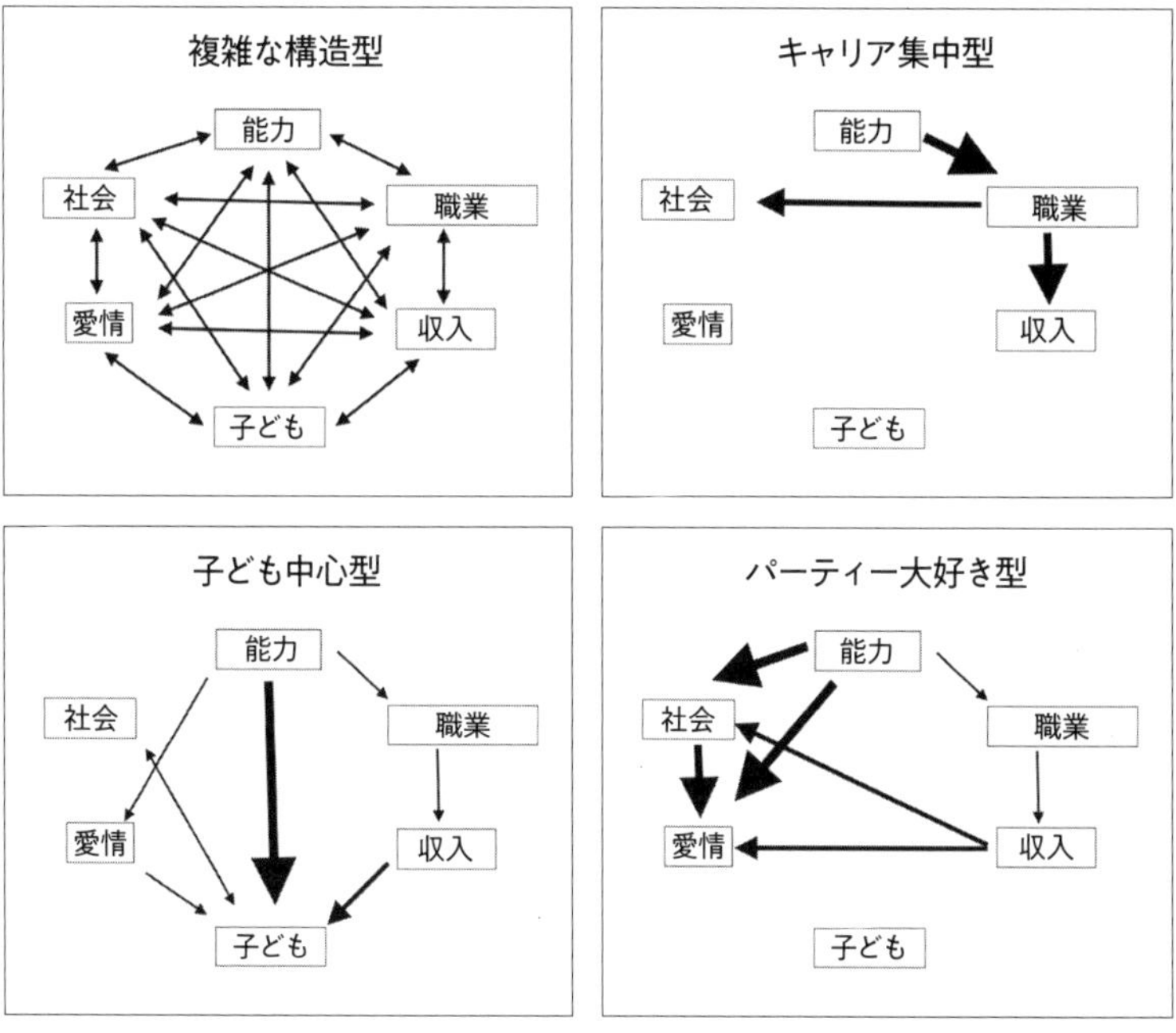

リソース配分のパターン例

けた。自殺者の中には、酔っ払っていた人もいれば、度胸試しをしていた人も、誰かに罪悪感を与えるために飛び降りた人もいた。復讐を目的とした自殺や、亡くなった愛する人のもとに行こうとした人、不安やうつ病、精神病による自殺、認知症や不治の病を苦にした自殺もあった。ヘーリックは、個人は個人として理解されなくてはならない、と結論づけた。そして私も、その考えに深く納得させられた。

ROSSから得られるデータを使って、人が生きる中で費やす労力とリソースの流れを図表化することができる。例えば、前頁の図のうち左上の図は、ごく普通の、複雑な生活を表している。すべての種類のリソースがその他のリソースと影響し合い、複雑なマトリックスを描いている。右上の二つの目の図は、エネルギーと時間をすべて仕事と金儲けにつぎ込む、仕事中毒の生活を表している。左下の三つ目は、エネルギーをほぼすべて子育てに注いでいる人を表す。ここでは、仕事やお金のために費やす労力も、すべて子どものためだ。右下の四つ目は、労力をほぼすべて社会的地位と人間関係（特にセックスを含む恋愛関係）のために割く、パーティー大好き人間の生活だ。これらの生活は互いに大きく異なっており、起きるライフイベントも、それによる感情への影響も、まったく違っている。

患者を知れ——それから、どうする？

ここで、もう一方の問い——個人の特徴に原因はないのか、という問いに戻ろう。私がクリニックで治療にあたっていた患者のうち約半分について言えば、彼らを取り巻く現在の状況と症状とのあいだに強いつながりは認められないようにみえた。例えば社会不安障害は、多くの患者にとって人生を通じて存在する問題であり、ライフイベントにはそれほど影響を受けないようだった。うつ病患者の中には、常に症状に悩まされてきたという人もいたし、特定のトラウマによって症状が出始めるまでは問題なかったという人もいた。研究者たちも医師たちも、ほとんどの問題は、影響を受けやすい特徴をもった人がストレスの多い状況に出会ったときに現れるものだということを理解している。これは、「ストレス脆弱性モデル（stress diathesis model）」とも呼ばれる。「脆弱性（diathesis）」とは、「影響を受けやすい特徴をもつ」ことを意味する。[*21、22]

センシティブなタイプの人は、ほかの人とは異なる感情反応を示す。仕事を非常に重視する人は、仕事に関連する問題が起きると症状を発症することがあるが、例えば結婚生活で問題が起きてもそれほど気にしない。これは、著名な心理学者でポジティブ心理学の研究者であるエドワード・ディーナーの研究によっても証明されている。ディーナーは、ある個人にとって特に重要な分野で起きる変化は、その人のウェルビーイングにより大きな影響を及ぼすことを明らかにした。[*23]

進化的な視点からみることで、症状の原因を単にストレスやライフイベント、または個人の特徴に見いだす代わりに、ほかの医学領域と同じアプローチを適用して考えられるようになる。例えば関節痛には、複数の原因が考えられる。職場での反復的な動きや、デスクワークでの不自然な姿勢、あるいは特殊なエクササイズなどだ。医師たちは、通常関節にかかる「ストレス」や炎症がどのように症状を引き起こしたのかだけでなく、特定の患者の特定の関節に痛みを引き起こす特定的な状況とメカニズムを調べようとする。

ある人生の状況が、特定の種類の症状をかなりの確率で引き起こすことがあり、それについては診断カテゴリーとして取り入れてもいいほどだ。がんを患う子どもをもつ親。配偶者が不倫している人。自身は独身だが、既婚者と肉体関係にある人。配偶者がアルコール依存症、暴力的、またはその両方の人。セクシャル・ハラスメントを受けている人。セクシャル・ハラスメントをしたと責められている人。お金や社会的支援が足りないシングル・マザーやシングル・ファザー。消耗性の慢性疾患を患う人。上司に虐められている人。友達とのおしゃべりでこのようなカテゴリーがよく登場するのと同じように、臨床医も、チーム・ミーティングでこういった分類を頼りに話し合いを進める。ROSSを実施することで、さまざまな状況を測定し、それがどのように症状や治療反応に影響しているかを分析できるようになるのだ。

だが、このような分析でもまだまだ単純すぎる。人の人格は、それぞれ劇的に異なっている。私たちは、自分を取り囲む状況を自分で作り上げる。そしてその状況が、さらに私たちという人間を作り上げていく。このようにして私たちを取り囲む状況は、多くの場合、自ずから持続していく。例えば恨みがましく怒りっぽい人は、周囲の人の怒りを引き出すことが多いため、結果的に自分の世界観をより確実なものにしていく。人の長所に注目する人は、ときに相手のいいところを引き出すことができる。しかし、このようにして作られた世界観を変えようとするのは、高層建築の桁《けた》を取り替えようとするようなものだ。どんな理屈や議論をもってしても、うまくいくことはそうそうない。唯一効果があるとすれば、それまでに出会ったほかの誰とも違う要素をもつ人とのあいだに関係を築くことだ。それは恋愛を通して起きることもあるし、学校や、職場で起きる場合もある。そしてそれは、良質で密度の高い心理療法でも――特に、自分を苦しめている状況を作っているのは自分だと患者が気づき始めたときには――起こり得る。人はときに、根底から変わることができる。その過程を手助けすることは、簡単ではないが、大きな充実感を与えてくれる。

9

罪悪感と悲嘆——善良さと愛情の代償

自然《ネイチャー》の女神は、彼女が社会に適した人間を創りだしたとき、人を喜ばせるという本源的な欲求と、その仲間の気分を害することに対する本源的な嫌悪を、人間に付与した。

——アダム・スミス、『道徳感情論』、一七五九年[*1]（『道徳感情論』高哲男訳、講談社、2013年）

私たち人間には、倫理的な行いをしたり、愛情と信頼のある人間関係を築いたりする力が備わっている。これは、言語や卓越した知性と同様に、人間のもつはっきりとした特性だ。私たちは、温かく安全な人間関係こそが正常で自然なものだと思っていて、何か特別な説明が必要になるとすれば、それはほとんどの場合、人間関係に問題が起きたときだと考える。そして医者はそのような問題の原因を、精神疾患など、人間関係の力学や、夫婦生活や家族関係にダメージを与えるような個人の特徴に見いだす。つまり焦点が当てられるのは、ほかの医学領域と同じく、なぜ一部の人に問題が起きるのか、という問いだ。

本書をここまで読んできた読者の頭には、進化的な視点に基づいた、より本質的な問いが浮かんでいることだろう。そもそも人間は、なぜ社会的なのだろう？ なぜ私たちは、集団の一員であることをこれほど重要に感じるのだろう？ なぜ、ほかの人が自分をどう思っているのかがこれほど気になるのだろう？ 罪悪感を感じることは、どのように選択有利性に結びつくのだろう？ なぜ悲嘆という感情を感じるのだろう？ このような問いに答えるためには、定番の問いをひっくり返してみる必要がある。他者を助けようとする傾向が選択有利性につながることがあるとするならば、それはどのようにして起きるのだろうか？ 考えるべき謎は、なぜ一部の人は人間関係の問題をもつに至るのだろう、ということではなく、ダーウィン適応度が最大化するように形づくられているはずの生き物が、なぜ愛情や善良さをもち得るのだろう、ということだ。

二〇世紀の大半を通して、生物学者たちは、協力的な性質が進化した理由はそれが集団に利益をもたらすからだと信じていた。利他的な個体が多い集団は、ほかの集団よりも速く成長する。そのため、協力的な性質に自然選択が作用すると考えるのはごく当然のことのように思えた。だが、一九六六年にジョージ・ウィリアムズが、特に利他的な個体はほかの個体よりも残せる子どもの数が少なくなるため、利他性を引き起こす対立遺伝子は淘汰されるはずだと指摘したことで、この単純な説は破られた。この議論は長らく、主に生物学の世界だけで行われてきたが、一九七六年にリチャード・ドーキンスの『利己的な遺伝子』[*2]が出版されたことで、現在に至るまでくす

ぶりつづけている知的な大論争が巻き起こることになった。[*3〜5]
利他性はあり得ないとするドーキンスの考えを糾弾する怒りの声が多く上がった。だが中には、自らのシニカルな人生観がようやく肯定されたことに大喜びした人たちもいた。この論争において人々が見せたさまざまな反応は、あらゆる種類の精神力動的な防衛反応のサンプルともいえるものだった。[*6]『利己的な遺伝子』の最後の数段落で、ドーキンスは、遺伝子が利己的なものであるという認識によって、私たちは自分をより良くコントロールし、衝動を乗り越えることができるようになるはずだという考えを提示している。だがその考えさえ、私たちは利己的な遺伝子に操作されるロボットに過ぎないという彼の比喩の強烈さによって、かき消されてしまう。
私たちの脳は遺伝子の利益のために個体を行動させるように形づくられている、という考えは、私たちの心を深くかき乱す。私ははじめてこの考えに触れたとき、自分の倫理的な衝動は、遺伝子の指示による操作に過ぎなかったのだろうかと思い悩み、眠れぬ夜を幾晩も過ごした。ドーキンスの考え方の核となる部分は、必然的に真実であるように思えた。だがそれは、私が患者たちや友達、そして自分自身の中に見いだしたように思えた罪悪感や、社会的感受性、純粋な善良さとは、相いれないものだった。クリニックの中であれ外であれ、良い行いをしたいと願う私の志は、遺伝子が自分たちの利益になるように私を動かすための巧妙な手段だったのだろうか？　罪悪感や倫理的な情熱さえ、遺伝子の視点からみれば、すべて利己的なもののように思えてくる。まるで、ドーキンスが人間の原罪を進化的に説明することに成功したかのようだった。
これは何も、難解な学問上の問題というわけではない。私たちが何を信じるかは、私たちの振る舞いに影響する。利己的な遺伝子に関する議論がもっとも盛り上がっていたころのある夜、私は進化的なものの見方を重視する科学者たちとともに、あるプロジェクトの計画を立てるために暖炉のそばに座っていた。すると、そこにいた全員が、「プロジェクトに協力はする。ただし、それが自分の利益にもなる場合だけだ」と悪びれることなく言ったのだ。私たちは自然選択によって自己中心的な性質をもつよう形づくられている、という考え方の影響は、社会にじわじわと広がり、害を与える。これが広まれば、人々の人生は今よりもさらに孤独で、残酷なものになるだろう。実際のところ、この考え方はすでに広まっていて、社会のリアリティーを変えしまったのではないだろうかとさえ思う。

経済学者たちは、この問題を深刻に受け止めている。マット・リドレーとロバート・フランクは、すぐにこの議論に一石を投じた。[*7、8] フランクは、経済学の授業を履修した学生は公営ラジオ局への寄付や献血をしようとする意思が低下したことを明らかにしたのだ。[*9]

クリニックで診察にあたっていると、人間の本性に関する考え方が彼らの人生や悩みに影響していることがはっきりとわかる。患者のパーソナリティを短時間で把握するために、私は一つの質問をしている。それは、「人間の本性とはどのようなものだと思いますか?」という問いだ。この人の治療はおそらく成功するだろう、と一番思わせてくれる回答は、「ほとんどの人は、ときには良いこともするし悪いこともします。状況による部分は、とても多いと思います」というものだ。だが実際のところ、より頻繁に耳にする答えからは、人類全体を含めたほとんどすべてのことを良いか悪いかで断罪しようとする、人間の強い傾向がみてとれる。「ほとんどの人は、良い人間だと思います。皆、できるだけ正しいことをしようとしているわけですから」と答える患者は、神経症傾向があることが多く、治療における関係性は良好なものになることが多い。一方で、「大体の人は自分のことしか考えていません。でも、そんなものですよね」というような答えを返す人は、親しい人間関係で問題を抱えていることが多い。

このような信念は、自ずから維持されていく性質をもっている。人を信じる力がある人は、同じく人を信じられる人と仲良くなり、おそらくはそのポジティブな期待を裏付けるような人間関係を築く。そのような人は、シニカルなタイプには近づかない。そして、人は誰でも利己的なものだと考えるタイプの人は、人を信用せず、かつ信用するに足りないような相手を選び、自らの世界観を強化することになる。あるとき、外部から招かれた著名な講演者を囲む夕食会で、人間の利他性が話題になったことがあった。シニカルなものの見方をもつその講演者が、「それで、あなた方の中に、生まれてからこのかた利他的な行いなどというものを実際に体験したことがある人はいるのかね?」と問いかけたときは、その場にいた全員が返答に困ったものだった。

人は、自分の世界観を守ろうとするものだ。人間は基本的に悪いと考える人は、利他的な行いや信頼のある人間関係の可能性から目をそらそうとする。そういう人は、治療の過程でも何とかして自分の信念を守ろうと力を尽くすことがある。「先生だってお金のためにやってるんでしょう」という言葉で誠意を試されるのは、日常茶飯事だ。それどころか、クリニックに真夜中に電話をかけて、これから自殺するつもりだからすぐに医者を呼び出せと迫る患者もいる。

倫理の進化に関する世界最初の研究書のうちの一冊[*10]を書いたミシガン大学の生物学者、リチャード・アレクサンダーは、自分に利他的な性質が備わっていることを指導教官に納得させようと試みたことがあった。彼が、歩いている最中にアリの行列を踏みつぶさないために足の向きを変えることがある、という例を挙げると、指導教官はこう言ったという。「それは確かに、利他的な行動と呼べなくもなかったかもしれない。ただし、君がそれを私に自慢するまではね」

一方で、人間の社会性は利己性の産物であるという考えを認めがたいと感じる人もいる。私はこれまでに何度も、信仰心の厚い人に、なぜ進化生物学を教えることに反対するのか尋ねてみた。もっとも多かった懸念は、進化的な見方によって倫理的な行動が阻害されるようになるのではないか、ということだった。だが、この懸念を支持するエビデンスは、ほとんど存在しない。信仰心をもたない人が離婚したり、犯罪を犯したり、あるいはほかの社会的規範からの逸脱行為をしたりする割合は、信仰心をもつ人とほとんど同じなのだ。[*11~13] ただ私は、これまで多くの人が「自分が利己的な衝動をコントロールできるのは神への信仰のおかげだ」と言うのを耳にしてきた。彼らにとって信仰が助けになるのなら、それをあえて邪魔する必要もないように思われる。

ジョージ・ウィリアムズは、自身の提唱した考えによってほかの誰よりも心を乱されていた。彼は、利己性に関する可能性について何年もかけて考察を重ねた結果、もっとも悲観的ともいえる結論にたどり着いたのだ。「自然選択は（中略）近視眼的な自己中心的性質を最大化するプロセスだと言えるのかもしれない（中略）。倫理とは、通常ならそのような能力の現れに反発するはずの生物学的なプロセスによって、その果てしない愚かさにおいて偶発的に生成された力だと、私は考えている[*14]」。皮肉なことに、ジョージ自身は非常に倫理観の強い人であった。彼は一九五七年に妻のドリスとともに発表した論文を根拠として、[*15] 自分が血縁選択説の提唱者であると主張することもできたはずだったが、そうしなかった。私との共同研究においても、ジョージはいつも寛大だった。それでも、自然選択は個体の適応度を最大化するために行動を形づくるというロジックについては、ほかに可能性のある選択肢はないと考えていた。[*16]

私はジョージと何週間も議論を重ねたが、彼の考え方には最後まで同意できなかった。あるいは、私の生まれ育った文化的な背景が、不愉快な真実を受け入れることを拒んでいるのかもしれない。宣教師の孫として子どものころから教会という環境に身を置くことが多かった私は、ほとんどの人は生まれながらにして強い倫理的な能力を備えていると信じて生きてきた。そして、人を助ける職業を選んだ後は、良いことをしたいという志をもつ多くの人々に出会った。しかし同時に、不安障害患者たちとの出会いを通して、人間の本性に関する私の考え方は、さまざまな方向に影響を受けた。彼らのほとんどは、内気で、罪悪感をもち、社会的な感受性が強く、正しいことをしようと一生懸命な人たちであった。だがその後の経験からは、より世俗の現実を反映した見方ももつに至った。それまでは、人の目をまっすぐに見て約束をしながら、本心ではその約束を守る気が最初からまったくない、などということができる人がいるとは思いもしなかったのだ。しかし、自分の核となる考えを守ろうとする力は、ほかの多くの人たちと同じように私にも働いている。そのため私の意識は、欺瞞や自己中心的な性質よりも、倫理的な行動や人を喜ばせたいという願いに向いている。それとはまったく異なる、より不運な人生経験をもつ人たちももちろんいるはずだ。

このような理論と実体験の不一致を解決するため、私は協力的な行いと倫理的な情動を進化的に説明しようとする科学者たちに仲間入りした。この問題についてはこれまでにすでに多くの説が提示されており、研究者たちのほとんどは、そのうちどれか一つの立場を取ることが多い。しかし、ものごとを単純化しようとするこのような傾向は、不必要な論争を生んでしまっている。実際には、複数ある説のうちどれか一つだけが正しいというわけではなく、そのどれもが関連性をもつからだ。ただし先に述べておくと、以下で検証する説はどれもすべて重要なものだが、ほかの大部分の研究者と同じく、私もそのうちの一つに特に重点を置いて紹介している。

まず、協力的行動の起源について、先に簡単にまとめておこう。〈1〉血縁関係のない個体からなる集団への利益だけでは、進化の過程で人間がなぜここまで社会性をもつようになったのかは説明できない。〈2〉利他的行動の大部分は、共通の遺伝子をもつ血縁者への利益によって説明できる。〈3〉血縁関係のない個体間の協力行動のようにみえるものの多くは、それぞれが自分のために行っている行動がたまたま他者を助ける結果になっているに過ぎない。〈4〉血縁関係のない個体同士が深く協力し合う行動をとる場合、そのほとんどは便宜の交換の互恵性によって説明がつく。〈5〉互恵性のシステムでは、良い評判の確立につながる形質が形づくられることになり、それにはコストが伴う。〈6〉以上五つの点によって、ほとんどの生物においてみられる社会性の大部分を説明できるが、すべてではない。これらの点は、コミットメントと倫理的行いを可能にする人間の能力を完全に解明することはできないものの、人類の理解が驚くべき本質的進歩を遂げたことを示している。これに加えて、文化的群選択、コミットメント、社会選択といった概念も、協力的行動の理解において重要な視点を提供してくれる。

群選択、再び

研究者の中には、群選択は結局のところ成立すると主張する人もいる。[*17] 古典的な群選択説とは、ある対立遺伝子が引き出す行動が、個体の適応度に悪影響を与えるとしても、血縁関係のない集団に利益をもたらすのであれば、その対立遺伝子は広まっていく、という説を指す。実際、集団のために自らを進んで犠牲にする個体が多い集団は、ほかの集団よりも速く成長するため、群選択は起こり得る。しかし、このような傾向を引き出す対立遺伝子が淘汰されずに生き残ることができるのは、次の三つの特別な状況が揃った場合のみである。まず、協力的な個体を比較的多くもつ集団は、そうでない集団よりもかなり速い速度で成長していなければならない。次に、援助行動を引き出す対立遺伝子をもつ個体は、そのような対立遺伝子をもたない個体よりもほんのわずかにだけ少ない子どもを残している必要がある。さらに、集団間の個体の行き来は少なくなくてはならない。さもなければ、援助行動を行わない個体が集団に入ってきて、その対立遺伝子が援助行動の対立遺伝子を淘汰してしまうからだ。[*18、19] これらの条件がすべて揃うことは、そうそうない。そのため、このような種類の群選択は弱いものであり、形成に多くのコストを伴うような形質がなぜ選択されるのかを説明することはできない。これについては、スティーブン・ピンカーによるエッセイで非常に明晰に解説されている。[*20] しかし、一部の進化心理学者も含め、ほとんどの人は群選択説を直感的に正しいと感じるし、感情的にも惹きつけられるようだ。そのためここでは、この説の限界についてもう少し詳しく説明してから、協力的な行動や倫理的行いを可能にする私たちの驚くべき能力に関するほかの説を紹介したい。

研究者たちのあいだでは、血縁関係のない集団における群選択説では、倫理的行いを可能にするような遺伝的傾向を私たちがもつ理由を説明できない、という見解で意見がおおむね一致している。とはいえ、論争は今も続いている。これは部分的には、協力行動の進化モデルが、血縁選択を採用した場合でも群選択を採用した場合でも、同じぐらいうまく成立するためだ。[21、22]大部分の専門家は、血縁選択のほうが説明としてははるかに有効だと考えているが、[23]数人の著名な科学者は、血縁選択では説明として機能しないと主張している。[24、25]私は前者の多数派に賛成であり、[26]血縁選択は極めて有効な説明だと考えている。

群選択説は直感的には魅力的だが、その実例はほとんど存在しない。そして、一見して群選択を裏付けるように思える事象のうちいくつかは、逆にこの説の弱点を示している。例えば、ニワトリはカゴの中で互いにつつき合って仲間に怪我をさせ、結果的に集団の成長を遅くする。仲間をつつくことが少ない個体の卵を使って何世代かのニワトリを育てると、より協力的なニワトリが形づくられ、その集団は速く成長する。[27、28]これはまさに群選択ではあるが、自然選択ではない。むしろこの実験は、それまでは同様の群選択が作用していなかったことを意味する。極めて特殊な状況を除いては、集団に利益をもたらすような遺伝的傾向は、それが個体の繁殖を妨げるものである場合、排除される。

性別の割合は、自然選択に影響され得る。構成する個体のほとんどがメスである集団は、オスとメスが半々である場合と比べて二倍も速く成長することができる。結局のところ、子どもを産めるのはメスだけなのだ。だが、自然界における生物の割合は大抵は半々に近い割合になっている。偉大な遺伝子学者であるロナルド・フィッシャーが、一九三〇年に発表した古典的名著『*The Genetical Theory of Natural Selection*（自然選択の遺伝学的理論）』の中でその理由を説明している。[*29]フィッシャーは、個体の遺伝子の伝達が最大化されるのは、子どもの性がオスとメスのどちらであった場合かという問いを考えた。ほとんどがメスからなる集団では、ある個体の子どもがオスであった場合、それがメスであった場合よりも、残すことができる子孫の数ははるかに多くなる。ほとんどオスからなる集団では、子どもがメスであった場合のほうが多くの子孫を残すことができる。たとえ集団の成長速度を損なうことになっても、数の少ないほうの性別の子どもを産むほうが、個体の遺伝子の伝達は最大化されるのだ。

フィッシャーの論理の実例は、土曜日の夜のバーの選び方にみることができる。女性のパートナーを探している男性は、スポーツ・バーには行かない。成功する確率が極めて低いからだ。だがレディース・ナイトを開催中のバーなら、確率は大幅に高くなる。女性にとっては、その逆だ。そして、現実の世界で性別の割合が半分ずつになっているということは、群選択よりも個人の選択のほうが支配的であることを表していると言える。

樹木もいい例だ。そびえ立つ巨木は、自然選択が効率性を犠牲にしてでも、種全体ではなく遺伝子の利益を最大化することを示している。降り注ぐ太陽エネルギーをすべて集めるためには、地表近くにたくさんの葉を配置すればいい。もし木々が協力できたなら、多大なリソースを費やして幹を上へ上へと伸ばすことなく、エネルギー集積を最大化できるはずだ。だが実際には、木は互いに競い合い、ほかの株より多くの日光を獲得しようとする。それどころか、競争にいつ一番力を注ぐべきかを察知することさえできる。近くの葉が反射する光によって、多くの苗木が必死の競争モードに入り、枝が折れてしまうリスクを冒してでも、全精力を費やしてできるだけ早く背を伸ばそうとするのだ。同じ種類の木同士でさえ、その生涯の中で使えるエネルギーのほとんどを競争のために費やし、ほかのどの株よりも高くなろうとする。そして、このような事象の例外的なケースからは、多くの示唆が得られる。アメリカヤマナラシという種類の木は密集して生え、それほど背が高くならない。その理由は、お察しのとおり。アメリカヤマナラシの木はすべて、同じ遺伝子をもつクローンなのだ。そのため、競争する必要性がない。それどころか、アメリカヤマナラシの木々は互いに協力して濃い影を作り、ほかの種類の樹木に光が当たらないようにさえする。

私たちの体内の細胞が互いに協力するのも、これと同じ理由だ。卵子と精子にそれぞれ入った一本鎖のDNAを受け取るというプロセスを経て、私たちの体は、遺伝的にまったく同じ情報をもつ細胞の集まりとして始まる。私たちの体を構成するのは、四〇兆の一卵性双生児のような細胞なのだ。対立遺伝子は、体全体にとって有益な存在でなくては次の世代に生き残ることができない。この原則に反するとどうなるかを考えてみるとわかりやすい。体全体の利益を鑑みず細胞の複製が行われた結果の一つが、がんだ。[*30] 自然選択は、そのような利益にならない複製を防ぐために強力なメカニズムを作り上げた。その一つが、制御不能な複製を繰り返す細胞の自死を引き起こす、アポトーシスと呼ばれるメカニズムだ。

協力行動のほぼ完全な説明

第三章でも触れたように、ウィリアム・ハミルトンによる血縁選択の発見は、社会性に関する理解に革命をもたらした。血縁選択説を思いついたときのハミルトンは、まだ偉大な生物学者ではなかった。当時のハミルトンは孤独な大学院生で、繁殖能力をもたず巣を守るために敵を刺して死んでしまうミツバチを進化的な視点でどのように説明することができるのか、という謎に何年も取り組み続けていた。[*31] ハミルトンはこのテーマで博士論文を書きたいと申し出たが、そのような論文は受理できないと告げられた。そこで彼は、自分の考えをまとめた原稿を科学専門誌に提出した。[*32] その原稿の査読を担当したのが、ジョン・メイナード＝スミスだった。彼は、何十年にもわたって生物学者たちを苦しませてきた難問をハミルトンが解いたのだと即座に理解した。その後メイナード＝スミスは、ハミルトンのアイディアをもとにした記事を著名な学術誌『ネイチャー』に寄稿し、この理論を「血縁選択」と名付けた。[*33] この結果、ハミルトンとメイナード＝スミスは、生涯にわたって互いに対して苦い感情をもつことになった。利他性の科学的研究のはじまりにおいて、提唱者の座をめぐる利己的な競争が倫理の崩壊を引き起こしていたことは、実に皮肉で悲しいことだ。メイナード＝スミスは会話を通してさまざまな刺激を与えてくれる人で、私が群選択に関してどれだけ愚かな質問をしても、我慢強く付き合ってくれた。ハミルトンは落ち着きのない天才で、あらゆることに興味をもっていた。私も、精神疾患について彼と交わした会話から多くのインスピレーションをもらった。メイナード＝スミスとハミルトンは、やがて口をきくようにはなったが、その関係は常に張り詰めたものだった。二人のわだかまりは、協力行動の研究において今も続く、激しく、ときに悪意ある対立の前触れでもあった。[*34〜36]

個体同士の助け合いも、社会的行動を説明する有力な要素になり得る。二匹の動物が同時にお互いの毛づくろいをしているのであれば、両者ともが利益を得ることになるし、どちらかが相手を欺くことは不可能だ。二人の人間が協力して重い石を一緒にひっくり返せば、石の下にあるものを二人ともが獲得できる。家畜の背に乗ってダニをついばむ鳥は食料を獲得できるし、家畜のほうはダニが減って助かる。このような共利共生は、意識して探してみるとどこにでも存在する。[*37〜40]

血縁関係のない個体同士の援助行動は、ほとんどが便宜の交換によって説明できる。相互の援助行動が同時に同じ場所で発生しているのではない場合には、相手を欺くことも可能になる。二人の人間が金《きん》を探すために岩をひっくり返そうとするとき、別々に行動するのであれば、どちらかがこっそりと見つけた金をポケットに入れてしまうこともできる。誰かが小屋を建てるのを手伝った後、その相手に自分の小屋造りを手伝ってもらえるかどうかはわからない。誰かを空港まで送ってあげたとして、いつか自分が空港に行く必要があるときに同じように送ってもらえるかどうかも確証はない。だがこうした裏切り行為を制御することさえできれば、互恵的な便宜の交換は、双方にとって有益になる。

この考え方は古くからあるものだが、その社会生物学的な重要性が注目されるようになったのは、一九七一年、生物学者のロバート・トリヴァースによる記事が発表されたときだった。[*41]「囚人のジレンマ」というゲームは、人が援助にどう報いるか、あるいは報いないかを検証する素晴らしい方法だ。このゲームの名前は、警察が二人の共犯者を別々に尋問するという状況からつけられた。囚人はそれぞれ、先に自白すれば簡単に逃してもらえるが（裏切り）、もし自分より先にパートナーが自白すれば、厳しい罰を受けることになる。パートナーが先に自白するかもしれないというリスクにもかかわらず、どちらともが自白しなかった場合（協力）、二人ともが軽い罰で済むという利益が得られる。このゲームはコンピューターでモデル化され、実際に人と一緒にプレイすることができる。このモデルを使って、人がどのようにして便宜の交換をするのかを検証する研究が何百件も実施されており、私の友人であり同僚でもある政治学者のロバート・アクセルロッドが、その画期的な著書『つきあい方の科学』の中で、このような研究の大部分を分析している。[*42、43]

囚人のジレンマを繰り返してプレイしていくと、「しっぺ返し」と呼ばれる戦略がもっとも強力になる。パートナーが前手で取った行動を、そのまま自分が繰り返すのだ。この戦略をとると、相手が協力者（自白しないパートナー）として行動する場合に利益を最大化することができ、相手が裏切った場合には、自分ばかりが損をし続けるのを避けることができる。このゲームを繰り返し行うと、両者が協力する回が何度も続いた後に、双方が裏切る回が頑なに続くパターンになることが多い。これは、現実の人間関係でみられる傾向とまったく同じだ。[*44〜46]二人ともが安定して協力を選択し続けると、双方の利益の合計は最大化される（下の表のとおり、一人につき三点ずつ）が、相手が協力を選択しているときに裏切りを選択すれば、その人が受け取る利得は五点になる。

便宜の交換のプロセスで繰り返し発生するような状況が、適応度に何らかの影響を及ぼすのであれば、そのような状況に対処するための情動が形づくられるはず、ということになる。そして実際に、そのような情動は形づくられてきた。[*47~50] 協力の経験を繰り返すと、信頼と友情が育つ。特に気前のいい行動は、感謝も呼び起こす。裏切りの予想は、疑う気持ちを生む。裏切りを実際に経験すると、怒りが生まれる。裏切りの誘惑が引き起こす不安と、実際に裏切ったときに感じる罪悪感は、どちらも不快な情動であるため、軽率な利己的行動が抑制されるようになる。

コミットメントを破るような行動をしたいという誘惑にかられると、不安が頭をもたげ、利己的な行動を軽率に取らないように抑制される。友達を空港に送っていけば仕事に遅れてしまうが、その人に前に同じように送ってもらったことがあるのなら、やはりそうしなければならないだろう。もし仕事を優先す

交換関係において発生する状況への対処のために形づくられた情動[*51]

人間関係の状況によって引き起こされる情動	相手の協力	相手の裏切り
本人の協力	（各三点） 友情、信頼	（本人に〇点、相手に五点） 疑い（実行される前） 怒り（実行された後）
本人の裏切り	（本人に五点、相手に〇点） 不安（実行前） 罪悪感（実行後）	（各一点） 嫌悪感、回避

れば、罪悪感が謝罪をしたいという気持ちを生み、信頼を取り戻すには何かしらの埋め合わせをする必要が出てくる。あるいは、その友達が以前自分のためにしてくれたことの価値を低く評価する、という手もある。実際、この世の口論のほとんどは、裏切られた期待が原因だ。

実際の社会生活はもちろんこれよりもはるかに複雑ではあるが、このシンプルな表は、社会的な情動の起源と機能を理解するのを助けてくれる。[*52] 怒りは、裏切りが認識されたこと、そして、関係性を維持し悪意ある復讐を避けるためには、謝罪と償いが必要とされることを示唆する。[*53] 誰かとの関係を終わらせることができないと感じている人は、怒りを表現することに消極的になる。その結果、受動攻撃的（パッシブ・アグレッシブ）な行動をとったり、不機嫌に黙り込んだりするため、協力的な関係が阻害され、慢性的な対立が加速する。神経症の症例や、結婚生活の問題の核には、このような状況があることが多い。心理学者のティモシー・ケテラールとマーティー・ヘイゼルトンは、この構成概念を大きく進化させたが、[*54~56] 臨床への応用には今のところ至っていない。

欠けている何か

血縁選択、相互利益、便宜の交換という概念によって社会的行動を説明したことは、私たちの時代におけるもっとも偉大な科学的達成の一つだ。これらの要素によって、協力的な行動はほぼ説明できる。[*57~63] だが、それでも説明しきれない部分は残る。例えば、誰も知らないようなささいな失敗のせいで罪悪感に苛まれ、眠れぬ夜を過ごす人がいる理由は、これだけでは説明できない。

コミットした関係において人々が払う多大な犠牲も、完全には説明できない。あるいは、死を覚悟してまでも集団を守るために戦うという行動も、説明できない。社会病質者（ソシオパス）が存在する一方で、その一〇倍の数の人が、自分がほかの人の気分を害すのではないかと常に心配している。人間がもつ極めて向社会的な傾向を完全に理解するには、さらなる説明が必要とされる。その試みは重大な学問的探求であり、すでにいくつかの成果があがっている。[*64~80] その包括的な答えを見つけるための鍵となるのが、利他的な人同士が意図的に仲間同士になって協力し合うと、相手を選ばずに単に便宜の交換をするだけの場合と比べて、得られる利益が大きくなる、という点だ。

そのもっとも単純なメカニズムが、地理的な距離の近さだ。利他的な人の子どもは、ほかの利他主義者の近くに住むことになる確率が高い。これは、細菌についてさえ言うことができる。細菌はどんどん分裂するので、血縁関係の近い個体同士が物理的に近くにいることが多い。そのため、全体の利益になるような行動をとる細菌の個体（宿主の細胞を消化する物質を作るためのリソースを配分する等）は、自分の遺伝子にもメリットをもたらすことになるのだ。[*81、82]

人間はさまざまな方法を使って、より良いパートナーを見つけ、その側にとどまろうとする。例えば、嫌な奴の近くにいるのを避けることで、結果的により優しい人たちの側で過ごせるようになる。あるいは、いまいちなパートナーとの関係を解消することで、利他的な人と選択的な協力関係をもてるようになる。[*83] また、噂話は、信用すべき人を判断するうえで非常に有益な情報源である。[*84] 雇用委員会が候補者の照会先を何時間もかけてチェックするのは、それが妥当な判断に基づいてのことだからだ。このような利他的な人同士の選択的協力関係は、群選択として捉えられることもあるが、これは混乱を呼ぶ見方だ。生物学者のスチュアート・ウェストは、このような協力関係を群選択としてみる代わりに、「ただできるだけシンプルに、『利他的な遺伝子のランダムでない集まりのモデル』として捉えればいいのだ」という適切な指摘をしている。[*85]

人類学者のロバート・ボイドとピーター・リチャーソンが描写した文化的群選択の仕組みは、深い協力関係や極端な利他性のかなりの部分を説明することができる。[*86] 集団のために自らを犠牲にするべきという文化的規範が存在する集団は、ほかの集団よりも速く成長する。これは、集団内でその規範に従う個体が優位性を保つことができるため、集団利益を優先する方向に選択が作用するからだ。集団内の個人は裏切り者を罰することによって集団の利益に貢献できるが、協力者に報酬を与えるという方法のほうが効果的であり、危険が少ない場合が多い。リチャーソンと共同研究者たちが最近発表した論文では、文化的な群選択がもつ力について幅広いエビデンスが検証されている。[*87] 説得力のある論文だが、気になるのは、群選択、共利共生、血縁選択、互恵性によって説明できない利他行動は、すべて文化的群選択によって説明できる、と主張している点だ。実際には、選択の作用によって協力能力が形成される仕組みとして、このほかに少なくともあと二つの可能性がある。コミットメントと、社会選択だ。[*88]

コミットメント

コミットメントとは、ただ単に配偶者との約束を守る、というだけのことではない。ゲーム理論においては、見返りが約束されていないどころか、場合によってはその期待さえ伴わない利他的な行動を、コミットメントによって説明できる。[*89~92] その核心となる考え方は、逆説的なものだ。もし、今後自分の利益を度外視した行動をするコミットメントがあなたにあるとほかの人に信じさせることができたら、それは彼らの行動に対して強い影響力をもつ。病めるときも健やかなるときも一緒にいると約束することは、より良いパートナーとのあいだに強固な関係性を築く助けになるだけでなく、うまくいけば自分が病気のときには助けてもらえる可能性を意味する。攻撃されれば核兵器を使用する、という脅しは甚だしく不合理であるように思えるが、皆がその脅しを信じるのであれば、強力な影響力をもつ。実際、双方の破滅という切り札は、これまで戦争の抑止力として機能してきた。だが、コミットメントによる戦略は不安定なものであるため、今私たちが目にしている文明が、ある日突然終わりを告げることもあり得る。

コミットメントを基盤とした関係は、互恵性を基盤とした関係よりも貴重なものだ。進化心理学者のジョン・トゥービーとレダ・コスミデスは、「銀行家のパラドックス」について詳細に説明している。[*93] 銀行は、互恵性にのみ基づいて機能する。担保に取るモノがあれば喜んでお金を貸してくれるが、無一文で本当にお金が必要なときには、話も聞いてくれないからだ。

一方で、コミットメントを基盤とする関係は、あなたがもっとも助けを必要としているとき——つまり、見返りに渡せるものすらないようなときにこそ、助けを提供する。ただし、将来的に何かの状況において、あなたが自分の利益を度外視した行動を必ずとるであろう、と相手に信じさせることは難しい。さらに、あなたが自分の義務をどう頑張っても果たせないときに、ほかの人があなたを助けてくれるだろうと、自分自身に信じ込ませることも必要になる。そのための良い方法は、自ら進んで自分のためではない行動を起こし、コミットメントを実際に証明することだ。大事な試合を諦めて彼女の風邪の看病をしたり、前々から計画していたバケーションに行くために重要なプレゼンをキャンセルしたりするのだ。気づいたときには、最初は相手を操作するためにやっていたはずのことが、永続的なコミットメントへと姿を変えているだろう。

だがこの戦略は、必ずしもいいことばかりではない。ギャングは用心棒代の取り立てに、コミットメント戦略を使う。彼らとてレストランを焼き払いたいわけではないだろうが、自分の縄張りでビジネスを営む事業主たちに用心棒代を払わせるためには、実際にそのような不合理なことをやってのけると彼らに信じさせなくてはいけないため、たまに実行に移す必要があるのだ。このように、協力行為に関するほかの理論が当てはまらないケースでも、コミットメントの概念によって説明が可能になる。[*94]

メンバーに大きな犠牲を払うことを要求する閉鎖的な集団では、コミットメント戦略を安全に適用できるだけでなく、驚くほど利他的な行動を引き起こすことが可能になる。多くの宗教集団では、メンバーになる許可を与える前に、長時間にわたる勉強などの犠牲を払うことを要求する。

このような集団では、利己心ではなく、感情的および倫理的なコミットメントに基づいて援助行動を行う重要性が強調される。教会のリーダーに、自分が病気になったときに助けて欲しいから教会に入りたいと告げたら、そういうことではない、と諭されるだろう。教会のメンバーは、見返りのためではなく、心から望んでほかの人を助けるように期待される。ここにみられるパラドックスとは、はっきりとした契約条件を交渉しようとする人たちよりも、コミットメントを動機として人を助けたいと感じる人たちのほうが、必要なときに多くの助けが得られるということだ。

社会心理学の分野では、感情的なコミットメントを基盤とする「共同体的関係（communal relationship）」と、取引を基盤とする「利害的関係（instrumental relationship）」とを比較して考える。[*95] 例えば、友達同士がどのように便宜の交換をするかに注目した巧妙な実験がある。被験者の多くは、自分が何か利益を得るために行動したと捉えられることに抵抗し、反発する。友達の行動も自分の行動も、思いやりとコミットメントによるものとしてみることを望むのだ。

私が共同体的関係における取引を分析することの危険性を身にしみて感じたのは、夫婦間でのリソース取引の分析を通してカップル療法を行う方法を学んでいたときだった。この療法では、それぞれのパートナーが夫婦関係に貢献している点をリストにして書き出してもらってから、誰がどのような貢献をすべきかを具体的に決めた新しい契約を、交渉を通して作っていく手助けをする。この療法によって夫婦間の距離は縮まったが、その理由の大部分は、妻と夫のどちらもが、精神科医志望のひよっ子に夫婦生活の現実がわかってたまるかという共通の思いをもっていたからのように私には思えた。

心理療法における関係性は、治療の対価としてお金が介在する利害的なものだ。だが、治療者と被治療者のあいだにコミットメントの感覚が生まれ、それが治療の成功において大きな役割を果たすことも多い。そのため治療者と被治療者の関係は、適切な距離を保つための交渉から生まれる緊張感をはらんだものとなる。相手への呼びかけにおいて、公式な呼び方とくだけた呼び方を分ける言語は多いが、その使い分けによって、関係性が感情的コミットメントを基盤にしたものなのか、あるいは利害的な取引によるものなのかを示すことは可能なのだろうか。ちなみに私の場合は、患者には「ドクター・ネシー」と呼んでもらうようにしている。

社会選択

協力行動について、コミットメントによって説明できる部分は確かにあるものの、当てはまらない部分もある。純粋に倫理的な行動をとるという傾向は、私たちの遺伝子に息づいている。屋根から落ちて永久的な脳損傷を受け深刻な障害を負った夫を、非常に魅力的な若い女性がかいがいしく世話し続ける、といったケースも目にする。人助けのために自分の人生を捧げる人もいる。また、多くの人が、飢えた人々に食べ物を届けたり、家を建てたり、子どもに勉強を教えたりするボランティア活動によって深い充実感を得ている。あるいは、動物の扱われ方に抗議するという倫理的な目的のために肉を食べない人もいる。多くの人が、リサイクルに出すためにプラスチックの容器をきれいに洗い、再利用のための費用すら払う。このように、倫理的な行いはそこら中に溢れている。
倫理的行動をするためには、何が一番自分の得になるかという計算ではなく、ルールに従うことが求められる。見返りが保証されているわけでもない。正しい行いをしたという誇りなどの感情的な満足感は得られるが、ではその誇りの感情は一体どこから来るのだろう？　さらに、倫理的な行いには、コストがかかる。自然選択が残したもので、これほどコストがかかるものはほかにあるだろうか？　孔雀の羽ぐらいではないだろうか。こうして考えていくと、私の思考は何度も何度も、理論生物学者のメアリー・ジェーン・ウェスト・エバーハルトによる「社会選択」に関する論文に戻っていく。[*96、97]
ウェスト・エバーハルトがたどり着いた答えは、なぜ私たちは倫理的な行いをする能力や、驚くべき社会的感受性をもつのかを説明するうえで、助けになるものだ。その答えとは、人はできるだけ良いパートナーを選ぼうとするため、パートナーとしてより選ばれやすい特徴を備えた人が大きな利益を得ることができる、というものだ。性的なパートナーとして好まれることによって得られる優位性が追求される結果として、例えば孔雀の羽のように、非常に大きなコストを伴ってでもその目的に合う形質が形成される。進化心理学者のジェフリー・ミラーが主張するように、利他的な人が性的なパートナーとして好まれるのだとすれば、利他性には選択が直接作用することになる。[*98]ウェスト・エバーハルトは、性選択は社会選択のサブカテゴリーであることも指摘し、社会的パートナーとして好まれやすい人はより良いパートナーを得ることができるため、大きな利益が得られることになると説明している。

「社会選択」という言葉は、用語として最善のものではない。分野によっては、別の意味をもち得るからだ。「パートナーの選択」というほうが核心となる概念には近いが、パートナーを選ぶこと自体は、実はこの話の全体の一部でしかない。パートナーを拒絶し、罰することも同じく重要だからだ。[*99, 100] つまり、「パートナーの選択と拒絶」とすれば、私たちの善良な行いを可能にする進化のプロセスの核心を捉えることができる。友達を気前よく助ける人たちは、社会的パートナーとして好まれやすいため、最良の仲間と、それに伴うさまざまな適応上の有利性を得ることができる。[*101] 協力的な行動をとり文化を創造するという人間の驚くべき力が形づくられるうえで、このプロセスは不可欠のものであった可能性がある。[*102]

ほとんどすべての生物種にとって、血縁者以外には親しい社会的パートナーは存在しないか、パートナーがいてもほぼ取り替えが効く存在であるか、どちらかだ。おそらくは、私たちの祖先もそうだったはずだ。ところが、数十万年にわたる歴史のある時点で転機が訪れ、能力が高く、寛大なパートナーを選ぶことが有利性をもたらすようになった。そして、より良いパートナーと関係を結ぶことによってもたらされる利益が、寛大さや誠実さの傾向を形づくっていった。ウェスト・エバーハルトは、特定の形質をもつパートナーが好まれることでそのような形質をもつ人たちが有利性をもつようになり、それが注意深くパートナーを選ぶ人にさらなる有利性を生むというサイクルが生まれたことで、社会選択のプロセスが加速度的に進み得ることを説明している。そして、その結果として生まれた向社会的な形質は、孔雀の羽と同じぐらいコストがかかり、ドラマチックなものとなった。

社会心理学の分野では、「競争的利他性」のエビデンスが提示されている。[*103、104] 人は、献身的な利他性を周囲に示すために、驚くほどの時間とお金を使っている。シニカルな人は、バーナード・マドフ［ナスダック・ストックマーケットの元会長で、ねずみ講により巨額の資金を世界中の投資家からだまし取った］のような詐欺師であっても慈善事業に寄付をしていたことを指摘し、このような行為は人心操作のための狡猾な戦略だと考える。だが、利他的な行為は本物であることも多く、何の見返りの期待もなく行われることもある（ただし、自分は良い人間だという誇りを感じ、できればそれが良いパートナーとの出会いにつながって欲しいという期待はあるかもしれない）。最近では、気前が比較的良くない人は特に気前が良い人を攻撃して自分の評判を守ろうとする、というエビデンスさえある。[*105]

著名な人類学者のサラ・ハーディは、すべての利他的な傾向の始まりは、母親たちが子どもの面倒をみるために協力し合うようになったことにあるのではないかという考えを示している。[*106] 人間の母親が一〇年のあいだに産むことができる子どもの数は、チンパンジーの二倍だ。これは、人間の母親のほうが食料の獲得に長けているからではなく、ほかの人間との協力体制によって助けとリソースを得ることができ、妊娠出産から次の妊娠までの期間を短くできるためだ。

そのほかにもいくつかの分野で、関連する説が提唱されている。デイヴィッド・スローン・ウィルソンは、協力行動が可能になるプロセスを形質集団モデルを使って説明している。[*107] 経済学と生物学の分野では、ピーター・ハンマーシュタインやロナルド・ノエをはじめとする研究者たちが、パートナーの選択が果たす役割について考察し、それぞれの説を展開している。[*108] 植物の根と、根粒を形成する細菌との共生も、これと関連性のあるプロセスによって説明することができる。[*109、110]

根粒は空気中の窒素を取り込み、植物に与える。そして植物は、細菌の成長に必要な栄養素を提供する。固定窒素を提供することなく植物の栄養素を奪おうとする根粒は、排除される。逆に、栄養素を提供することなく固定窒素を奪おうとする植物からは、細菌が去っていく。協力関係は、パートナーの選択と拒絶によって強化されるのだ。

選ばれるための競争にかかるコストがどのようなものかは、花を見るとよくわかる。大きくてカラフルで香りが強く、蜜と花粉を備えた花は、葉や根やタネのために使うこともできたはずの貴重なカロリーによって咲く。受粉媒介者に選ばれる競争に勝つためには、花に大きなコストをかけることが必要不可欠なのだ。

社会選択モデルを使えば、利己的な理由によるパートナー選びによって、気前の良い個体に選択が強く働くようになる理由を説明できる。もっとも多くを提供できる個体が、もっとも多くのパートナー候補を得ることができる。そのため結果的に、集団の中でもっとも気前の良い個体が、適応上有利になるのだ。このプロセスは、アダム・スミスの「見えざる手」の応用編でもある。[*111] 製造者と消費者の利己的な判断が、ニーズに合ったバランスで、より安いコストでモノが製造される経済を生み出す。利己的なパートナー選びが、倫理的な情熱と真に倫理的な行動を可能にするような生物学的な能力を形づくる。そしてこの能力が、人間の社会的集団における深い協力関係の形成を可能にしているのだ。

すべての優れたアイディアがそうであるように、社会選択の概念も、完全に新しいものというわけではない。ダーウィンの登場する二〇〇年前に、英国人哲学者のトマス・ホッブズが、第三の自然法、すなわち「結ばれた契約は履行すべし」という法に関する記述の中で、約束を反故にすることを推奨する愚か者の運命を描写している。

その愚か者は心の中で、正義などというものは存在しないとつぶやいた。（中略）［自分のしたいことであれば何であれ］してはならない理由はない。したがって、契約を結ぶべき理由も結ばずにおくべき理由も、また契約を守るべき理由も破るべき理由もない。（中略）このような理屈によって、勝利した悪は善の名を獲得したのだ。（中略）［しかしながら、このような愚か者が］この理屈のまま契約を破るなら、（中略）平和と防衛のために団結しているいかなる社会にも受け入れられることはできない。もし受け入れられる場合があるとすれば、それは社会が過ちを犯したということになる。（中略）このような者は社会に受け入れられないままになるか、あるいは追放されれば、身を滅ぼすことになる[*112]

このような「愚か者」は現代にもまだたくさん存在していて、利己的な遺伝子は利己的な人々をつくるはずだという考えはますます力を得ている。そして、匿名性が強く、集団間の移動が可能であるという大衆社会の性質によって、生き延びることができるようになっている。

人は、リソースが豊かなパートナーを好む。そのため、最良の伴侶を得るために、人は自分の気前の良さとともに、リソースを見せびらかそうとする。それが極端なほうが人の目にとまりやすいのは、ここでも同じだ。人類学者たちによれば、ポトラッチのセレモニー［北米太平洋岸の先住民社会にみられる贈答慣習。裕福な主催者が宴会を開き、客に財物を振舞って自分の地位と財力を示す」では、裕福な人が自分の高価な持ち物を破壊し、損害に耐え得るだけの余裕があることを誇示するという。同様に、人が周りの人の注目を集めたいという動機で行う消費は、経済の主要な牽引力となっている。[*113]高価な車やスニーカーは、安価な物と比べて格段に優れているというわけではないが、その高価さによって、裕福さを示す記号として機能する。一〇〇〇平米の大邸宅は、フルに使われることは少ないかもしれないが、同じぐらい派手なお金の使い方ができる人とのあいだにつながりを作る手立てにはなる。

より日常生活に近いところで言えば、人は誰でも、何者かになりたい、自分だけにできる貢献と専門性によって価値を認められ、感謝される存在になりたい、と願うものだ。その結果、この世のあらゆる分野で競争が生まれる。スポーツの世界はわかりやすい例だ。音楽や演劇の世界も、競争の激しさはさほど変わらない。バードウォッチングは平等な世界に見えるかもしれないが、愛好者たちの会話を聞けば実態がわかるはずだ。模型列車マニアたちは、自分の専門知識を最高裁の弁護士のように誇示し、競い合う。これは、人間にとって避けられないことだ。人は、あらゆる娯楽を競争に変える。そしてこのような競争は、ほとんどの人にとって、人生を豊かで興味深いものにするだけでなく、意義や職業、仲間意識などをもたらしてくれる。

私はあるとき、サラ・ハーディとともにシチメンチョウの群れを眺めて楽しい朝を過ごした。オスのシチメンチョウたちは数歩歩いては大きな尾を広げ、また数歩歩き、と同じことを繰り返した。その様子は、見事でもあり、またバカバカしくもあった。私たち人間も、同じようなことをして毎日を過ごしている。配偶相手の候補に良い印象を与えるためだけでなく、自分が社会的パートナーとしても望ましい存在であることを誇示するためだ。周りによく思われたいと願い、人を喜ばせようとする私たちの絶え間ない努力は、人生を興味深く豊かなものにするだけでなく、うまくいけば意義と愛情に溢れたものにしてくれる。

社会不安障害と自己評価

社会選択という概念には、精神疾患に関する示唆が多く含まれている。私が臨床医として働き始めたころは、患者が人の目をそれほど気にせずに過ごせるようになるために支援するというのが、多くの精神科医が目指していたことだった。それが、一九七〇年代の時代精神だったのだ。私は大丈夫、あなたも大丈夫、抑圧的な社会慣習など手放して、至福の感触を追いかけよう。社会慣習への追従から逃れることは、素晴らしい目標であるように思えた。私は患者がそれを達成できるように全力を尽くしたが、ほとんどの場合はささやかな成功しか収めることはできなかった。

パートナー選びが人間関係の形成に与える影響を理解するにつれ、社会不安障害が圧倒的なほどに多くの人を苦しめている理由も徐々にわかってきた。自然選択は、ほかの人が自分のリソースや能力、性格をどう思っているのかを激しく気にするように私たちを形づくった。それが、自己評価の正体だ。私たちは、人が自分の価値をどのように判断しているかを常に監視している。

低い自己評価は、人を喜ばせるためにもっと頑張らなければいけないというシグナルだ。[114、115] しかし、人を喜ばせようと頑張ることは、地位獲得のための競争と往々にして矛盾する。これが、心理療法のセッションでよく登場するような、多くの葛藤を生み出している。

誰と結婚するか、誰のもとで働くか、誰を雇うか、誰を社会集団に入れるかといった人生に関わる大きな決断が下されるときには、慎重な評価が行われるのが常だ。私たちは、正直で協力的で気前が良くて、リソースを豊富にもち、自分や自分が属する集団の利益のためにしっかりと働いてくれる人を選ぼうとする。そうやって集団から選ばれることで個体に優位性がもたらされるからこそ、人間はほかの生物種にはないほどの協調性をもつに至った。それこそが、私たちの人生をなんとか耐えられるものにするだけでなく、多くの人にとっては楽しく、素晴らしいものにすらしてくれる。

だが中には、自分が欲しいものを得るためだけに、人を操作する目的で誠実そのものに聞こえる約束を交わす人もいる。色覚障害がある人には「緑色」がどんなものなのか理解できないのと同じように、罪悪感や社会不安について人が話しているのを聞いても、何のことかさっぱりわからない、という人もいる。そのような社会病質者（ソシオパス）は、罪悪感や不安などの不快な情動に煩わされず、人を操作したり、裏切ったり、嘘をついたり、利用したりすることにまったくためらいがない。そのような性質をあからさまに出して生きている人は、社会集団から排除されることが多く、ときには刑務所に収監される。そこまで明らかでない人は、スキルを駆使して次々と人を操作し、被害者を生み出し続ける。

このような性質の伝達は遺伝的要素が強く、淘汰されやすいはずなのだが、実際には根強く残っている。進化心理学者のリンダ・ミレイの論文によれば、人を騙すという遺伝的傾向は、集団のほとんどが騙されやすい協力的な人たちで構成されている場合は広まるが、騙す側の人が多く含まれる集団の場合は減少していくという。こうして、騙す側と騙される側の割合は一定の割合で安定する、というわけだ。[*116] だが私は、この説に納得していない。本格的な社会病質者は、小さな社会では排除されるか、殺されるかする。[*117] そしてそのような人の多くは、軽度の脳障害の兆候を示す。[*118] しかし、ミレイの理論が刺激的であることは確かだ。特に現代の大衆社会においては、彼女の説は説得力を増している。人々は悪評から逃れて、簡単に集団間を行き来することができるからだ。

社会病質者は、ほかの人を利用するだけでなく、信用をむしばむという点でも危険な存在だ。誰かに裏切られるという体験は、人を変えてしまう。親に裏切られた人は、生涯を通して人を信じることが難しくなる場合があり、深い人間関係の構築ができなくなってしまう。私は、これまでに治療にあたった患者のうち複数の人に、数カ月に及ぶ治療の後に唐突に、「これほど誰かを信頼したことは今まで一度もなかった」と告げられたことがある。このような言葉は、私にとってうれしいものであるだけでなく、治療の成功に不可欠な要素が何であるかを表している。信頼性のある関係に身を置き、欠点があっても受け入れてもらえるという経験をすることで、自分が今後どのような人間になり、どのような人間関係を築いていけるかというビジョンをもてるようになる。そしてそのような経験によって、自己防衛的で自己破滅的なあり方を変える勇気がもてる場合もある。新しい人生の方向性と機会をもたらしてくれるような新しい人間関係の可能性に、心を開けるようになる場合もある。このような成果は、短期間だけの治療で達成するのは難しい。自己とほかの人に関する信念を変えるには、長期間にわたる嘘のない個人的な関係性を築く必要があるのだ。

ほとんどの人は、親や兄弟姉妹、配偶者との関係を通して、心からの思いやりというものを体験する。そしてそれは友達や、ときには犬や猫との関係にも強く存在することがある。[*119] 私たちがペットを大切に感じるのは、ペットもまた私たちのことを大切に思ってくれるからだ。そしてそれは、社会選択を通した何千年にもわたる家畜化の結果だ。システマティックな交配を始める前から、人は特定の特徴をもつ犬や猫を特にかわいがってきた。気に入られたペットはより多くの餌と住処、そして繁殖の機会を与えられた。それから数百世代を経て、私たちがペットとしてかわいがる動物たちは、私たちがもっとも好む特徴——愛情に溢れ、忠実で、人懐っこく、愛らしく、従順な性質をもつに至った（少なくとも、犬はそうだ）。両親が自分よりも飼い犬を愛していた、という患者に、私は何度も会ったことがある。昔はそのような話を聞くと、なんと酷い親だと思っていた。だが次第に、交配によって私たちのもっとも望む性質を備えたパートナーになるべく作り上げられた家畜が、極めて特別なパートナーとして人間と深い関係を築くようになったことの表れなのかもしれないと思うようになった。

私たち人間も、ほかの人間が下す選択によって家畜化されている。[*120〜123] 私たちは正直で信頼できて、親切で気前が良く、そしてできれば裕福で力をもった人をパートナーや友達に選ぶ。特にそのような性質が強い人は、自分と似たような人をパートナーに選び、双方が利益を得ることになる。このプロセスによって、スチュアート・ウェストが利他性の形成に不可欠な要素であると考えた「利他的な遺伝子のランダムでない集まり」が発生する。[*124] 私たちはそうしたプロセスから恩恵を受けるわけだが、同時にコストも負担している。社会不安や、人にどう思われているのだろうという絶え間ない心配は、深い人間関係を実現するために必要な代償なのだ。一方で、悲嘆の感情を感じる力については、これとはまた別の説明が必要になる。

悲嘆

私は昔から、悲嘆は何らかの役に立つ感情なのではないだろうかと思っていたが、ある大規模な研究プロジェクトに着手するまで、この問題について深く考えてみたことはなかった。ミシガン大学社会研究所で新しいポジションに就き、所長に挨拶に行ったときのことだ。所長は私に、自分の研究活動を前進させるために制限なしに何でもすることができるとしたら、どのようなプロジェクトが一番必要だと思うかと尋ねた。私は、気分の落ち込みが果たす役割を理解したいと考えていること、その解明のための最良の方法は、悲嘆を感じる力がほとんどない人たちを見つけて、彼らの人生にどのような問題が起きるか調べることだと思うと答えた。さらに加えて、そのような調査をするためには、大切な人を亡くす体験をする前後に対象者の状態を評価する必要があるため、実現は明らかに不可能であることを説明した。

所長は一瞬黙って、いぶかしげに私を見た。そして、「もし、死別に関する世界最大の前向き研究［ある危険因子にさらされた者を追跡し、疾病などの発生状況を観察する研究法］のための調査がすでに完了していて、未分析のデータがコンピューターに保存されているとしたらどうする？　そのうえ、もともとの研究者たちは全員ほかの場所に引っ越してしまって、新しいプロジェクトに取りかかっているとしたら？」私はその瞬間、自分が驚くべき幸運と機会に恵まれたことを――そしてそこには、データを何年もかけて分析するという責務が伴うことも――理解した。

所長は私を、ジェイムズ・ハウスのもとに送った。本来のプロジェクトの研究デザイン策定に関わった、著名な社会学者だ。ジェイムズによれば、研究は無作為に選ばれた数千組の定年後の夫婦を対象としており、すでに何時間もの面談を通して、さまざまな項目について評価が行われていた。面談を完了した後、研究者たちは毎月、新聞のお悔やみ欄に目を通した。そして、被験者のうちの誰かが亡くなると、その配偶者に連絡を取って面談を依頼し、死別に関わるあらゆる側面や、抑うつ状態、健康状態、社会的機能、身体機能について質問した。追跡調査は、死別から六カ月後、一八カ月後、四八カ月後に行われた。

この調査によって集められたデータは、まさに宝の山だった。悲嘆に関する研究プロジェクトは、死別以前の健康や関係の状態を被験者に思い出してもらうことで調査を行う場合がほとんどだが、そのようにして集められたデータは信用性が低い。記憶というのはあてにならないものだし、喪失体験によって記憶が改変されることもあるからだ。しかし「高齢夫婦の生活の変化に関する研究（The Changing Lives of Older Couples, CLOC）」プロジェクトは、被験者の状態を死別が起きる前から驚くほど深く掘り下げて調査することに成功していた。[*125]

私はその後の三年間を、データ分析のための研究チームを組織し、資金を得るために費やすことになった。研究者の中には、悲嘆の解明にキャリアを捧げている人もいる。その中でも有数の心理学者であるカミーユ・ウォートマンとジョージ・ボナンノが、寛大にもこのプロジェクトに参加し、必要な助言を行ってくれることになった。そして研究パートナーとしては、若手社会学者のデボラ・カーが協力してくれることになった。彼女の尽力と専門知識は、この研究の成功のために必要不可欠な要素だった。

私たちは、このデータから得られた発見の多くに驚かされることになった。例えば、臨床医の多くは、遅発性悲嘆は広くみられる現象であり、いずれ問題が表面化する予兆であると考えている。しかし私たちのデータによれば、喪失体験の直後に大きな悲嘆を感じなかった人が、もっと後になって強い悲嘆を体験する、というパターンはほとんど皆無だった。もう一つ、精神科医のあいだで今も広く信じられているのが、回復のためには悲嘆の感情を感じる必要があり、いわゆる「グリーフ・ワーク」［特に死別による人との別れによる悲しみを受け入れ、立ち直っていく心理的プロセス］をしないままでいると、後々問題が出てくる、という考え方だ。私たちの調査からは、これを裏付けるデータも見つからなかった。さらに、突然の死別のほうが悲嘆が大きいという仮説も、真実でないことがわかった。[*126]

さらに、私たちの最大の発見の一つは、私が精神科医になるために受けた教育と矛盾するものだった。私が学校で教わったのは、亡くなった人との関係がアンビバレントな関係［愛情と憎しみのような、相反する感情が混在するような関係のこと」であった場合に、深刻な悲嘆や長引く悲嘆が引き起こされることが多い、というものだった。これは、亡くなった人への無意識の怒りが自己に向けられ、抑うつとして現れるという、ジークムント・フロイトの考えに基づく説だ。私は臨床医として、死別を体験したうつ病患者が無意識の怒りを感じるのを助けるべく、長い時間を費やした。だから、この説を裏付けるエビデンスがデータからまったく見つからなかったときにはショックを受けた。死別した人との関係が、愛情と憎しみが入り混じるようなアンビバレントなものだった場合、悲嘆の感情は比較的弱いことが多かったのだ。ホーマー・シンプソンが聞いたら「ドウッ」［ホーマー・シンプソンは米国の人気アニメ番組『ザ・シンプソンズ』の登場人物。「ドウッ（D'oh!）」は、「なんてこった！」という意味のホーマーの口癖］と言うところだ。そして、喪失体験後のうつ病発症を予測する最大の予測因子は喪失体験以前のうつ病の病歴であるという、至極もっともな発見も得られた。

では、そもそもの私の研究対象であった、悲嘆をほとんど感じない人たちについてはどうだろうか。そのような人のデータは数多く存在したが、死別した人以外の人との人間関係や、健康状態、人生に対処する能力などの点で、ほかの人と大きな違いは認められなかった。悲嘆を感じない人の人生には深刻な問題が起きるのではないかという私の仮説は、間違っていたわけだ。しかし、彼らの個々の記録をより深く探ってみると、それまでにも何度も実感した覚えのある事実に、再び気づかされることになった。それは、人は極めて主観的である、ということだ。死別から六カ月後の面談では悲嘆の症状は一切ないと報告していた何人かの人が、一八カ月後の面談では、死別直後は強い悲嘆を経験した、と語っていた。また、それとは真逆のパターンもあった。死別から一八カ月後の面談では「悲嘆を感じた記憶はない」と話している人が、データによれば死別から六カ月後に重度の症状を呈していた、というケースだ。人は、かくも主観的な生き物なのだ。

悲嘆はあまりにも悲劇的で辛い感情であるため、そもそもなぜ存在するのだろうかと思わずにはいられない。その答えとして可能性があるのは、主に次の二点だ。深い人間関係を可能にするメカニズムの、無用の副産物である、というのが一つ。そして、悲嘆は特別な悲しみの形態であり、死別以外の喪失の後に悲しみが果たす役割に似た何かしらの利点をもたらす、というのがもう一つの可能性だ。

この問いを扱った研究は、ほとんど存在しない。英国の心理学者であるジョン・アーチャーは、その素晴らしい著作の中で、悲嘆は愛情の代償であるという考えを提示している。[*127] アーチャーは、悲嘆そのものは役に立たない感情だが、親密な絆が有意義なものとなるためには、その喪失の後に生まれる痛みは必要なのだと主張する。この考えによれば、自然選択が愛情ある関係性による利点を形成するうえで途方もない悲しみが生まれるのは不可避であり、悲嘆は自然選択の望まれない副作用ということになる。

だが私には、この説が妥当だとは思えない。悲嘆に暮れる人の苦しみや、無力さ、活力の欠如は、あまりにも辛い。そのため、自然選択は、これほど苦しい喪失の苦しみを伴うことなく、温かく深く安全な関係性を形づくる道を見つけるはずだ、と考えたくなる。何カ月も、時には何年にも及ぶ不眠や、食欲不振、絶望感、モチベーションの欠如などの症状は、大きな犠牲を伴う。何年間にもわたる機能障害を引き起こすような複雑性悲嘆を生じる人は、全体の七パーセントに及ぶ。[128~130] もしこれが、自然選択では修正され得ないのだとしたら、とりわけ残酷で、いまいましい副産物ということになる。もし悲嘆を消すことができる薬が開発されたら、私たちはそれを使うだろうか？　この問いに答えるためには、悲嘆には果たして役割はあるのかどうか、そしてあるとすれば、それはどのようなものなのかを解明しなくてはならない。そしてそのためにはまず、悲しみという感情が存在する理由を理解する必要がある。

悲しみという感情が訪れるとき、往々にして、それは何かの役に立つには遅すぎるように思える。喪失は、すでに起きてしまっているからだ。だが、喪失は誰の人生にも繰り返し何度も訪れる状況であり、それは大昔から変わらない事実だ。悲しみは、喪失という状況に対処するために形づくられた。[131] だが一体、どのように役に立つのだろう？

自分の子どもの一人が海岸で離岸流に流されていくのを見ている、という恐ろしい状況を、一瞬だけ想像してみてほしい。あなたはその状況で、食べかけだった昼食をとり続けるだろうか？　そんなことはあり得ない。おそらくあなたは叫び声をあげ、助けを呼ぼうとするだろう。そしてほかの子どもたちを海から上がらせてから、それが危険な行為であり、おそらくは間に合わないとわかっていても、溺れた子を助けるために自分も海に飛び込もうとするだろう。飛び込むのを思いとどまるだけの理性があった場合、または自分だけは無事に岸に戻ることができた場合でも、やがてやってくる悲嘆の感情によって、喪失を防ぐために何ができただろうという果てしない反すうが引き起こされる。そしてその結果、あなたはほかの子どもたちに同じ悲劇が起きるのを防ぐことができるようになる。さらに、泣いているあなたの姿は、助けを必要としているというシグナルを他者に送り、危険を警告することにもなる。

子どもががんや肺炎で亡くなったときに、それを防ぐために何ができたのだろうかと考えることは、多くの場合、有用な結果を生みはしない。だが、何かを責めるという傾向はそもそも人間に備わっているものであるため、たとえ役に立たなくても、結局は自分や医者や、関係するほかの誰かを責めてしまう。このような動機から、素晴らしい取り組みが生まれることもある。「飲酒運転根絶を目指す母親の会」は、その好例だ。あらゆるコミュニティーには、かつての大切なメンバーを奪った病気や事故の根絶を目指す組織が存在している。

私たちの祖先が生きていた環境では、大切な仲間が戻ってこないという事態は頻繁に起きていただろう。そして行方不明者の捜索は、必要不可欠だったはずだ。喪失体験は、関連性のある手がかりに気づきやすくなるための精神的な先入観と捜索像をつくり出す。死別を経験した人は、死別直後の数週間に亡くなった人の姿を見たり、声を聞いたりといった体験をすることが多い。ちょっとした音や視界に入る像を、亡くなった人の声や姿だと思い込むのだ。あるいは、幻覚や幻聴が起きることもある。このような経験は、願望充足と解釈されることもあるが、いなくなった人を探すための探索像と考えるほうが説明として妥当だろう。こうしたシステムで発生する「誤報」は、正常で、場合によっては役に立つものだが、体験としては幽霊を見たように感じられるものだ。

命日反応も、広くみられる興味深い現象だ。多くの人が理由のわからない悲しみを体験し、その日が誰かの命日や、喪失が起きた日だったことに気づく。このような命日反応が、適応によるものだとは考えにくい。だが、私たちの祖先が生きていた環境では、さまざまな機会や危険が季節の巡りとともに定期的に訪れていたはずだ。果樹園で熟しすぎたリンゴの匂いを嗅ぐとき、何年も前の秋の記憶がまざまざと蘇るのは、そのためなのかもしれない。

10 汝自身を知れ――否、知るな！

もし嘘というものが（中略）、動物のコミュニケーションに基本的に備わったものであれば、必ずや嘘を見抜く方向への強い淘汰が働くに違いないし、またこのことが、（中略）ある程度の自己欺瞞をよしとする方向への淘汰を生むのだろう。

――ロバート・トリヴァース、『利己的な遺伝子』序文、一九七六年
（『利己的な遺伝子』リチャード・ドーキンス著、日高敏隆、岸由二、羽田節子、垂水雄二訳、紀伊國屋書店、２００６年）

正気がすぎるのも、また狂気かもしれない。そして最大の狂気とは、人生をあるがままに見て、そのあるべき姿から目をそらすことだ！

――デイル・ワッサーマン、『ラ・マンチャの男』［セルバンテスの『ドン・キホーテ』をもとにしたミュージカル作品］

動物行動学会（Animal Behavior Society）は、動物の行動を研究する科学者の団体である。彼らは、自然選択はいかにして適応度を最大化する行動を生むような脳を形づくったのか、という問いに取り組んでいる。私はこれを聞いて、精神科医としてぜひとも知っておくべき内容だと感じ、年次学会に参加してみることにした。だが、この学会が新しいアイディアをいくつか得るいい機会になるだろうという私の目論見は、大きく裏切られることになった。学会の中ほどで、進化的な視点で精神力動を理解するために、私はこれから何年もの時間を費やさなくてはならないだろう、と悟ったのだ。

会議初日の午前中に行われたシンポジウムのテーマは、「動物には意識があるのか」だった。別のシンポジウムでは、なぜ幼年期に厳しい環境で育った動物の個体はリスクを恐れない傾向が強く、早い段階で繁殖を始めるのか、という問題が議論された。短い生涯になることが予測されるなら、できるだけ早く繁殖できるようにどんなリスクでも冒す価値がある。このシンプルな考えから、私はすぐに、子ども時代に虐待されていた過去をもち、成長とともに無分別な傾向をもつに至った自分の患者たちのことを連想した。「短寿命型の生活史」と「長寿命型の生活史」と呼ばれる理論は、今や行動の進化的な研究において主要な柱となっている。[*1~3]

昼食で同席した科学者たちは、精神科医が動物行動に真剣な興味をもつことを大いに喜んでくれたが、抗うつ薬のプロザックをネタにしたジョークもさかんに聞かされた。そんな会話の中、ある科学者が発した言葉に私は驚かされた。「精神科医ならご存知だと思いますけど、無意識というものは、人をうまく騙せるように自分の本当の動機を自覚しなくてすむ状態にするためにあるわけですよね」。私はその返答として、この説のそもそもの提唱者である生物学者のディック・アレクサンダーとボブ・トリヴァースと話したときに、彼らの考えについて教えてもらったこと、だが、この説が広く受け入れられているとは決して言えないことを話した。同じテーブルについていた科学者のうち数人がこれに反論し、例として動物界に溢れるさまざまな欺瞞を挙げた。チョウの擬態や、巣から捕食者を遠ざけるために怪我をしているフリをする鳥、メスの出す光を真似てオスをおびき寄せて食べてしまう肉食のホタルなどの事例だ。[*4、5] 彼ら曰く、動物たちの世界ではありとあらゆるコミュニケーション手段が悪用され、より洗練された欺瞞作戦と、それに対抗するためのより強力な虚偽検出手段を競い合う複雑極まりない軍拡競争が繰り広げられ、そこからさらに複雑な信号システムが生み出されているという。彼らの話は実に興味深く、人間関係にも間違いなく関連性のあるものだった。

次の日の会議では、別の科学者たちと一緒になった。その日の会話では、協力行動の進化的起源を理解することが、人々がより良い関係性を築くうえでいかに役に立つか、という話題になった。話し始めて数分経ったころ、科学者の一人が言った。「でも、私たちは皆、基本的には利己的な存在ですよね？ ただ、本当の動機を無意識のうちに自分自身や他者に対して隠しているだけで」。またしても、昨日耳にしたのと同じ考え方だ！ 私の心の中で、何かが動いた。動物行動の研究者が、自然選択は他者を上手に騙すためにものごとを無意識の領域にとどめておくような力を私たちに授けたと確信しているのなら、それについて調べないわけにはいかない。それが真実なら、生物学において精神力動を考える際の基盤的な要素となる可能性がある。そして誤りであれば、人間関係を損なう可能性のある巧妙なミーム〔ドーキンスが提唱した、文化の伝達や複製の基本単位〕ということになる。

ミシガン大学の生物学者であるリチャード・アレクサンダーは、一九七五年に発表した論文でこう書いている。「自然選択はおそらく、そのような利己的な動機の自覚が、意識の一部として組み込まれるどころか、もしかすると認識すらされないように、私たちを形づくったのだろう」[*6]。この考え方は、ロバート・トリヴァースが一九七六年に『利己的な遺伝子』に寄せた序文によってより広く注目を集めることになった。「必ずや嘘を見抜く方向への強い淘汰が働くに違いないし、またこのことが、嘘をついていることの自覚からくる微妙なサインによってそれを洩らしてしまわないよう、事実や動機を意識しないようにさせるある程度の自己欺瞞をよしとする方向への淘汰を生むのだろう」[*7]

トリヴァースはその後、数本の論文と書籍を発表し、自己欺瞞は他者を騙すことを容易にするために進化した、という説を主張した[*8]。

しかしながら、トリヴァースとアレクサンダーは精神分析について多くを知っていたわけではない。精神分析の基盤となるのは、私たちの行動は無意識の考えや感情、動機に左右され、その一部は強力な自己防衛機制によって意識から締め出されたままになる、という考え方だ。精神分析は、このような防衛をかいくぐることで、抑圧によってそれまで隠されていた部分を明らかにし、自己欺瞞を少なくしていくための戦略だ。精神分析医のヘインズ・ハートマンは、こう言っている。「まさに、精神分析の大部分は、自己欺瞞の理論と呼ぶことができる」[*9]

フロイトが抑圧という仕組みに注目するようになったのは、ほかに説明のしようがないさまざまな症状を目にしたことがきっかけだった。私自身も、診療を通して多くの例を目の当たりにしてきた。あるとき、神経内科医の依頼で、過去三カ月にわたって右腕が麻痺したままだという中年の女性患者を診察したことがある。突然発症し、これといった要因も神経学的な問題も見つからないため、心理的な原因を疑っているということだった。私が診察したとき、彼女の手は膝の上にぐったりと乗せられていた。神経の検査では、右肩をわずかにすぼめることはできたが、腕や指は動かせなかった。反射は正常で、触感覚と針刺激の感覚も異常はなかった。腕の筋肉組織の減少はごくわずかで、痙攣や拘縮はみられなかった。

何かストレスになっていることはないかと尋ねると、女性患者は「特にありません。腕が麻痺していて何もできないことはストレスですけど」と答えた。彼女は家事をほぼ一人でこなし、高校生になったばかりの二人の息子の面倒をみているということだった。夫について尋ねると、「まぁ、普通です。男の人ってああいうものですから」と答えた。詳細は話してくれなかったが、夫が遊び人で彼女の腕の問題にもまったく思いやりを見せていないことを遠回しに匂わせた。そして彼女は間髪入れずに言った。「でもここに来たのは、夫の話をするためじゃなく、腕を治してもらうためです」。ほとんど成果のないまま、診察は終わろうとしていた。私は最後に、「もし腕が奇跡的に完治したら、何がしたいですか？」と聞いてみた。すると彼女は突然感情をあらわにし、驚く私の目の前で、右手で拳を作って肩の高さまで上げ、勢いよく振り下ろしながらこう言ったのだ。「あの男の背中に包丁を突き立ててやります！」私が「あなた今、腕を上げましたよ！」

と言うと、彼女はこう言った。「上げてませんよ、だって麻痺しているんですから」

以前働いていたクリニックでも、ほかの科の医師に依頼されて、まるで不思議な呪文にかかったかのような症状をもつ患者をよく診察していた。あるとき、職場で何度か気を失ったという教師を診るように頼まれた。その患者はそれまでに三回、救急車で緊急治療室に運ばれていた。患者は中年の独身女性で、失神以外は健康上の問題はなく、本人曰く抑うつや不安の症状もないということだった。三〇分にわたって話を聞いても、私は問題を見つけられずにいた。そこで、最初の失神がいつ、どこで起きたのかを聞いてみることにした。

患者が言うには、最初の失神が起きたのはある日の昼食の後、職員室を出ようとしたときだった。次に何が起きたか尋ねると、彼女はかなり長いあいだ黙り込んだ。そしてようやく口を開くと、それまでとは少しだけ違う声音で言った。「周りの人たちが救急車を呼んで、運んでくれたんだと思います」。誰に運ばれたか覚えているかと尋ねると、彼女は妙な顔つきになり、言った。「ボブだったと思います」。その後何度か倒れたときのことも尋ねてみると、毎回ボブが抱きとめてくれたらしいとわかった。彼女は、単なる偶然であることを強調した。ボブについてもっと教えて欲しいと頼むと、職場の人気者で、魅力的で親切な「とてもいい人」だ、という答えが返ってきた。

この女性患者は数日後に再診のためにクリニックを訪れ、前回の会話の後、自分が一年ほど前からボブに好意を寄せていることを私に伝えておくべきだと思った、と打ち明けた。救急車には三回ともボブが抱きかかえて運んでくれた、という話をしながらも、彼女は、気を失ったこととボブのことは何の関係もない、と念を押し、自分にはボーイフレンドや夫は必要ないと言い張った。

何カ月も緊張感と神経過敏、不眠に悩まされているというある男性患者が、不安障害のクリニックを訪れた。家族に中程度の不安障害の病歴があったが、患者本人に症状が現れたのは最近のことだった。私はまず、可能性のあるストレス源と生活の変化について聞いてみた。患者曰く、特に変わったことはなく、仕事も順調で、数カ月後に二人目の子どもが生まれるのを楽しみにしているそうだ。私は、奥さんの妊娠がストレスのもとになっていないかと尋ねた。答えはノーだった。彼はそのまま続けて、教会に深く関わっていて、信仰心と教会での活動が自分の人生においていかに重要であるかを語り始めた。教会の活動について尋ねると、自分が発起人となって始めたポルノ撲滅グループについて話してくれた。彼は数人の信者とともに地域の売店のオーナーたちに会い、ポルノ雑誌を販売しないように説得を試みていた。そしてこの活動を始めたのは、不安の症状が出るようになってから約一カ月後のことだった。

そのころ何か出来事はなかったか尋ねたときの、彼の答えはこうだ。「特に何もありません。住んでいる地域でちょっとした変化はありましたが、悪い変化というわけではありません」。さらに詳しく尋ねると、離婚して独り身になった女性が隣の家に引っ越してきて、彼も段ボール箱を家に運び入れるのを手伝った、ということだった。一瞬黙りこんでから、彼はこう言った。「でも正直、彼女がどういう人なのか測りかねているんです」。「どういう意味ですか?」と私は聞いた。「その、引っ越しを手伝った後、家で一緒にお酒を飲まないかって誘われたんです。僕がお酒は飲まないと答えると、夜になったらぜひまた家に来てって言われて。それって、やっぱりちょっと変ですよね」。お察しのとおり、彼の不安障害が始まったのは、隣人が引っ越してきたのと同じ日だった。

抑圧は現実のものである

多くの人は、抑圧というのは主にトラウマ的な記憶が意識に上ってくるのを抑えるものだと考えている。フロイトの考えも、もともとはそのような発想だったが、これには賛否両論があり、現代社会にはそれほど関連性がない。[*10] フロイトは、抑圧の対象の観察を続ける中で、考えを変えていった。抑圧の対象となるのは、社会的に受け入れられにくい願望や記憶、欲望、感情、衝動などであることが圧倒的に多い。例えば、既婚の同僚教師への恋心、夫への殺意、隣に越してきた魅力的な離婚直後の女性に誘われて、性的興奮を感じることなどだ。

抑圧が現実のものであることには十分な裏付けがあるにもかかわらず、多くの人はこれを否定する。中には、それすら抑圧しようとする人もいる。私が駆け出しだったころ、精神医学の世界では、精神分析的な考え方が支配的だった。大きな病院の精神科の主任のほとんどは、精神分析医だった。だが今では、ほとんど神経内科医に取って代わられている。取って代わられたというよりも、精神分析医たちが排除された、というほうが正確だ。精神分析は今や冷笑の的となり、その実践者は精神医学分野の研究者たちに軽蔑される。私がここで、精神分析的な考え方の一部には価値があると認めるだけでも、いささか危険であるほどだ。

精神分析の考え方を嘲笑うのは簡単だ。実際に、一部の精神分析医は驚くほど騙されやすい傾向がある、ということを私が痛感させられたのは、精神分析の学術誌に、足の巻き爪の象徴的な意味に関する記事がちょっとした冗談として掲載されたときだった。嘆かわしいことに、多くの人がこれを真に受け、記事の本来の意図よりも痛烈に、精神分析の滑稽さが強調される結果になってしまった。

とはいえ、このような例によって、精神力動学的な考え方全般を無価値なものとしてしまうのはフェアではない。非常識で極端な例というのは、どの分野にも転がっている。知識重視の理論家は、精神病を含むすべての精神疾患を説明し、治療しようとする。神経科学者の中には、ありとあらゆる精神的な障害は脳の不具合によるものだ、と言い張る人もいる。家族療法士の中には、ほとんどの精神疾患は家族関係によって引き起こされると考える人もいる。進化心理学者の中には、大胆で魅惑的なアイディアを提示して注目を集める人もいる。そして進化精神医学者の中には、精神疾患の適応的意義について突拍子もない主張をする人もいる。あらゆる視点は極論化され得るし、それによって全体が濁っていくが、だからといってそこに価値のあるものが隠れていないとも限らない。精神分析について言えば、それは抑圧という概念だ。

抑圧は、第一級の進化上のミステリーだ。私は長いあいだ、「汝自身を知れ」という言葉を、非常に有用な格言であると同時に重要な美徳として捉えていた。多くの人と同じように、私もまた、内的および外的なリアリティーを客観的に捉える能力が、適応度を最大化すると思い込んでいたのだ。だが、先述の動物行動学会に参加したとき、私は自分の認識が甘かったことを思い知った。客観性は、もしかすると適応度に悪影響なのではないだろうか？　どうすれば、この仮説を検証することができるだろうか。

抑圧によって意識から締め出されるのは、例えば私たちが食事をするたびに起きる胆囊収縮のような、日常的な出来事ではない。抑圧の対象となるのは、強力な感情や欲望だ。渇望や、嫌悪、羨望などは、私たちの中の深みに潜んでいる。私たちの心は、いくつかの戦略を用いて――精神分析医は、これを自我防衛機制と呼ぶ――そのようなものを意識から締め出そうとする。私たちがどんなにそれを感じようと努力しても、この機能は働いている。

学生のころ、精神科病棟でのサマー・プログラムに参加したときのことだ。ある日の夜遅く、心理学者と二人の学生とともに車に同乗し、人と一緒にやっていきにくいタイプの人たちについて話していた。いい機会だと思い、私は病院で私のことを嫌っている看護師がいるとこぼした。詳細を問われ、私はその看護師は押しが強いタイプで、人を苛めるのを好み、特に若い人への寛容さが足りないと思うと話した。同乗者たちは私に、実例を挙げるように言ったが、うまい例を思いつくことができなかった。私はそれからも延々と彼女の愚痴を言いつづけた。一〇分ほど経ったころ、心理学者が静かに口を開いた。「それは多分、あなたが自分を彼女に投影しているのよ」。私は彼女が何のことを言っているのか、見当もつかなかった。彼女は続けて、こう言った。「その看護師があなたを批判しているという証拠はほとんどないけど、あなたは明らかに、彼女のことをひどく嫌ってる。あなたはそれを否定して、代わりに彼女のほうが自分を嫌っているのだと考えているのかもしれない」。「そんなわけありません」と私は言った。すると、ほかの学生が言った。「それか、実は彼女に性的に興味があるとか」。精神科医としての研修を受けて始めてからしばらく経って初めて、私は彼らの説が――少なくとも、心理学者が説明してくれた説は――おそらく正しかったこと、そして私たちは誰もが、他人についても自分自身についても、誤った信念を抱いているのだということをようやく理解した。

私は先述の動物行動学会から、ある決意とともに帰宅した。抑圧と精神力動的防衛が存在する理由を、何としてでも突き止めようと決心したのだ。抑圧と防衛は現実を歪め、さまざまな症状を引き起こし、人間関係における対立のもとにもなる。そして、心理療法を通して無意識の領域にある事柄を自覚することは、大きな助けになる。多くの人は、心理療法に時間や労力を費やさずとも、私たちの心は最初から正確な自己認識をもたらしてくれるはずだと思っていることだろう。だが実際には、精神の積極的な働きによって維持されるさまざまな障壁が、それがなければ意識に上っていたであろうものごとをブロックしているのだ。何かとても興味深いことが、そこで起きているのは間違いない。

意識外のメカニズムが生物の行動を導いていることには、何の不思議もない。細菌もチョウも、人間のような意識をもたずとも、問題なくやっていける。では、人間に備わっているような意識はどのような起源をもち、どのような機能を果たすのだろうか。この問題は、何百年にもわたって議論の的となってきた。ここではその議論をすべて振り返ることはしないが、人間には外的世界を映し出す内部モデルを創る力があり、そこに何らかの役割があるようだという点については、多くの人の意見が一致している。[*11~14] そのような内部モデルを使いこなせるおかげで、私たちは異なる戦略をとった場合に起こり得る結果について、実際にそれを実行に移すリスクを取らずとも、比較検討することができる。練りに練って書き上げた怒りの辞職メールの「送信」ボタンをクリックする前に、未来を予想する力が働いて、私たちの手を止めさせるのは、そのためだ。

無秩序で複雑な社会生活に対処するために、人間の進化の過程でより大きく性能の高い脳が自然選択により形づくられてきた。人類学者のロビン・ダンバーは、霊長類の脳の大きさと、その動物が形成する集団の大きさと社会の複雑さとのあいだには、強い相関関係が存在することを明らかにした。[*15] ダンバーをはじめとする複数の研究者によれば、人間にとってリソースの大半は社会的なリソースであり、そのようなリソースを獲得し維持していくためには、どのような行動を選択するとどのような結果を生むか、絶え間なく考え判断し続ける必要がある。[*16]

その重要性は、現代のメディアによって急速に拡大した。アフリカに向かう飛行機に搭乗し、「私は白人だからアフリカに行っても性病にはかからないと思う」という趣旨のつぶやきを数人の友達だけを対象とした無害な冗談のつもりでツイッターに投稿した女性の話を、あなたも聞いたことがあるかもしれない。[*17] この女性は飛行機が目的地に到着してスマートフォンの電源を入れたとき、自分のツイートが広く拡散されたうえに、仕事を解雇され、世界中の人の軽蔑の的となったことを知った。自分の行動がどのような結果を引き起こすかを予測する私たちの心の仕組みは、現代のメディアに対応するには十分ではないのだ。

考えるべきは、なぜ無意識というものが存在するのか、ではなく、なぜ一部の出来事や感情、考え、動機などは積極的に抑圧され、意識から締め出されるのか――つまり端的に言えば、なぜ抑圧と自己防衛が作用するのか、という問いだ。この問いに対する答えは、大きく分けて二つの可能性がある。そのうちの一つは、抑圧は単に、認知システムの限界の避けがたい結果である、という可能性だ。自然選択の結果、すべてのものごとにアクセスできるようなシステムは形づくられなかったのかもしれない。あるいは、ほかのシステムが形成される過程で副産物として生み出された無意味な障害なのかも知れない。だがこれらの説は、説得力に欠ける。無意識の領域に収められるものごとのほとんどは、ただ単に簡単にアクセスできないというだけではなく、自己防衛機制という特殊なメカニズムによって、意識に上らないように積極的にブロックされているのだ。

ここでいったん話を止めよう。私は今日一日、執筆をだらだらと先延ばしにしてしまった。締め切りが迫る中、何とか書こうとするのだが、どうしてもできなかった。私はその理由を考え、きっと疲れているだけだという結論にたどり着いた。それから、私の心はあちこち彷徨い始めた。私はすぐに、本を批評家たちに批判されているところを想像していた。精神分析理論の少なくとも一部は正しく、有用であると主張したことが原因だ。さらに悪いことに、抑圧に関する自分の文章が、抑圧とは何かを認識できないのは愚か者だけだ、とでも言いたげなものになっているのに気づいた。そこから私の心は、精神力動的精神療法の研修を受けたときの記憶に飛んだ。初めて担当した症例で指導教官だった心理学者のロバート・ハッチャーと、一回目の面談をしたときのことだ。私はまずハッチャーに、無意識とか何とかいう話は正直あまり信じていない、と打ち明けた。ハッチャーは私に反論しようとはせず、こう言った。「それについては、いずれ自分で決めればいい。今は自分自身の目で確かめるために、セッションの数をこなして、その都度注意深く患者の話を聞くことだ。自分の発言は最小限に抑えて、聞いたことをすべて書き留めなさい。その内容を、私と一緒に見直していこう」

心に浮かぶことを誰かにそのまま話してもらい、それを注意深く聞いていると、一見無意味に思え得る話題の飛躍のあいだにあるつながりがみえてくる。ある人がカフェのテラスでコーヒーを飲んでいた話をしていたかと思えば、次の瞬間、日本人の同僚の話を始める。ガラスのテーブルに反射した日の光が日の丸を連想させ、思考の方向が日本に向かったのだ。あるいは、ある若い女性が父親への恨みについて語っている。子どものころ、自分のサッカーの試合よりも兄のアメフトの試合を優先した記憶の話だ。その直後、彼女は父親が所有する工具類の数が多すぎる、と文句を言い始める。無意識の実態に関する私の信念は、人々の自由連想を何時間も聞き続けた経験に基づいている。

適応的無意識の心理学的研究

個人的な体験談に過ぎないとはいえ、私自身はこのような経験を通して、私たちの心には特定の種類の心的内容を積極的にブロックするようなメカニズムが備わっているという確信を得るに至った。これに対して懐疑的な視点も当然あるが、適応的無意識の実態は、社会心理学者たちによる何十件もの研究においても詳述されている。社会心理学者と精神分析医の意見はめったに一致しないものだが、ミシガン大学の精神科医・精神分析医・哲学者であるリンダ・A・W・ブラケルは、この溝に橋をかける研究を行っている数少ない精神分析医の一人だ。ブラケルは、私たちの行動のほとんどは、第一次過程思考、すなわち無意識の非理性的な働きによって左右されていることを示すエビデンスを検証し、第一次過程思考はダーウィン適応度を高めると結論づけている。[*18]もう一人、ティモシー・ウィルソンも、『自分を知り、自分を変える――適応的無意識の心理学』という素晴らしい著書の中で、無意識による処理が行われていることを示す多くの実験について記述している。[*19]

ウィルソンがミシガン大学の心理学者であるリチャード・ニスベットとともに行ったプロジェクトは、特に大きな影響を及ぼすことになった。[*20]二人は、人々を二つのグループに分けてそれぞれ同じ映画を見せた。ただし、一つのグループは削岩機の騒音が聞こえる環境で、もう一方のグループは静かな場所で映画を鑑賞した。上映後、被験者は映画への評価に騒音が影響したかどうか尋ねられた。削岩機の音の中で映画を見たグループは、騒音が自分の映画への評価を下げたと強く感じていた。だがデータからは、実際には評価に影響は出ていないことがわかった。別の研究では、二つのグループに分けられた学生に、あるインタビューの異なるバージョンを見せた。最初のグループが見たバージョンでは、俳優が優しい態度でインタビューに臨み、もう一方では冷たい態度をとった。最初のバージョンを見た学生は、俳優は魅力的で、彼の話す外国語訛りは好印象だと評価した。二つ目のバージョンでは、俳優は魅力的でなく、訛りは不愉快だという評価が多かった。ところが、冷たい態度をとる俳優への好感度が低い理由として学生たちが挙げたのは、態度ではなく俳優の外見と誤りだった。

ジョン・バルグは共同研究者たちとともに、無意識の思考の例をさらに数多く提示した。[*21~23] 私たちは選挙で投票する人を選ぶとき、慎重に考えて決断を下しているつもりでいる。だが研究では、決定のほとんどは候補者の写真を見た瞬間にすでに下されていることが明らかになっている。また私たちは、文法の知識が一切なくても、文章を見ればそれが文法的に正しいかどうかわかる。夜中にふと目が覚めて、複雑な数学の問題の答えがわかったり、所得税申告書の重要な項目を書き忘れていたことに気づいたりもする。

分離脳の研究でみられる例は、もっと劇的だ。先駆的な神経科学者であるマイケル・ガザニガは、P・Sと名づけられた患者の研究を行った。P・Sは、難治性てんかんの発作を軽減する目的で、左右の大脳半球を分離する手術を受けた。[*24] ガザニガはこの患者に対し、ある装置を使って、大脳の右半球には冬の風景を、左半球にはニワトリの爪の画像を呈示する実験を行った。患者は、左半球に備わる言語処理能力により、ニワトリの爪を言葉で描写することができた。だが一方で、冬の景色は認識しなかった。しかし、(大脳の右半球とつながっている)左手を使って、複数の絵の中から一つを選ぶように指示されると、P・Sは雪かき用のシャベルを指差した。なぜその絵を選んだのかと問われると、彼は「ニワトリの小屋を掃除するのにシャベルがいるから」と答えた。P・Sは雪景色の画像を投影されたことで、無意識の影響によってシャベルの絵を選び、つじつまが合うようなストーリーを作り上げたのだ。ガザニガは、「人のストーリーは、解釈者によって語られる。解釈者は、脳のあちこちに分布する別々のシステムから、あらゆる情報をかき集める」と説明している。ガザニガの発見をまとめたカール・ジンマーによる記事によれば、「現実をフィルター無しに描いたように思えるストーリーも、実は適当にまとめられたナラティブなのだ」ということになる。[*25]私たちは意識の外側で決断を下し、その後に自分の行動を説明するようなストーリーを作り上げる。[*26]ティモシー・ウィルソンがその著書の中で言っているように、私たちはときに、ゲームセンターのカーレースゲーム機の前で、車を操作しているつもりでハンドルを回し、実際にはデモ映像が流れているのを見ているだけの子どものようなものなのだ。

差別意識が無意識のバイアスによって左右される仕組みを示す研究も、何百となく存在する。ある手法では、さまざまな人種の人の顔写真と、ニュートラルまたはポジティブな画像を組み合わせて、次々に被験者に見せる。すると、人種的な外集団に属する人の顔写真とネガティブな画像の組み合わせの場合、被験者の反応がほかの場合よりも速くなる。このことから、潜在的なバイアスが作用しているのが確認できる。[*27、28]しかし、このような実験では、被験者は自分にバイアスが働いていることを否定するのが常だ。無意識のプロセスは、強力なシステムによって意識の外側にとどめられているのだ。

なぜ私たちは、自分の動機や情動にアクセスできないのか

無意識の認知は、ごく当たり前にあるものだ。否定や投影といった精神力動的な防衛は現実の

ものであり、強い力をもつ。問題は、否定や投影といった防衛がどのような選択的な有利性をもたらし得るのか、ということだ。多くの人と同じように、私もこの問いへの取り組みを始めたときは、一つの正しい答えがあるはずだと考えていた。だがすぐに、二つの説明が見つかった。そして今では、数多くの説明が存在すると考えている。

自然選択は人が他人を騙し操作することができるように無意識を形づくった、というアレクサンダーとトリヴァースの考えが急速に広まったのは、この説が逆説的で、不安を煽るものだったからだ。この考えは、人のもっとも倫理的な側面さえをも隠蔽された自己中心的性質の表れとして捉えることで、利己的な遺伝子という考え方をさらに強化する結果になった。シニカルな考え方をする人たちは、人は誰でも利己的であり、自分を倫理的に見せるような行いはほぼすべて偽善であるという自らの考えを証明するかのようなこの説の登場を、喜んで受け入れた。進化生物学者のマイケル・ゲスリンが言ったように、「『利他主義者』を引っ掻けば、『偽善者』の血が流れる」というわけだ。[*29] それ以外の人々は、この説を真の倫理的コミットメントの可能性を脅かすものとして捉え、衝撃を受けた。私も、もちろんその一人だった。

だが、それから一年を費やして精神分析と利他性の進化についてさらに学んだ結果、私の考えは変化した。私は最終的に、トリヴァースとアレクサンダーの説は少なくともその一部において正しいと認めるに至った。ときに、あるいは往々にして、人は利己的な目的を追求しながら、自分がそのような動機をもっていることを熱心に、本気で否定しようとする。女性は男性に対して誘惑するような行動を取りながら、男性がそれに応えると、自分の行動をそのように解釈した男性に対して激怒することがある。男性は、夜になると心に訴えるような、ときには誠実さも感じるような言葉や態度で永遠の愛を表現するが、その愛は朝日とともに霧のように消えてしまうことがある。特にセックスが絡むとき、人は頻繁に自分自身を騙し、それによって人をより巧みに騙そうとする。

人を騙すことによって利益が得られるのは事実だが、それだけでは全体の一部しか説明できない。自己欺瞞は、日々の生活の中で避けられないようなちょっとした裏切りに気づかずに過ごすことを可能にし、関係性を保ちやすくしてくれる。[*30] 恋人にランチデートを一回すっぽかされたとしても、それ以外には問題がないのであれば、気にせずに関係を続ける方が賢明だろう。さもなくば、いとも簡単に批判的な精神状態に陥って、それまで気にもしなかったようなほかの小さな裏切りにも注意が向けられることになる。ほんのささいな裏切り行為にも細かく目が行くタイプの人にとって、リラックスした関係を保つことは簡単ではない。

なぜ抑圧という働きがあるのか、という問いに対する答えとして考え得る二つ目の可能性は、心をかき乱すような考えを意識から締め出すことによって、認知の混乱を最小限に抑えられる、というものだ。これから講義をするというときには、朝食のときに妻や夫に「あとで大事な話がある」と告げられたことはひとまず忘れたほうがいいだろう。気が散るような考えを避けるために何かを抑圧する、という説明は、多くのケースに当てはまる。しかし、例えば前述の腕の麻痺を訴えていた女性患者のような例には、もう少し強力な要素が絡んでいるように思える。さらに、抑圧によって何かが完全に覆い隠されるということはめったにない。口内炎ができると舌で何度も触ってしまうのと同じように、私たちの心は、今まさに生活において起きている問題に繰り返し戻っていく。そしてときに私たちの無意識は、ゴミの袋に鍵を入れたり、結婚式場への道を忘れたり、といった驚くような方法で、自分自身を騙すことがある。

心の処理能力は限られているため、いくつかの重要なものごとにその力を集中させて使うほうが効率がいい。そのために、一部の思考や動機は抑圧される。だがそれだけでは、抑圧が一部のものごとを積極的にきれいさっぱり意識から追い出そうとする理由を説明できない。私が思うに、抑圧の主要な機能は、ある種の欲望を意識から締め出すことなのではないだろうか。人は、自分が望むもののほんの一部しか手に入れることはできない。実際に獲得できるものと欲するものとのあいだにあるギャップは、羨望や不安、怒り、不満感を引き起こす。実現が叶わない欲望を意識から締め出すことは、精神的な苦悩を低減するだけでなく、決して叶わない望みについて反すうする代わりに、実現可能なプロジェクトに私たちの意識を集中させてくれる。さらに重要なのは、それによって私たちは見せかけだけでなく実際に、より倫理的な行動ができるようになる、という点だ。社会選択が作用するおかげで、良い人間であることは適応度を高めてくれる。抑圧は、私たちが見かけも実態も良い人間になることを助けてくれるのだ。

現実を過敏に認識する

抑圧が果たす役割は、抑圧が機能していない状態を観察することで明らかになる。精神病性エピソードが起きると、通常なら無意識の領域にとどめられ決して意識されることのないものごとが体験される。精神病患者が体験する性的な幻覚や暴力的な幻覚は恐ろしいものだし、人肉嗜食に関する妄想について聞いていると寒気が走る。だが、彼らが体験しているのは広域に及ぶ認知の崩壊であり、正常な抑圧を理解するうえではそれほど助けにならない。

より特定的な抑圧の欠如として捉えることができるのが、強迫性障害（obsessive-compulsive disorder, OCD）だ。OCDの患者は、手を洗ったり、ドアに鍵がかかっていることを確認したりといった行動を何度も繰り返して行う。これは単に、彼らが慎重だからというわけではない。彼らは、ほんのささいなミスや一瞬の物忘れによって、他人を傷つけるような大惨事が引き起こされるかもしれない、という恐れを感じているのだ。[*31~34] ある大学院生は、夜間に一人での作業を終えて研究室を出るときに、ガスバーナーの火を切ったかどうかどうしても確信がもてない。建物が爆発するビジョンが何度も浮かんできて、研究室に戻って確認せずにはいられない。それも一度ではなく五回、ときにはそれ以上同じことを繰り返す。別の患者は、ヘアアイロンの電源を切ったかどうか確認するために何度も家に戻ってしまうため、仕事に行くことができない。ヘアアイロンのコンセントを抜いて引き出しにしまっても、家を出るころには「アイロンはまだ熱いままだろうか」と考え始め、また確認しに戻ることになる。

ほかには、大きなスーパーマーケットで首の細い年配の女性を見かけると問題が起きるという男性もいた。自分が突然その首に手をかけて、ひねってしまうのではないかという恐怖に襲われるのだという。運転中に自分が突然逆走することを恐れるOCD患者も多い。あるいは、気づかずに誰かを轢いてしまうことを恐れる人もいる。同じブロックをぐるぐると何周も運転したり、警察に電話して交通事故の通報がないかどうか確認したりもする。OCDを抱えるある医者は、妻と子どもに深刻な感染症をうつしてしまうことを恐れるあまり、家に帰る前に何時間もかけて手を洗わずにいられなかった。

OCDの人は、自分が妄想するような残虐な行動を実行に移したりはしない。彼らが恐れているような恐ろしい出来事も、実際には起きない。だが、そのことをどうしても確信できないため、防御のための儀式に繰り返し没頭する。このような症状をみていると、OCDの患者は、健康な人であれば気づかないような自分自身の攻撃的な願望を感じ取っているという印象を強く受ける。

OCDは、脳の異常によって引き起こされる可能性がある。OCDの人は、尾状核と呼ばれる脳の部位が正常よりも小さく、炎症を示す指標となる物質を過剰に多く含む。[35~37]軽度のOCD症状を示す子どもの患者でさえ、尾状核に異常がみられる。[38]正常な尾状核との差は診断に用いるには小さすぎるが、違いがあることは事実だ。さらに、リウマチ熱が関節や心臓弁に与えるのと同様の損傷が、連鎖球菌感染に対する自己免疫反応によって尾状核に発生し得ることを示す興味深いエビデンスもある。[39、40]

OCDはある意味では、パラノイア（偏執病）の真逆ともいえる。パラノイアの人は、誰かが自分を傷つけようとしているという不合理な恐怖を覚える。一方でOCDの人の多くが根拠なく恐れるのは、自分が誰かを傷つけてしまうことだ。

強迫性パーソナリティ障害は、OCDとは大きく異なる。[41]強迫性パーソナリティ障害は、過剰な客観性と誠実性がもつ危険性を示している。この障害をもつ患者は、規則を遵守し、義務を履行する。そして、同じことを他人にも期待する傾向がある。誰もが自分と同じ高い基準で行動すべきだという彼らの考えは、周りの人を遠ざけてしまう。誰もいない部屋の電灯がついているだけで、彼らにとっては第一級の倫理的逸脱のように感じられる。電力を無駄使いする不届き者との対決で苛立ちを爆発させ、結果的に人間関係を破壊してしまう。極端な客観性と誠実性は、大きな犠牲を伴う。義務の不履行や小さな間違いに対してより鈍感であるほうが、人生は楽なものになるのだ。

患者の中には、決断ができない人もいる。これは、夜中の緊急治療室では大きな問題になり得る。入院を勧められた患者が、申し出を断るべきか受け入れるべきか何時間も悩み続けることになるからだ。一方で決断したことを簡単に変え続ける人も多く、これもまた問題になる。ある女性は、どの車を買うべきか何カ月もかけて迷った末にBMWを選択した。だが購入手続きをしてから数時間後には、選択を間違えたという結論に達していた。ほとんどの人は、社会心理学の分野で「認知的不協和」と呼ばれる仕組みによって、このような迷いから自らを守っている。[42、43] 人はいったん決断を下すと、なぜその決断が正しく、ほかの選択肢よりも良いものだったのかという理由をあらゆる方向から考えつく。ある典型的な心理学の実験では、複数のコーヒーカップを被験者に見せて、それぞれのカップの価値を評価してもらう。最後に、そのカップのうち一つを被験者にプレゼントする。二番目に良いと評価したカップをもらった人は、一番いい点をつけたカップよりもそのカップのほうが優れている理由をすぐに見つけ出す。理にかなわないことだが、このような主観性によって、人は決断を過去のものとして手放し、ほかの心配事に関心を移せるようになるのだ。

利己的な動機の抑圧

人は利己的な動機や、所属する社会における道徳的規範を乱すような動機を抑圧する。これは、フロイトの提唱した精神的葛藤のモデルと一致する。フロイトは、無意識とは大釜のようなものだと考えていた。その大釜には、超自我によって抑制された、社会的に受け入れられ難い衝動がごった煮になっている。自我は、受け入れられ得る衝動を許容し、それ以外を抑圧することでバランスを取る。私たちの妄想は、自分が取り得る行動の広大無辺な可能性の世界をさまよい歩く。だがそのうちのいくつかのルートは、自分でも気づかないうちに、不安によって完全にブロックされている。心地よいが実現は難しそうな行動の可能性を、延々と妄想することもある。実際に実現できそうな妄想も、いくつかはあるだろう。だが、欲望と抑制のあいだには、常に緊張関係がある。

フロイトは、多くの問題の根本に葛藤があると考えた。このような葛藤は、進化的な視点から簡単に説明することができる。社会生活では、短期的な個人的快楽を追求するために長期的な社会的犠牲を払う行動をとるか、今現在の利己的な動機を抑圧してでも将来得られる社会的利益を追求する行動をとるかというトレードオフが中心となる。社会的な評判と人間関係を長期的に損なうことがわかっているにもかかわらず、目の前の不倫に手を染めてしまうのはその良い例だ。人間以外の生物種は、行動を抑圧する力が人間と比べて著しく弱い。だが私たちの多くは、ほとんどの場合自分の衝動をコントロールすることができる。これは、実行に移した場合には協力やコミットメントが阻害されるような利己的な衝動を抑圧し、覆い隠す能力が私たちに備わっているおかげだ。この考えは、アレクサンダーとトリヴァースが提示した考えとはほぼ真逆だ。抑圧のおかげで反社会的な動機を無意識のレベルで密かに追求できるというよりも、抑圧のおかげで私たちはそのような動機に気づくことさえなく、社会的パートナーとしてより望ましい倫理的な行動をとることができるのではないだろうか。

この精神的葛藤の根底にあるトレードオフの両面は、遺伝学研究によって裏付けられている。これらの研究では、精神疾患に至る二つの主な経路が明らかにされた。[*44、45] 一つ目の経路は内面化、つまり抑制、不安、自己非難、神経症、抑うつだ。そして二つ目の経路は外面化、つまりほとんど抑制することなく自己の利益を追求するという、社会的対立や依存症につながりやすい方法だ。一つ目の経路によって疾患を患った患者には、社会選択が過度に作用している。彼らは他者の望みに敏感すぎて、人を喜ばせようと力を尽くす。二つ目の経路で疾患に至った患者は、自分の利益の追求に集中してきた結果、倫理的な拠りどころやコミットメントを伴う社会的支援が限られていることが多い。そして私たちの多くは、この二つのグループのあいだをうろうろしている。

この二つの戦略は、短寿命型と長寿命型の生活史戦略、およびその精神疾患との関連性の可能性と強く関係している。[*46] 幼年期に厳しい環境にさらされると、長期的利益の価値を低く捉えるようになり、長期的な関係性を犠牲にしてでも目の前の機会をつかもうとする行動が引き起こされることが示されている。[*47~49] このことが、幼少期の困難な経験と境界性パーソナリティ障害との関連性を説明する助けになるかもしれない。[*50]

啓蒙思想

抑圧の働きや、自己認識の欠如が、有益なものであり得るという考え方は、不穏なもののように感じられる。人類は、啓蒙時代から今に至るまで、理性や、事実を重視すること、批判的で自立した判断などによって、進歩への希望が実現されていくのだと信じてきた。[*51] 事実を否定し、現実を歪めて捉えることが、自然選択によって形づくられた適応なのかもしれないという考え方は、この信念を脅かすものだ。しかし私は、抑圧という仕組みが、高いレベルでの協力や、地球全体の利益追及を推進する重要な役割を果たしていると主張することは可能だと思っている。一方で、無意識が生み出す歪みが部族主義的な傾向を強めることも事実であり、このような傾向が残念ながらますます優勢になりつつある。

私自身は、客観性が適応度を最大化すると考えたい。しかし、人間の集団における生活では、仲間集団に対する愛国的な忠誠心が求められる。そのような場では、客観的な人は高く評価されず、拒絶されてしまう。スポーツチームのファンクラブであれば、自分たちのチームは実は弱小チームなのではないかと口を滑らせてしまうような軽率な人以外にとっては、これは問題ではないかもしれない。しかし、神経科学や精神分析、行動療法、家族療法、そしてもちろん、進化精神医学などの学問分野においてさえ、主流となる考え方への忠誠心を求められることは多い。集団の方向性にそぐわないようなアイディアや事実は無視されるか、反対されるか、ときには抑圧されることさえある。過剰に客観的な人や、少数派の考え方に共感を示す人は、排除される。このような傾向は根が深いもので、おそらく遺伝子にとっては都合のいいものだろう。しかし、異なる学問分野をつなぐことで真実を探し当てようとしている人々にとっては、有害になり得る。

iv

コントロールできない行動と、深刻な障害

11 不快なセックスが、遺伝子にとって都合がいい理由

神が私たちの学びのために設計したすべての障害のうち、もっとも血も涙もないものが、セックスだと思う。人間は神の設計により、いつか自分がセックスの問題を解決し、性的に満たされた状態が永遠に続く日がくるのだとどこかで信じている（中略）。しかし実際には、そんなことは決して起きない。

――M・スコット・ペック、『Further Along the Road Less Travelled（行く人が少ない道を、さらに先へ）』、一九九三年*1

不自然な性行為とは、実現が不可能なものだけだ。

――アルフレッド・キンゼイの言葉とされる*2

まず、特大スケールの性的空想を一つ。といっても、並外れて美しい体と立派な生殖器を備えた男女が、エロティックな体操演技のように絡み合うタイプの妄想ではない。人類全員が、素晴らしいセックスを安定してできているところを想像してみてほしいのだ。すべての人に、お互いを性的に欲し合うようなパートナーがいる。性欲のレベルもパートナー間で一致しており、いつも同じタイミングでセックスがしたくなる。性的な嗜好やフェティシズムについても、双方が満足するようにバランスが取れている。生殖器は常に完璧な状態で、問題は決して起こらない。オーガズムは、双方同時に訪れる体と魂を揺さぶる体験で、それが過ぎ去るときには二人ともが完全に満足している。そしてセックスの欲望を覚えるのは、特定のパートナーが相手のときだけ——あるいは、ほかの人とセックスをしてもパートナーが気にしない場合だけだ。

悲しいことに、これはただの妄想に過ぎない。人々は決して手に入らないパートナーとの出会いを夢に見続け、現実のパートナーに対しては欲望をほとんど覚えない。自分にとって望ましいセックスの頻度は、相手より多いか少ないか、あるいは完全にかけ離れている場合がほとんどで、頭の中は、現実の生活では決して満たされることのないファンタジーでいっぱいだ。多くの人が勃起不全や、十分に興奮した状態になれないことを心配している。オーガズムが早すぎたり、遅すぎたり、まったく起きなかったりする。そして、嫉妬が計り知れないほどの苛立ちと悲しみを生み出す。

自然選択はもっとましな仕事ができたはずだ、と思うかもしれない。セックスは、なんといっても繁殖の鍵なのだ。私たちのもつあらゆる機能の中でも、もっとも選択が強く作用してしかるべきだ。実際に、自然選択はセックスにもっとも強く働いている。だが、実はそれこそが問題なのだ。自然選択によって、私たちの脳と体は繁殖を最大化するように形づくられている。そしてそのために、人間の幸福という甚大な犠牲が払われているのだ。

性的な問題やフラストレーションは、どこにでも当たり前にあるものだ。だが、昔とは比べ物にならないほどオープンになった現代においてさえ、そのような問題について正直に話し合われることはまれだ。友達の話を聞いていると、ほとんどの人は週に何度も素晴らしいセックスをしているように思えるかもしれない。だが、あなたの友達があなたのセックスの実態をほとんど知らないのと同じように、あなたもまた友達の実際の体験がどんなものか知らないのだ。私たち精神科医は、ほかの人が耳にしないことを耳にする。ここで、私がこれまでにクリニックや精神科の緊急治療室で聞いた話をいくつか紹介したい。

「私の人生は終わりです。自殺するしかありません。予定よりも早く旅行から帰ったら、寝室のベッドに夫と私の親友がいたんです。それ以来眠れないし、何も食べられません。話をする相手さえいないんです。なにしろ一番の親友が夫の不倫相手なんですから。しかも夫は私の職場の上司でもあります。つまり、私は家も仕事も失うってことです。夫も親友も、殺してやりたい。もう一生、男は信用しません」

「フラストレーションが溜まりすぎて、どうすればいいのかわかりません。妻はお菓子中毒なんです。どんどん太って、今では140キロ近くあります。今もセックスをしたがるけど、私にはもう無理なんです。別れたいわけではないし、外で女遊びをする気もありません。でもとにかく妻に求められるのが辛くて。どうすればいいんでしょう」

「誰も私に興味をもってくれないんです。私の望みは、普通の優しい人と人生をともにして、家庭をもつっていうことだけなのに。でももう三五歳だし、肌もたるんできたし、もともと見た目がいいわけじゃないから、私とデートしたがるのはセックス目的の男ばかりです。女性の相手を探せばいいのかもしれないけど、正直、興味がなくて。白い柵のある小さな家に住んで子どもを育てたいって昔から夢見てきたけど、きっと生涯独身の寂しい女として終わるんでしょうね。何もかも、虚しいだけです」

「オーガズムに達せないんです。バイブレーターを使うと、時々はうまくいくけど。昔からずっとこうなので、きっとどこかおかしいんだと思います。本を読むと、リラックスしてトライし続けてって書いてあるけど、うまくいきません。ボーイフレンドも、私がオーガズムを演じてるってわかってると思います。女性用のバイアグラのような薬はないんでしょうか」

「農場で働いています。誰にも言っていないんですが、実は、羊を相手にしてるんです。やめようとしても、何かに取り憑かれたみたいになってしまって。特に夜は、自分を止めることができなくなります。誰かに見られたら、一巻の終わりです。そういう行為を止める薬はありませんか？」

「夫と結婚したのは、初めて愛してるって言ってくれた優しい人だったから。でも、正直言うと性的魅力はまったく感じなかったんです。今では、隠れて職場の男性と会っています。夫には残業だって言ってるけど、私が夫とのセックスを前よりもっと避けるようになってからは、浮気を疑ってるみたいです。でも浮気相手の男性は、全然優しくないんです。奥さんもいるし、基本的には最低の男です。どうか助けてください。どうしたらいいか、わからないんです」

「問題は二つあります。一つ目は、彼が大体いつも挿入前に達してしまうこと。二つ目は、挿入すると私が痛みを感じることです」

「糖尿病のせいで、その、機能しなくなることってあるんでしょうか。妻とのときは、まったく役立たず。でもそれ以外のときはバッチリなんです。でもそれってつまり、多分糖尿病のせいじゃないってことですよね」

「ガールフレンドが二人いて、引き裂かれるような思いです。二人はお互いの存在を知らないけど、何かがおかしいと思ってるみたいです。二人ともと一緒にいたいけど、そろそろ隠し通せなくなってきました。それに、二人と付き合い続けるお金もありません。助けてください。このままじゃ人生がメチャクチャです」

「夫のことは愛しているけど、いつもフェラチオとかそういう色々な行為をして欲しがって、私がしなければ誰かほかの人を探すって言うんです。それ以外で夫に文句はないから、別れたくはないし……。というより、夫と別れたらほかに誰もいないっていうだけなんですけど」

「過ちを犯してしまって、ヘルペスをうつされたんです。夫に気づかれたら、殺されます。だから、入院させてほしいんです。ヘルペスを治すか、少なくとも家に帰らなくていいようにしてください。帰宅したら夫はすぐに私としたがるでしょうから、そうなったら彼にもヘルペスがうつって、何もかも終わりです」

初めての診察でクリニックの受付に歩み寄り、一言目に「僕、早漏なんです」と言った患者もいた。

セックスに関するおしゃべりはあちこちで交わされているが、真剣に話すことはリスクを伴う。性に関する問題への取り組み方は、人によって大きく異なるからだ。あらゆる問題から目をそらして、ひたすらセクシャリティーを楽しもうとする人もいる。セックスを恐れ、避けようとする人もいる。セックスについて考えないようにする人もいる。ほとんどの人は、満足できるような状態を可能な範囲で手に入れるべく努力して、どうにもならないことは笑い飛ばし、なんとかやっていく。だが、その四つのどの対応をとる人であっても、性的欲求は完全に抑圧することも、完全に満たすこともできないという現実を突きつけられると、いたたまれない気持ちになるものだ。性的な問題は、その快楽と同じぐらい大きい。そしてそこには、遺伝的に妥当な理由が存在する。

私たちが考えるべきは、これまでと同じように、なぜ一部の人に性的な問題が起きるのか、という問いではなく、なぜそのような問題がそもそも存在するのか、だ。セックスにまつわる問題が、不幸にも、これほどまでに広くみられるのはなぜなのだろう？　そのもっともシンプルな答えは、自然選択は私たちの幸福や快楽のためではなく、繁殖を最大化するように私たちを形づくった、というものだ。

パートナーを求めること、求められること

ほとんどの人は、配偶相手のこととなると理想が高い。それも、かなりだ。あなたが一三歳以上で、人目をひくほどの外見を備えていないとしたら、それを痛感するような残酷な体験をしたことがあるかもしれない。あるいは、外見が並外れて魅力的な人なら、その逆の問題を経験したことがあるだろう。途切れない求愛や、心を操ろうとする人たち、そして欺瞞などだ。さらにそこには、あなたの悩みに同情するどころか、想像することすらできない者たちからの羨望が加わる。

より健康で若くて魅力的な人が配偶相手として好まれる傾向は、進化的な視点から簡単に説明できる。そのような人が相手なら、より健康で魅力的で、将来的により多くの子孫につながるような子どもが生まれる可能性が高いからだ。[*3] 親切で力強く、頼りがいがあり、裕福で、地位が高く、勤勉で、忠実なパートナーを好むことも、同じぐらい進化的な有利さにつながりやすい。[*4] そのようなパートナーは、より多くのリソースと支援をもたらすため、より多くの子どもを作ることができる。その子どもたちは親と同じく成功を収める可能性が高く、ひいてはより多くの孫をもつことにつながる。自然選択のプロセスで大事なのは、それだけだ。

このような理想の高さは遺伝子にとっては都合がいいが、私たちにとってはそうでもない。理想に適うようなパートナーを獲得できる人は、ほとんどいない。多くの人は、自分は人から求め

られるようなパートナーではないと感じ、自分のことを不満に感じる。そしてその不満を埋めるために、ダイエットや化粧品、身繕い、服、レッスン、整形手術、その他さまざまな社会的競争への準備に、莫大な時間とお金と労力を費やす。多くの人は、評価したり評価されたり、パートナー探しの競争において評価されるための準備をしたりすることに、人生のかなりの時間を費やす。実に残酷な現実だ。私の友人がふさわしいパートナーが見つからないと嘆いていたら、別の友人にこう言われたそうだ。「君の追いかける女性は一〇点クラスだけど、君自身は八点ってとこだ。そして君を追いかける女性は、六点クラスだな」

この状況は、現代のメディアの力によって悪化している。狩猟採集社会では、歩いて会いにいける距離に住む配偶相手候補はせいぜい五、六人で、目を見張るほど素晴らしいパートナーが欲しいという望みにはそもそも限界があった。だが現代では、裸同然の格好のほっそりしたモデルたちが、大きく見開いた目で性的な誘いのこもった眼差しを向けてくる看板を毎日何度も目にするような生活を、ほとんどの人が送っている。コンピューターで修正されたファンタジーのような人物が、何気なくめくる雑誌の中から誘うようにこちらを見つめる。テレビを見れば、驚くほどの性的魅力と、才能とエネルギーに溢れた裕福な人たちが、パートナーを喜ばせるべく熱心に努力している。フェイスブックを見るだけでも、友達の恋愛模様のポジティブな側面を目にし、それが現実とは限らないと頭ではわかっていても、羨望がこみ上げる。[*5] それに加えて、ポルノがありとあらゆる性的妄想をまるで現実のように見せ、満たしようのない欲望を刺激してくる。現実のパートナーがそのようなイメージに勝つことは不可能だし、それは自分のほうも同じだ。

刺激が溢れる中で、私たちの想像は現代のメディアが提供するバーチャル・リアリティーによって変貌を遂げ、自分自身にも、自分のパートナーにも、自分の性生活にも、めったに満足することができなくなっている。進化心理学者のダグラス・ケンリックが実施した、小規模ながらも良質な研究では、男性被験者に自分のパートナーに対する満足度を評価してもらった。質問票に記入する前に、被験者の半分は抽象画に関する本が置かれた部屋で待たされた。そして残りの半分は、『プレイボーイ』誌が置かれた部屋で自分の番を待った。グラビアページにざっと目を通しただけで、二つ目のグループによるパートナーへの満足度は、他方のグループと比べて大幅に低くなった。[*6]

自然選択は、このような問題が大きくなりすぎるのを防ぐ心理的なメカニズムを形成した。抑圧は、その一つだ。だが、それよりさらに重要なのが、霊長類としては特殊な私たちの繁殖パターンだ。人間の父親は、子どもに驚くほど多くを投資する。また、人間はパートナーに対して愛着をもつ。[*7、8] そして何より、多くの人が恋に落ちて一人のパートナーを理想化し、ほかの人への興味を失う。[*9] 恋の陶酔がどれほど素晴らしいか、思い出してみてほしい。まさに、主観性のもつ価値を明らかに示すものだ。ジョージ・バーナード・ショーはこれを、「愛とは、ある人とほかのすべての人との違いをひどく誇張することだ」と表現した。陶酔状態にあると、欲望だけに強烈に焦点が当たるため、そのほかのすべては色あせる。そしてこのような主観性が、人生を素晴らしいものにしてくれる。

だが悲しいかな、そのような状態は通常、ごく部分的で一時的だ。アンブローズ・ビアスは『悪魔の辞典』の中で、恋愛を「結婚によって治療できる一時的な狂気」[*10]と定義している。二〇一七年のある月に『ニューヨーク・タイムズ』紙でもっともよく読まれた記事のタイトルは、「あなたが間違った人と結婚するであろう理由」だった。[*11]もちろん、長く続く満ち足りた恋愛関係をもつことができる人も数多くいるが、問題も溢れている。

パートナー候補が見つからないことではなく、社会的に受け入れられないことが問題のもとという場合もある。同性愛は、一部の文化圏では今も糾弾の対象ではあるものの、個人にはコントロールしたり変えたりすることのできない、人間に深く根ざしたあり方として、社会で広く認識されるようになってきている。講演会の後の質問コーナーで一番よく受ける質問が、同性愛は進化的にどのように説明できるのか、というものだ。この質問を受けると、私は大体いつもなんとかしてかわそうとする。非常に繊細な問いであるというだけでなく、広く受け入れられている答えはいまだ存在しないからだ。とはいえ、これまでにいくつか可能性のある説明が提示されている。

そのうちの一つが、同性愛者の男性は結局は多くの子どもを残す可能性がある、というものだ。映画『シャンプー』のように、一見してゲイ風の男は普通の男には近づけないような女性にアプローチできる、ということかもしれない。だが、この説はあまり現実的とは思えない。同性愛者の男性が残す子どもの数はヘテロセクシュアルの男性の約半分だからだ。同性愛者の男性の多くは女性に性的興味がほとんどないのだから、驚くにはあたらない。[*12]

エドワード・O・ウィルソンは、著書『社会生物学』の中で、同性愛はリソースや配偶相手が枯渇したときに取られる適応的戦略なのではないかという説を提示している。[*13] 実際に一部の鳥はこの戦略を頻繁に用いる。[*14、15] 巣を作る場所が見つからない場合に、若鳥が親の巣に残って、兄弟姉妹の世話を手伝うのだ。兄弟姉妹の鳥は遺伝子の半分を共有しているので、巣作りの場所を探して徒労に終わるであろう努力をするより、彼らの世話をすることを選ぶというわけだ。しかしこれは、人間の同性愛にはほとんどまったく当てはまらない。親の巣に残る若鳥は、自分の巣を作る場所が見つかった瞬間、積極的に繁殖しようとする。さらに、人間の同性愛者は、リソースが枯渇しているというわけではないし、兄弟姉妹の世話に必ず人生を捧げるというわけでもない。したがって、ウィルソンのこの説は成り立たない。[*16]

そのほかにも、同性愛がもたらし得る適応上の利点について、数多くの説が提示されている。[*17、18] 同性間のセックス自体は、謎でもなんでもない。同性間の性行為は多くの種で確認されているし、その機能もそれ以外の側面も、さまざまな方向から説明が可能だ。[*19〜22] 考えるべき謎は、なぜ子孫につながり得るセックスの機会を個体が拒むことがあるのか、という点だ。

これに関連して確立された事実はごくわずかしかないが、そのうちの一つが、男性が同性愛者である確率は、その人がもつ兄の数に直接比例する、ということだ。[*23] この事実からは、男の子を妊娠した母親の体に何らかの変化が起き、それがその後妊娠する子どもに影響を与えるという可能性が示唆される。これは単なる推論に過ぎなかったが、二〇一八年にレイ・ブランチャードとその共同研究者たちが、ゲイの息子をもつ母親はＮＬＧＮ４Ｙというタンパク質に対する抗体の血中濃度が高く、この抗体が脳の性分化に影響しているという分析結果を報告した。[*24] とはいえ、この説はまだ裏付けられてはいないし、これだけで同性愛を説明できるわけではまったくない。兄の数に関する説が当てはまる同性愛者は全体のごく一部だ。[*25] 遺伝的要素は確かに関連があるが、[*26] 文化的要素も強く関わっている。さらに、ここに紹介した研究では女性の同性愛については触れられていない。現段階では、答えよりも疑問のほうが圧倒的に多い、というのが現状だ。進化的視点が貢献できるのは、同性同士の性行為に結びつくような傾向についてはさまざまな説明が可能だが、同時に、繁殖につながり得るようなセックスへの関心がないという点については、さらなる説明が必要であるという認識を提供することだ。

カップルの性欲のずれ

若者の多くは、二、三日に一回セックスをしたがる。これは卵子が受精可能な状態でいられる期間とほぼ同じなので、この頻度がもっとも妊娠しやすい頻度ということになる。さらに、大昔の環境で狩猟採取のためにカップルが離れ離れになる期間も、およそ二、三日だったと考えられる。二、三日離れていたカップルは、早く会いたいと強く感じるようになることが多い。それが、彼らだけでなく、妊娠の可能性と繁殖のためにも非常に良い結果につながる。

しかし、カップルの多くはどちらかがそれよりも頻繁にセックスを望んでいる。もう片方が、相手の望みに義務感や恐怖心から嫌々合わせているような状態なら、ロマンスは間違いなく色あせていく。たとえカップルの性欲のレベルがほぼ同じでも、病気や妊娠、不安、疲労などを理由とした一時的なミスマッチは起こり得る。あるいは、カップルのうち片方が抗うつ薬を飲んでいて、セックスへの欲求がなくなっている場合もある。ウディ・アレンの映画『アニー・ホール』で、セラピストに「ご主人とのセックスの頻度は?」と尋ねられたアニーは、「いつもよ。週に三回もしてるわ」と答える。一方で、自分のセラピストから同じ質問をされた夫のほうは、「ほとんどないよ。週に三回もないかも」と答える。そして、これとは逆のケースで、パートナーよりも頻繁にセックスをしたいと感じる女性も多い。

多くのカップルは、受容や拒絶、相手の欲求に合わせてあげること、自慰行為、そしてユーモアによって、欲求のギャップをやり過ごしている。しかし、コメディアンのジョージ・バーンズの、「結婚とセックスについて言えば、結婚をすると、どんどん長くもつようになる……セックスなしでね」という名言が当てはまるケースは、あまりにも多い。性的欲求の度合いを調整できるような仕組みは、自然選択によって形づくられなかった。これは残念というより、悲劇というべきだ。

ある夜緊急治療室で患者から聞いた次のような話は、多くの人に当てはまる。「妻がセックスをしたがらなくて、どうしていいかわからないんです。別れたくはないけど、セックスのない人生も嫌なんです」。先輩医師がこの患者に与えた簡潔な助言を、私は今もはっきりと覚えている。「それなら、選択肢は四つあります。セックス・セラピーに通うか、離婚するか、浮気するか、あるいは結婚生活を続けてマスターベーションするか。その中から選べばいいだけです」。ほんの短い会話をしただけでこんなそっけない助言をするなんて、あまりにもぞんざいな対応のように当時の私には思えた。だが実際のところ、この助言は何百万という人が体験する難問に、見事に答えている。

長期的で、双方が満足できて、性的にも完全に満たされ得るような関係性を実現する方法を確立した文化がどこかには存在するはずだ、と思うかもしれない。だが、どの方法にも必ず何らかのトレードオフが含まれている。一夫一婦制は、不満を引き起こす。だが、ほかの人とのセックスを許すことは、嫉妬や対立、破局を引き起こす。ほとんどの文化では、関係性を保つためにセクシャリティーをコントロールするべきであると説いている。しかし現代では、セックスの機会を失わないために、愛着をコントロールしようとする人たちもいる。一夜限りのカジュアルな関係だけを繰り返し、同じ人と何度もセックスするのを避けることで愛着が生まれないようにして、関係が終わったときに訪れる悲嘆を避けようとするのだ。

セックスを話題にするとき、ほとんどのカップルがこれといって特徴のない行為をしているのが前提であるかのように考えてしまうことは簡単だ。だが実際には、特殊なタイプのセックスを求める欲求も、多くの問題のもととなっている。例えばオーラル・セックスを望むか否かは、よくある対立のもとだ。だが、セックスと従属と支配をめぐる深いつながりは、それとはまた別のレベルの問題となる。これについては、初期の進化精神医学者たちが深い考察を行っている。[*27]中にはカップルでボンデージや調教を楽しむ人たちもいることはいるが、自分の求める特殊な役割をパートナーに果たさせるべく、相手を操作しようとしたり、苛立ちを募らせたりしている人のほうがそれよりもずっと多い。マゾヒストが「ムチで叩いて」と言うと、サディストが「断る」

と答える古いジョークそのものだ。

フェティシズムも、非常に興味深い分野だ。なぜ一部の人は、一〇センチ以上あるヒールや、黒光りする革の衣装がなければ性的に興奮しないのだろう？「一部の人」という表現は正確ではない。本格的な性倒錯者は、圧倒的に男性が多数だからだ。ある女性が、セックス相談コラムに次のような投稿をした。「変態的な趣味をもたない男性には、どこに行けば出会えますか？」コラムニストは、こう答えた。「墓の中です」

自然選択は、妊娠の可能性が最大化されるような性行為、つまり、男性にとっては女性を相手とした性交を一貫して好むような方向に作用したはずだ、と思うかもしれない。だが中には、手錠をかけられたまま手で絶頂に導かれるほうがいいという男性もいる。普通と違う手がかりに興奮を覚えるという傾向は、男性よりも女性にとって、適応度を大きく下げる結果になる。[*28~30] 女性にとっては、良い配偶相手を選ぶことは非常に重要だ。子どもを産み育てるためには計り知れないほどの投資が必要となるため、女性が産める子どもの数にははっきりとした限界があるからだ。[*31~33]

一方、男性にとっては、配偶相手に少しでも似ているもの、あるいは関連づけられるものは、追い求めるだけの価値がある。コストは少ないし、繁殖が成功した場合の利益は大きいからだ。男性が、敵対心がないことを示すだけの女性のちょっとした仕草を、性的な誘いの合図だと勘違いする傾向があるのはそのためだ。この現象については、カリフォルニア大学ロサンゼルス校の進化心理学者であるマーティー・ヘイゼルトンが、煙探知機の応用編であるエラー・マネージメント理論を使って説明している。[*34]

だがそれだけでは、フェティシズムは男性より女性にとってコストが大きい理由は説明できても、フェティシズムが存在する理由は説明できない。フェティシズムの対象としてよくあるのは、例えば足や靴、スパンキングなど、幼児にとって特に大きな意味をもつものだ。つまり幼少期の刷り込みが、そのような手がかりを性的興奮に結びつけている可能性がある。[*35] 私が診た患者の中には、自分にオムツをつけてくれる相手にしか性的に興奮できないという男性がいた。特定の刺激を性欲に結びつけるようなシステムが幼少期に形成され、その病的な副産物としてこのようなフェティシズムが生みだされるようにみえるが、その目的は私には想像もつかない。

性機能障害

男性の性機能障害は、女性よりも目に見えてわかりやすいというだけでなく、適応度をより大きく損なうことになる。考え得る原因は、飲酒、疲労、服薬、アテローム性動脈硬化、神経障害、ホルモン障害、不安などさまざまであり、そのほとんどは、いずれかのメカニズムが何かしらの原因によって起こす単純な不全からくるものだ。しかし、不安に関してはそうではない。危険が迫ったせいで勃起が収まってしまうような状況は残念ではあるが、『人間と動物の病気を一緒にみる——医療を変える汎動物学（ズービキティ）の発想』[*36] にあるとおり、攻撃してきそうな相手が現れた場合、あるいは悪くすれば噂を広めそうなライバルが現れた場合には、そのおかげで命拾いするかもしれない。ただ、このようなきっかけから悪循環に陥ることもある。きちんと機能できないのではないかという恐れが不安を呼び、その不安がパフォーマンスを下げ、それがさらなる不安のもととなり、もっとパフォーマンスが下がる。加えて、不満を募らせたパートナーによる侮辱的な言葉によって、このようなフィードバックの循環はさらに劇的に悪化してしまう。

このような問題のほとんどは、バイオ技術によって解決された。薬によって確実に勃起できるようになるなど、二〇年前は誰が予想できただろう。バイアグラは、何百万という人にとって奇跡の薬となった。今や、勃起不全治療薬の市場は年間およそ四〇億ドル規模だ。[*37] 薬理学は性の世界を様変わりさせた。そして結果として、多くの男女に喜びをもたらすとともに、やっとセックスから解放されたと思っていた一部の女性には落胆をもたらした。

女性の性機能障害は、男性と比べて目立たないが、より広くみられる問題だ。女性の場合、身体的な興奮が起きないときは大抵心理的な興奮も起きていない。しかし、心は興奮していても体が反応しない、という場合もある。だが今のところ、女性の性的興奮を確実に高めるような薬は存在しない。遠からず、そのような薬が開発され、性の世界は再び一変することだろう。だが、どのように？　思いも寄らない影響が出るのだろうか。そこは、読者の想像にお任せしたい。

絶頂のずれ

性機能障害に関する本の多くには、男性の早漏についての章はあるが、女性のオーガズムが早すぎるという悩みは一切登場しない。逆に、オーガズムが遅い、あるいはまったくないという女性についての章はあるが、同様の問題をもつ男性については軽く触れる程度だ。なぜ早すぎる絶頂が問題となるのは常に男性であり、絶頂が遅すぎることや、まったくないことで悩むのは常に女性なのかを説明してくれる本は、どこにもない。このずれは、自然選択の過程で繁殖の成功が優先された結果、人間の幸福が犠牲になった例として、特に残念なものの一つかもしれない。

女性のオーガズムはなぜ存在するのかという問題については相反する意見があり、これまでに五〇件以上の論文で議論されているが、今も論争は続いている。女性のオーガズムには適応上の利点があると考える人は、より優れた相手の精子を選択的に吸い上げる機能があるのではないか、あるいは相手との絆を深めるという役割があるのではないかと主張する。[38~40] これらの説に強く反対する意見は、エリザベス・ロイドによる包括的なレビューにまとめられているとおり、女性のオーガズムは進化の過程で生まれた副産物であり、男性の乳首と同じく、適応上の重要性はほとんどない、というものだ。[41]

ギュンター・ワグナーとミハエラ・パビリチェフは近年、より高度で進化的な視点から研究を行い、多くの生物種が交尾の後に排卵を促すメカニズムをもっていることから、そこにオーガズムの起源があると考えた。女性のオーガズムはそのようなシステムの名残である、というのが彼らの説だ。[42~44] 二人はさらに、女性の陰核（クリトリス）にあたる器官はほかの種では膣の中に位置しており、これが膣の外に位置するようになったのは自然選択の結果と考えられると指摘した。ワグナーとパビリチェフの結論は、妥当なものに思える。だが、女性のオーガズムが進化の名残だったとしても、男性のほうが女性よりも早く絶頂に達する傾向がある理由は、それだけでは説明できない。女性のオーガズムが遅い理由として可能性がある説の一つは、単に女性のオーガズムを調節するメカニズムに自然選択が作用してこなかったから、というものだ。しかし、研究によってオーガズムに達する早さは社会的要因や婚姻の状況などの影響は受けず、遺伝的要因が影響することが明らかになっている。[*45~46]

もう一つ理由として可能性があるのは、女性のほうが男性よりもオーガズムが遅いカップルのほうが妊娠しやすいから、というものだ。射精が完全に早すぎる場合、つまり挿入前に射精してしまうと、適応度が大きく損なわれる結果になる。だが、早漏のもう一つの定義である、「本人の望みよりも早く」絶頂に達する、という場合に比べれば、そのようなケースははるかに少ない。ある匿名の調査では、三分の一の男性が早漏を報告している。[*47] もしウィリアム・マスターズとヴァージニア・ジョンソンが用いた、「パートナーが満足するまで継続できない場合が五〇パーセント以上ある」という定義を当てはめたら、その割合はとても三分の一どころではすまないだろう。五〇〇組のカップルを対象とした調査では、セックスの長さは三〇秒から四〇分以上まで大きな開きがあり、平均は約五分だった。[*48] 病理学では通常、上位一~二パーセントをもっとも極端な例として扱うが、これに従えば、一分以内に絶頂を迎える場合を異常としてみることができる。[*49] しかし、霊長類の中には数秒で射精に至る種もあり、五分というのは比較的長い時間と言える。人間のセックスがほかよりも長い理由としては、すでに膣内にあるかもしれないほかの男の精子を掻き出すため、という説があるが、これは妥当なのだろうか。[*50~52] あるいは、感情的な絆を強めるためなのだろうか。それとも、単なる生理学的な偶然なのだろうか。霊長類のセックスに関するデータは豊富にあるにもかかわらず、この問いに対する答えとして裏付けがとられたものはまだ存在しない。[*53]

繁殖を最大化するためには、精子を卵子に届けるためにちょうどいい位置にペニスがある状態で男性の絶頂が起きたうえで、行為が止められなくてはならない。[*54] そのまま行為を続けると、精子が排出されてしまう可能性があるからだ。[*55、56] そのため、オーガズム直後のペニスは極端に感覚過敏になる。これは遺伝子には好都合だが、パートナーの快楽という視点からみれば都合の悪い話だ。さらに、数分から数時間の回復期間をおかないと繰り返してセックスができないおかげで、精子はより確実に卵子に向かって進んでいけるようになる。

女性の場合を考えると、パートナーが射精する前に性行為をやめてしまうような遺伝的傾向は、それがどのようなものであれ、自然選択によって淘汰されていく。もし女性の性的反応のサイクルが男性と同じだったらどうなるか、想像してみてほしい。女性がパートナーよりも先にオーガズムに達し、しかもその後は感覚過敏になってセックスをやめるようなことが頻繁に起きれば、受精が達成される可能性は限りなく低い。これが現実であれば適応度を著しく損なうことになるが、実際には早すぎるオーガズムは女性によくみられる問題ではない。女性はしばしば、オーガズムに達するのに男性よりもずっと長い時間がかかる。ある調査では、七五パーセントの女性が挿入だけではオーガズムに達したことがないと答えた。[*57] ほとんどの女性は絶頂の後もそのましばらく行為を続けることに問題を感じないし、複数回オーガズムに達する人もいる。だが中には、感覚過敏や痛みが原因ですぐにセックスをやめたいと感じる人もいる。女性がパートナーの射精前にオーガズムに達してセックスをやめたいと感じる頻度がどのくらいなのかは、調べれば簡単にわかりそうなものだと思うかもしれない。だが、これまでに発表された科学論文からは、その答えは見つけることができなかった。ただし、インターネット上では多くの女性がオーガズム後に感覚過敏になってセックスをやめたという体験談を報告している。もし、相当数の女性が同じ体験をしているのであれば、オーガズムを遅らせるという方向に自然選択が作用しているはずだ。

このような複雑さを考えると、男女のオーガズムのずれがこれほど一般的で、男性のほうが先に絶頂を迎えるケースが多いことは驚くにあたらない。大規模な全国調査の結果では、オーガズムに達することができない人の割合は、女性は二五パーセントなのに対し、男性はわずか七パーセントだ。絶頂に達するのが早すぎると答えた男性は約三〇パーセントだったが、女性については調査すらされなかった。[*58] ほかの研究では、挿入だけで毎回オーガズムに達することができると答えた女性は、わずか一〇パーセントだった。[*59] エリザベス・アームストロングが二〇一三年に行った調査では、短期的な関係性で男性がオーガズムを体験する回数は、女性の三倍だった。だが長期的な関係になると、女性のオーガズムの割合が劇的に上昇した。[*60] これが、関係が安定していることによるものなのか、あるいは男性が焦らなくなり、パートナーを喜ばせる方法を学習するからなのかは、わかっていない。

全体的な結論は、次のとおりシンプルなものだ。男性は問題なくオーガズムに達することができるが、多くの、というよりほとんどの女性は、何らかの問題を抱えている。一九九九年に『ジャーナル・オブ・アメリカン・メディカル・アソシエーション』誌に発表された調査によれば、四三パーセントの女性が「女性性機能障害」に苦しんでいる。[*61] この数字は論争を巻き起こし、男性の性的反応パターンを用いて女性の正常な反応を考えるというやり方に疑問を呈する、より質の高い研究が生まれるきっかけとなった。[*62]

男女のオーガズムのタイミングが合わない直接的な原因は、陰核の位置にある。もし陰核があとわずかでも膣に近い場所にあれば、挿入行為によってより多くの刺激が加わり、それによって女性がオーガズムに早く達することができるはずだ。ただしその場合、妊娠の成功率は減るかもしれない。ロジックとしては説得力のある説だが、裏付けとなる研究が必要だ。例えば、こんな方法はどうだろう？　避妊をしていない一〇〇〇人の女性を見つけ、陰核の位置を測り、陰核が膣から遠い人ほどオーガズムが少なく、妊娠が多くなるかどうか、一〇年をかけて調査するのだ。ある種の科学的調査というものは、倫理的に問題があるだけでなく、そもそも実現が不可能なものだ。

より現実可能性の高いやり方として、陰核と尿道のあいだの距離を測り、陰核が刺激を受けやすい位置にあるほうがオーガズムを得やすいかどうかを調べる、という方法がある。公女マリー・ボナパルトはこの研究を実際に行い、一九二四年に結果をA・E・ナルジャニという偽名で発表した。[*63] フランスのナポレオン一世の甥の孫にあたるマリーは、オーガズムに達することがなかなかできずにいた。また、生後一カ月になる前に母親が亡くなり、父親は娘よりも氷河の研究に夢中だったこともあってか、強迫観念や不安などの症状も抱えていた。[*64]

一九二五年、マリー・ボナパルトはフロイトに助けを求めた。フロイトはすぐにこれに応じ、自身のもう一人の崇拝者であるルー・アンドレアス・ザロメとの関係を差し置いてでも、毎日二時間かけてマリーを診察した。[*65] マリーがフロイトに愛を告白すると、フロイトはとても喜んだという。マリーは美しい公女であっただけでなく、飛び抜けて裕福だった。マリーの母方の祖父が、モナコにカジノなどの不動産を所有していたのだ。フロイトがナチスに追われる身となると、マリーは自ら彼の身代金を支払い、英国へ逃亡させた。

最後までどうしても答えの出ない唯一の問題は「女性が何を求めているか」だ、というフロイトの有名な言葉があるが、その言葉を投げかけた相手はマリー・ボナパルトだった。[*66] マリーがそれに対して「確実にオーガズムに達する方法です」と答えたかどうかはわからないが、その可能性はある。マリーは自分のためだけでなく、科学者としてこの問題を解決しようとしていた。マリーが実施した調査では、二〇〇人の女性の陰核と尿道の距離を測り、そのうち四三名に、オーガズムに達する頻度を尋ねた。マリーは、ペニスによる刺激をより多く受ける位置に陰核がある女性は、より頻繁にオーガズムに達すると結論づけた。この発見を真剣に捉えたマリーは、自分の陰核の位置を変えるための実験的な手術を一九二七年に受け、その手術法を解説した文章を出版しさえした。[*67、68] だがこの手術は、成功しなかった。それでもマリーが積極的な性生活をやめることはなく、フランスの首相だったアリスティード・ブリアンとの長きに渡る愛人関係を含む多くの恋愛を経験した。マリーは後に、パリ精神分析協会（Paris Psychoanalytic Society）を設立し、一九六二年まで精神分析家として活動を続けた。

二〇一一年、性科学者のエリザベス・ロイドとキム・ワレンが、マリー・ボナパルトのデータと、一九四〇年に心理学者のカーニー・ランディスが発表したデータを合わせて再分析を行った。[*69] その結果、陰核の位置がオーガズムの頻度を左右するというマリーの基本的な仮説が正しかったことが証明された。もちろん、マリーの研究に始まるこのアプローチは、ペニスによる刺激を中心としたものであり、指や舌、バイブレーターといった、オーガズムに達するうえでより効率の良い方法についての検証は含まれていない。さらにこのアプローチには、何が「正常」なのかを知ろうとするあまり、それぞれの個人やカップルのもつ違い、そしてセックスのあり方に影響を与える文化の広大な多様性を無視するという人間の傾向が、如実に表れている。とはいえ、後続の研究者たちに約一世紀も先立って、このような繊細な問題について良質な問いを立て、驚くほど大胆な科学的研究を行ったマリー・ボナパルトの功績は、讃えられるべきだ。

恋愛・結婚関係の悩み

人間にとって、セックスは単なるパートナー選びや性的興奮、オーガズム以上のものだ。多くの人にとって、性的な側面をもつ親密な関係は、人生においてもっとも意味のある人間関係となる。同時に、そのような関係には対立がつきものであり、そこには進化的に妥当な理由がある。その理由のうちいくつかはこの本の第九章にまとめてあるが、中にはセックスだけに関連する特定的な要素もある。

ほとんどの霊長類にとって、父親による繁殖への貢献はほぼ精子だけか、せいぜい生まれてくる子どもにある程度の保護を提供するだけだ。[*70] 多大な努力を要する子育ての期間を通して、霊長類のオスとメスが何年も緊密に協力し合うという行為は、ごくわずかな例外を除いて、人間にしかみられないものだ。[*71~73] それによってほかの個体との繁殖の機会が減るにもかかわらず、何年もかけて一緒に子どもを育てるというコミットメントにカップルを縛り付けるようなメカニズムによって、一体どのような進化上の有利さがもたらされるというのだろう？ その鍵となるのが、私たち人間の子作りのパターンは鳥類のそれと似ており、その理由もまた同じであるという点だ。[*74~79] 鳥は巣作りと子育てのためにパートナーシップを結ぶ。そうする必要があるからだ。シングルの鳥は、十分な食料を集めることができない。もしできたとしても、巣から長いあいだ離れていることで卵が冷えてしまうし、ヒナは捕食者に食べられてしまう。

人間の赤ん坊は、恐ろしく無力な状態で生まれてくる。人間の新生児は、ほかの霊長類の赤ん坊と比べると、何カ月分も未熟な状態だ。そのため、一人の親だけでは必要な世話をすべて与えることができない。何カ月にもわたって二四時間体制で世話を続けたうえに、その後も何年にもわたって面倒を見続けるという多大なコストによって得られるものとは、一体何なのだろう？ それは、私たちがもつこの大きな脳と、文化だ。[*80] 子宮で標準より数カ月長く育った胎児は、頭が大きくなりすぎて母親の胎内から出てくることができず、母親と赤ん坊の両方の命が危険にさらされてしまう。[*81] さらに、大きな脳がもっとも有用になるのは、何年にもわたる学習と、文化的な知識を吸収する機会を経験したときだ。[*82、83]

人間の繁殖戦略が特殊なものであることを示す要素は、ほかにもある。[*84、85] 人間以外のほとんどの霊長類では、メスの繁殖期は一年のうち限られた期間のみだ。そしてその期間中は、臀部が赤くなったり、フェロモンが放出されたり、挑発的な行動をとるようになったりという兆候が現れる。人間の女性は、繁殖可能な期間であることを兆候によって示さないばかりか、本人にもまったくその自覚がない場合が多い。そのせいで、わざわざ周期避妊法を用いたりするほどだ。反対意見もあるものの、複数の科学者が、隠蔽排卵には意味があると考えている。排卵期であることが一見してわからないおかげで、妊娠したときに、パートナーが父親は自分であるとよりはっきりと確信できるからだ。[*86~88] 目当ての女性にすでにパートナーがいる場合、一度きりの性交渉の機会のためにそのパートナーと争うことには、ほとんど価値がない。女性の月経周期のいつに当たるかわからない日にセックスをしても、妊娠に至る確立は低いからだ。つまり、排卵期が一見してわからないおかげで、特定の女性と継続した関係にある男性にとっては、自分が子どもの父親であるという確信をもちやすくなるというわけだ。だからこそ、その遺伝子の半分は自分と同じであろう子どもに、長期的なケアを提供するモチベーションが生まれる。現実の全体像はこれよりも複雑であることが複数の比較研究によってわかってはいるが、基本的な発想は今も重要と言える。[*89]

相互支援的な一対一の関係を築くことによる進化上の利点を追求するために、そのような関係を維持するメカニズムが形づくられた。そのうちの一つが、カップルのあいだに芽生える深い感情的な絆である。[*90] そしてもう一つが、定期的な性交渉だ。セックスによって、感情的な絆を促進するホルモンであるオキシトシンが分泌される。[*91、92] 多くのカップルは妊娠中や授乳中など、妊娠の可能性がない期間でもセックスをする。このような期間のセックスは、子育てに必要なカップルの絆を維持する助けとなるため、結局は繁殖の成功に結びつくことになる。[*93]

しかしながら、このようなメカニズムは関係を維持する一助とはなるものの、長期的にはそれほどあてにならない。人類学者のヘレン・フィッシャーは、さまざまな文化圏で行われた研究をまとめ、人間の配偶関係［「婚姻関係」ではなく、繁殖につながり得る性交渉を含む男女の関係］が続く期間は平均して七年であるとした。[*94] メインとなるパートナー以外の女性とセックスをしたがる傾向がある男性は、それ以外の男性よりも多く子どもを残す。[*95、96] 男性の多くが移り気なのは、少なくとも、驚くに値しないということになる。地球上にある何百という文化のほとんどにおいて、財力さえ許すのであれば、男性が二人以上のパートナーをもつことは禁じられていない。[*97] だが、だからといって女性がその状況に満足しているというわけではない。男性パートナーがほかの女性と関係をもつと、病気の伝染につながる場合もあるし、最初のパートナーとその子どものために使える時間やリソースが減ることにもなる。女性がそのような関係に対して異議を唱える傾向があるのは、理解に難くない。

女性がメインのパートナー以外に相手を求めることもある。それが新たな妊娠につながる場合もあるが、それ以外にリソースや地位、保護、より良い遺伝子を残す可能性、そして快楽などの利益をもたらすことのほうが多い。[*98〜100] そして、パートナーが自分以外の男性と関係をもつのを防ごうとする男性は、パートナーがほかの男の子どもを身ごもるのを気にしない男性よりも、多くの子どもを残す傾向がある。男性の性的な嫉妬は、パートナーが自分以外の男の子どもを妊娠するリスクを減らすことにつながるが、その代償として計り知れないほどの不幸と、陰湿な喧嘩、そして多大な暴力をもたらす。[*101]

男性および男性によって形成される権力構造は、ありとあらゆる戦略を用いて女性のセクシャリティーをコントロールしようとする。そして、そこで用いられる戦略がどのようなものかによって、その文化のかなりの部分が定義される。進化歴史学者のローラ・ベッツィグは、男性による女性のセクシャリティーのコントロールと利用という、汚点の多い歴史を研究することに、その研究人生を捧げている。[*102]定住農業の始まりによって、食糧の保管と富の蓄積が可能になり、すべては様変わりした。[*103、104]すぐに、男性は富を使って他人を——特に女性をコントロールするようになり、ハーレム等も形成されるようになった。チンギス・ハンには七〇〇人以上の愛妾がいたとも言われ、アジアの男性の八パーセントがチンギス・ハンのY遺伝子をもつのはそのためだと考えられている。[*105]

全体的なパターンとしては、一部の男性がほかよりも大幅に多い数の子孫を残すという繁殖の偏りが表れる。このような傾向は常にある程度は存在してきたが、最近の遺伝子分析により、約一万年前から繁殖の偏りが急激に拡大し、Y染色体の多様性が大幅に低下したことがわかっている。[*106]これは、農業の登場によって定住コミュニティーが生まれ、富の蓄積が可能になったのと同じ時期だ。その後さらに、市場経済と複雑な社会の誕生によって流動性が生まれたことで、男性によって構成される集団が、権力をもつ男性による女性の囲い込みを制限する規則を作り、これを行使するようになった。[*107]そして今、ようやく起きつつある変化において、女性が避妊と経済的自立によって獲得した政治的な力を駆使して、男性による支配から自らを解放しようとしている。

もちろんこれらは、法則定立的な一般化に過ぎない。このような説明は、なぜ結婚やその他の性的な関係がこれほど困難なのか、そして、なぜ性的な障害がこれほど多くの人を悩ませているのかを理解するための基礎としては有用なものだ。だが、文化の多様性についてはほとんどまったく説明されていないし、ましてや各文化における個人やカップルの多様性についてはなおさらだ。また、多くの関係性において渦巻く複雑さについても、何一つ説明することができない。ただし、多くのカップルにとって、たとえいくつか問題はあったとしても全体的には満足のいく性的な生活を築くのは可能である、ということを理解する助けにはなる。何年もかけて織り上げられる複雑なタペストリーの一部にセックスが含まれるような、コミットした長期的な関係性を可能にするメカニズムを、自然選択は形づくった。性的な問題が存在する理由だけでなく、人間の愛情という奇跡がこれほど広く存在する理由もまた、進化的な視点によって説明できるのだ。

新たなセックス

新たなテクノロジーが人々の行動や倫理的規範、法律などを変化させていくスピードはあまりにも速く、自然選択はこれに追いつくことができない。最大の変化は、安定した避妊法の登場だ。セックスは今や必ずしも繁殖を意味するものではなくなり、多くの人にとっては娯楽となった。妊娠を避けるために、婚前交渉や、複数の相手とのセックスを禁じる必要はもはやなくなった。セックスに関する人々の考え方は、急速に変化しつつある。婚前交渉について「まったく問題ない」と考える人の割合は、一九七〇年には二九パーセントであったのが、二〇一二年には五八パーセントまで増えた。[*108] とはいえ、セックスは完全にリスク・フリーの娯楽というわけではない。性病の予防は、一時はうまくいったように思えたが、抗生物質に対する耐性の進化とHIVを含む疾患の蔓延によって、コンドームの使用と慎重な行動の重要性がこれまでになく高まっている。

もう一つの劇的な変化は、初潮を迎える年齢が低下していることだ。平均年齢は、一六歳から一二歳まで下がっている。[*109~111] 一方で、脳の発達は早まっているわけではないので、きちんと判断できる状態まで脳が成長する前に、セックスへの欲求を覚え、実際にセックスをする人が増えてきている。

米国では過去数十年にわたって、嫉妬が減少していること、あるいは少なくともその発露が以前ほど受け入れられなくなっていることがわかっている。[*112] だが、嫉妬が今も私たち人間の本性の一部であることは間違いない。[*113] 嫉妬の起源を説明できたところで、その力を軽減できるわけではない。ある心理療法士は、新たに学んだ進化的な知識をカップル療法で使ってみることにしたそうだ。「男性には、ほかの女性とセックスがしたいという欲求が最初から組み込まれているのだから、たまに浮気をしたとしても女性がいちいち怒る必要はない、と説明したんです」。結果がどうなったのかは聞いていないが、おそらくそのカップルは喧嘩をやめて、新しいセラピストを探したほうがいい、という平和的な合意にたどり着くことができたのだろうと想像する。

現代のメディアが、性的な興奮を誘うようなイメージを大っぴらに人々の目に晒す。そして人目につかないところでは、ポルノに簡単にアクセスできる。驚くべき数の人が——一〇万人以上もの人が職業として、そしてもっと多くの人が匿名のアマチュアとして――カメラの前でセックスをし、それを何百万人という数の人たちが鑑賞している。[*114] 一〇年前には年間四〇〇億ドル規模と言われていたインターネット・ポルノの市場は、現在は大幅に縮小した。観る人が減ったからではなく、大部分が無料になったからだ。[*115] バイブレーターなどの性玩具市場の爆発的な拡大は、恋愛関係がどのように変わりつつあるかを大いに示唆している。性玩具は今や、性的快楽における自立を男性と同等に獲得するための機会として、女性を対象に売り込まれている。[*116] インターネットを介した遠隔操作が可能なバイブレーターの登場により、遠く離れた人同士のセックスが現実となった。だがそのような世界では、プライバシーなどというものはもはや幻想かもしれない。遠隔操作できる性玩具のあるメーカーが、ユーザーの使用状況を記録していたことが最近発覚したのだ。また、買春を禁じる国は今も多いが、その数は減りつつある。そして、セックス・ロボットが現実になる日も、すぐそこまできている。[*117]

セックスはどこへ向かうのだろう? 唯一はっきりとわかっているのは、新たなテクノロジーがセックスに関する選択肢を変えつつあり、その変化のスピードは文化的な伝統の変化よりも早く、自然選択が私たちの脳を変える速度よりもずっと速いということだ。私の予想では、これから快楽の形はさらに増え、それに伴って新たな問題も浮上するだろう。そして、セックスがこれほどまでに大きな快楽と問題をもたらす理由を進化的な視点から理解することで、そのような問題に対するより良い解決法が生み出されていくだろう。

12
食欲と、その他の原始的な欲望

食べすぎる者は、食べるものがなくて飢えている者と同じように病気になる。

——ウィリアム・シェークスピア、『ヴェニスの商人』、一五九六年（第一幕二場五〜六）

正のフィードバックはときとして楽しいが、ときとして破滅を引き起こす。小さな雪玉が坂を転がりながら巨大になっていく様子や、たった一本のマッチで大きな花火が打ち上げられる様子を眺めるのはスリリングだ。だが、それが暴走トラックや心臓発作となると、スリリングどころか大惨事だ。粥腫の小さな破裂が冠動脈の中で乱流を引き起こし、それが血栓の形成につながり、動脈が狭くなる。その影響で乱流はさらに悪化し、さらなる血栓が生まれ、最終的に動脈は完全に閉じられてしまい、心臓発作が起きる。不安障害や気分障害における正のフィードバックも、これと同様のスパイラルを引き起こす。そしてその結果も、心臓発作と同じぐらい深刻なものになり得る。

このような悪循環は、摂食障害を理解するうえでもっとも重要な要素だ。体重が過剰になると、関節の痛みや疲労、恥の感情を引き起こし、運動することが困難になり、その結果さらなる肥満と運動不足に陥り、深刻な疾患へとつながっていく。甘いものを食べるともっと甘いものが欲しくなる、という現象は、砂糖依存症と呼ばれている。[*1] これは、単糖を餌にする腸内細菌が、ほかの種の細菌よりも速く成長するために、私たちを操って砂糖を含んだ食べ物を食べさせているからかもしれないとも考えられている。[*2]

私たちの体には、あらゆる身体的側面を安定化させるシステムが備わっていて、何かが極端に振り切れたり、悪循環に陥ったりするのを防いでいる。例えば、体温が下がると体が震え始め、正常値に戻るまで止まらない。体温が上がると、発汗によって下げられる。血糖値が下がると食欲が出て、肝臓に蓄えられているグリコーゲンがブドウ糖に変換される。血圧が上がるとインスリンが分泌され、ブドウ糖は血液から追い出されて細胞の中に取り込まれる。このようなシステムが、ちょうど自動温度調節器のように、私たちの体の安定した状態、つまりホメオスタシス（生体恒常性）を保っている。

何かが高くなりすぎたり低くなりすぎたりすると、このような機能のスイッチが入る。そして正常値に戻ると、このスイッチは切れる。私たちの体には、こうしたシステムが何千と備わっている。血圧や心拍数、呼吸、摂食といった大規模な機能を制御するシステムもあれば、何千種類もの化学物質やホルモン、あるいは細胞分裂の速度などを細かく調節するシステムも存在する。遺伝子のスイッチのオンとオフさえ、このようなシステムが制御している。この複雑な自己安定化システムこそが、生命の鍵なのだ。

そして病の本質とは、このホメオスタシスの制御システムが機能不全に陥ることにある。現代では、体重の調節システムの不全が以前よりも増えている。米国の成人のうち体重が正常な人の割合は、一九六二年には五五パーセントだったのが、一九九〇年には四四パーセント、二〇〇〇年には三六パーセト、二〇〇八年には三二パーセントまで減少している。そして肥満の人（身長約一七七センチの場合で体重が約九五キロ以上）の割合は、一九六二年には一三・四パーセントだったのが、二倍以上の三四パーセントまで増加した。[*3] 今や、米国の大人の三分の二が体重過多または肥満なのだ。[*4]

自分が肥満かどうかは、数字を見なくても、鏡を見ればわかる。鏡に映る自分の姿を見て、私たちはやせようと決意する。きっと意志の力で、食べ方をコントロールできるはずだ。結局のところ、冷蔵庫のドアを開けるか開けないかは、自分で決めるのだ。アイスクリームのふたを開けてボウルにアイスをうつすのも、自分で選んでやっている。スプーンを持ち上げて口を開けなければ、アイスが体内に入ることはない。飲み込むという行為すら、意図的なものだ。というわけで、何百万という数の人が決意を固め、ダイエットを始めることになる。

ダイエットによる体重の減少が続くのは、通常は数週間程度で、ときには数カ月に及ぶこともある。だが、そのうち九割のケースで、体重は結局元に戻ってしまう。それどころか、体重が減り始める前より多くなることもよくある。[*5] 達成できない目標追跡の、これ以上いい例があるだろうか？ 何百万という数の人が、自分の体重をコントロールしようと試みては、体重についてだけではなく、自分の自己制御力のなさに直面して惨めな気分に陥っている。彼ら（私たち）は毎日のように、今日こそは食べすぎないぞと自分に言い聞かせる。そして大抵はまた失敗し、自分を責めるはめに陥るのだ。

ダイエットに失敗すると、外見的な魅力に悪影響があるだけでなく、欲求不満や意欲喪失、自己評価の低下に加え、病気や死に対する恐怖が引き起こされる。このような恐怖を感じるのは、理にかなっている。肥満の人が慢性的な健康問題を抱える確率は、体重が正常な人と比べて五〇パーセントも高いのだ。[*6] この差は、年齢が三〇歳の人と五〇歳の人のリスクの差と同じであり、非喫煙者と喫煙者のあいだの差の二倍以上にあたる。[*7] そして米国では、毎年三〇万人を超える人が、肥満が原因で亡くなっている。[*8]

この問題の解決策は、明白であるように思える。もっと頑張るのだ。自分のことはコントロールできてしかるべきだ。食べる量を減らし、運動量を増やす。それが大事であると、健康のプロフェショナルたちが説明し続けている。雑誌や書籍、テレビ番組やインターネット、かかりつけ医の診察室や職場で、繰り返し同じことが説かれている。まるでそれが、初めて聞く情報であるかのように。だが、警告を聞くだけでは足りず、多くの人がお金を払って助けを求める。ダイエット産業の市場規模は、米国だけで年間およそ六〇〇億ドルだ。そのうち半分がダイエット関連の製品で、残り半分が関連するサービスだ。[*9〜10] 薬やダイエット食品、カウンセラー、クリニック、エステ、手術、エクササイズのプログラムなどの分野は繁盛続きだし、それぞれ異なる秘密のダイエット法を伝授する関連書籍も、何千となく出版されている。しかし、そのようなダイエット法のうち、効果が証明されているものはほとんどない。確実な方法がないからこそ、これだけ多くの手法が乱立しているのだ。

より良い解決策を探し当てられるかどうかは、原因を突き止められるかどうかにかかっている。そしてそのための研究は、盛んに行われている。何千件という論文が、体重制御メカニズムのどこかに不具合が起きているという前提のもとに、さまざまな説を展開している。[*11] 問題はレプチン［食欲を抑制してエネルギー消費を増加させるホルモン］の不具合なのだろうか？　それとも、遺伝的な異常だろうか？　根深い不安定感だろうか？　人生初期における愛情の欠如だろうか？　魂の隙間を埋めようとする試みだろうか？　あるいは、雑誌で目にする理想化されたイメージのせいだろうか？　広告のせいだろうか？　微生物叢のせいだろうか？　新鮮で健康的な食品が手に入りにくいせいだろうか？　食に関する知識の欠如のせいだろうか？　これほどまでに多くの説が溢れていることからわかるのは、信頼できる知識が不足しているという事実だ。

これまでにわかっていることを、簡単にまとめてみよう。摂食を調節している脳のメカニズムは複雑なため、そのうちの単独の部分に介入することで問題を簡単に解決する、という方法は基本的に成立しにくいと考えられる。誰が肥満になるかを正確に予測することはできないものの、遺伝的変異と環境因子はいずれも重要だ。米国における肥満の蔓延が始まったのは一九八〇年頃で、これは以下の多くの変化が起きた時期と重なる。座って行う仕事の増加やファストフードの広まり、脂肪と糖質を多く含む新たな加工食品や人工甘味料の登場、抗生物質使用の増加、マスメディアの台頭などだ。これらの変化のうちどれか一つが特に大きな影響をもたらしたのか、あるいは複数の要因の組み合わせによって肥満が爆発的に増えたのかはわかっていない。いずれにせよ変化は起こり、半分以上の人が体重過剰になるほど確実な影響を及ぼした。原因を求める問いも、ひっくり返して「正常な体重を維持している特殊な人たちは、ほかの人と何が違うのか？」としてみてもいいかもしれない。

制御システムというものは、特定の範囲においてのみ機能する。あなたのノートパソコンには電子回路を冷却するためのシステムが組み込まれているが、説明書を細かく読むと、「摂氏約四・五度から四三度の気温で使用してください」と書いてあるはずだ。夏の日中にノートパソコンを外に持ち出したら、冷却システムだけでは十分に電子回路を冷やすことができず、パソコンはすぐにシャットダウンしてしまうだろう。同じように、私たちの体もまた、身を守るための装備をせず、水も持たずに外に出たら、すぐにシャットダウンしてしまうだろう。

現代を生きる私たちの体は、祖先たちと比べて極端に高い気温や低い気温にさらされることは少なくなった。だが食べ物（多い）や運動（少ない）などの面では、極端な状況が増えた。摂食を調節するために進化したシステムは、飢餓状態になるのを防ぐという意味では素晴らしい働きをする。このシステムは、カロリーが足りなくなると空腹感を引き起こし、食べ物を獲得し食べるために多大な努力を払うように仕向ける。このようなシステムが欠落している個体は、おそらくごく短い飢饉も生き延びることができないだろう。

肥満を防ぐためのシステムは、それに比べてずっと頼りない。旧石器時代の捕食者から逃れられないほどの肥満を引き起こすような遺伝的変異は、自然選択により淘汰されてきた。だが、太りすぎによって捕食されるリスクは、やせすぎによるリスクよりも小さいものだった。現代社会においてさえ、低体重と肥満を比較した場合、低体重が一キロ悪化したときのほうが、肥満が一キロ悪化したときよりも、死亡率は高まる。[*12] 肥満を予防する脳のメカニズムが、飢餓状態を避けるためのシステムよりも弱いのはそのためだ。

肥満の蔓延に対する進化的な説明として明らかにもっとも重要なのは、体重を調節するメカニズムが現代の環境に合っていない、というものだ。現代の食料品店に身を置くのは、パソコンを真夏の日光の下に持ち出すようなものだ。つまり、制御メカニズムが追いつくことのできる範囲を環境が超えているのだ。現代の環境は、進化の過程で私たちを取り巻いていた環境とはあまりにも違っているので、正常な食べ方をする人が存在するだけでも驚くべきことと言ってもいいほどだ。狩猟採集時代の人間は、食べ物を集め獲物を捕らえるために何キロもの道のりを毎日も歩き、手に入ったものは空腹を満たすために何でも食べた。そうして集めた食料のほとんどは、食物繊維が豊富な果物や野菜、そして脂肪の少ない魚や肉だった。それが、わずか数千年前、場所によってはもっと最近まで、現実だったのだ。

新しい制御システムが進化によって形づくられるよりもずっと速いスピードで、さまざまな大きな変化が起きている。最大の変化は、約一万年前に農業が始まったことだ。その後も干ばつや人口の急増、政治的対立などにより短期的な飢饉が起きることはあったが、それでも保存や輸送、経済のシステムが発展した結果、リスクは大幅に減った。次の大きな変化は、都市と市場、輸送技術の発展だった。これにより、食料の量と供給の安定性がさらに増した。そしてごく最近、わずか数十年ほど前から、食料生産の工業化と広告の登場によって、地球上の多くの社会において、欲しい食べ物がいつでも手に入る状況が作り出された。ついに、人類の夢が叶ったのだ。

食料品店の棚に並ぶ食品のように見える物質は、ある種の選択によってできたものだ。ただし自然選択ではなく、私たち人類が行った選択だ。食品エンジニアたちが、脂肪、塩、砂糖、炭水化物、タンパク質、そして化学物質を組み合わせ、さまざまな形や色、食感の物質に加工する。そうやってできた混合物が、食料品店の棚に並ぶ。私たちは、そこから好きなものを選ぶ。人気のある商品には商品棚のより大きなスペースが与えられ、より正確に私たちの欲望に狙いを定めた類似商品やバリエーションが展開される。その狙いはまるで、熱追尾式ミサイルが戦闘機のジェット・エンジンに着弾するかのように正確だ。コンビニエンス・ストアに行けば、その結果が並んでいる。何列も並ぶポテトチップス、砂糖がけのナッツ、チョコレートがけの果物、ダブル・チョコレート・ブラウニー味のプレミアム・アイスクリームなどなど。噛むことさえ面倒だというのであれば、ダンキンドーナツでフローズン・キャラメル・コーヒー・チョコラータにクリームを乗せれば、ラージサイズたった一杯で九九〇カロリーを摂取できる。今私たちの周りに当然のように存在している食べ物は、現実化された妄想だ。そしてそのような食べ物は、超低価格でどこでも手に入る。

だが悲しいかな、私たちの欲する食べ物は、体に悪いものばかりだ。かかりつけ医に、どんな物を食べるべきか、アドバイスを求めてみるといい。その答えは、もうわかっているはずだ。たっぷりの野菜と果物と、適量の複合糖質を食べ、脂肪の多い肉は少なめに、砂糖は最小限に。簡潔に言えば、「食べたいと感じる物は避けて、あまり食欲をそそらない物だけを食べなさい」ということだ。なんという皮肉だろう。私たちの欲望にぴったり合うように作られた、有り余るほどの食べ物に囲まれているのに、それを食べると私たちは不恰好になり、欲求不満になり、病気になり、寿命が縮まってしまうのだ。

その結果、今や何百万人という人たちが、ギリシャ神話の神ゼウスのお気に入りの息子であるタンタロスのような苦しみを、毎日味わっている。タンタロスの最初の罪は、まさに彼にふさわしいものだった。永遠の命をもたない人間たちに、神々の酒と食べ物を味わわせたのだ。神々はこれを知り、立腹した。タンタロスはその罪に対する懺悔を装って、神々を饗宴に招き、自身の息子であるペロプスの体を切り刻んで調理しふるまった。神々はこれに対し、無慈悲なほどぴったりな罰を思いついた。タンタロスは冷たい清浄な水の中に鎖で永遠につながれた。その水は、タンタロスが飲もうとすると引いてしまう。頭の上にはイチジクや洋ナシ、ザクロの実が誘うようにぶら下がっているが、手を伸ばして取ろうとするとすぐに手元から逃げてしまう。この残酷な状況で、タンタロスは狂ったように渇きと空腹を募らせたが、それが満たされることは決してなかった。

私たちの世界に溢れる誘惑は、タンタロスのそれに等しい。だが、私たちは鎖で縛られてはいない。私たちを縛る意志の力は、細い糸を束ねたロープ程度の強さしかない。だから私たちは、一時的な快楽を味わった後、長く続く恥の感情と病気に襲われる。それだけではない。体の摂食調節メカニズムが設定する体重の設定値が、ダイエットをすることで引き上げられてしまうのだ。[*13〜15]さらに、代謝も落ちる。テレビ番組で何十キロも減量する人たちは、正常なカロリー摂取を続けると、減量後の体重にかかわらず、リバウンドしてしまう。[*16]一方で、食べる量を劇的に制限する人たちも、少数だが存在する。彼らの問題は、肥満よりもさらに深刻だ。

神経性やせ症と神経性過食症

体重が約三〇キロしかない二〇歳の女性患者が入院してきたときのことを私はよく覚えている。水さえ飲もうとせず、そのままでは数日で死んでしまうほどの状態だった。彼女は、自分は太っていて醜いと思い込んでいた。全身鏡の前に立つと、その患者の眼には太った女性が、私たちの眼には強制収容所の囚人のようにやせこけた姿が見えた。朝食のとき、彼女はリング状のシリアルを一粒だけ、これ見よがしに儀式のように食べて見せた。そのあいだ、自分のような自己制御をできないほかの患者を、蔑むように眺めていた。私が、すぐには何も食べなくてもいいが、薬として水だけは飲むようにと伝えると、彼女は承諾し、落ち着いた様子になった。ところが、定期的な食事を一環とする行動療法プログラムが始まっても、彼女の体重は増えなかった。しばらくたって私たちは、彼女のクローゼットの中にプラスチック製の大きなゴミ箱があるのを見つけた。ゴミ箱は、嘔吐物でいっぱいになっていた。この患者は何カ月にも及ぶ入院生活の末、なんとか生き延びて体重を正常値近くまで戻すことができた。だが、退院後も常に体重のことで頭がいっぱいで、むさぼるように食べては吐き戻す、という行為をやめることはできなかった。

神経性過食症（過食症）が神経性やせ症（拒食症）と異なるのは、自己制御がそこまで極端には強くないという点だ。神経性やせ症と同じく、神経性過食症の人も食べる量を極端に制限しようとする。だが必ず自己制御を失い、過食してしまう。そして、吐き戻したり、便秘薬を飲んだり、極端なエクササイズを続けたりする。過食症は、神経性やせ症よりもずっと広くみられる障害だ。飢えに苦しみながらも食べるのを我慢できるほど自己制御力が強い人は、それほど多くはないからだ。

過食症も神経性やせ症も、体重を一気に減らそうとする試みから始まる。何日間か厳しいダイエットに励むと、思考はほぼ完全に食べ物のことに集中するようになる。そしてある程度時間が経つと、手が届くところにある食べ物なら何でもがつがつと食べてしまうようになる。アイスクリームを一箱平らげてしまったり、パンを一斤食べてしまったりする。あなたは、できるだけ長く息を止めてみたことはあるだろうか？　過食症の人は、息をしばらく止めていた後に一気に吸い込むときと同じように、意思に関係なくむちゃ食いしてしまうことがあるのだ。

内科病棟と外科病棟の入院患者の精神疾患に関する相談役をしていたころ、肥満の患者は、たとえがん患者であっても体重減少に成功するまでは手術をしないという外科医が何人かいた。そういう医師が「食べるという行為は意思によるものなのだから、食べるのをやめればいいだけだ」と言うのを聞くと、私は「摂食の調節について私が説明するあいだ、息を止めておいていただけますか？」と言ってみることがあった。実際に息を止めてくれる人はほとんどいなかったが、言いたいことはわかってもらえた。そして、何人か敵も作ることにもなった。

セロリと水だけしか摂取しないダイエットを始めて二日が経ったころに、アイスクリームの箱を空にしてしまったときの気持ちを想像してみてほしい。当然、吐き気を感じていることだろう。吐いてしまえば吐き気は収まるし、数カロリーは摂取せずに済む。だがあなたの感情は、恥と恐れと絶望感で満たされている。あなたは、摂食をコントロールすることができないのだ。もしこのまま変わらなかったら、本物の肥満体になってしまう。どうすればいい？　もちろん、もっと頑張るのだ。これから三日間は、何一つ口にしないでおこう。だが二日目の夜、あなたは自分が空になったピーナッツバターの大瓶を抱えていることに気づく。どうすればいいのだろう？　便秘薬を飲む？　毎食後に吐き戻す？　一日四〇〇〇キロカロリーを消費できるようなエクササイズ・プログラムを始める？

特に摂食障害になりやすい人がいる理由を解明するために、脳の働きや遺伝子を分析した研究は数多く存在する。だが、この本で私たちが考えたいのは、なぜ私たちに備わっている摂食調節メカニズムは、これほどまでに調節不全に陥りやすいのか、という問いだ。そのためにはまず、自然選択は餓死を防ぐための強力なメカニズムを形づくった、ということを認識する必要がある。これらのメカニズムは、飢饉が訪れた場合にはとにかく食べ物を——どんな食べ物であれ——獲得し、急いでいつもよりも多く食べるように個体を駆り立てる。これはもちろん、食べ物の供給が不安定だからだ。さらにこのシステムは、体重の設定値を高く設定し直す。食べ物がいつ手に入るかわからない状況では、脂肪を余分に蓄えておくことが大切だからだ。さらに先述のとおり、体重が減ると代謝が遅くなる。これは飢餓に瀕している人には有用だが、体重を減らそうとしている人にとっては実に不都合な反応だ。また、食べ物へのアクセスが断続的になると、食料供給が不安定であることを示す兆候として捉えられ、個体はより多くの食料を摂取しようとむちゃ食いするようになる。この反応は、ラットを使った実験でも確認されている。[*17]

摂食障害の人に特有の行動のうちいくつかは、この図式にぴたりと当てはまる。お菓子を万引きする神経性やせ症の患者があまりにも多かったために、私たちは病院の売店のスタッフと顔見知りになる程だった。さらに、盗まれたお菓子がベッドの中やクローゼットの隅から見つかることは、もっと多かった。盗んだ食べ物をどこかに隠し、それを大急ぎで食べることで生き延びる、という状況は、想像するだけでも恐ろしいものだ。だが実際、例えば強制収容所の生存者たちも、チャンスがあればいつでも食べ物のかけらを盗み、隠していたと後に語っている。[*18]もちろん、生き延びられなかった人の体験がどうであったかは、私たちにはわからない。神経性やせ症や過食症の患者たちは溢れんばかりの食べ物に囲まれているが、彼らの体は飢餓状態しか認識することができない。その行動は、ほんのわずかでも余分にカロリーを獲得することが生死を分けるような状況に適しているのだ。

精神科医のヒルデ・ブルックは、自身が治療に当たった数百名の摂食障害患者について、思慮深い文章を書き残している。[*19]彼女の観察によれば、ほとんどの症例は減量のための激しい努力をきっかけとするものだったが、その動機は患者によって異なっていた。神経性やせ症の患者の中には、外見は重要だと幼いころから感じている人もいる。あるいは、やせていなければ愛されないという考えを親から学ぶ人もいる。自分をコントロールできる能力を過剰に誇りに思い、同様の自己制御力をもたない人たちを軽蔑する人もいる。干渉してくる親との確執が、根本的な原因となる場合もある。医学的な原因で体重が減ったことがきっかけになるケースも、少数だが報告されている。[20]トラウマ的な体験が、摂食障害のきっかけになることもある。その多くは、残酷にも子ども時代に性的虐待を受けた人が、成長して肥満体になることでセックスを避けようとするというケースだ。また、脳腫瘍が摂食を抑制する、というまれな症例も存在する。一部の人だけに摂食障害が起きる理由については、複数の原因を組み合わせた説明が必要となる場合が多い。だが圧倒的に多いのは、太ることへの恐れから、食べる量を極端に制限し始める、というケースだ。[21〜23]

摂食障害に対する脆弱性は、遺伝的要因によって左右される。二卵性双生児ではなくまったく同じ遺伝子をもって生まれる一卵性双生児の場合、双子の片方が神経性やせ症なら、もう片方も同じ障害をもつリスクは非常に高くなる。脆弱性における個体間の差異の約半数が、遺伝子の違いに起因するものだ。[24,25]これを聞くと、摂食障害は遺伝子の異常によって引き起こされる遺伝的疾患であるように思える。だが実はここからわかるのは、環境が速い速度で変わっているということだ。[26]深刻な摂食の問題を引き起こすような遺伝子がもしあるのなら、自然選択によって淘汰されるはずだからだ。新たな障害のリスクを引き起こすような対立遺伝子というのは、今までは存在しなかったような環境においてのみ問題を発生させるような遺伝的な特性であることがほとんどだ。例えば、ある人が近眼になるかどうかはほとんど遺伝的要因によって決まるが、その変異体は異常というわけではなく、単なる特性であり、子どもたちが屋外で暮らし読み書きを習わないような文化においては、問題を引き起こすことがない。[*27] 近眼と同様に、喫煙や物質乱用、そして肥満や神経性やせ症も、現代の環境ならではの障害であり、影響を与える対立遺伝子のほとんどは、自然環境下であれば何の害もないものだ。

とはいえ、遺伝学者というのは遺伝子を探し当てる術を心得ているものなので、やはり遺伝子を特定しようとせずにはいられない。一〇〇人以上の研究者が参加したある研究では、五〇〇〇人以上の神経性やせ症患者と二万一〇〇〇人からなる対照群を対象に、神経性やせ症のリスクを高める遺伝子座を特定するため、被験者のゲノム全体を調べた。だが、該当する遺伝子座はただの一つも見つからなかった。[*28] 最近発表された別の研究では、神経性やせ症患者三四九五人と、一万九八二人の対照群を対象に、一〇六四万一二二四個の遺伝的変異を比較した。その結果、神経性やせ症のリスクを高める遺伝子座が一つ見つかったが、この発見は必ずしも決定的なものではなかった。一二番染色体上に位置するこの対立遺伝子は、神経性やせ症患者の四八パーセントにみられるものの、対照群の四四パーセントにも存在しており、この遺伝子による神経性やせ症のリスクへの影響は、二〇パーセントに過ぎなかった。[*29] 摂食障害は、遺伝子の異常によって引き起こされるわけではなく、正常な遺伝子と異常な環境との関わり合いの中で発現するのだ。

進化心理学と摂食障害

進化心理学の分野では、摂食障害がもたらし得る利点について、いくつかの説が提示されている。ミシェル・サーベイは、神経性やせ症患者は月経がなくなる場合があることについて、月経がなくなった結果として、状況が悪い場合に繁殖を先延ばしにできると指摘している。[*30] ほかの多くの種と同じく、人間には妊娠を成功させるために十分なカロリーが確保できない場合に、生殖を停止するメカニズムが備わっている。[*31〜33] このシステムは、蓄積された脂肪の量だけでなく、入手可能なエネルギー量の推移もモニターする。体重が急激に下がったり、運動量がバレエ・ダンサーやマラソン走者のように極端に増えたりすると、たとえ体重が正常なままでも、このシステムによって生殖のための機能は停止される。[*34] このように、確かに神経性やせ症による無月経は有益なシステムによる産物なわけだが、食べ物が枯渇すればいずれにせよ生殖のための機能は停止されるので、わざわざ食べるのをやめる必要はないはずだ。

神経性やせ症は、女性が生殖の相手を勝ち取るための極端な戦略なのではないかと考える進化心理学者もいる。男性が細身の女性を好むことがわかると、女性は競争に勝つためにやせようとするからだ。[*35、36] 確かに男性は、若く繁殖力のある女性に典型的な体型を好むが、そのような体型の特徴は、大きな乳房や腿、臀部の脂肪などであり、神経性やせ症患者の骨と皮のような体とは大きく異なる。[*37] さらに、神経性やせ症患者のほとんどは男性を探しているようには見えない。その多くはセックスに興味がなく、子沢山でもない。

神経性やせ症を性的競争の産物として捉える人は、この障害そのものを適応の結果として考えているわけではない。ただ、競争に勝つための極端な戦略が、結果的にやりすぎになることが多いと指摘しているだけの場合がほとんどだ。これは、妥当であるように思える。なんといっても女性の神経性やせ症の発症率は、男性の一〇倍なのだ。もう一つ、原因となる女性同士の競争は、社会的地位を巡るものだとする説もあるが、二〇〇名以上の若い女性を対象とした調査では、性的競争で上位に位置する女性のほうが、地位をめぐる競争で上位に位置する女性よりも、摂食に関する問題をずっと多く抱えていることがわかっている。[*38] 心理学が専門分野ではない人からみれば、誰よりもいい男を捕まえたいと願う女性が、自分の体型を気に病む傾向があるということは、火を見るよりも明らかだろう。

食べる量の制限は、飢饉のときに役に立つ戦略なのではないかという意見さえある。この「飢餓環境からの移動」説では、手に入る食料があるのにもかかわらず食べないことや、神経性やせ症患者が極端なエクササイズをする場合が多いことを、食料源が枯渇した場所から別の場所に逃げるための戦略の一環として説明しようとする。[*39] この説についても、そのほかの説明についても、私にはＶＤＡＡ（病気を適応としてみる）の誤謬の例であるとしか思えない。神経性やせ症と神経性過食症は新たな障害であり、その弊害を埋め合わせるような利点は一切ないのだ。

新たな問題

摂食障害は昔から存在するが、急速に広まったのは一九六〇年以降、特にテクノロジーが発達した国々においてであった。最初は上流階級の女性から始まり、次第に社会の下層にまで広まっていった。[*40] 現代の環境のどのような要素が、過去数十年の蔓延を引き起こしたのだろうか？ これにはいくつか妥当な説明が考えられる。三〇人から四〇人のグループで生活していた狩猟採集社会では、生殖の相手になり得る人はごく数人しかいなかったし、おそらくその外見は大体似通っていたはずだ。ところが現代の社会では、私たちの外見はすぐに何千人もの人たちと比べられてしまう。そしてその比較対象には、妄想が現実になったような人たちも含まれる。テレビで目にする人々の体型は、一〇〇〇人に一人の割合で慎重に選ばれた人たちのそれだ。しかも、エクササイズや整形手術によってさらに高められ、整えられている。それがさらに、チョコレートバーが私たちの食欲に訴えるのとまったく同じように、私たちの欲求にぴったり合うイメージになるように、コンピューターで人工的に修正されている。

現実の人間は、そんなイメージには到底対抗できない。中には、体重をコントロールしてほっそりした美しい体をなんとか維持する人もいる。だがほとんどの人は、なんとか食事をコントロールしようとするだけで精一杯だ。そして不運なことに、多くの場合はやせたいという願いから、正のフィードバックのスパイラルに陥ってしまう人もいる。減量の決意が高まるほど摂食をコントロールできなくなり、その結果、太るのではないかという恐れがさらに増し、それがさらに激しいダイエットにつながり、体重の設定値が上がっていくというこのスパイラルは、命すら奪いかねない。

私はあるとき、神経性やせ症の患者にダイエットソーダを毎日どのくらい飲むのか尋ね、その答えに驚愕したことがある。彼女の答えは、「一八缶ぐらい」だった。むちゃ食いしては吐くという行為を繰り返す患者は、平均して週に四〇缶のダイエットソーダを飲み、人工甘味料の包みを一〇〇個消費する。[*41] 飢えた人は普通、甘味を求めるものなので、これは当然のことと言える。

私たちの体は、精巧なメカニズムによって糖分の摂取に対応している。甘さを感じるとインスリンが分泌され、血糖値が下がるのだ。[*42] だが甘味料が人工の物である場合、本物の糖分が入ってくるわけではないので、インスリンの分泌により血糖値が下がった結果、食欲が増すことになる。ただしこの現象は把握が難しく、一貫した調査結果は出ていない。[*43]

味覚受容体は、舌だけでなく、胃と小腸にも存在する。[*44] そのため、人工甘味料の効果を確かめる実験で、甘味料を溶いた液を被験者の舌につけるだけの場合と飲み込んでもらう場合とでは、影響が異なる。さらに、人工甘味料が及ぼす影響は、肥満の人とやせ型の人とで異なる可能性があるし、人工甘味料の種類によっても変わるかもしれない。[*45]

肥満の人による人工甘味料の使用の増加は、肥満の原因かもしれないし、結果かもしれないし、あるいはその両方である可能性もある。テキサス州サン・アントニオで三六八二名の被験者を対象に行われた調査では、体重が正常値の人が六年間のあいだに肥満になるリスクは、人工甘味料で味付けされた飲料を一日三缶以上飲む人の場合、そうでない人の二倍になることがわかった。[*46]これは、体重のことで不安を抱えている人ほど、そのような飲料を多く飲むからなのだろうか？あるいは、カロリーゼロの飲み物を選べば、たくさん食べてもいいと感じるからなのだろうか？この調査結果に関する二件の総説では、人工甘味料の使用が体重増加につながることを示す体系だったエビデンスは見つからなかったが、[*47、48]より最近になって行われた大規模な研究では、その可能性が高いことが示された。[*49]この問題は異論が多く、エビデンスの解釈も難しい。一部の研究には人工甘味料のメーカーが出資しており、その結果が何十億ドルもの収益を左右しかねないからだ。

やせた赤ん坊は太った大人になる

英国の医師デイヴィッド・バーカーが三〇年以上前に行った研究では、出生時に体重が著しく低かった赤ん坊は、成長してから肥満になる場合が多いという結果が出た。[*50]さらにそのような人は、冠動脈疾患や糖尿病にもなりやすい。これらの発見は、進化に関する古典的な謎を浮き彫りにする。このような代謝の変化は、子宮内での栄養不足が代謝制御メカニズムにダメージを与えた結果なのだろうか？　それとも、適応のための反応なのだろうか？

ニュージーランド首相の科学顧問であるピーター・グラックマンは、非常に興味深い説を唱えた。曰く、子宮内における低栄養状態は、体の外には過酷な環境が待っており、カロリーをたくさん蓄積するように代謝を切り替えたほうが賢明だ、ということを示すシグナルとして機能するのではないか、というのだ。[*51] グラックマンはこれを「予測適応反応（predictive adaptive response）」と呼んだ。さらにこのアイディアをきっかけとして、非常に刺激的な研究が実施された。その結果、子宮内における妊娠初期の低カロリー状態への暴露により、DNAに極小の微粒子が加えられ、その微粒子が遺伝子の一部によるタンパク質の生成を妨害するという、ゲノム刷り込みと呼ばれるプロセスが起きることが示された。[*52] これによって代謝が変化し、ひいては肥満やアテローム性動脈硬化が引き起こされる。このような特徴は次世代にも伝達され得るため、ある子どもが抱える肥満リスクは、母親または祖母の食生活によって引き起こされたかもしれない、ということになる。[*53] この発見はいずれ、いわゆるエピジェネティック効果の例として扱われるようになるかもしれない。だが、次世代に影響を与えるメカニズムはほかにもある。例えば、母親の行動における変化も、その一つだ。[*54]

進取的な霊長類学者、ジェニー・タングは、予測適応反応説を検証する方法を思いついた。干ばつの最中に妊娠したヒヒを追跡し、その子どもたちを数年にわたって観察したのだ。そして再び、干ばつが訪れた。最初の干ばつの途中に生まれた子ヒヒたちは、二回目の干ばつでより効果的に身を守ることができたのだろうか？　答えはノーだった。むしろ、ほかの子ヒヒたちよりも生存率は低かった。[*55] この結果だけで予測適応反応説を誤りとすることはできないが、クリエイティブな科学者たちは仮説を検証する方法をなんとかして見つけ出すものであり、この研究はその好例と言える。

進化的な視点で考えるということは、すべては遺伝子によって決まっていると考えるという意味だと思っている人がいる。だが実際には、その反対だ。自然選択は、環境をモニターしより有益な方向に体と行動を調整するようなシステムを形づくった。太陽に当たると、日焼けによる防御反応が起きる。筋肉は使われることで鍛えられ、目的が達成できるようになる。予測適応反応も、そのような例の一つである可能性がある。サイモン・フレイザー大学の進化生物学者であるバーナード・クレスピや、英国の著名な研究者であるダニエル・ネトルとメリッサ・ベイトソンによれば、生物のもつ自己調整システムが本質的に脆弱である理由は以下のとおりだ。これらのシステムが機能するためには、モードを切り替えるための正のフィードバックが必要であるが、正のフィードバックをうまく制御するのは簡単なことではないのだ。[*56~57]

進化的な視点から摂食障害について考えたからといって、そのような障害を予防し治療する簡単な方法が見つかるわけではない。だが、いくつの新しい問いを投げかけ、その答えを提示することはできる。例えば、ダイエットによって体重の設定値が高く設定し直されるのは、食料の供給が不安定になったときに余分な蓄えが役に立つからだということを説明できる。また、飢饉においては有用な反応であるはずの過食が、神経性過食症や神経性やせ症に発展してしまう仕組みも説明できる。さらに、体重を調節する脳のメカニズムに介入するのは難しいこと、また摂食障害を引き起こす特定の遺伝子の欠陥はおそらく発見できないであろうということもわかる。人工甘味料や抗生物質など、現代の環境がもつさまざまな側面が代謝に与える影響に注目すべきだということも示せる。そして私たちのトピックにもっとも関連があるのが、極端なダイエットが摂食障害や体重増加を引き起こす理由を、進化的な視点によって説明できる、ということだ。

これらの知見は、摂食障害の蔓延を食い止める助けになるかもしれない。すでに神経性やせ症や神経性過食症に苦しんでいる人にとっては、自分の障害がいかに正のフィードバックによって維持されているのかを知ることが、行動を変える助けになるかもしれない。まだそれほど深刻な状況にはなっていない人にとっては、その知識がセラピストと意義のある会話をするための良いきっかけになるかもしれない。摂食行動のコントロールがなぜこうも難しいのかを理解することで、より繊細で、一見矛盾してみえるような対策をとれるようになるかもしれない。ウェイト・ウォッチャーズなどのダイエット・プログラムでも提唱されているとおり、定期的に少しずつ食べるほうが、何日も絶食する誓いを立てるよりも有効なのだ。

キャンディー屋でタンタロスがスマホでポルノを見てツイートしている

現代の環境は、太古のままの私たちの心を苦境に陥れる。摂食障害は、そのまたとない例だ。ありとあらゆる種類のリソースが簡単に手に入るようになった今、私たちは、タンタロスの苦悩を複数まとめて味わっているようなものである。

社会的なリソースは、今や食料と同じぐらい豊富に溢れている。フェイスブックやツイッター、スナップチャットなどが、新たなタイプの社会的つながりを生み出している。この新種のつながりは、食べ物で言えばキャンディーのようなものだ。フェイスブックの有名人やツイッターのスターにのし上がっていく人々を眺めていると、社会的な欲望が湧き上がってくる。その欲望は、このようなツールがもたらしてくれる満足感よりもずっと大きい。そして、そのギャップから不満感が育っていく。

退屈で骨の折れる肉体労働は職業として姿を消しつつあり、何千という新たな職業が、才能を生かして意義のある仕事をするという満足感を人々にもたらしている。しかし、やりがいがあって給料も良い仕事ができる人の数は、ごくわずかだ。大多数の人は、工場やホテル、ファストフード店、量販店などで、その少数の人たちを羨望とともに見つめている。自分以外の人だけに機会が訪れるのを目にすると、羨望が引き起こされるのだ。

今や、昔の王や女王が想像もできなかったほどの物質的な豊かさを、多くの人が手にできるようになった。所有することがあまりにも当たり前になったため、中には人が買い物をしたり、整理整頓をしたり、有り余ったものを捨てたりする手伝いをすることを職業にする人さえいるほどだ。私たちの心は、ソーシャルメディアやファストフードの存在する世界に追いつくことができないし、これほどまでにモノの溢れた環境にも対応できていない。アマゾンで購入ボタンをクリックするのを我慢するのは、チョコレート・パフェをあと一口だけ食べるのを我慢するのと同じぐらい難しい。

外見的な魅力や能力は、クリック一つで手に入るわけではない。にもかかわらず、今や私たちは俳優やモデル、ミュージシャン、アーティスト、スポーツ選手、政治家、パフォーマーなど、一〇〇万人に一人の逸材たちと比較される。私たちが見る映画の中では、野心に溢れる将来有望な若者たちが、障害を乗り越え、素晴らしい成功を手に入れる。そして残りの九九万九九九九人は、ほとんど存在しないかのように扱われる。

避妊と病気の予防が可能になったことで、より多くの人がより頻繁にセックスをするようになった。だが、広告やバイブレーター、ポルノ動画などが、昔なら想像の片隅に潜んでいただけの欲望を表に引っ張り出すようになった。セックスをする機会が増えるのと同時に、欲望もまた拡大している。マッチ・ドット・コムからティンダーまで、恋愛や性的関係のための機会は、欲望と欺瞞の渦巻く世界市場となった。今や私たちは途方に暮れ、できるだけ良い体型を手に入れて、一緒に写真を撮ってくれる魅力的な人を見つけることだけを追い求めている。

タンタロスは鎖で縛られていたために、欲望を満たせなかった。私たちは誰からも鎖で縛られてはいないので、自分で鎖を作り出す。中には、食べる量を減らすために歯をワイヤーで縛る人もいる。インターネットのケーブルを抜いて、それを自分に郵送し、届くまでの数日間、インターネットのない生活を味わう人もいる。欲望をコントロールするための支援グループに参加する人も多い。心理療法や瞑想に助けを求める人は、さらに多い。欲望が尽きることは決してないからこそ、これほど多くの対策が溢れているのだ。だが、欲望を満たそうとすることで生まれるのは、過剰と、さらなる欲求不満だ。そして欲望を封じ込めようと蓋をしても、鍋の中の圧力が増すだけだ。

このような葛藤は、何も今はじまったものではない。古代ギリシャの哲学者たちも、このような問題のための解決策を提案している。*58 快楽主義たちは、快楽を抑制せずに追い求めることを推奨した。禁欲主義者たちは、美徳を追求し、痛みに耐え、自制することで欲望に振り回されないようにすべきだと説いた。エピクロス主義者は、苦悩は欲望を追求することから生まれると理解していた。そのため、手に入る快楽を楽しみ、欲望や社会的闘争とは距離を置くようにと説いた。豊かさの中に生きることは、新たな問題を生む。だがそれらは先進国における問題であり、多くの人にとってそのような豊かさは今も羨望の的であることもまた確かだ。

13

いい気分と、その有害な理由

そして彼は農夫となり、ぶどう畑を作った。彼はぶどう酒を飲んで酔い、天幕の中で裸になった。

――「創世記」第九章第二〇～二一節（『旧約聖書』）

あるとき私は、対診のための精神科医のチームの一員として、内科病棟の回診を行っていた。私たちは内科の医師たちから、肝臓の問題を抱えた四五歳の女性を診察するよう頼まれていた。この患者は、お酒をやめないと死ぬことになると内科医たちに告げられたとき、「それで構わない」と答えたそうだ。内科医たちはこれを自殺願望と捉え、精神科医の出番だと判断したのだ。

女性患者は、まるですでに死んでしまっているかのようだった。皮膚はむくんで黄色く、腕には筋肉がなく、下腹部は妊婦のように膨らんでいた。上級精神科医が、お酒の飲み方についてとても穏やかな口調で尋ねると、彼女はこう応えた。「お酒が大好きなの。私を止めようとしてもムダよ。誰にも止められない」。精神科医が、このまま飲み続ければ数週間で死に至るかもしれないが、治療は可能であることを告げると、彼女は言った。「だから？　結局私は、生きることよりお酒が好きなんでしょうね」

精神科医がなおも説得を続けようとすると、彼女は話を遮り、自分のベッドの足元を囲んで立っている若い精神科医たちをじっと睨んだ。「リハビリ施設に一〇回入ったけど、そのたびにやっぱり酒に戻ってきた。これ以上やっても同じことよ。お酒をやめる気はないわ。ムリなのよ。誰にも止められない。もう決めたの。ほっといて」。彼女は自分の絶望感を、自ら選択したものとして捉えることで、自尊心を取り戻しているかにみえた。だがそれは、絞首台で首に縄をかけられた囚人の自尊心でしかない。翌日この女性患者は退院して、アルコールによって毎年死亡する一〇万人の米国人と同じ運命が待つ未来に向かって去っていった。[*1]

物質乱用は、甚大な被害をもたらしている。米国では、アルコール乱用またはアルコール依存症の診断に当てはまる状態を一度は経験したことがある成人の割合は三〇パーセントにのぼる。[*2]二〇一五年には、米国の男性の八・四パーセント、女性の四・二パーセントがアルコール使用障害であり、一〇パーセントが不法薬物を使用していた。[*3]タバコの使用はさらに一般的で、影響も大きい。世界中で一〇億人以上の人がニコチン中毒を患っており、一五歳以上の男性における割合は三分の一以上だ。米国人の成人の喫煙率は二〇パーセントまで下がったが、喫煙が原因で亡くなる米国人の数は今も年間四八万人にのぼり、その数はアルコールで亡くなる人のおよそ五倍だ。[*4]

物質乱用の被害は、本人の周りにも広がっていく。子どものころ放課後に友達を連れて家に帰ると、父親か母親が半裸の状態で酔っ払っていた、という記憶をもつ人たちもいる。あるいは、父親が車で木に突っ込んで以来、二度とまともな会話をすることも、一つの仕事を続けることもできなくなり、人生が一変したという人もいる。まだ八歳だというのに、毎晩父親がフラフラと自分の部屋に入ってきて、殴ってきたり、体を触ってきたり、あるいはただダラダラとしゃべり続けるのをじっと聞いているように要求されたりしないか心配しなくてはならない生活は、一体どのようなものだろうか。あるいは、夜中に両親が怒鳴り合い、互いに殺してやるとわめき立てているのを聞いた日の翌朝、喧嘩などしていないと否定される生活を、想像することはできるだろうか。あるいは、ルームメイトが毎日マリファナを吸って、仕事を辞め、家賃を払わず、出て行きもしないという状況になったら、あなたならどうするだろう?

古い問いと、新たな問い

物質乱用の被害は甚大であり、その解決法を探るために莫大な労力が払われてきた。そのような取り組みのほとんどは、次のようなお馴染みの問いから始まった。なぜ一部の人だけが依存症になるのだろう? どのような脳のメカニズムが、物質乱用を引き起こすのだろう? どのような予防法や治療法がもっとも効果を発揮するのだろう? このような問いによって多くの知見が得られたが、被害の勢いを削ぐには至っていない。

これまでどおり、本書で私たちが考えたい問いはこれらとは違う。[*5] なぜ人類は依存症に対する脆弱性をもっているのか？　ドラッグやアルコール、タバコがこれほど多くの早すぎる死を招くことを考えれば、そのような脆弱性につながる対立遺伝子は自然選択によって淘汰されるはずのように思える。だが、そうはならなかった。なぜだろう？　自然選択を別にしても、物質乱用の危険を学んだ人たちはそれを避けるようになるはずだ、と考えるのが妥当だ。だが、ほとんどの人はそうはならない。

依存症の根本的な原因は、私たちの学習能力にある。[*6] つまり、人間から学習能力を消去すれば、物質乱用を撲滅できるということだ。だがこれは、現実的な策ではない。学習は、プログラムされた固定的な行動だけでは得られないような有利性をもたらしてくれる有益なものだ。強化学習は、選択によって機能する。といっても自然選択ではなく、さまざまな異なる行動をとることによる選択だ。個体がさまざまな行動をとる中で、報酬が発生するような行動はより頻繁に行われるようになる。そして、失敗に至る行動、または痛みを発生させる行動は、次第に頻度が低くなっていく。

例えば、ピスタチオの殻を割る方法はいくつかある。その中で、爪が割れてしまうような方法や、どう頑張っても殻にヒビも入らないような方法は、忘れられていく。そして、うまくいく方法だけが繰り返し行われ、洗練されていく。あるいは、木から果物を採るためには、木に登る、棒を使う、石を投げる、木を揺さぶる、といった方法がある。その中でもっともうまくいく方法が、繰り返し採用される。性的なパートナーを誘惑する方法も、数多く存在する。誘惑が成功すれば、ドーパミンが大量に放出されて快感が引き起こされ、同じ方法を繰り返す傾向が生まれる。オーガズムもまた、学習強化に強力に貢献する。スキナー箱［動物の自発的な行動に対する条件付けを研究するための装置。報酬を与えるレバーや、罰を避けることができるレバーが付いている］に入れたラットの行動について学んだ学生たちは、学習メカニズムは単純なものであり、あたかもM&Mのチョコレートをあげればすべての問題が解決するような印象を抱く。だが実際は、顔の表情や、身体的な接触、声のトーンなど、学習を強化する要素は多種多様だ。例えばクラリネットの練習で耳にする自分の音色さえ、より良い音色を出せる口の形を習得する助けになる。あるいは、文章を書く練習をするときにほんの少しずつ放出されるドーパミンが、よりわかりやすい文章を書く力を少しずつ形づくっていく。

ハイジャック

行動を制御するシステムが正常に機能しているときは、何百万というニューロンが、聴覚や視覚、触覚、味覚、嗅覚への何十という刺激を処理している。祖先や本人の過去において、適応度を増大させるような体験をしたときと同じ電気パターンが脳内で発生すると、ドーパミンが急上昇し、そのパターンが発生した直前に取られた行動と同じ行動を繰り返すように促す。

ドーパミンを増やすドラッグや、似た効果を生むドラッグは、パイロットの制服を着て変装したテロリストが飛行機のコックピットで操縦席を乗っ取るかのように、その繊細な制御システムをハイジャックしてしまう。[*7] そのようなドラッグは脳の操縦システムを迂回して、操縦桿を握る。ドラッグが操縦室にたどり着く直前に発生した刺激は、途端に魅力的なものとして感じられるようになる。ドラッグ常用者はそのような刺激に近づいていき、その場所にたどり着くと、前回うまくいった行動を、それが何であれ繰り返す。裸電球の下で煙が渦巻く寒くて薄汚れた部屋は、魅力的な場所とはとても言えない。ただし、そこでヘロインを打てるなら話は別だ。何度もその部屋に引き寄せられ、たどり着くとほぼ確実に自分の腕に注射針を差しこむことになる。そしてその結果、大量のドーパミンが放出され、あたかも誰よりも多くの子孫を残すことができるほど強くなったかのようなシグナルが脳に送られる。

通常、報酬を追求する行動は、自動的に調節されている。例えば、食べることは最初のうちは快感を伴うが、満足感を覚えると、ミント入りの薄いチョコレート菓子一枚ですらとても入らないと感じるようになる。セックスの場合は、最後に素晴らしい快感が起こり、それが欲望の一時的な下方調節機能として働く。社会的な関わりの場合はより長期的な快感がもたらされるが、しばらく時が経つと興味は薄れ、行動範囲を別のところに移すようになる。しかし自然選択は、ドラッグ摂取を制御できるようなシステムは形づくらなかった。ドラッグは快感を引き起こし、それが欲望を高め、さらなるドラッグ摂取を引き起こす。そうやって、死に向かう悪循環ができていくのだ。

このような問題は、大昔には存在しなかった。純度の高いドラッグが安定して手に入るような状況は存在しなかったため、防御のためのシステムも形づくられることはなかったのだ。つまり、依存症問題を解決するには、純度の高いドラッグが入手可能になる前の農耕時代まで、一万年ほど時間を戻せばいいということになる。もちろんそんな解決策は学習能力を消去するのと同じぐらい非現実的だが、いずれにしても、物質乱用は太古のままの私たちの脳と現代の環境とのあいだのミスマッチによって引き起こされる疾患の極端な例なのだ。

ドラッグを精製する新しい技術や、新しい摂取方法を可能にするタバコの巻き紙や静脈注射などの道具、そして輸送と保存のための新しいテクノロジーが市場経済と組み合わさり、ドラッグがいつでも使えるようになった。法整備や警察による取り組みでは、この状況にさしたる打撃を与えることはできない。人々が欲しがるものを供給するために新たな市場が台頭し、変化する状況に適応するために新たなテクノロジーが登場するのが、世の常だ。根絶のための取り組みは、より強力で密輸しやすい新たな分子の開発に向けて化学者たちを奮起させるという結果を生んでしまう。

なぜ植物はドラッグをつくり出すのか

依存性のある化学物質は、化学者が登場するずっと前から植物によって生成されていた。なぜ植物は、精神活性作用をもつドラッグを作り出すのだろうか？　その目的が、人類の快楽ではないことは確かだ。コカインやアヘン、カフェイン、幻覚剤、ニコチン等の物質は、神経毒だ。自然選択がこのような物質をつくったのは、昆虫にとって毒になる物質を含む植物は食べられる可能性が低いからだ。タバコの葉を食べることができる昆虫はほとんどいない。ニコチンは非常に効果の強い殺虫剤であり、タバコを漬け込んだ水を吹き付けることで果樹の葉を害虫から守れるほどだ。カフェインは無害に思えるが、マウスはたった一粒のコーヒー豆を食べただけで死んでしまう。

人間にとって精神活性作用をもつほとんどの化学物質は、昆虫の神経システムを妨害するために進化を遂げた。人間の脳内の化学物質が今とは違う種類のものだったら、私たちはこれほどまでに依存症に脆弱ではなかっただろう。だが、私たちと昆虫は共通の祖先をもつ。太古の昔、およそ五億年ほど前の話だが、私たちの祖先は、後に昆虫になる節足動物のグループから分岐した。それでも私たちの神経物質は、今も昆虫のそれとほとんど変わらないままだ。幸い、ほとんどの植物性神経毒は、人間を死に至らしめることはない。私たちは植物を食べるように進化したし、昆虫よりもずっと体が大きいので、少量であれば命には関わらないからだ。だがドラッグは、私たちの動機付け構造をハイジャックし、人生のコントロールを奪ってしまう。

心理学者の中には、人間は自然選択によってドラッグやアルコールを好むように形づくられたと主張する人もいる。*8、9 中には一考に値する説もあるが、ほとんどはまったく信じがたいものだ。例えば、アルコールが好きな人は緊張を解くことができてセックスに至る確率が高くなるため、適応度が高くなるのではないかという説がある。まるで、酔っ払ってバーで誰かをナンパしようとしている心理学部の学生が思いついたようなアイディアだ。ドラッグによって引き起こされる脱抑制の傾向は、大昔の人間の社会でも同様の適応上の利点につながっただろうか？　私にはそうは思えないが、狩猟採集社会でドラッグが社会的に利用されることはよくあるので、断言はできない。

アルコールの中でも特にビールを好んで飲むことは、感染のリスクを下げる効果があると言われている。発酵飲料は、細菌を含む可能性が水よりも低いからだ。これは人気のある説だが、科学の世界ではほとんど支持されていない。[*10] それよりも有力な説は、熟しすぎた果物に含まれるアルコールが、栄養があることを知らせるシグナルになる、というものだ。[*11] これは妥当な考えではあるが、アルコールが報酬メカニズムに与える影響は偶然生まれた副産物であるという説もまた現実味がある。[*12] 理由が何であれ、人々はお酒が大好きだ。考古学者によって発見された大昔の壺の中でもっとも古いもののいくつかからは、発酵物の痕跡が見つかっている。人類が農業という退屈な作業のために定住するようになった理由の一つは、ビールの材料にする穀物を安定して手に入れるためだった、という説さえあるほどだ。[*13]

人類がタバコを好むようになった理由は、ニコチンが良質の虫下しとして機能したためだったという説もある。寄生蠕虫がニコチンの作用で麻痺し、小腸の壁にしがみつくことができなくなって体外に排出されるからだ。[*14〜16] もしこの説が正しいのであれば、寄生虫が広くみられる地域に住み、寄生虫を体内に多くもつ人たちほどタバコの使用量が多いはずであり、摂取方法は喫煙ではなく経口が主になるはずだ。だが、ニコチン依存症への脆弱性をもつ動物の中で、実際にニコチンを含む植物を摂取する野生動物はほとんどいないし、人間も通常、そのような植物を食べることはない。
アンデス山脈に住む人たちは、何世紀も前からコカの葉を噛んでいる。特に標高が高い地域では、コカの葉が疲労を緩和し肉体労働のための活力を与えてくれるのだ。だが、人間が進化的な理由でコカの葉を好む傾向をもつようになったというエビデンスは、私の知る限りでは存在しない。コカは人間だけでなくほとんどの動物に対しても強い影響力をもつほど、行動強化因子として強力なのだ。[*17]
そして人間のほうからは、植物に影響を与えることでドラッグ効果を得ようとしてきた。私たちはこうした植物を好むあまり、品種改良、つまり選択を行って、ニコチン濃度の高いタバコや、THC濃度の高いマリファナなどを作ってきた。さらに、タバコやマリファナ、コカ、ケシなどの植物を広大な畑で栽培して、こうした栽培植物に、精神活性作用のない植物よりも高い優位性を与えてきた。人類による精神活性物質の利用の歴史は非常に長く、そのため進化の過程でその毒性に対する防御メカニズムを身につけることができたのではないかと、エドワード・ハーゲンとその共同研究者らは指摘している。[*18〜20]

古くからある問題が加速している

物質使用は今に始まったものではなく、乱用による問題も古くから存在する。私の友人でもある人類学者のポール・トゥルクとローラ・ベッツィグは、太平洋の小さな環礁島である実地調査を行った。[*21]

その島では、男性は毎日数時間、網を使って魚を獲る。さらに、ヤシの木の若木の先端を切り取り、紐を使って木を曲げて、樹液を壺に集めてパーム・ワイン（ヤシ酒）を作る。数日後、発酵した樹液は回収され、夜の宴会で供される。このパーム・ワインを作るための紐と道具は、原始的なドラッグ用品と言える。そして、これまでに人類が達成したテクノロジーの進歩はすべて、より純度の高いドラッグを作り出し、より直接的に脳に作用する摂取方法を生み出すために応用されてきた。

発酵は、簡単な工程だ。一方、蒸留はそれよりも難しいが、必要な知識や器具は今やほぼどこでも手に入る。そうして作られる蒸留酒は、はるかに依存性が高い。さらに、依存症とまでいかずとも、酔っ払いは危険のもとになる。有史以来、その管理は世界中の政府や警察の機能の一部であり、課題でもあり続けている。

タバコは噛んで使用することで軽い酩酊感が得られ、葉巻状にして喫煙するとその酩酊感はより高まる。そして、タバコの巻き紙とよりマイルドな品種のタバコが登場し、深い吸引によって一瞬にして脳にニコチンを届けられるようになったことで、もっとも致死率が高い依存症であるニコチン依存症が誕生した。

野生で育つマリファナからは、リラックス効果が得られる。だが、品種改良によってTHC濃度が何倍にも高められた品種が作られているだけでなく、軽度の酩酊状態どころか幻覚をもたらすような強力なTHC濃縮物の抽出も行われるようになっている。

コカの葉はエネルギー補給のために何世紀も前から噛んで使用されてきたが、一九世紀中頃になるとコカインが抽出されるようになった。コカインを使った飲み物や強壮剤は、二〇世紀初頭に瞬く間に広まり、規制のための法律がすぐに可決されたが、その目的は依存症の予防というより、制御不能になりがちなコカイン使用者を管理することだった。[*22] フロイトもまた、一九世紀に数多くいたコカイン使用者の一人だ。[*23] そして一九八〇年代には、結晶状のコカインであるクラックが幅広く手に入るようになったことで、それまでとは比べ物にならないほど深刻な蔓延が始まった。

自然界に生育するケシからとれるアヘンは、喫煙によって使用すると依存症を引き起こす。一七世紀に新しい貿易ルートを介してヨーロッパに持ち込まれるようになる前から、インドや中国でアヘン依存症は慢性的な問題だった。アヘンがヨーロッパに輸入されるようになってすぐ、英国東インド会社がインド産のアヘンを中国に輸出し始めた。[*24] 一七九九年に中国政府がこれを禁止しようとすると、一八三九年、英国は自国のアヘン販売ビジネスを守るために中国に戦艦を送り込んだ。有効成分であるモルヒネは、アヘンそのものよりさらに依存性が高い。その抽出方法は一八〇四年に開発され、一八二七年に製薬会社のメルクが販売を開始した。そして一九世紀半ばに皮下注射器が発明されると、モルヒネの売り上げは急増した。二〇世紀初頭になると、製薬会社のバイエルが、依存性のないモルヒネとしてヘロインを発売するという失態を犯した。ヘロインの使用は一九一四年に成立したハリソン法によって規制されるようになり、一九二〇年代には米国連邦政府によって禁止された。だがその密売の勢いは衰えることなく、ヘロインへの依存症

は今も深刻な問題であり続けている。[25,26]

何が起きているのかは、明らかだ。私たちの心が、アルコールやマリファナ、タバコ、コカイン、アヘンなどの魅力に対して無防備であることは昔からずっと変わっていない。それに加えて、化学や輸送、テクノロジーの進歩によって、ドラッグの種類や純度、入手可能性が高まったことで、問題がエスカレートしたのだ。最初から存在したミスマッチが、さらに悪化しているというわけだ。

ドラッグの中には、アンフェタミンなど、そもそも合成されて作られるものもある。だがその効果は、神経伝達物質との類似点によって生まれる。合成が簡単なメタンフェタミンが登場し、静脈内投与によって摂取できるようになったことで、国全体を麻痺させてしまうような大きな厄災が作り出されている。[27]さらに、非常に強力な新種の合成麻薬が複数発明され、撲滅のための取り組みはほぼ希望がもてないような状況になっている。カルフェンタニルの作用は、モルヒネの一万倍だ。[28]触れるだけでも致死的な過剰摂取になり得るため、警察は捜査時に手袋をはめるようになった。密輸に使用されるプリンターのインク・カートリッジ一個分で、百万回分の量になる。[29]カルフェンタニルをちょうど良い濃度に薄めるために粉ミルクと混ぜる作業をする人は、一体どんな気持ちだろうか。ほんの少し混ぜ方を間違えるだけで、カルフェンタニルの小さなダマができる。そのダマが、周囲のコミュニティーで多数の過剰摂取を生むことになるのだ。

離脱症状、「欲しがる」こと、「好む」こと

私が最初に物質乱用について学んだとき、その焦点は主に離脱症状に当てられていた。医師にとって、もっとも関連性のある側面だからだ。だがこのようなアプローチは、ドラッグ依存症の人がドラッグの使用を続けるのは離脱症状を避けるためだ、という誤った視点を生み出すもとになる。離脱症状は確かに辛いものだが、たとえそのような離脱症状がなくとも、学習効果によるドラッグの使用は続く。

離脱症候群は、正常で有益な調節プロセスが機能した結果として引き起こされる。体のシステムに継続して刺激を与え続けると、安定化させようとする反対作用が起きる。寝る前にお酒を何杯か飲んで穏やかな気分になった後は、夜中三時に目が覚めてしまう。アンフェタミンで得られる興奮と活力は、数時間後には抑うつと疲労に取って代わる。即効性のある抗不安薬を数カ月服用し続ければ、覚醒状態を調節するシステムが下方修正される。そのため服用を突然やめると、バランスを取るためのシステムが作動して不安を急上昇させる。かつて、私たち精神科医がもっとも権威のある専門家等から抗不安薬ザナックスには習慣性がないと教えられていたころ、私は多くの患者にこの薬剤を処方していた。その後多くの患者たちが薬をやめるときに体験した苦悩を思うと、私は今でも罪悪感に苦しみ、製薬会社の回し者であったことが後に判明した専門家たちの言葉を信じた自分の未熟さを呪わずにいられない。

行動調節システムは、正のフィードバックのアクセルを慎重にコントロールして、ある活動から別の活動へと行動をシフトさせる。新しい行動によってもたらされる報酬が上昇すると同時に、その前に行っていた行動による報酬は低下する。現代の環境には、そのようなシステムを起動させる非常に強力な手がかりが存在し、私たちのシステムをハイジャックしてしまう。ポテトチップスの広告は、「あなたはこのチップスを一つだけ食べて、やめられますか？」と消費者を煽る。勝負の勝者はポテトチップスのメーカー、敗者は私たちの食生活だ。

私たちがとる活動の経過は、ほとんどの場合、予測可能なサイクルをたどる。私たちは、一度活動を始めたら完了するまでそれを続ける。邪魔をしようとする人には、お生憎さまだ。新聞を読むのを途中でやめるのは、ポテトチップスを食べるのをやめるよりも簡単だ。ポテトチップスを食べるのをやめるのは、セックスを途中でやめるよりもずっと簡単だ。そしてコカインを吸入するのを途中でやめるのは……言うまでもないだろう。その活動が何であれ、最初に勢いがついて、活動を途中でやめることが難しくなる場合が多い。

なぜ私たちの行動調節メカニズムは、一度始めたことを終えてから次に移るように作用するのだろう？　至近的説明をするならば、脳のメカニズムが原因ということになるだろう。だが進化的にみれば、ほとんどの行動は始動にコストがかかるからだ、と説明できる。例えば、ラズベリーの新しい茂みを見つけるためにかかる時間がこれに当たる。五分間だけラズベリーを摘んだ後、フェンスを建てる作業を始め、友達とおしゃべりし、またラズベリーを五分間摘んだら、どうなるだろうか。一日が終わるころには、栄養は十分に取ることができず、フェンスは未完成で、友達はみんなひどく腹を立てているだろう。

ドラッグ乱用の問題は、それが快楽を引き起こすことではなく、欲望も高めるところにある。私の同僚である心理学者のケント・バーリッジは、何かを「欲しがる」ことに関するシステムは、何かを「好む」システムよりもずっと強力で、長く作用する場合が多いことを証明した。そのため慢性的なドラッグ使用者は、あるドラッグがもはやそれほど大きな快楽はもたらさなくなっていたとしても、それを必死になって欲しがる。[*30] しかし、ハイになること自体はもはやそれほど快楽をもたらさないにもかかわらず、すべての時間や労力、思考、そしてお金をドラッグを入手し摂取することに費やしてしまうという罠にかかった人々の悲劇は、「欲しがる」などという言葉ではとても表現できないものだ。

なぜ一部の人は特に依存症になりやすいのか

すべての人が依存症になるわけではない。中には、ヘロインを娯楽目的で使い、必要に応じて摂取を控えることができる人もいる。このような脆弱性のばらつきは、ほかの多くの形質と同じく、主に遺伝的変異によるものだ。[*31,32] 依存症になりやすい性質を引き出すような対立遺伝子には欠損があるのではないか、と思えるかもしれないが、ドラッグが手に入らなかった昔の環境では、そのような遺伝子はおそらく適応度に影響を与えなかったのだろう。だが、行動には影響を与えたはずだ。そしてその影響がどのようなものかを解明することは、喫緊の課題である。

私の考えでは、依存症に対して脆弱性が高くなるような遺伝的特性をもった人は、狩猟採取を行う際にほかの人とは異なる戦略をとっていたはずだ。報酬に対する感度が高い人は、以前に食べ物を見つけたことがある場所に戻る確率がほかの人よりも高いはずなのだ。一方で、依存症に対する脆弱性が低い人は、食べ物を探してより広い範囲を歩き回るだろう。子どもがラズベリー摘みをする様子を観察してみると、多くのことがわかるのではないだろうか。依存症患者を多く家族にもつ子どもは、ほかの子と違う行動をとるだろうか？　もしそうなら、どんな質問票や面談、あるいは遺伝子テストよりも、依存症に対する脆弱性が高い人を正確に予測できるコンピューター・ゲームを作ることも可能なはずだ。

物質使用の実態は、集団によって大きく異なっている。これは文化的な違い、特に宗教的な教えや指導者による禁止によるところが大きい。しかし集団内で比較すると、人生がうまくいっていない人ほど依存症になりやすい。[*33] 日常生活における喜びがほとんどない人や、不安や気分の落ち込み、退屈な気分に囚われてしまっている人は、ドラッグの使用によって得られる快楽をより魅力的に感じる。膨大な量の文献が、人格やトラウマの経験、貧困、人生の苦境などがいかに依存性への脆弱性を高めるかを物語っている。[*34] このような要素と、遺伝的変異による影響を組み合わせることで、特に脆弱性が高い人が存在する理由を説明できる。

蔓延を食い止めるには

依存症を即座に治療する新たな方法を提案するという意味では、進化的な視点もほかの視点と同じく大した助けになるわけではない。それどころか、ドラッグが脳のメカニズムをどのように変えるかを説明することさえできない。だが、すでにある誤った考えを正し、今後どのような研究を行うべきか提案することはできる。公共政策に関して言えば、見通しは暗い。ドラッグの使用を犯罪とし禁止した結果、刑務所は人で溢れ、多くの国の政府で腐敗がはびこっている。その一方で、どこでも誰でも合成できる、これまでにない強力な作用をもったドラッグが次々に生まれており、ドラッグ使用の規制を徹底することはますます不可能になっている。合法化は良い考えのように思えるが、さらに多くの依存症患者を生み出すだろう。もっとも有効な予防策はおそらく教育だが、いたずらに恐怖心を煽るだけのアプローチは、試してみたいという子どもの好奇心を高めるだけだ。代わりに、ドラッグは脳を支配するものであり、人を惨めなゾンビ状態にしてしまうこと、そして誰が依存症になりやすいかは予測できないということを、すべての子どもに教えなくてはならない。さらに、依存症が進行するにつれてハイになりにくくなっていくことも教える必要がある。

依存症の新たな治療法が、今すぐにでも必要だ。米国国立薬物乱用研究所の所長であるノラ・ボルカウは、依存症を引き起こす脳のメカニズムの解明を早急に進めることで、そのようなメカニズムをブロックする新しい薬品の開発が可能になるだろうと述べている。[*35] この方向性は、確かな前進につながるものだ。物質乱用の蔓延は、新しい環境によって作られたものだ。だが、社会的環境を変えるのは難しいし、人間の性質を変えるのは不可能だ。解決策があるとすれば、それは私たちの脳を変える方法を見つけることによって実現するだろう。

14 適応度の崖っぷちに引っかかる心

人間の脳がほかの動物と比べて優れていることが（中略）、精神疾患が人間において間違いなくもっとも明確に、そしておそらくはもっとも広くみられる理由である。（中略）有効に機能するニューロンのもっとも長い連鎖によって（中略）おそらく、過負荷に非常に近いところで複雑な種類の行動が効率的に遂行されており、（過負荷に達すると）深刻かつ破滅的な崩壊を起こし（中略）しばしば発狂に至るのだ。

——ノーバート・ウィーナー、『サイバネティックス——動物と機械における制御と通信』[*1]

統合失調症と自閉症と双極性障害は、それぞれまったく異なる病気だ。統合失調症は認知障害であり、患者はすべての出来事に過剰に個人的な意味を見いだすようになる。さらに、内的生活と外的生活の区別がつかないため、幻覚や妄想が引き起こされる。自閉症は幼年期に発症し、社会的なつながりをもつ能力が欠如していることや、一人の世界にこもって、同じ行為の繰り返しや社会的文脈のない思考に浸るといった行動が特徴だ。双極性障害は「気分調節器」の故障によるものであり、抑うつ状態と躁状態が繰り返し順番に訪れる。いずれも、深刻な病気だ。

これらの病気は互いに大きく異なっているが、共通点も存在する。そしてその共通点を考えるうえで、進化的な視点が特に役に立つ。まず、どの病気も、有病率はそれぞれ世界人口の約一パーセントであり、軽症型はそれぞれ全人口の二~五パーセントだ。発症脆弱性は遺伝的要因の影響を大きく受けるが、統合失調症の人や自閉症の人がもつ子どもの数は平均より少ない。つまり、進化的視点で考えるべき問いは明らかだ。これらの病気を引き起こす遺伝的変異は、なぜ自然選択によって淘汰されなかったのだろう?

これらの病気が遺伝的要因による影響を受けることは、強力なエビデンスによって支持されている。発症リスクのうち遺伝的変異による影響が占める割合は、双極性障害が七〇パーセント、[*2] 統合失調症が八〇パーセント、[*3] 自閉症が五〇パーセントだ。[*4] この三つのうちいずれかの疾患の患者を両親または兄弟姉妹にもつ人は、リスクがおよそ一〇倍に上昇する。[*5~7] そして一卵性双生子の片方がこのうちいずれかの病気である場合、もう片方が発症するリスクは五〇パーセント以上となる。[*8]

一卵性双生児が必ず同じ診断を受けるとは限らないため、環境因子も関与しているのではないかという意見もある。だが、養子を対象とした研究によって、血のつながらない家族はリスクにほとんど影響しないことがわかっている。一卵性双生児のあいだにみられる違いは、遺伝子のスイッチのオンとオフや、ニューロンが育っていく際の道筋の違いなどの偶然の因子が脳の発達に及ぼす影響の結果である可能性のほうが高い。

これらの障害が遺伝的疾患であると、もっと早くに知ることができていればよかったのにと思う。私が昔担当したことのある女性患者は、精神病性の症状ために何カ月も入院している息子に担当医が会わせてくれない、と嘆いていた。その担当医は面会を許さないどころか、息子が統合失調症になった原因の一部は幼年期の親子関係にあると指摘したそうだ。赤ん坊の世話をする親たちを撮影したホームビデオを見ると、後に統合失調症を発症する赤ん坊に対する親の態度が、その兄弟姉妹たちに対する態度と微妙に違う場合がある。しかしこれは、親の態度の違いが統合失調症を引き起こすのではなく、統合失調症の素因をもつ子どもは乳児のころからわずかながらほかの子と違っているということを意味する。[*9] 息子と引き離された私の患者は、罪の意識を感じ、取り乱していた。だがその当時は、子育てのやり方と統合失調症の発症とは何の関係もないということを、親本人や担当医に対してはっきりと断言できるような知見は誰も持ち合わせていなかった。

自閉症もまた、かつては親の教育が原因で発症するものとされ、特に「冷蔵庫マザー」と呼ばれる理性的な女性たちの子育てにその原因があると信じられていた。私も、そのようなレッテルを貼られた母親に会ったことがある。優秀な研究者で、確かに理性的な女性だったが、冷たい人ではまったくなかった。息子の病気を自分のせいにされたことへの怒りと、その指摘が当たっているのではないかという思いによる落ち込みや罪の意識とを行ったり来たりしていた。自閉症の人の家族によくあることだが、彼女も人付き合いが得意ではなかった。息子と遺伝子の半分を共有しているのだから、当然と言えば当然のことだ。このような信じがたいほどに誤った考えは、計り知れないほどの被害を生んできた。幸い今はこのような誤りは正され、自閉症の子どもを育てるという重責に、さらに根拠のない罪悪感が足されることはなくなった。

打ち砕かれた希望

二〇〇〇年代に入るころには、これらの病気を引き起こす対立遺伝子が近々発見されるに違いないという期待が高まった。ヒトゲノムの解析が完了したばかりで、遺伝子データを安価に入手する技術も完成間近だった。すべての兆候が、遺伝的原因が遠からず見つかる未来を指し示していた。統合失調症の原因特定に向けて、さまざまなバリエーションの膨大な遺伝子データを検証するために、総額約二億五〇〇〇万ドルが費やされた。しかし、初の本格的な研究によって明らかになったのは、当初原因として疑われていた候補遺伝子はすべて無関係であるという事実だった。[*10~11]何人もの専門家が研究人生を費やして追いかけていたものは、統計が生み出した陽炎に過ぎなかったのだ。

次のステージは、特定の遺伝子ではなく、ゲノム全体を調べることだった。研究者たちは、二三組の染色体全体に広がる遺伝子マーカーに注目し、これらの精神疾患をもつ人たちのほうが、特定の遺伝子座における遺伝的変異をもつことが多いのかどうかを検証した。その結果は、はっきりとしたものだった。統合失調症、自閉症、双極性障害のリスクに実質的な影響を与える遺伝的変異は存在しない、ということがわかったのだ。[12、13] 中にはリスクを高めるような遺伝的変異もみられたが、それらの影響はどれもすべて一パーセント未満だった。統合失調症のリスクに影響を与える遺伝子座として特定されたものをすべて合わせても、リスクのばらつきの五パーセントしか説明できない。[14] さらに、統合失調症のリスクを高める対立遺伝子は、双極性障害のリスクも高めることもわかった。[15]

この結果が引き起こした失望は、深いものだった。科学者として、このような精神疾患を引き起こす遺伝的変異を見つけるために何年も実験室で研究を重ねたあげく、原因と思われたものがすべて統計上の偶然に過ぎなかったとわかったときの気持ちを想像してみてほしい。私たちは皆、特定の精神疾患の原因となる特定の遺伝的欠陥を見つけることができると信じていたのだ。だが実際に見つかったのは、私たちの想像を超える有機的な複雑さだった。まるで、考古学者がレーザー探知機を使ってピラミッドの奥深くに新たなロゼッタ・ストーンを発見したと思い発掘してみたところ、懐中電灯の光に照らし出されたのはただの砂の山だった、というようなものだ。

遺伝的疾患の中には、大きな影響をもつ突然変異によって引き起こされるものもある。ハンチントン病（別名ウディ・ガスリー病）がその良い例で、ある特定の突然変異をもつ対立遺伝子を受け継いだ人は、必ずこの病気になる。また、嚢胞性線維症のように潜性遺伝子によって引き起こされる病気は、特定の異常をもつ対立遺伝子のコピーを二つとも受け継ぐことで発症する。しかし、ほとんどの遺伝的疾患は、これとはまったく事情が違っている。大きな影響につながる遺伝的変異が二つか三つ存在するというわけではなく、ほとんどの場合は、ゲノム全体に広がる何千もの遺伝的変異が、それぞれごくわずかずつ影響を及ぼしているのだ。これは、統合失調症、自閉症、双極性障害に限ったことではなく、二型糖尿病や高血圧、冠動脈疾患、偏頭痛、肥満なども同じことだ。

遺伝的疾患を引き起こす特定の対立遺伝子を見つけることができないという問題は、「失われた遺伝力（missing heritability）」問題と呼ばれる。[*16~18] だが実は、失われているのは遺伝力ではない。実際、遺伝的要因が強い影響をもつことは、複数の研究によって裏付けられている。欠けているのは、遺伝力に寄与する特定の遺伝的変異の発見だ。もし統合失調症の発症が主に遺伝的変異によって決まるのであれば、その原因となる特定の対立遺伝子を見つけることがなぜこれほど困難なのだろう？

その理由として考えられる一つの可能性は、関連する遺伝的変異があまりにもまれなものであるため、たとえそれが大きな影響力をもっていたとしても見つけることができない、というものだ。実際、遺伝子のコピー数変異が非常に珍しいパターンである場合に、いくつかの主要な精神疾患の発症リスクが五倍またはそれ以上になることがわかっている。だがそのようなケースであっても、それ自体だけで確実に疾患の原因となるわけではない。例えば自閉症の発症に関連する遺伝的変異のうち、まれな突然変異によって生じるものの割合はわずか五パーセントだ。[*19] それに、それほどまれな遺伝的変異が多数の症例の原因となっているとは考えにくい。ある研究では、広くみられる遺伝的変異と、まれにみられる統合失調症の発症に影響する遺伝子コピー数変異とを検証した結果、どちらもリスクの差異全体のうち〇・〇四パーセント（一万分の四）しか占めなかった。[20]つまり、ほぼ皆無ということだ。それぞれの影響力は極小だが、影響の程度がどれもほぼ同じであるというのは、非常に興味深い。

精神疾患の遺伝的な原因を探る取り組みは、多くの困難にもかかわらず速いペースで進められている。現段階での希望は、問題を引き起こす脳の回路に重大な影響を与えるような遺伝子の特定の組み合わせを発見することだ。本書が出版される前にそのような発見が実現することも十分あり得るし、もしそうなればそれは素晴らしいことだ。だが今の段階では、私たちがずっと探し続けていたものは、どうやら存在しない可能性が高そうだと言える。このような取り組みの第一人者の一人であるケネス・ケンドラーは、次のように言っている。「もっとも悲観的な予測は、我々の探求の行き着く先は単なる混沌だ、というものだが、そうなる可能性はおそらく低い。だが、病気に結びつくはっきりとした一貫性のある単一の経路を発見できる見込みも同じく低く、（中略）我々の願いも虚しく、大きな影響力をもつ個々の遺伝子変異体であっても、主要な精神疾患の原因としては、ごく小さな、あるいは無きに等しい役割しか果たしていないようなのだ」[21]。だが考えてみれば、これは当然と言えば当然のことだ。深刻な病気の原因となるような対立遺伝子は、自然選択によって淘汰されることが多いからだ。

「失われた遺伝力」問題の謎は、少しずつ解けつつある。遺伝的要素による影響の大部分は、小さな影響力をもつ多数の対立遺伝子による非常に複雑な相互作用によって生み出されていることが、新たな研究によって示されたのだ。[22]とはいえ、疾患を確実に引き起こすような、数個の対立遺伝子の組み合わせなどというものは存在しない。代わりに、ごく小さな影響を及ぼす何千という遺伝子の変異が、遺伝子同士や環境と相互に作用し合って発症リスクに影響を与える。最近発表された報告によれば、各染色体に存在する統合失調症のリスクを高める遺伝的変異の数は、染色体の大きさに比例する。[*23] そのような遺伝的変異は、二三本の紐に通した極小のビーズのようにゲノム全体に散らばっていて、その中でもより長い紐にはより多くのビーズが連なっているようなものだ。もう一つの重大な発見は、統合失調症のリスクに影響する対立遺伝子は、双極性障害のリスクにも影響する、ということだ。[*24]

統合失調症と自閉症のリスクが、母親ではなく父親の年齢が高まるにつれて大きくなることがわかっており、これは新規の突然変異が関係していることを示唆している。というのも、卵子は女性の誕生時にすべて形成されるのに対し、精子は何度も増殖して常に作り続けられるため、そのたびにエラーが起き得るからだ。[*25、26] しかし最近の研究により、発症リスクと相関関係があるのは、その子どもができたときの父親の年齢ではなく、父親が最初の子どもをもったときの年齢であることがわかった。[*27、28] 高齢になってから初めて子どもをもつ男性のほうが、子どもが統合失調症になるリスクが高いのだ。新生突然変異のうち七五パーセントは父親由来であり、高齢の父親をもつ子どもの統合失調症のうち、一〇～二〇パーセントはこのような突然変異によって説明できる。

最近になって、従来式の考え方だけでは限界があることを示す新たな事実が次々に見つかっている。機械工式のモデルでは、脳は独立したいくつもの回路によって構成されていて、それぞれの回路に特定の機能があるかのように考える。このモデルの前提となるのは、あらゆる疾患は特定の遺伝的原因が引き起こす特定の脳の病理によって定義することができ、正常な脳は正常なゲノムによってつくられ、異常な脳は異常な遺伝子によってつくられる、という考え方だ。だが実際は、リスクに影響を与える対立遺伝子の多くは異常ではないし、単一ではなく複数の疾患のリスクに影響を与える。より深い進化的な見地から考えると、有機的な複雑さの現実を受け入れたうえで、機械的な仕組みだけでなく、内在的な脆弱性を生み出すようなトレードオフを考慮して原因を探る必要があることがわかるはずだ。

私たちは、ただ単に壊れた部品を突き止めて、一部の人に病気をもたらすような原因を探し出そうとするとする代わりに、なぜ人類全員がそのような病気に対して脆弱性をもつのか、という問いを考えてみることができるはずだ。米国人の読者なら、『カー・トーク』［米国の公共ラジオ放送局NPRで三〇年以上にわたって放送されていたトーク番組］を聞いたことがあると思う。リスナーから投稿される自動車関連の悩み相談に、司会のタペット兄弟、別名クリック・アンド・クラックが強いボストン訛りの英語と賑やかな笑い声で応対するという、素晴らしい公共ラジオ番組だ。

この番組ではまず、相談者が自分の車に起きた問題を描写する。ダラスに住むサリーの愛車のMGは、猛暑の日に運転して以来エンジンがかからなくなった。クリック・アンド・クラックは、まず問題を診断する。ベーパーロック現象だ。それから二人は、問題が起きる仕組みを説明する。燃料ポンプで動かすことができるのは液体だけなので、燃料経路内の温度が上がってガソリンが蒸発すると、冷却するまで車は動かなくなる。この解説が済むと、クリック・アンド・クラックはエンジニア・モードに入る。二人はこの問題が特にサリーの愛車のモデルによくみられることを説明し、その原因となる設計上の欠陥について話す。ある特定の年に作られたMG車の燃料経路は、温度がすぐに上がる排気マニホールドの近くに設置されているため、ベーパーロック現象が起きやすいのだ。そして最後に、なぜキャブレターのついた車にはベーパーロック現象がつきものなのかが解説される。私は一〇代のころ、近所に住んでいた自動車工がベーパーロック現象を防ぐ対策について話しているのを耳にした。私が、「熱すぎるのが原因だっていうなら、簡単に解決できるんじゃないの?」と言うと、自動車工は言った。「へえ、そうかい。エンジンの上っていうのは熱くなるもんなんだよ。燃料ポンプとキャブレターを設置できる場所がほかにあるとでも思うのか?」おそらく彼は、この問題を少しでも軽減するために何年も試行錯誤していたはずだ。ベーパーロック現象は自動車に内在的に備わる脆弱性であり、簡単な解決策など存在しないということをまったく理解していない子どもの言葉に、苛立ちを抑え切れなかったのだろう。

統合失調症や自閉症、双極性障害に対する脆弱性も、同じように人間の心に内在的に備わるものだと言えるだろうか? そうだとしても、リスクに影響を与える遺伝的変異と疾患の原因との関係は、異なる車種とベーパーロック現象への脆弱性との関係と同じぐらい曖昧なものだということになる。進化的なアプローチをとるならば、脳の情報処理システムにはどのような問題が内在するか考えてみる価値がある。

進化遺伝学からみた精神疾患

統合失調症や自閉症の人は、同様の疾患をもたない兄弟姉妹と比べて子どもの数が大幅に少ない。そしてその差は、患者が女性の場合より男性の場合に著しい。[*29、30] 統合失調症や自閉症の人を兄弟姉妹にもつ女性は、おそらくは補償として、子どもの数がごくわずかに多くなるが、男性は逆に少なくなる。[*31] つまりこれらの疾患には、自然選択による淘汰の力が強く働いていると言えるはずなのだ。

この謎に関してもっとも納得のいく進化的な説明は、自然選択の作用には限界がある、というものだ。マシュー・ケラーとジェフリー・ミラーは、大きな影響を与えたレビュー論文の中で、環境とのミスマッチによる影響は大きくないとし、精神疾患を引き起こす対立遺伝子が何らかの有利さをもたらすという考え方にも疑問を呈した。[*32] そして結論として、新たな突然変異が常に生み出されており、その淘汰は非常にゆっくりとしか起きないという説明がもっとも説得力があるとした。確かにそのとおりで、これは精神疾患の主要な原因の一つだ。ケラーとミラーはさらに、脳の形成には非常に多くの遺伝子が関わっているため、特に脆弱さが生まれやすいと考えられるとした。だが、この点については、疑問が残る。例えば身長には、脳よりもさらに多くの遺伝子が関わっているが、身長の異常はそれほど多くみられない。機械は部品がどれか一つでも壊れていれば作動しないが、体は数多くの突然変異やちょっとした遺伝子の欠損があっても、問題なく機能することが多い。
突然変異だけに原因を求めるモデルは、正常な遺伝子の組み合わせによっては、病気を完全に排除でき、適応力も最大化できる可能性もあることを示唆する。しかし、これは誤りではないだろうか。たとえ突然変異が完全に排除されたとしても、深刻な疾患に対する脆弱性が残る可能性はある。これに関して、いくつか有力な説がある。
一つ目は進化生物学者のバーナード・クレスピとその共同研究者たちが展開した興味深い説で、統合失調症と自閉症は、遺伝上の同じコインの裏と表にあたり、患者本人にかかるコストを犠牲にしてでも自分たちの生き残りを優先する遺伝子の働きにより引き起こされている、というものだ。[*33, 34]この説の土台となっているのは、特定の遺伝子の発現が発達初期の染色体に付される化学物質の目印によって抑制されるという現象で、ロバート・トリヴァースがこれに着目し、ハーバード大学の生物学者であるデイヴィッド・ヘイグがさらに論を展開させた。[*35]このようなゲノム刷り込みのプロセスと肥満との関連性については、本書の第一二章で説明している。刷り込みは、遺伝子が母親由来か父親由来かに応じて遺伝子のスイッチを選択的にオフにすることもできる。[*36]
母親由来の遺伝子は、胎児をほんの少し小さいまま保つことで将来的に同じ遺伝子で妊娠したときのためのリソースを保ち、かつお産をより安全なものにして優位性を得る。一方で父親由来の遺伝子は、胎児が大きく成長して母親の体に蓄積されたカロリーをより多く消費することで優位性を得る。というのも、母親が次に妊娠するかもしれない子どもは、父親が異なる可能性があるからだ。[*37]詳細は非常に複雑なのだが、クレスピは、父親由来の対立遺伝子の発現比率が大きくなると自閉症のリスクが上がり、母親由来の対立遺伝子の発現比率が大きくなると統合失調症のリスクが上がるというエビデンスを集めた。[*38~41]

この説に従えば、平均よりも体の大きな赤ん坊は父親由来の遺伝子の発現が強いということなので、自閉症になる可能性が比較的高くなり、小さい赤ん坊は統合失調症への脆弱性がより高くなると予測される。驚くべきことに、この予測は五〇〇万人のデンマーク人の医療記録を対象とした調査によって裏付けられている。[*42] この説が正しいことが完全に証明されるかどうかはわからないが、進化的な視点に着眼点を得た創造的な思考と研究の見事な例であることは間違いない。

自閉症に対する脆弱性は、男の子のほうが女の子よりも何倍も高い。[*43] ラットでさえ、メスのほうが社会的なタスクに優れており、オスはシステム化タスクに優れている。このことから、サイモン・バロン＝コーエンと共同研究者らは、自閉症は極端に男性的な脳の産物なのではないかと考えた。[*44] 自閉症の有病率にみられる男女の差は、テストステロンによるもの、あるいはゲノム刷り込みによるもの、あるいはX染色体とY染色体上の遺伝子の影響によるもの、あるいは別の何かによるものなのだろうか。この問いへの答えが、自閉症を理解するための鍵になるかもしれない。

このような精神疾患は、莫大な適応コストとなる。このことから、精神疾患の症状、またはそれを引き起こす対立遺伝子は、何かしらの進化上の優位性をもたらすはずだという考えが生まれた。[*45] このような考えはさらに、いくつかの独創的な飛躍を生み出した。そのうちの一つが、統合失調症の患者はシャーマンやカリスマ的リーダーとなり、その結果として得られる地位によってより多くの配偶相手を得ることができるのではないかという説だ。[46,47] これは、こうした病気をもつ人たちは子どもの数が少ないというデータとは矛盾するが、最近の報告では、統合失調症に関連するクリエイティブな形質をもつ人は配偶機会が多くなる可能性があることが示されている。[48]

それよりもあり得そうな可能性として、精神疾患のリスクを高めている遺伝的傾向が、同時にほかの進化上の有利さを生み出しているという説がある。創造性や知性と双極性障害との関連性は大きな注目の的であり、数多くの研究がなされてきた。[49,50] 私個人の経験でも、特に創造性が高い研究者の友人たちには、深刻な精神疾患を抱える子どもをもつ人が多いように思える。また、重度の疾患をもつ患者の家族や親戚も、抜きん出た創造性をもつ人が多い。だがこれは、思い過ごしかもしれない。大学で仕事をしていると、高い創造性をもつ人に出会う確率は高くなる。それに、特に大きな成功を収めた患者やその親戚のことは、パターンに当てはまるため、記憶に残りやすい。さらに、深刻な疾患をもつ人がクリエイティブな職業を選ぶ傾向があるとすれば、それは通常の仕事に就いて働き続けることが困難な場合が多いからかもしれない。あるいは、特別な能力をもつ人たちは、躁状態へと発展するような壮大な夢の追求を後押しするような、社会的な評価を受けやすいのかもしれない。双極性障害に特徴的な形質の中には、進化上の有利さをもたらし得るものもある。だが私自身は、創造性が大きな影響を及ぼすという考えには懐疑的だ。有利さを生む形質があるとすれば、それはおそらく、気分の調節不全から偶然生まれる幸運な副産物と、その派生的な要素からくるものではないだろうか。

脆弱性を高める対立遺伝子が淘汰されずに残っているのは、そのような遺伝子が何らかの進化上の利点をもたらすためだという考え方を支持する研究が、近年になって複数発表されている。双子を対象としたある研究では、双極性障害を発症する確率と、標準よりも高い社交性や言語能力とのあいだに関連性があることが明らかになった。[*51] また、イェール大学の遺伝学者であるレナト・ポリマンティとジョエル・ゲラーンテルは、自閉症スペクトラム症のリスクを高める対立遺伝子には正の選択が働いており、その理由はおそらく、これらの対立遺伝子が認知機能に利点をもたらすためであることを明らかにした。[*52] さらに別の研究では、統合失調症に関連する遺伝子によって作り出されるタンパク質の量が、言語の学習能力に関連性があることがわかった。[*53] ちなみに、小さな影響力をもつ多くの対立遺伝子は、加算的に大きな影響を生むわけではないが、複雑な相互作用の結果として脳の発達に影響を及ぼすという見方もある。[*54] このように、統合失調症等の疾患に関連する形質または遺伝子が適応上のメリットをもたらすのではないかという説は数多く提示されているものの、いずれについてもはっきりとした証拠は提示されておらず、確証は得られていない。

最近確立された新たな手法によって、統合失調症への脆弱性に影響を与える遺伝的変異が初めて現れた時期を推定することが可能になり、その多くは人間がチンパンジーと分岐した後、つまり約五〇〇万年前以降に現れたと考えられることがわかった。[*55] また、特定の遺伝子の発現を強化するDNAのかけらを調べた結果、脳の発達に影響する遺伝子はほかの遺伝子の五倍の速さで進化していること、そしてこのような遺伝子的変異はアルツハイマー病などの高齢期の疾患のリスクを高めるということがわかった。[*56] これは、高齢期に疾患を引き起こす対立遺伝子でも、若年期においてメリットをもたらすものである場合は淘汰されないことを示す良い例だ。ステファン・コルベットとステファン・スターンズ、およびその共同研究者らは、この「拮抗的多面発現」と呼ばれる現象について、進化過程の環境とは大幅に異なる環境に身を置く生物、つまり人間のような生物にとって、非常に大きなコストを生むものであると主張している。[*57]

双極性障害への脆弱性を高める対立遺伝子が、人間の進化の過程で選択的優位性をもたらしてきたのであれば、そのような遺伝子はすでに広く世界中に広まっているはずだ。実際、そうなのかもしれない。精神科医のハゴップ・アキスカルは、共同研究者とともに一連の素晴らしい研究を行い、本格的な双極性障害は、情緒不安定による障害のスペクトラムのうち先端のごく一部に過ぎないことを示した。[*58,59] 軽度の情緒不安定が広くみられる理由としては、身体的な健康に悪影響を及ぼす場合もあるとはいえ、長期的に見ればそのような傾向が繁殖の成功の確率を高めるかもしれないという考えがある。これは、躁状態のエネルギーの爆発的発散で生産性が上がるからかもしれないし、あるいはそのような傾向をもつ人は多くの配偶相手を得ることができるからかもしれない。[*60] つまり気分障害もまた、個体の健康を犠牲にしても繁殖の成功が優先されるように私たちが形づくられていることを示す悲しい例の一つなのかもしれないのだ。

もう一つ、このような病気に関連する遺伝的変異は遺伝的な欠陥ではなく単なる特性である、という可能性もある。つまり、正常な遺伝的変異が現代的な環境においてのみ摂食障害や物質乱用を引き起こすのと同じことだ。統合失調症が現代的な環境においてより頻繁にみられるのかどうかという問いは、過去数十年で何度も検証されているが、裏付けとなるエビデンスは限られている。[61、62] 統合失調症の有病率は場所を問わず一定であるという考えが主流だが、これに疑問を呈する新たな研究により、移民と都市生活者の有病率がわずかに高いことが明らかになっている。[63~65] しかし、進化精神医学者のジェイ・ファイアーマンから直接聞いた話では、狩猟と農業による自給自足生活が営まれている文化圏において、明らかに精神病性の症状をきたした症例を数多く目撃したことがあるそうだ。このような異なる文化を比較したデータをさらに集めることができれば役立つだろうが、統合失調症等の疾患は、摂食障害や物質乱用のような、主に現代の環境が原因となって生み出される病気とは異なっている。

進化的な説明としてもう一つ可能性があるのが、感染症だ。統合失調症等の深刻な疾患が、脳の発達に影響を与える感染症によって引き起こされているという可能性はあるだろうか？ 統合失調症のリスクは、ネコに寄生するトキソプラズマという原虫に母親が妊娠中に感染することによって高まる。[66] また、妊娠中期のインフルエンザへの感染によっても、子どもの統合失調症リスクが高まることがわかっている。[67~69] このような感染症が脳発達に及ぼす影響が、時代や場所によって有病率にばらつきがある理由の一つなのかもしれない。だが、妊娠中の感染はそれほど頻繁に起きるわけではないので、全体的にはその影響は小さいはずだ。とはいえこのような関連性は、感染症が神経の発達に与える影響が、統合失調症等の疾患と同様の症候群を引き起こし得ることを示す非常に重要なエビデンスとなっている。

統合失調症の関連対立遺伝子が今も存在する理由を説明しようとする説のうち多くに共通しているのは、このような遺伝子は人間の認知と言語が形づくられる過程で選択されてきた、という考え方だ。[*70~72] これは長年にわたって有力な考え方とされているものの、証明はされていない。だが最近になって、統合失調症の関連対立遺伝子が認知に与える影響に関する遺伝的なエビデンスが出てきており、新たな裏付けとなりつつある。[*73~83]

崖型の適応度地形

ここまで紹介してきた説はすべて、深刻な病気を引き起こす対立遺伝子が今も生き残っている理由を説明するうえで助けになるものだ。だが私は、なぜこのような破滅的な影響を与える疾患のリスクが自然選択によって大幅に減ることがなかったのか、どうしても納得がいかなかった。どの疾患も、発生頻度はおよそ一パーセントだ。もしこれが〇・〇〇一パーセントだったらわかるのだが、一パーセントという数字はそれなりに大きい。疾患の関連遺伝子が、私たちの祖先がアフリカを出る前から存在する有益な対立遺伝子と結合したためという説も登場したが、[*84] もしそうだとしても、そのような結合は遺伝的組み換えの過程でずっと昔に失われているはずだ。[*85] さらに私には、これほど数多くの小さな影響力をもつ遺伝子が、ある程度一貫した症候群を生み出すことも不思議に思えた。

私はこれについて、何週間も知恵を絞って考えた。そして英国人鳥類学者のデイヴィッド・ラックによる初期の論文を読み直していたとき、ついにあるヒントを見つけた。[*86,87] ラックは、鳥がひな鳥の数を増やすために産卵数を増やさないことを不思議に思い、卵を増やしてうまくいく場合もあるが、結果的に生き残るひな鳥の数が少なくなる場合もあるのではないかと考えた。この考えを試すために、彼はいくつかの巣から卵を取り、別の巣に動かしてみた。結果は、ラックの推測どおりだった。卵を一つ増やすことでひな鳥の数は平均してある程度増えるのだが、足す卵の数がある程度以上になると、成長するひな鳥の数が全体として減ることがわかったのだ。この話に着想を得て、私は、統合失調症への脆弱性も、同じような「崖型の適応度地形」によって説明できないだろうかと考え始めた。[*88]

生物学の世界では、形質の多様性がダーウィン適応度に与える影響を考えるために、「適応度地形」という概念が用いられる。例えば、翼が平均より長い、あるいは短い鳥は、嵐を生き延びる確率がほかと比べて低くなる。[*89] そのため翼の長さの適応度地形は丘のような形を描く。適応度がもっとも高いのはもっとも平均的な長さの翼をもつ鳥であり、平均より長い翼または短い翼をもつ鳥の適応度は、その頂点の両側に向かって滑らかな坂を描くようにして下がっていく。長い翼にはメリットとデメリットがあり、短い翼はそれとは逆のメリットとデメリットがある。その結果、トレードオフは避け難いものとなり、その多くが病気に関連する。バーナード・クレスピは、このようにいずれかの方向に大きく振れることで対になって発生する「真逆の障害（diametric disorders）」について、重要な考察を行っている。[*90,91]

次のグラフは、病気への遺伝的な脆弱性を表した標準的なモデルだ。ここで重要になるのは、トレードオフだ。例えば、リスクを厭わない傾向をもつウサギは捕食されるリスクが高いが、エサを食べるための時間がたっぷりある。用心深いウサギは捕食されることは少ないが、餌を食べるための時間がほとんどなくなる。慎重さの度合いが中程度のウサギは、もっとも適応度が高い。そのため自然選択により、曲線の頂点、つまり遺伝子の適応度と、個体の適応度と、個体の健康がすべて最大化する点に該当する個体の数が、もっとも多くなる。さらに、この分布全体において、突然変異が現れ、中央値から大幅にずれた形質をもち適応度も低い個体が生まれることがある。このような突然変異は安定化選択によって淘汰され、分布の幅は縮まっていく。

しかしながら、適応度地形

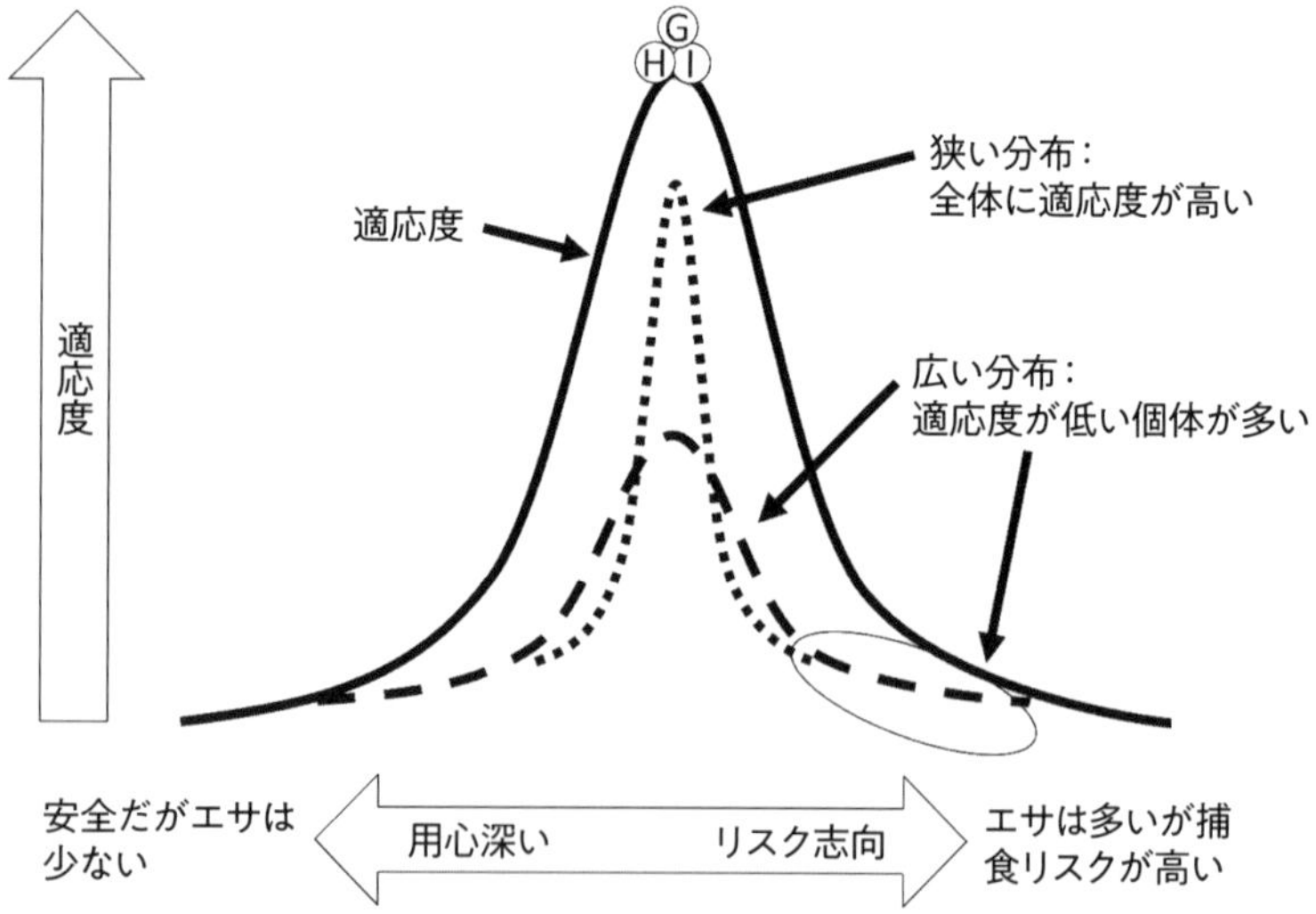

標準的なモデル

実線は慎重さのレベルに応じた適応度を示す。個体の適応度が最大になる点(I)、遺伝子の適応度が最大になる点(G)、健康が最大になる点(H)は、すべて適応度地形の頂点に重なる。慎重さの分布の幅が狭いと(点線で描かれた高い曲線)、ほとんどの個体は高い適応度をもち、健康になる。分布が広いと(破線で描かれた低い曲線)、個体の多くは捕食されるリスクが高くなるか、餓死するリスクが高くなるかのいずれかになる。

は左右非対称になる場合もある。形質が一つの方向に偏った結果、適応度が高まる場合もあるのだが、その偏りがほんのわずかにでも強すぎると、適応度は崖を転がり落ちることになる。鳥の巣に最適数よりも一つだけ多い卵を加えてしまった場合と同じだ。競走馬は、管骨という脚の骨を折りやすい。なぜこの骨は、自然選択によって太くならなかったのだろう？　実際、自然界ではこの骨は自然選択によって太くなり、そのおかげで野生の馬が脚を折ることはあまりない。だが競走馬の場合、人間がもっとも足が速い馬を選んで交配していった結果、脚は次第に長く、細く、軽くなっていった。こうしてできた競走馬は世代を追うごとに足が速くなったが、脚はどんどん折れやすくなり、今やおよそ一〇〇〇回のレースにつき一回の割合で競走馬の骨折が発生するようになった。[*92]

競走馬は、すべての個体が足が速くなるような選択がされているため、脚を折った馬やその血縁の馬が、それ以外の馬と比べて格段に足が速いということはない。このロジックによって、深刻な精神疾患をもつ人たちの親戚が適応上の有利性を享受するわけではない理由を説明することができないだろうか。極端に高い精神的能力に対して選択が強く働いた結果、私たち全員が、競走馬の脚と同じように、回転は速いが壊滅的な不具合への脆弱性を備えた心をもつに至ったのかもしれない。このモデルは、統合失調症は言語や認知に関する能力と密接に関係している、という説にもよく当てはまる。[*93]さらに、統合失調症がいわゆる「心の理論」、つまりほかの人の動機や認知的な能力を直感的に察することができる人間の能力と深く関係している可能性があるという説にも、うまく合致する。[*94、95]

二つ目のグラフのI点に該当する個体は最大限の数の子をもつことができるが、この子どもたちには必ず形質のばらつき（変異）が生じるため（I点の上にある点線の曲線）、多くの子どもが崖の外側にはみ出てしまい、病気に対して高い脆弱性をもつようになる。G点に該当する個体もほぼ同数の子をもつことができ、かつ崖からはみ出る子どもの数は少ない。形質は自然選択によってこの点で安定する。H点に該当する個体は健康な子をもつが、子の数が少ないため全体としての適応度は低くなる。

私が作った数理モデルから

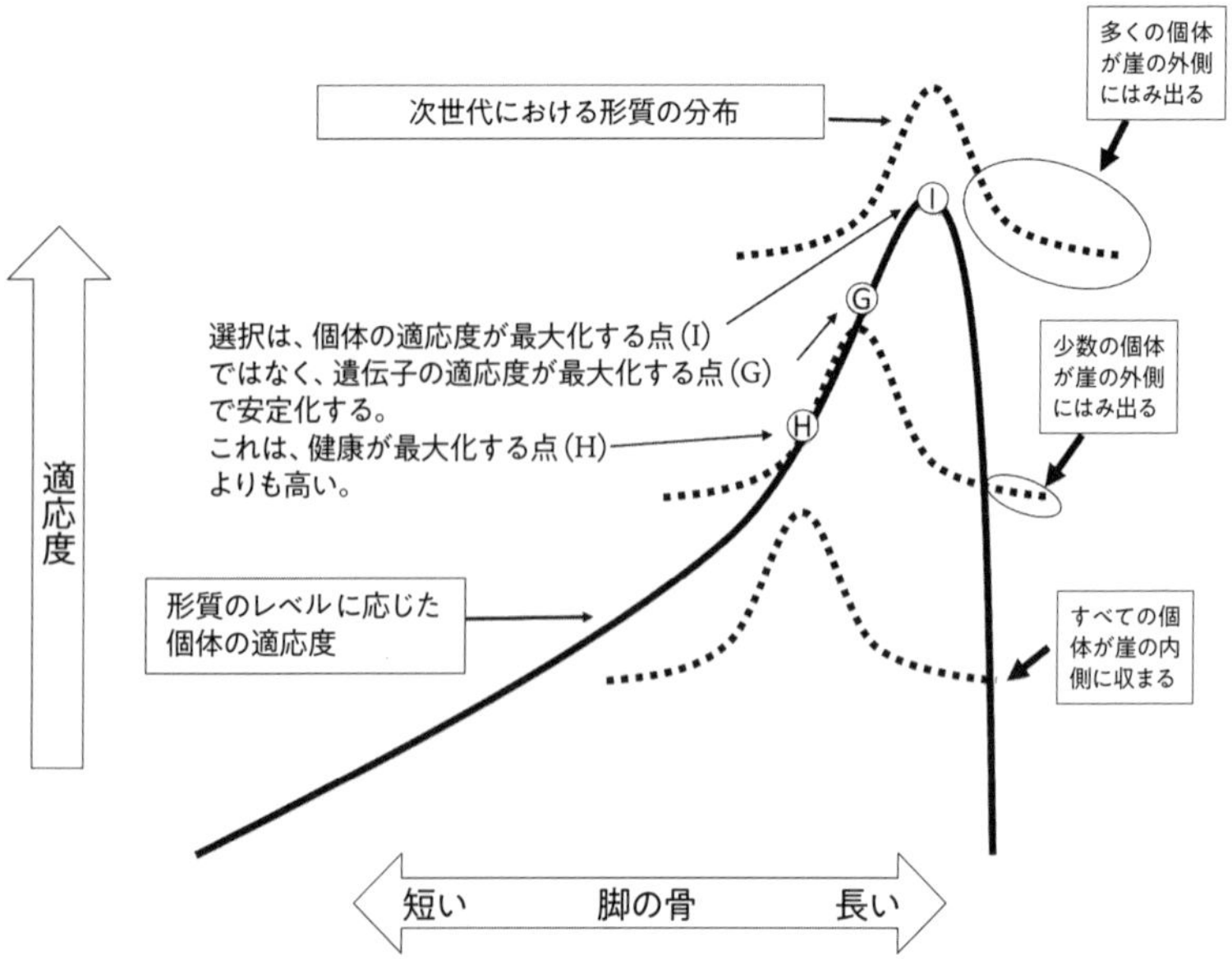

崖型の適応度関数によって、病気が不可避になる構造

左右非対称の形質のレベルは、個体の適応度が最大化する点(I)や健康が最大化する点(H)ではなく、遺伝子の適応度が最大化する点(G)で安定化する。この場合、一部の個体には重大な犠牲が発生する。

は、ある形質の適応度が最大となる点が崖の淵にあたる場合、個体の繁殖の成功が最大化される点よりも少し低く、さらに健康を最大化する点よりも少し高いところに形質の平均値がくるように自然選択が働くことがわかる。平均値の形質をもつ個体のうち数パーセントは、崖の外側にはみ出し、高い病気リスクをもつことになる。[*96]

崖の形を描くような適応度関数の結果として生まれる病気への脆弱性は、遺伝性が非常に高い。このような脆弱性をもつ個体の割合は人口全体のうち数パーセントであり、同程度の小さな影響力をもつ数多くの正常な対立遺伝子が複雑に相互作用し合って、病気リスクに影響を与える。これは、多くの病気に関するデータとも一致する。

ほんのわずかな程度の差で破滅的な不全に陥ってしまうような形質は、数多く存在する。例えば、赤ん坊の脳と頭が普通より大きい場合だ。赤ん坊の頭が大きいことによるメリットもあるが、産科外科の処置ができない環境では、わずか一センチ大きすぎるだけで母親も赤ん坊も命を落とすことがある。[*97] あるいは、尿酸値が高いと老化が抑制されるが、わずかにでも高すぎると尿酸が結晶化して関節に溜まり、痛風を引き起こす。[*98] また、幹細胞の数が多いことも老化抑制につながるが、過剰になるとがんになる確率が高まる。[*99] さらに、ニューロンの信号伝達に関連する形質の一部が適応度の崖の淵に追いやられたことで、[*100] 私たちの脳は、突然変異や感染症、腫瘍、外傷、薬物などさまざまな原因によるてんかんに対する脆弱性をもつに至った可能性もある。

病原体とその宿主による競争によってつくりだされる適応度の崖は、特に傾斜の激しいものになりやすい。[*101] 感染症から適切に身を守ることができないと、その個体は死んでしまう。このような脅威に備えるために、免疫システムはときに正常な組織さえ攻撃してしまうほどの攻撃性をもつように形づくられた。その結果が、リウマチ熱やOCD、関節リウマチ、多発性硬化症などの自己免疫疾患だ。[*102] これを踏まえると、統合失調症に影響する対立遺伝子の多くは免疫反応に関連するという発見が[*103]、非常に重要なものであることがわかる。

免疫のメリットとのトレードオフは、アルツハイマー病にも関連している可能性がある。死にかけの神経細胞や死んだ神経細胞の周りからは、アミロイド・ベータと呼ばれるタンパク質が多く検出される。科学者たちは基本的に、このタンパク質は代謝が生み出す毒性の副産物だと考えてきた。ところが大変残念ながら、アミロイド・ベータの生成を抑える薬剤ではアルツハイマー病の進行を抑制できないことがわかった。[*104] また、アミロイド・ベータは強力な抗菌作用をもつことが明らかになったほか[*105]、神経細胞間の結合の除去（シナプス刈り込み）を行うシステムは、免疫システムの一部によって機能していることもわかった。[*106] さらに最新の研究により、アルツハイマー病患者の脳には、そうでない人の脳と比べてヘルペス・ウイルスの残留物が多いことも明らかになった。[*107] つまりアルツハイマー病への脆弱性には、免疫システムに関連するコストとさまざまなメリットとのあいだのトレードオフが関連している可能性がある。[*108]

これらの病気は、自然選択によって、崖の淵の近く、つまり一部の個体には深刻な結果をもたらすが遺伝子の適応度は最大化されるようなポイントで、形質の安定化が起こった結果なのかもしれない。この考え方は広く受け入れられているどころか、認識すらされていない。それでも私がこのモデルを提案したいのは、特定の精神疾患を引き起こす特定の遺伝的原因が見つからない理由を説明できる可能性があると考えているからだ。崖型の適応度地形のモデルを使って考える場合、問題は欠陥のある遺伝子によって引き起こされるのではない。代わりに、ペーパーロック現象にみられるような内因的なトレードオフが、崖型の適応度地形を形づくった結果として、リスクが発生するということになる。二次元の地形で考えるだけでは、ごく単純なモデルしか見いだすことはできないが、実際の適応度地形は平面ではなく、複数方向に起伏のある地形を成しているはずだ。一部の病気については、適応度地形に開いた陥没穴のようなものが脆弱性を生み出していると考えることもできるかもしれない。あるいは少なくとも、崖型の適応度地形モデルを適用して考えることで、深刻な病気を説明するうえで重要な鍵となるような形質やトレードオフを探す取り組みを促すことができるかもしれない。

特殊な壊れ方をする情報機器

精神疾患は、ほかの医学的な疾患とは本質的に異なるものとみなされることが多い。精神疾患への脆弱性もまた、それ以外の疾患と同じ六つの進化的な理由によって発生しているのだが、脳は確かにほかの臓器とはある重要な点において異なっている。それは、脳は非常に全般的な情報処理装置であるという点だ。脳は多くの内的、外的ソースから情報を受け取り、化学物質と電気信号のメカニズムを通してその情報を処理し、その結果生み出されるアウトプットによって体や行動を調整する。このようなシステムは、不全の起こし方もまたほかとは違うものになる。

脳をコンピューターに喩える考え方には、限界がある。エンジニアはばらばらの部品をいくつも組み合わせて、特定の機能をもつコンピューターを設計する。キーボードを使った入力をデジタル信号に変換する部品があり、スクリーン上に像を映し出す部品があり、メモリを配分する部品があり、ゼロと一が並ぶ長い数字の列を正しく運用して計算する部品がある。飛行機やスペースシャトルには、メインのコンピューターが故障したときのためのバックアップのコンピューターが備え付けられている。私たちにはバックアップの心は備わっていないが、私たちの脳は有機的な複雑さをもつ総合的なシステムなので、突然変異や小さな破損が起きてもある程度うまく機能し続けることができる。

ソフトウェアの不全はこれとは少し異なるが、有機的な情報処理システムが不具合を起こす別のパターンをうまく喩えることができる。環境から適切な信号を受け取ることができなくなるという不具合は、深刻な結果につながる。コンピューターのキーボードが壊れてログインできなくなった経験がある人にはわかるはずだ。同様に、人体の感覚入力が低下した場合も、せん妄や幻覚が引き起こされることがある。また、ソフトウェアのプログラムは、完全に停止してしまうことがある。これは、統合失調症の人がときに体験する「思考のブロック」、つまり思考が突然ストップしてしまうという症状に非常によく似ている。

ソフトウェアの設計者は、無限ループを避けるために力を尽くす。いったん無限ループにはまってしまうと、再起動が必要になることが多いからだ。パラノイアや強迫性障害の患者を苦しめる反すうや強迫観念も、これと似ているように思える。あるいは、情報が同じループにフィードバックを繰り返し送り続けてメモリを使い果たし、システムがシャットダウンしてしまうような不具合は、躁状態や抑うつ状態が極限まで加速し、そこで行き詰まってしまうのに似ている。さらに、心理学者が「確証バイアス」と呼ぶ人間の傾向とも似ている。これは、もともともっていた信念を裏付けるような情報にばかり注目し、それと相反する情報は無視してしまうというものだ。自分は秘密警察に監視されていると信じている統合失調症患者に、その妄想に関する質問をすると、患者は質問した人もまた陰謀に加担しているに違いないと結論づけてしまうことがある。

情報理論の父であるノーバート・ウィーナーは、名著『サイバネティックス――動物と機械における制御と通信』の中で、フィードバック制御システムの不全が一部の精神疾患の原因である可能性を指摘しているが、この考えは特に双極性障害に密接な関係がある。[109] 人は挫折を経験すると、生き急ぐのをやめて努力を緩めるようになることが多いが、双極性障害の患者はその逆の行動をとる場合がある。ほとんどの人は、失敗を経験した後、少しずつ前向きな姿勢を取り戻して生活を続けるが、気分障害を抱える人の場合、フィードバックのスパイラルにはまり込んでしまい、孤独と抑うつに自らを閉じ込めてしまう。

反対にほとんどの人は、大きな成功を収めた数日後に、説明のつかない気分の落ち込みを体験することがある。心理学の世界では、これは「相反過程」と呼ばれ、動機の制御システムの働きとしてよくみられるものだ。[110] 進化的な考え方をする研究者の中には、極端な幸福感は、安定化の手段として極端な抑うつを引き起こすと主張する人さえいる。[111] 双極性障害を患う人は、このような気分の安定化のためのシステムをもっていないのかもしれない。

深刻な精神疾患について進化的な視点から考えることは、新しい試みだ。この試みによって私たちは、「精神疾患が遺伝的要素の影響を受けるということは、その原因は遺伝子の欠損であるはずだ」という単純な思い込みから目を覚ますことができる。そして、形質や適応度地形、さまざまな制御システムなど、疾患への脆弱性を生み出しているかもしれない別の要素に目を向けることができる。そのような形質とは一体どのようなものなのかを考えることが、非常に重要だ。おそらくそれは、創造性や知性などのわかりやすい形質ではなく、発達初期における神経細胞の成長速度や、思春期のシナプス刈り込みの速度、あるいは神経回路網における伝達の速度のようなものだろう。より目に見えるところで言えば、例えば人のちょっとした仕草に意味を見いだすことはある程度までは非常に有用なはずだが、一線を超えた瞬間に持続的なパラノイアへと発展してしまう。もちろんこうした考えはすべて単なる推測に過ぎないことは重々承知しているし、実際のシステムは簡単には理解できない複雑なものである可能性が高い。それでも、適応度は最大化されるものの一部の個体は脆弱なまま残されるような形質が、自然選択によっていかに形づくられたのかを考えることは、集団遺伝学や神経科学だけでは光を当てきれないさまざまな原因を追求していく助けになるのではないだろうか。

epilog エピローグ

進化精神医学――島ではなく、橋となる

最初は馬鹿げているように思えるアイディアにしか、可能性はない。

――アルバート・アインシュタイン

アイディアは、思いつくだけでは消えていってしまう。それについて、何か行動を起こさなければならない。

――アルフレッド・ノース・ホワイトヘッド

なぜ自然選択は、私たちをこれほど多くの精神疾患に対して脆弱なままにしたのだろう？　これは価値のある問いであり、これに答えようとする試みによって、精神疾患に対する私たちの理解は深まるはずだ。これが、本書のシンプルなテーマである。本書の目的は、この問いに本気で

取り組み、答えを探すよう人々に促すことにある。そのためには、進化生物学と精神医学を隔てる深い谷に、橋をかける必要がある。このプロジェクトはまさに、始まったところだ。

一九世紀半ば、ナイアガラの滝は人気の観光スポットになった。カナダと米国をつなぐ橋をかけることができれば、多くの人が詰めかけて大きな利益につながることは間違いなかった。ほとんどのエンジニアがそんなことは不可能だと主張する中、チャールズ・エレット・ジュニアというエンジニアが、この挑戦を受けてたった。最初の課題は、ケーブルを向こう岸に渡すことだ。ボートやロケット、大砲などの手段が選択肢として挙がる中、一八四八年一月、エレットは、凧揚げコンテストを開催すると発表した。ホーマン・ウォルシュという一五歳の米国人少年がカナダ側に渡り、「ユニオン」と名付けた凧を朝から夜半にかけて飛ばし続けたが、向こう岸のとがった岩の縁で凧の糸が切れてしまった。ホーマンが氷をかきわけて進むフェリーに乗って川を渡り、凧を回収して壊れた箇所を修繕し、もう一度カナダ側に戻って再び凧を空に放つまでには、丸八日がかかった。最終日が目前に迫ったある日、ホーマンの凧がついに向こう岸にたどり着いた。その凧の細い糸を太い糸に結んで引っ張り、さらにロープを結んで引っ張り、最後にケーブルを結んで引っ張ることで、ナイアガラ渓谷にかかる最初の橋が造られたのだ。[*1]

進化生物学と精神医学を隔てる谷もまた、ナイアガラ峡谷と同じように深く広く、あいだには激流が流れている。これまでに、そのするどい岩の端で、両岸をつなごうとする糸が何本も断たれてきた。本書もまた、すでに向こう岸にたどり着いている糸に加わって、もっと強力なロープやケーブルを引っ張って渡すための助けとなることを願って執筆された。進化生物学は、医学だけでなく、あらゆる行動研究の基盤となる科学である。これを精神疾患に関連づけて考えることで、新たな視点が生まれ、さらなる進展につながるはずだ。

本書で紹介した、精神疾患への脆弱性に関するさまざまな説は、そのような可能性を示すものであり、確固たる答えを提供するものではない。どの説についても、今後数多くの科学者が徹底した研究を行う必要がある。本書では、いくつかの説については理論的に矛盾する点や事実と相反する点を指摘したが、それ以外の説も、すべて正しいと決まったわけではない。ただ、今の時点でわかっていることにもっともよく合致する説というだけだ。進化と精神疾患に関して現在提示されているすべての説は、検証を必要としている。

そのような検証を実行するのは、決して簡単なことではない。だが残念ながら、一見すると簡単そうに見えてしまう。人の心は、機能によって定義されるカテゴリーに自分の体験を当てはめようとする方向に働く。椅子は座るためのもの、ハンマーは何かを打ち付けるもの、目は見るためのもの、という具合だ。そのため、統合失調症は何のためのものなのか、あるいは神経性やせ症は何の役に立つのか、という問いを考えるのは自然なことのように思える。だが、疾患というものは機能をもたない。「病気を適応としてみる」（VDAA）ことは、進化精神医学におけるもっとも深刻な誤謬だ。私たちの心には、ほとんどのことは適応によって説明できると考えてしまう傾向がある。そのような説には突拍子もないものが多くあるが、中でも私の一番のお気に入りは、フラミンゴのピンク色は夕焼けの色のカモフラージュだ、というものだ。一方で、生理学や行動生物学の専門家たちは比較的慎重だ。だが彼らは日々の研究の中で常に進化について考えているので、ほとんどの形質は何らかの利点をもたらすからこそ存在するのであり、そこには必ずトレードオフがつきものだ、という前提に立つことが多い。

それ以外の分野の科学者は、形質がもたらすメリットに関する説に懐疑的であり、中には攻撃的な場合すらある。遺伝学と古生物学の科学者たちは、日々の研究においてランダムな因子の影響を扱うため、遺伝子や形質のほとんどはランダムな出来事の産物であると考えがちだ。そして、たとえ有力な仮説であってもただの後づけとして一蹴してしまい、エビデンスやほかの可能性を考慮すらしない場合がある。至近的説明や系統発生的な説明だけで十分だと考えている科学者は、驚くほど多いのだ。

こうした異なるグループ間の論争は、科学界における大きな混乱のもとになっている[*2~7]。私は、人体が完全無欠になり得ると言っているわけではないし、多くの疾患は、その弊害を埋め合わせるような利点など一切もたらさないただの病気であるという認識を強調しているつもりだ。それにもかかわらず、おそらく反対派からは、進化精神学を「適応主義」として糾弾する誤った批判をぶつけられるだろう。一方で進化心理学の分野では、私の提示する視点は適応的機能の重要性に対する認識が不十分だと考える人もいるだろう。こうした意見の異なるグループ間の論争は、部族間戦争に似ている。どちらもステレオタイプや偏見、十把ひとからげの総攻撃などの見苦しいぶつけ合いに満ちているからだ。だが、一般論化に基づく議論は非生産的だ。前進は、一つ一つの説を検証することによってのみ達成される。そして、検証に値する説は数多く存在する。そのうちのほとんどは、多くの反証によって論駁されるだろう。この作業を実際に行うためには、多くの時間とリソースが必要となる。疾患への脆弱性に関する諸説を検証する最良の方法はいまだ確立されていないが、実験や中立的な観察、比較研究法などがその開発の助けになるかもしれない。単純な紋切り型のアプローチだけでは足りないのだ。[*8]

だが一方で、このような試みが、正常な行動に関する知見を用いて異常な行動を理解しようとする取り組みを邪魔することがあってはならない。例えば、摂食障害は自然選択によって形づくられてはいないが、飢饉中に摂食を調節するメカニズムは自然選択の産物だ。また、ADHDも自然選択によって形づくられたものではないが、注意力を調節するメカニズムは自然選択によってつくられている。さらに、重度のうつ病は自然選択の結果ではないが、正常な範囲の気分の落ち込みや高揚は自然選択が生み出した。精神科以外の医学分野では、正常な働きがどのようなものかを理解したうえで、その理解に照らして病理を理解しようとする。それによって、症状と病気を分けて考えられるようになり、心不全のようにさまざまな原因があり得る症候群を見分けることができる。精神科以外の医学分野においてその基盤となるのは、生理学や生化学だ。そして精神医学においては、それと同じ役割を果たすのが進化的な枠組みなのだ。

進化精神医学は、何の役に立つのか

患者たちは、今この瞬間に助けを必要としている。そして医療提供者は、より効果的な治療を必要としている。もしあなたの愛する人が躁エピソードのために入院していたら、医者が正確な診断を下し、最善の治療を提供してくれることだけを願うだろう。そのような場面においては、なぜ人類が躁状態に対する脆弱性をもつのか、という問いは、どうでもいいことのように思える。あなたの配偶者がアルコール依存症のために死にかけていたり、子どもが統合失調症だったり、あなた自身がうつ病や強迫性障害で、治療の効果もみられない状態だったりしたら、なぜ進化の過程で脆弱性がなくならなかったのか、などという問いは、知ったことではないと感じても当然だ。臨床におけるそのような差し迫ったニーズの前にあっては、「進化精神医学が今よりも良い治療法を提供できないというなら、なぜ研究を続けようとするのだ？」と問いたくなるのも無理もないことだ。

この問いに対する答えは、二つある。一つは、長期的には、進化的な見方を導入することで精神疾患に関する私たちの理解は変容を遂げ、それがより良い治療法の開発に結びつくから、というもの。そしてもう一つは、短期的にみても、進化的な視点は今すぐにでもある程度の助けになるから、というものだ。

進化的な枠組みによる基盤の構築によって、研究を発展させ、長く続いているさまざまな論争のうちいくつかを終結させることができるだろう。今なら、本書の冒頭で触れたAさんに、精神科という分野全体が混乱状態であることを指摘されても、その混乱の大半は解決が可能だと説明できる。辛い気持ちには、妥当な理由があるのだ。不安やうつ状態が行きすぎてしまうことが多いのは、そのような状態が私たちにとっては苦痛でも、遺伝子の生存のためには有利さをもたらすからだ。そしてその背景にあるのが、煙探知機の原理や、現代的な環境や、調節メカニズムに内在的に備わる脆弱性だ。精神疾患に関連する脳の異常を探す試みが無駄というわけではない。だが、脳という臓器は情報処理メカニズムであるため、特定の原因や脳の異常が見つかるのは、おそらく一部の疾患に限られるだろう。そしてそれ以外の疾患については、腎不全や心不全などの症候群と同様に、特定の一つの原因ではなく、複数の原因によって引き起こされ得るということがいずれ解明されるだろう。その原因の中には、ボトムアップによるもの、つまり遺伝子や脳のメカニズムによるものと、トップダウン、つまり情報や情報処理によるものとが含まれるだろう。このような二種類の原因が相互に影響し合い、複雑に絡み合っている。だがこれは、混乱ではなく、単なる現実だ。このように、進化的な枠組みは、精神疾患を解明する助けになるのだ。

進化的な視点によってもたらされる利点を生かしていくためには、いくつかの変革が必要とされる。まず、すべての医療関係者と医学研究者は、進化生物学の基本的な原理について学ぶべきだ。さらに、メンタルヘルスの関係者は、いかに自然選択が脳や行動を形づくるかも知る必要がある。このような変革は、一朝一夕には実現できない。進化生物学を教えられる医療教育関係者がほとんどいないばかりか、その教育の必要性を訴えるだけの知識をもった人すら少ないからだ。教育のための新たなリソースを確保し、カリキュラムのガイドラインを作ることが、この取り組みの進捗を早めるだろう。さらに教育に加えて、資金拠出の優先順位の変革も必要だ。現時点では、ほぼすべての資金が、特定の病気を引き起こす特定の遺伝子や、脳の異常を探す研究に回されている。このような研究の方向性は行き詰まっているとする意見もあるだろう。それが間違っていることを祈りたいが、一つのやり方だけにすべての資金をつぎ込む必要はないのも確かだ。

ジョナス・ソークの言うとおり、発見の瞬間とは、実は問いが発見される瞬間なのかもしれない。そして、新たな問いへの答えを探す研究に資金を充てることができれば、精神医学の新しい方向性が拓かれていくはずだ。例えば、人生の状況がどのように感情に影響するかを解き明かすことは、非常に重要だ。また、正常な範囲の気分の落ち込みを調節するメカニズムの働きを理解し、それがもたらす利点を解明することにも、大きな意義があるだろう。さらに、薬が気分の調整メカニズムをどのように妨害し、その結果として症状が軽減されるのかも明らかにされるべきだ。目標追求における粘り強さに関する研究も、無駄な努力をやめることでもたらされる適応上の利益を踏まえたうえで、もう一度考え直す必要がある。ドラッグ乱用に対する脆弱性をもつ人たちが、狩猟採集においてみせるパターンを究明することも、大変興味深い研究となるだろう。また、サイバネティックス的なアプローチと、進化や心理学、神経科学との融合によって、非常に大きな成果が得られるだろう。資金提供者がこのような研究機会の価値を認識しさえすれば、すぐにでも始められる研究がいくつも待ち構えている。

治療方法の改善はもっとも重要な目標だが、「進化精神医学」という名が治療の新たなブランド名になってしまっては意味がない。精神疾患にはさまざまな治療法があるが、それぞれが異なる信念に基づいているため、互いに重なり合わない場合が多い。人は何を信じるかによって、何をすべきか、あるいは何をしてはいけないかを決めるものだ。私が臨床医として駆け出しだったころは、「薬は症状を感じなくさせるだけ。それよりも、根本的な問題を解決したい」と言って投薬治療を拒む重度の不安障害やうつ病の患者が多かった。当時主流だった精神力動的な考え方が、患者が投薬に頼ることを妨げていたのだ。だが、それから年月が経ち、精神疾患の薬がテレビで盛んに宣伝されるようになると、今度はそれまでとは逆の考え方が主流になった。私が担当した二二歳の重度のうつ病患者は、五種類の薬を試しても改善がみられなかった。彼は両親の家の地下に住んでいて、ほぼずっと部屋の壁を見つめて過ごし、たまにテレビを見たり、ビデオゲームをしたりしていた。人生でやりたいことは何かと聞くと、彼は言った。「まずうつ病を治さないと、何もできませんよ」。どうやって治すつもりなのか尋ねると、彼はこう答えた。「うつ病は脳の病気だから、効き目のある薬が開発されるのを待つしかありません」

精神疾患に関する既存の枠組みも、臨床医や研究者の視野を狭めてしまっている。問題の原因をすべて脳の異常として捉える医師は、患者のこれまでの人生については詳しく知る必要がないと考える。彼らにとっては、診断を下し、その診断に対して認められている治療を提供するだけで十分なのだ。それとは逆に、幼年期の体験がもとになって引き起こされる精神的な葛藤に問題の原因があると考える臨床医は、患者の記憶を引き出し、それを現在の行動に結びつけ助けることに膨大な労力をつぎ込む。そしてその結果、ときには脳の異常や現在の人生の状況を無視してしまうこともある。このような二つの異なる視点のあいだに橋をかけるのが、進化精神医学だ。進化精神医学を取り入れることで、ジョージ・エンゲルの生物心理社会モデルが実態化され、体系化される。そして、一つか二つの特定の原因を見いだすのではなく、いかに複数の要因が絡み合って固有の問題を引き起こしているか、そしていかにさまざまな治療法がその解決となり得るかを考えてみることが可能になるのだ。

臨床の現場では

『*Darwinian Psychiatry*（ダーウィン精神医学）』の著者の一人であるアルフォンソ・トロイージは、ローマ・トルヴェルガタ大学の精神医学者であり、私の友人で同僚でもある。彼は私に、進化について学ぶことが、精神科の臨床医がより効果的な治療を提供する助けになると教えてくれた。[*9、10] 臨床医が進化に関する知識をもつことで、目標追求における困難への反応として引き起こされる動機や感情をより良く理解できる。あるいは、進化的な視点から人間関係を理解することで、対立が避けがたく起きてしまう理由や、それを軽減する方法を知ることができる。ドイツ人の進化精神医学者で『*Evolutionary Psychiatry*（進化精神医学）』の著者であるマーティン・ブリューニュも、臨床の現場に進化的な視点を導入する必要性を訴える科学者の一人だ。[*11] さらに、英国人の精神医学者であるリアド・アベッドとポール・セント・ジョン＝スミスは、このような取り組みに興味をもつ英国王立精神医学会のメンバーを数百人集めて分科会を組織している。ポール・ギルバートやレイフ・ケネアなどの臨床心理学者も、認知行動療法の効果を高めるために進化的なアプローチを取り入れている。[*12~15] このような臨床従事者や研究者たちが、次の世代のインスピレーションとなっていくことだろう。

私は、進化や行動について学ぶことが即時的な恩恵をもたらすかどうかについては断言できないと考えていた。だが実際に多くの症状について、私の提供する治療は大きな変化を遂げた。パニック発作が闘争・逃走反応システムの誤報であること、そして誤報が起きる仕組みは煙探知機の原理によって説明できることを臨床医が理解していれば、パニック障害の治療は大きく改善される。飢餓に対する防御メカニズムは、正のフィードバック・スパイラルを起こしやすいこと、そして過酷なダイエットによってそのようなシステムが起動してしまうことを知っていれば、摂食障害の治療を改善できる。人間に備わる学習メカニズムと、大昔には想像もつかなかったような新たな物質とその入手経路が組み合わさることで依存症が生まれるという認識によって、依存症の治療を改善できる。そして、私が教えた精神科の研修医たちは口を揃えて、うつ病の患者に「どうしてもうまくいかないけど諦められない、重要な目標がありますか?」という質問をしてみることが非常に重要だと感じる、と言っている。

社会選択についての理解は、コミットした関係について認識を深め、罪悪感と社会不安がこれほど広くみられる理由を理解する基盤となる。また、互恵的な関係とコミットメントによる関係の違いを認識することで、患者が治療者とのあいだにどのような関係性を期待すべきかについて、患者と円滑に話し合えるようになる。親愛の情は、長時間にわたる親しい会話によって自然に生まれるものだと知っておくことが、治療者と患者としてのプロフェッショナルな関係を保つ助けにもなる。

このように、進化精神医学の最前線における知見を学ぶことは、今日の臨床現場において助けになる。だが、私たちはこれを「進化心理療法」として捉えるべきではない。進化精神医学は新たな「島」ではなく、二つの岸をつなぐ「橋」となることによって、はるかに大きな成果を上げていくはずだ。

なぜ人生はこれほど苦悩に満ちているのだろう？

こうして私たちは大きな円を描いて、最大の問いにもう一度戻ってきた。「なぜ人生はこれほど苦悩に満ちているのだろう？」読者の中でも特に幸運な人たちにとって、人生の始まりは、後のブッダであるシッダールタのそれと似ていたことだろう。シッダールタほど完全に甘やかされた生活ではおそらくないだろうが、多くの人は、安全な繭の中で、愛情に溢れる両親に守られて、広い世界の苦悩について知ることさえなく育つ。ようやく町に出かけることを許されたシッダールタは、強烈な唐突さで訪れる人生の痛みと悲しみを目の当たりにし、その原因と解決方法を求める探求を始めることになる。そして彼の出した結論は、すべての苦悩は欲望から発する、というものだった。この答えは、正しいように思える。もしシッダールタが現代に生きていたら、彼はおそらく、なぜ自然選択は欲望とその追求によって引き起こされる苦しみや喜びの情動を形づくったのだろう、という問いに取り組んでいたのではないだろうか。

この問いに対する総括的な答えは、シンプルだ。私たちの脳は、遺伝子の伝達を最大化するように形づくられている。そして情動とは、特定の状況において役に立つように特化された状態だ。だが、この問いをより丁寧に考えていくことで、シニカルな見方や決定論から脱することが可能になる。私たちは、真の善良さや思いやりをもつことができる。そのおかげで、罪悪感や悲嘆といった代償がありながらも、私たちの人生は生きるに値するものになる。さらに私たちには、欲望をコントロールするメカニズムが備わっている。常に完全に機能するわけではないとはいえ、そのようなメカニズムのおかげで、多くの人がユーモアや良い人間関係を携え、自分がもっていないものについてほとんど思い煩うことなく生きていける。ただし、こうしたことにはすべて、自分がほかの人にどう思われているかを過度に気にしてしまうという代償がついてくる。このような自然選択の産物は、すべてひっくるめて、多くの人の――ほとんどの人と言ってもいいかもしれない――人生を幸福で意義のあるものにしてくれる。こうして考えると、もう一度、問いをひっくり返して考えてみるべきであることがわかる。私たちは人生の苦悩に圧倒される代わりに、これほど多くの人が精神の健康に恵まれていることの奇跡に感動し、畏怖の念を抱くべきなのだ。

理解を深めるための参考図書

Alcock J. *The triumph of sociobiology*. New York: Oxford University Press, 2001.『社会生物学の勝利：批判者たちはどこで誤ったか』ジョン・オルコック著、長谷川眞理子訳、新曜社、２００４年

Archer J. *The nature of grief*. New York: Oxford University Press, 1999.

Baron-Cohen S (ed). *The maladapted mind: classic readings in evolutionary psychopathology*. East Sussex: Psychology Press, 1997.

Brüne M. *Textbook of evolutionary psychiatry: the origins of psychopathology*. 2nd ed. Oxford: Oxford University Press, 2016.

Dugatkin LA. *The altruism equation: seven scientists search for the origins of goodness*. Princeton, NJ: Princeton

University Press, 2006.

Gilbert P, Bailey KG. *Genes on the couch: explorations in evolutionary psychotherapy.* Philadelphia: Taylor & Francis, 2000.

Horwitz AV, Wakefield JC. *The loss of sadness: how psychiatry transformed normal sorrow into depressive disorder.* New York: Oxford University Press, 2007.『それは「うつ」ではない　どんな悲しみも「うつ」にされてしまう理由』アラン・V・ホーウィッツ、ジェローム・C・ウェイクフィールド著、伊藤和子訳、ＣＣＣメディアハウス、２０１１年

Hrdy SB. *Mothers and others: the evolutionary origins of mutual understanding.* Cambridge, MA: Belknap Press of Harvard University Press, 2009.

Konner M. *The tangled wing: biological constraints on the human spirit.* 2nd ed. New York: Times Books, 2002.

Low BS. *Why sex matters: a Darwinian look at human behavior.* Princeton, NJ: Princeton University Press, 2015.

McGuire MT, Troisi A. *Darwinian psychiatry.* New York: Oxford University Press, 1998.

Natterson-Horowitz B, Bowers K. *Zoobiquity: the astonishing connection between human and animal health.* New York: Vintage, 2013.『人間と動物の病気を一緒にみる――医療を変える汎動物学の発想』バーバラ・N・ホロウィッツ、キャスリン・バウアーズ著、土屋晶子訳、インターシフト、２０１４年

Nesse RM, Williams GC. *Why we get sick: the new Science of Darwinian medicine.* New York: Vintage Books, 1994.『病気はなぜ、あるのか――進化医学による新しい理解』ランドルフ・M・ネシー、ジョージ・C・ウィリアムズ著、長谷川眞理子、長谷川寿一、青木千里訳、新曜社、２００１年

Pinker S. *The blank slate: the modern denial of human nature.* New York: Viking, 2002.『人間の本性を考える：心は「空白の石版」か』スティーブン・ピンカー著、山下篤子訳、ＮＨＫ出版、２００４年

Ridley M. *The origins of virtue: human instincts and the evolution of cooperation.* New York: Viking, 1996.『徳の起源――他人をおもいやる遺伝子』マット・リドレー著、岸由二監修、古川奈々子訳、翔泳社、２０００年

Rottenberg J. *The depths: the evolutionary origins of the depression epidemic.* New York: Basic Books, 2014.

Taylor J. *Body by Darwin: how evolution shapes our health and transforms medicine*. Chicago: University of Chicago Press, 2015.『人類の進化が病を生んだ』ジェイミー・テイラー著、小谷野昭子訳、河出書房新社、２０１８年

Wenegrat B. *Sociobiological psychiatry: a new conceptual framework*. Lexington, MS: Lexington, 1990.

Zimmer C. *Evolution: the triumph of an idea*. New York: Random House, 2011.『「進化」大全』カール・ジンマー著、渡辺正隆訳、光文社、２００４年

謝辞

この本は、選択の産物である。多くの同僚や友人たちが、何十年にもわたって私のアイディアに耳を傾けたり、草稿を読んだりしたうえで、意見を述べ、ときには却下を提案してくれた。そのような対話やコメントのおかげで、意味をなさないアイディアや混乱をそぎ落とし、放っておけば逃げてしまったかもしれないアイディアをしっかりと捕らえることができたのだ。バーバラ・スメッツ、リンダ・A・W・ブラケル、リチャード・ニスベットには、特に深い謝辞を述べたい。心理学者であり、霊長類学者でもあるバーバラの研究と友情は、私にとって大きなインスピレーションの源となった。リンダは精神分析医であり、精神科医であり、哲学者でもある。バーバラとリンダとの毎週のディスカッションが、私のアイディアの骨子となった。またリンダは、各章の草稿を読んで素晴らしい建設的なコメントを寄せてくれた。リチャードは社会心理学者で、その研究と友情を通して私に多くのインスピレーションを与えてくれた。本書の草稿に対する彼のコメントは、計り知れないほど有益なものだった。

ミシガン大学での教え子たちからも、素晴らしい励ましと意見をもらった。何代もの精神科研修医たちが、進化と精神疾患に関する私の講義を受講したが、特にそのうちの一世代――ライアン・エドワーズ、ローレン・エドワーズ、スリジャン・セン、マルギット・バーマイスター、ポール・ライト、シュウェタ・ラムダス――が、この本の一つ前のバージョンを最初から最後まで読んで、いろいろな適切な指摘をしてくれた。最終的に本書は、当初とはまったく違うものになったので、彼らが読んでも同じ本だとは思わないだろう。ジョン・グレーデン、バーナード・キャロル、ジョージ・カーティス、ケヴィン・ケルバー、ジェームズ・アベルソン、オリバー・キャメロンといったミシガン大学の精神医学の教授たちは、研究者としてのキャリアに挑戦する勇気を与えてくれた。

ミシガン大学は、二〇世紀の最後の二〇年間にわたって、大変素晴らしい知的環境を提供してくれた。進化生物学者のリチャード・アレクサンダーは科学者を集めて、進化と行動に関する重要問題を議論する会を主催した。このグループが後に、「進化と人間行動に関するプログラム(Evolution and Human Behavior Program)」に発展した。そのメンバーには、バーバラ・スメッツ、リチャード・ランガム、ボビー・ロー、ワーレン・ホームズ、デヴィッド・バス、そして私が含まれていた。ビヴァリー・シュトラスマン、ポール・トゥルク、ローラ・ベツィグ、ポール・エバルトら若手の科学者たちも参加していて、皆その後輝かしいキャリアを築くに至った。グループが解散した後は、ナンシー・カンターの尽力のおかげでミシガン大学から資金をもらうことができ、私は「進化と人間適応に関するプログラム(Evolution and Human Adaptation Program)」のディレクターとして活動を続けることができた。このほかにもミシガン大学では、心理学者のフィービー・エルスワースや、哲学者のアラン・ギバードやピーター・レイルトンなど、進化的視点をもつ素晴らしい研究者たちに出会うことができた。彼らと昼食をとりながら交わした進化や倫理に関する会話が、数々の事柄について私の目を開かせてくれた。また、ミシガン大学が休暇を与えてくれたおかげで、本書の執筆のための時間を取ることができた。特にベルリン高等研究所は、創造的思考を行ううえで実に素晴らしい環境だった。イギリス人の哲学者で進化の専門家でもあるヘレナ・クローニンとジャネット・ラドクリフ・リチャーズとのあいだで交わすことができた友情と会話も、その素晴らしい著作にもまして刺激に溢れていた。

ジョン・ホランド、ボブ・アクレルロッド、ボビー・ロー、カール・サイモンとの複雑性理論に関する対話は非常に有益だったし、遺伝学者のジム・ニールと何年にもわたって定期的に昼食をともにして話をさせてもらったおかげで、遺伝学について高度な知識を得ることができた。ジムは世界の第一線で活躍する科学者でありながら、好奇心に溢れた一人の医者に過ぎない私に対して、寛大さの模範と言ってもいい態度を示してくれた。ビル・ハミルトン、ジョージ・ウィリアムズ、ビル・アイロンズ、ナポレオン・シャグノン、マーティン・デイリー、マーゴ・ウィルソンといった客員たちは、私たちの視野を大きく広げてくれた。だが、ミシガン大学での私の研究を可能にしてくれた一番の恩人は、ナンシー・カンターだろう。当時管理職にあった彼女が、それまではメディカル・センターだけで行っていた診察の半分を大学のメイン・キャンパスで行えるように手配してくれたおかげで、進化医学を発展させていくための研究を深めることができた。

そのほかにも多くの友人や同僚たちが、この本の一部あるいは全体について、一行一行を精読したうえで詳細なコメントを寄せてくれた。シルヴィア・ボナー、アネット・ホランダー、リチャード・ニスベット、カール・カールソン、ホーリー・カールソン、リンダ・ブラケル、ホーリー・スミス、ポール・セント・ジョン＝スミスが寛大にも提供してくれた詳細な批評のおかげで、当初よりもずっと読者に楽しんでもらえる本になった。タイラー・キグリーは、一夏をかけて編集作業にあたり、参考文献の情報を探す手伝いをしてくれた。マリア・クリングラーとチェルシー・ランドリンは、草稿を注意深く読んで、的確なだけでなく励みになるコメントを寄せてくれた。ジュリア・ヘイマン、マーリーン・ズック、ローラ・ベツィグ、ハンナ・コッコは、セックスに関する章について非常に重要な指摘をしてくれた。

進化精神医学を牽引する研究者たちとの会話と友情からも、多くのアイディアが生まれた。本書を完成させることができたのは、彼らのおかげだ。ここに挙げるのはそのうちごく一部の名前だ。ダニエル・ステイン、マーティン・ブルーン、ジョン・プライス、ラッセル・ガードナー、リアド・アベッド、ポール・セント・ジョン＝スミス、ダニエル・ウィルソン、ダニエル・ネトル、ポール・ギルバート、レオン・スローマン、ダグラス・クラマー、ジェイ・ファイアーマン、ピーター・アドリアンス、ジョン・ビアーズ、ジェローム・ウェイクフィールド、アラン・ホロウィッツ、ジェイ・ベルシキー、カルマン・グランツ、エイコ・フライド、マシュー・ケラー、アンディー・トンプソン、そして何より、進化精神医学に関する素晴らしい著作によって数十年前にこの分野を切り開いてくれた、ブラント・ウェネグラット、メルビン・コナー、アルフォンソ・トロイージ、マイケル・マグアイアに謝辞を述べたい。

本書が、私のエージェントであるジョン・ブロックマンとカティンカ・マトソン（カティンカはオ能溢れるアーティストでもある）が見事に発展させた「第三の文化」の好例となることを願っている。彼らの作品とブログ（Edge.org）は、本格的な科学の新分野の推進につながる一般向けの本を世に出すための、新たなスペースを創り上げている。特にカティンカは、執筆の多くの段階において、忍耐強く賢明なアドバイスを提供してくれた。

最後になるが、この原稿を形にするうえで誰よりも大きな助けとなってくれた二人の編集者に感謝の意を述べたい。私の素晴らしい妻であり、小説家であるマーガレット・ネシーと、ダットンの素晴らしい編集者であるステファン・モローだ。二人をはじめとする多くの人に、とても返しきれないほど多くの恩を受けた。本書が精神疾患の理解とより良い治療法の開発に少しでも貢献し、力を貸してくれたすべての人が喜んでくれることを願っている。

索引

訳語[A-Z]

あ

か

さ

た

な

は

ま

や

ら

参考文献

前書き

1. Darwin C. *The descent of man and selection in relation to sex*. London: Murray; 1888. P.390.『人間の由来(下)』チャールズ・ダーウィン著、長谷川眞理子訳、講談社、2016年、p.470

第1章　新たな問い

1. Engel G. The need for a new medical model: a challenge for biomedicine. *Science*. 1977 Apr 8;196(4286):129-36.
2. American Psychiatric Association. *Diagnostic and statistical manual of mental disorders: DSM-IV. 4th ed*. Washington (DC): American Psychiatric Association; 1994.『DSM-Ⅳ 精神疾患の診断・統計マニュアル』米国精神医学会、髙橋三郎訳、医学書院、1996年
3. Frances A. *Saving normal: an insider's revolt against out-of-control psychiatric diagnosis, DSM-5, big pharma, and the medicalization of ordinary life*. New York: William Morrow; 2013.『〈正常〉を救え――精神医学を混乱させるDSM-5への警告』アレン・フランセス著、大野裕、青木創訳、講談社、2013年
4. Insel T, Cuthbert B, Garvey M, Heinssen R, Pine DS, Quinn K, et al. Research domain criteria (RDoC): toward a new classification framework for research on mental disorders. *Am J Psychiatry*. 2010 Jul;167(7):748-51.
5. Insel TR, Wang PS. Rethinking mental illness. *JAMA*. 2010 May 19;303(19):1970-1.
6. Gatt JM, Burton KLO, Williams LM, Schofield PR. Specific and common genes implicated across major mental disorders: a review of meta-analysis studies. *J Psychiatr Res*. 2015 Jan;60:1-13.
7. Consortium C-DG of the PG. Identification of risk loci with shared effects on five major psychiatric disorders: a genome-wide analysis. *The Lancet*. 2013 Apr 26;381(9875):1371-9.
8. Akil H, Brenner S, Kandel E, Kendler KS, King M- C, Scolnick E, et al. The future of psychiatric research: genomes and neural circuits. *Science*. 2010;327(5973):1580-1.
9. Greenberg G. The rats of N.I.M.H. *The New Yorker*[Internet]. 2013 May 16 [cited 2018 Jun 13]. Available from: https://www.newyorker.com/tech/elements/the-rats-of-n-i-m-h.
10. Brüne M, Belsky J, Fabrega H, Feierman HR, Gilbert P, Glantz K, et al. The crisis of psychiatry—insights and prospects from evolutionary theory. *World Psychiatry*. 2012;11(1):55-7.
11. Williams GC. Pleiotropy, natural selection, and the evolution of senescence. *Evolution* .1957;11(4):398-411.
12. Gaillard J- M, Lema.tre J- F. The Williams' legacy: a critical reappraisal of his nine predictions about the evolution of senescence. *Evolution* [Internet]. 2017 Oct 20 [cited 2017 Oct 20] Available from: http://doi.wiley.com/10.1111/evo.13379.
13. Alcock J, Sherman P. The utility of the proximate ultimate dichotomy in ethology. *Ethology*. 1994;96(1):58-62.
14. Dewsbury DA. The proximate and the ultimate: past, present and future. *Behav Process*. 1999;46:189-99.
15. Mayr E. Cause and effect in biology. *Science*. 1961;134(3489):1501-6.

16. Nesse RM. Evolutionary and proximate explanations. In: Scherer K, Sander D, editors. *The Oxford companion to emotion and the affective sciences*. Oxford (UK): Oxford University Press; 2009. pp.158-9.

17. Tinbergen N. On the aims and methods of ethology. *Z für Tierpsychol*. 1963;20:410-63.

18. Ness RM. Tinbergen's four questions, organized: a response to Bateson and Laland. *Trends Ecol Evol*. 2013;28(12):681-2.

19. Sternbach RA. Congenital insensitivity to pain. *Psychol Bull*.1963;60(3):252-64.

20. Nesse RM. Life table tests of evolutionary theories of senescence. *Exp Gerontol*. 1988;23(6):445-53.

21. Kirkwood TB. Understanding the odd science of aging. *Cell*. 2005 Feb 25;120(4):437-47.

22. Rose M, Charlesworth B. A test of evolutionary theories of senescence. *Nature*. 1980 Sep 287(5778):141-2.

23. Kirkwood TB, Austad SN. Why do we age? *Nature*. 2000;408(6809):233-8.

24. Peterson ML. *The problem of evil: selected readings*. 2nd ed. Notre Dame (IN): University of Notre Dame Press; 2016.

25. Southgate C. *God and evolutionary evil: theodicy in the light Darwinism*. Zygon. 2002;37(4):803-24.

26. Tooley M. The problem of evil. In: Zalta EN, editor. *The Stanford Encyclopedia of Philosophy* [Internet]. Fall 2015. Metaphysics Research Lab, Stanford University; 2015 [cited 2018 Jun 4]. Available from:https://plato.stanford.edu/archives/fall2015/entries/evil.

27. Hume D. *Dialogues concerning natural religion*. Whithorn (UK): CreateSpace Independent Publishing Platform:Anodos Books; 1779 [2017]. p.52.『自然宗教に関する対話』デイヴィッド・ヒューム著、福鎌忠恕、斎藤繁雄訳、法政大学出版、1975年

28. Perterson ML. *The problem of evil*.

29. Barash DP. *Buddhist biology: ancient Eastern wisdom meets modern Western science*. New York: Oxford University Press; 2014.

30. Ekman P, Davidson RJ, Ricard M, Wallace BA. *Buddhist and psychological perspectives on emotions and well-being*. Curr Dir Psychol Sci. 2005;14(2):59-63.

31. Barash DP. *Buddhist biology*.

32. Dawkins R. The selfish gene. Oxford (UK): Oxford University Press; 1976.『利己的な遺伝子』リチャード・ドーキンス著、日高敏隆、岸由二、羽田節子、垂水雄二訳、紀伊国屋書店、2006年

33. Williams GC. *Natural selection, the costs of reproduction, and refinement of Lack's principle*. Am Nat. 1966 Nov-Dec; 100(916):687-90

第2章　精神疾患は病気なのか

1. Grebb JA, Carlsson A. Introduction and considerations for a brain- based diagnostic system in psychiatry. In: Sadock BJ, Sadock VA, Ruiz P, Kaplan HI, editors. *Kaplan & Sadock's comprehensive textbook of psychiatry*. 9th ed. Philadelphia: Wolters Kluwer Health/Lippincott Williams & Wilkins; 2009. pp.1-4.

2. Kendell RE, Cooper JE, Gourlay AJ, Copeland JRM, Sharpe L, Gurland BJ. Diagnostic criteria of American and British psychiatrists. *Arch Gen Psychiatry*. 1971 Aug 1;25(2):123-30.

3. Rosenhan DL. On being sane in insane places. *Science.* 1973;179 (4070):250-8.
4. American Psychiatric Association. *Diagnostic and statistical manual of mental disorders. 2nd ed.* Washington (DC): American Psychiatric Association; 1968.
5. American Psychiatric Association. *Diagnostic and statistical manual of mental disorders. 3rded.* Washington (DC): American Psychiatric Association;1980.
6. Wilson M. *DSM- III and the transformation of American psychiatry: a history.* Am J Psychiatry [Internet]. 1993 Mar 1;150(3):399-410. Available from: http://ajp.psychiatryonline.org/cgi/content/abstract/150/3/399.
7. Spitzer RL, Williams JB, Gibbon M, First MB. The structured clinical interview for DSM- III- R (SCID). I: History, rationale, and description. *Arch Gen Psychiatry.* 1992 Aug;49(8):624-9.
8. Andreasen NC. DSM and the death of phenomenology in America: an example of unintended consequences. *Schizophr Bull.* 2007 Jan 1;33(1):108-12.
9. Hyman SE. Can neuroscience be integrated into the DSM- V? *Nat Rev Neurosci.* 2007 Sep;8(9):725-32.
10. Andreasen NC. DSM and the death of phenomenology in America.
11. Kessler RC, Anthony JC, Blazer DG, Bromet E, Eaton WW, Kendler K, et al. The US National Comorbidity Survey: overview and future directions. *Epidemiol Psichiatr Soc.* 1997 Jan;6(1):4-16.
12. Angst J, Vollrath M, Merikangas KR, Ernst C. Comorbidity of anxiety and depression in the Zurich Cohort Study of Young Adults. In Maser JD, Cloninger CR, editors. *Comorbidity of mood and anxiety disorders.* Arlington (VA): American Psychiatric Association; 1990. pp.123-37.
13. Gorman JM. Comorbid depression and anxiety spectrum disorders. *Depress Anxiety.* 1996;4(4):160-8.
14. Kessler RC, Berglund P, Demler O, Jin R, Koretz D, Merikangas KR, et al. The epidemiology of major depressive disorder: results from the National Comorbidity Survey Replication (NCS- R). *JAMA.* 2003;289(23):3095-105.
15. Sartorius N, Üstün TB, Lecrubier Y, Wittchen H- U. Depression comorbid with anxiety: results from the WHO study on psychological disorders in primary health care. *Br J Psychiatry.* 1996 Jun;30:38-43.
16. Frances A, Egger HL. Whither psychiatric diagnosis. *Aust N Psychiatry.* 1999;33:161–5.
17. Insel TR, Wang PS. Rethinking mental illness. *JAMA.* 2010 May 19;303(19):1970-1.
18. Greenberg G. Inside the battle to define mental illness. Wired [Internet]. 2010 Dec 27. Available from: http://www.wired.com/magazine/2010/12/ff_dsmv/all/1.
19. Frances A. A warning sign on the road to DSM-V: beware of its unintended consequences. Psychiatric Times [Internet]. 2009 Jun 27 [cited 2017 May 9]. Available from: https://www.psychiatrictimes.com/view/warning-sign-road-dsm-v-beware-its-unintended-consequences.
20. Ibid.
21. Kupfer DJ, First MB, Regier DA. A research agenda for DSM- V [Internet]. Washington (DC): American Psychiatric Association; 2002. xxiii, 307. Available from: http://www.loc.gov/catdir/toc/fy033/2002021556.html.
22. Mezzich JE. *Culture and psychiatric diagnosis: a DSM- IV perspective.* Washington (DC): American Psychiatric Press; 1996.

23. Phillips KA, First MB, Pincus HA. *Advancing DSM: dilemmas in psychiatric diagnosis*. Washington (DC): American Psychiatric Association;2003

24. American Psychiatric Association. Diagnostic and statistical manual of mental disorders: DSM-5 [Internet]. 5th ed. Arlington (VA): American Psychiatric Association; 2013. Available from: http://dsm.psychiatryonline.org/book.aspx?bookid=556.『DSM-5 精神疾患の診断・統計マニュアル』米国精神医学会、日本精神神経学会監修、髙橋三郎、野裕監訳、染矢俊幸、神庭重信、尾崎紀夫、三村將、村井俊哉訳、医学書院、2014年

25. Akil H, et al. *The future of psychiatric research*.

26. Wakefield JC. Disorder as harmful dysfunction: a conceptual critique of DSM-III-R's definition of mental disorder. *Psychol Rev*. 1992;99(2):232-47.

27. First M, Wakefield JC. Defining "mental disorder" in DSM- V. *Psychol Med*. 2010;40(11):1779-82.

28. Wakefield JC. The concept of mental disorder: diagnostic implications of the harmful dysfunction analysis. *World Psychiatry*. 2007;6(3):149.

29. Ibid.

第3章　なぜ私たちの心はこれほど脆いのか

1. Schopenhauer A, Hollingdale RJ. *Essays and aphorisms*. Harmondsworth (UK): Penguin Books; 2004. p.41.

2. Dunbar RI. The social brain: mind, language, and society in evolutionary perspective. *Annu Rev Anthropol*. 2003;32:163-81.

3. Hamilton WD. The genetical evolution of social behaviour. I and II. J *Theoret Biol*. 1964;7:1-52.

4. Ibid.

5. Alcock J. *The triumph of sociobiology*. New York: Oxford University Press; 2001.

6. Crespi B, Foster K, Úbeda F. First principles of Hamiltonian medicine. *Philos Trans R Soc B Biol Sci* [Internet]. 2014 May 19 [cited 2018 Jan 2];369(1642). Available from: https://www.ncbi.nlm.nih.gov/pmc/articles/PMC3982667

7. Segerstrale U, Segerstrale UCO. *Nature's oracle: the life and work of W. D. Hamilton*, Oxford (UK): Oxford University Press; 2013.

8. Williams GC. *Adaptation and natural selection: a critique of some current evolutionary thought*. Princeton (NJ): Princeton University Press; 1966

9. Wynne-Edwards VC. *Animal dispersion in relation to social behavior*. Edinburgh: Oliver and Boyd;1962

10. Marschall LA. Do lemmings commit suicide? *The Sciences*. 1996;36(6):39-41

11. Crespi BJ. The evolution of maladaptation. *Hered Edinb*. 2000 Jun;84 (Pt 6):623-9.

12. Gluckman PD, Low FM, Buklijas T, Hanson MA, Beedle AS. How evolutionary principles improve the understanding of human health and disease: evolutionary principles and human health. *Evol Appl*. 2011 Mar;4(2):249-63.

13. Kennair LEO, Kleppestø. TH, J.røgensen BEG, Larsen SM. Evolutionary clinical psychology. In: Shackelford TK, Weekes-Shackelford VA, editors. *Encyclopedia of evolutionary psychological science*. Cham (Switzerland): Springer International Publishing; 2018. pp.1-14.

14. Nesse RM. Maladaptation and natural selection. *Q Rev Biol*. 2005 Mar;80(1):62-70.

15. Nesse RM, Williams GC. *Why we get sick: the new science of Darwinian medicine*. New York: Vintage Books; 1994.『病気はなぜ、あるのか――進化医学による新しい理解』ランドルフ・M・ネシー、ジョージ・C・ウィリアムズ著、長谷川眞理子、長谷川寿一、青木千里訳、新曜社、2001年

16. Corbett S, Courtiol A, Lummaa V, Moorad J, Stearns S. The transition to modernity and chronic disease: mismatch and natural selection. *Nat Rev Genet*. 2018 May 9;19:419-30.

17. Gluckman PD, Hanson M. *Mismatch: why our world no longer fits our bodies*. New York: Oxford University Press; 2006.

18. Li NP, van Vugt M, Colarelli SM. The evolutionary mismatch hypothesis: implications for psychological science. *Curr Dir Psychol Sci*. 2018 Feb 1;27(1):38-44

19. Spinella M. Evolutionary mismatch, neural reward circuits, and pathological gambling. *Int J Newrosci*. 2003;113(4):503-12.

20. Corbett, et al. The transition to modernity and chronic disease.

21. Gluckman PD, Hanson M. *Mismatch*.

22. Eaton SB, Shostak M, Konner M. *The Paleolithic prescription*. New York: Harper & Row; 1988.

23. Gluckman PD, Hanson MA. *The fetal matrix: evolution, development, and disease*. New York: Cambridge University Press; 2005.

24. Konner M. *The tangled wing: biological constraints on the human spirit*. New York: Harper Colophon; 1983.

25. Gluckman PD, Hanson M. *Mismatch*.

26. Eaton SB, Eaton SB III. Breast cancer in evolutionary context. In: Trevathan WR, Smith EO, McKenna JJ, editors. *Evolutionary medicine*. New York: Oxford University Press; 1999. pp.429-42.

27. Jasieńska G, Thune I. Lifestyle, hormones, and risk of breast cancer. *BMJ*. 2001;322(7286):586-7.

28. Blaser MJ. *Missing microbes: how the overuse of antibiotics is fueling our modern plagues*. New York: Macmillan; 2014.

29. Rook G, editor. *The hygiene hypothesis and Darwinian medicine*. Boston: Birkhauser; 2009.

30. Eaton SB, Shostak M, Konner M. *The Paleolithic prescription*.

31. Bellisari A. Evolutionary origins of obesity. *Obes Rev*. 2008 Mar 1;9(2):165-80.

32. Flegal KM, Carroll MD, Ogden CL, Johnson CL. Prevalence and trends in obesity among US adults, 1999– 2000. *JAMA*. 2002 Oct 9; 288(14):1723-7.

33. Konner M, Eaton SB. Paleolithic nutrition twenty- five years later. *Nutr Clin Pract*. 2010;25(6):594-602.

34. Pontzer H, Raichlen DA, Wood BM, Mabulla AZP, Racette SB, Marlowe FW. Hunter-gatherer energetics and human obesity. *PLOS ONE*. 2012;7(7):e40503.

35. Power ML, Schulkin J. *The evolution of obesity*. Baltimore: Johns Hopkins University Press; 2009.『人はなぜ太りやすいのか――肥満の進化生物学』マイケル・L・パワー著、ジェイ・シュルキン著、山本太郎訳、みすず書房、2017年

36. Nesse RM. An evolutionary perspective on substance abuse. *Ethol Sociobiol*. 1994;15(5-6):339-48.

37. Nesse RM, Berridge KC. Psychoactive drug use in evolutionary perspective. *Science*. 1997;278(5335):63-6.

38. Pomerleau OF, Pomerleau CS. A biobehavioral view of substance abuse and addiction. *J Drug Issues*. 1987;17(1):111-31.

39. Smith EO. Evolution, substance abuse, and addiction. In: Trevathan WR, Smith EO, McKenna JJ, editors. *Evolutionary medicine*. New York: Oxford University Press; 1999. pp.375-405.

40. St. John-Smith P, McQueen D, Edwards L, Schifano F. Classical and novel psychoactive substances: rethinking drug misuse from an evolutionary psychiatric perspective. *Hum Psychopharmacol Clin Exp*. 2013 Jul 1;28(4):394-401.

41. Soliman A, De Sanctis V, Elalaily R. Nutrition and pubertal development. *Indian J Endocrinol Metab*. 2014 Nov;18(7):39-47.

42. Blask DE. Melatonin, sleep disturbance and cancer risk. *Sleep Med Rev*. 2009;13(4):257-64.

43. Strassmann BI. Menstrual cycling and breast cancer: an evolutionary perspective. *J Womens Health*. 1999 Mar;8(2):193-202.

44. Antonovics J, Abbate JL, Baker CH, Daley D, Hood ME, Jenkins CE, et al. Evolution by any other name: antibiotic resistance and avoidance of the e- word. *PLOS Biol*. 2007;5(2):e30.

45. Bergstrom CT, Lo M, Lipsitch M. Ecological theory suggests that antimicrobial cycling will not reduce antimicrobial resistance in hospitals. *Proc Natl Acad Sci*. 2004 Sep 7;101(36):13285-90.

46. Llewelyn MJ, Fitzpatrick JM, Darwin E, Tonkin- Crine S, Gorton C, Paul J, et al. The antibiotic course has had its day. *BMJ*. 2017 Jul 26;358:j3418.

47. Read AF, Woods RJ. Antibiotic resistance management. *Evol Med Public Health*. 2014 Jan 1;2014(1):147.

48. Goodenough UW. Deception by pathogens. *Am Sci*. 1991;79(4):344-55.

49. Leonard HL, Swedo SE. Pediatric autoimmune neuropsychiatric disorders associated with streptococcal infection (PANDAS). *Int J Neuropsychopharmacol*. 2001;4(2):191-8

50. Blaser MJ. The microbiome revolution. *J Clin Invest*. 2014 Oct 1;124(10):4162-5.

51. Pepper JW, Rosenfeld S. The emerging medical ecology of the human gut microbiome. *Trends Ecol Evol*. 2012 Jul;27(7):381-4.

52. Warinner C, Lewis CM. Microbiome and health in past and present human populations. *Am Anthropol*. 2015 Dec 1;117(4):740-1.

53. Blaser MJ. *Missing microbes*.

54. Kahneman D. *Thinking, fast and slow*. New York: Macmillan; 2011

55. Nisbett R, Ross L. *Human inference: strategies and shortcomings of social judgment*. Englewood Cliffs (NJ): Prentice-Hall; 1980.

56. Ellison PT. Evolutionary tradeoffs. *Evol Med Public Health*. 2014 Jan 1;2014(1):93.

57. Garland T. Trade-offs. *Curr Biol*. 2014;24(2):R60-1.

58. Stearns S. Trade- offs in life- history evolution. *Funct Ecol*. 1989;-3:259-68.

59. Summers K, Crespi BJ. Xmrks the spot: life history tradeoffs, sexual selection and the evolutionary ecology of oncogenesis. *Mol Ecol*. 2010 Aug;19(15):3022-4.

60. Zuk M, Bryant MJ, Kolluru GR, Mirmovitch V. Trade- offs in parasitology, evolution and behavior. *Parasitol Today*. 1996;12(2):46-7.

61. Wilson M, Daly M. Competitiveness, risk taking, and violence: the young male syndrome. *Ethol*

Sociobiol. 1985;6:59-73.

62. Kruger DJ, Nesse RM. Sexual selection and the male: female mortality ratio. *Evol Psychol.* 2004;2:66-85.

63. Kruger DJ, Nesse RM. An evolutionary life- history framework for understanding sex differences in human mortality rates. *Hum Nat.* 2006;17(1):74-97.

64. Nesse RM. The Smoke Detector Principle: natural selection and the regulation of defensive responses. *Ann N Y Acad Sci.* 2001 May;935:75-85.

65. Nesse RM. Natural selection and the regulation of defenses: a signal detection analysis of the Smoke Detector Principle. *Evol Hum Behav.* 2005;26:88-105.

第4章　辛い気持ちの妥当な理由

1. Ross L, Nisbett RE. *The person and the situation: perspectives of social psychology.* London: Pinter & Martin Publishers; 2011.

2. Wakefield JC, Schmitz MF, First MB, Horwitz AV. Extending the bereavement exclusion for major depression to other losses: evidence from the National Comorbidity Survey. *Arch Gen Psychiatry.* 2007 Apr1;64(4):433.

3. Wakefield JC. The loss of grief: science and pseudoscience in the debate over DSM-5's elimination of the bereavement exclusion. In: Demazeux S, Singy P, editors. *The DSM-5 in perspective* [Internet]. Springer Netherlands; 2015 [cited 2015 Nov 27]. pp.157-78. (History, Philosophy and Theory of the Life Sciences). Available from: https://link.springer.com/chapter/10.1007/978-94-017-9765-8_10

4. Nesse RM, Williams GC. Evolution and the origins of disease. *Sci Am.* 1998 Nov:86-93.

5. Keltner D, Gross JJ. Functional accounts of emotions. *Cogn Emot.* 1999;13(5):467-80.

6. Nesse RM. Evolutionary explanations of emotions. *Hum Nat.* 1990;1(3):261-89.

7. Nesse RM, Ellsworth PC. Evolution, emotions, and emotional disorders. *Am Psychol.* 2009 Feb;64(2):129-39.

8. Bateson P, Gluckman P. *Plasticity, robustness, development and evolution.* Cambridge (UK): Cambridge University Press; 2011.

9. Stearns SC. The evolutionary significance of phenotypic plasticity. *Bio-Science.* 1989;39(7):436-45.

10. West- Eberhard MJ. *Developmental plasticity and evolution.* New York: Oxford University Press; 2003.

11. Ellison P, Jasienska G. Adaptation, health, and the temporal domain of human reproductive physiology. In: Panter-Brick C, Fuentes A, editors. *Health, risk and adversity: a contextual view from anthropology.* Oxford (UK): Berghahn Books; 2008. pp.108-28.

12. Schmidt-Nielsen K. *Animal physiology: adaptation and environment.* Cambridge (UK): Cambridge University Press; 1990.『動物生理学——環境への適応』クヌート・シュミット＝ニールセン著、沼田英治、中嶋康裕訳、東京大学出版会、2007年

13. Schulkin J. *Rethinking homeostasis: allostatic regulation in physiology and pathophysiology.* Cambridge (MA): MIT Press; 2003.

14. Alcock J. *Animal behavior: an evolutionary approach. 10th ed.* Sunderland (MA): Sinauer Associates; 2013

15. Krebs J, Davies N. *Behavioral ecology: an evolutionary approach. 3rd ed.* Oxford Blackwell; 1991.

16. Westneat DF, Fox CW. *Evolutionary behavioral ecology.* New York: Oxford University Press; 2010

17. Lench HC, editor. The function of emotions: when and why emotions help us. New York: *Springer Science+Business Media*; 2018.

18. Wilson EO. *Sociobiology: a new synthesis.* Cambridge (MA): Harvard University Press; 1975. p.4.『社会生物学』エドワード・O・ウィルソン著、坂上昭一、宮井俊一、前川幸恵、北村省一、松本忠夫、粕谷英一、松沢哲郎、伊藤嘉昭、郷采人、巖佐庸、羽田節子訳、新思索社、p.4-5

19. Buss DM. *The dangerous passion: why jealousy is as necessary as love or sex.* New York: Free Press; 2000.『一度なら許してしまう女 一度でも許せない男――嫉妬と性行動の進化論』デヴィッド・M・バス著、三浦彊子訳、PHP研究所、2001年

20. Sadock BJ, Sadock VA, Ruiz P, Kaplan HI, editors. *Kaplan & Sadock's comprehensive textbook of psychiatry. 9th ed.* Philadelphia: Wolters Kluwer Health/Lippincott Williams & Wilkins; 2009.

21. Clore G, Ketelaar T. Minding our emotions: on the role of automatic, unconscious affect. In: Wyer RS, editor. *The automaticity of everyday life: advances in social cognition.* Mahwah (NJ): Lawrence Erlbaum Associates; 1997. pp.105-20.

22. Ekman P. *Emotions inside out: 130 years after Darwin's The expression of the emotions in man and animals.* New York: New York Academy of Sciences; 2003.

23. Frijda NH. *The emotions.* Cambridge (UK): Cambridge University Press; 1986.

24. Frijda NH. Emotions and hedonic experience. In: Kahneman D, Diener E, Schwartz N, editors. *Well-being.* New York: Russell Sage Foundation; 1999. pp.190-210.

25. Griffiths PE. *What emotions really are: the problem psychological categories.* Chicago: University of Chicago Press; 1997.

26. Haselton MG, Ketelaar T. Irrational emotions or emotional wisdom?: The evolutionary psychology of emotions and behavior. In: Forgas J, editor. *Hearts and minds: affective influences on social cognition and behavior.* New York: Psychology Press, 2006.

27. Oatley K. *Best laid schemes: the psychology of emotions.* Cambridge (UK): Cambridge University Press 1992.

28. Panksepp J. *Affective neuroscience: the foundations of human and animal emotions.* London: Oxford University Press; 1998.

29. Rorty AO. *Explaining emotions.* Berkeley: University of California Press; 1980.

30. Scherer KR. What are emotions? And how can they be measured? *Soc Sci Inf.* 2005 Dec 1;44(4):695-729.

31. Tooby J, Cosmides L. The past explains the present: emotional adaptations and the structure of ancestral environments. *Ethol Sociobiol.*1990;11(4/5):375-424.

32. James W. *The principles of psychology.* New York: Collier Books; 1962 [1890]. p.377.『現代思想新書6 心理學の根本問題』W.ジェームス著、松浦孝作訳、三笠書房、1940年(引用箇所は、下記の短縮版を参照した。『心理学(下)』W.ジェームズ著、今田寛訳、岩波書店、1992年、p.203)

33. Darwin C. *The expression of the emotions in man and animals.* New York: St. Martin's Press; 1979.『人及び動物の表情について』ダーウィン著、浜中浜太郎訳、岩波書店、1991年

34. Ekman P. *Emotions inside out.*

35. Fridlund AJ. Darwin's anti- Darwinism in The expression of the emotions in man and animals. In:

Strongman KT, editor. *International review of studies on emotions*. New York: John Wiley & Sons; 1992. pp.117-37.

36. Bell SC, Shaw A. *The anatomy and philosophy of expression as connected with the fine arts*. London: George Bell & Sons; 1904.『表情を解剖する』チャールズ・ベル著、岡本保訳、医学書院、2001年

37. Loudon IS. *Sir Charles Bell and the anatomy of expression*. Br Med J Clin Res Ed. 1982 Dec 18;285(6357):1794-6.

38. MacLean PD. *The triune brain in evolution*. New York: Plenum; 1990.『三つの脳の進化 新装版』ポール・D・マクリーン著、法橋登訳、工作舎、2018年

39. LeDoux JE. Evolution of human emotion. *Prog Brain Res*. 2012; 195:431-42.

40. Ibid.

41. BPD & the function of anger. *OnLine CEUCredit*. [Internet]. [cited 2018 Aug 15]. Available from: http://www.mftonlineceus.com/ceus-online/bpicabb-borderline-schema/secBPICAbb10（現在はリンク切れ）

42. Stosny S. Anger problems: how words make them worse. *Psychology Today*[Internet]. 2009 Feb 1 [cited 2017 May 31]. Available from: https://www.psychologytoday.com/us/blog/anger-in-the-age-entitlement/200902/anger-problems-how-words-make-them-worse.43. Izard CE, Ackerman BP. Motivational, organizational, and regulatory functions of discrete emotions. In: Lewis M, Haviland- Jones JM, Barrett LF, editors. *Handbook of emotions. 2nd ed*. New York: Guilford Press; 2000. pp.253-64

44. Ibid.

45. Ibid., p.259.

46. Ibid., p.260.

47. Lench HC, Bench SW, Darbor KE, Moore M. A functionalist manifesto: goal-related emotions from an evolutionary perspective. *Emotion Review*. 2015 Jan;7(1):90 8.

48. Nesse RM. Evolutionary explanations of emotions.

49. Nesse RM. Computer emotions and mental software. *Soc Neurosci*. 1994;7(2):36-7.

50. Tooby J, Cosmides L. The evolutionary psychology of the emotions and their relationship to internal regulatory variables. In: Lewis M, Haviland-Jones JM, Barrett LF, editors. *Handbook of emotions. 3rd ed*. New York: Guilford Press; 2010. pp.114-37.

51. Plutchik R. *Emotions and life: perspectives from psychology, biology, and evolution*. Washington (DC): American Psychological Association; 2003.

52. Nesse RM. Evolutionary explanations of emotions.

53. Ekman P. An argument for basic emotions. *Cogn Emot*. 1992;6(3/4): 169-200.

54. Izard CE. Basic emotions, natural kinds, emotion schemas, and a new paradigm. *Perspect Psychol Sci*. 2007 Sep 1;2(3):260-80.

55. Plutchik R. *Emotion: a psychoevolutionary synthesis*. New York: Harper and Row; 1980.

56. Tomkins SS. Affect as amplification: some modifications in theory. *Emot Theory Res Exp*. 1980;1:141-64.

57. Eibl-Eibesfeldt I. *Human ethology*. New York: Aldine de Gruyter; 1983.『ヒューマン・エソロジー——

人間行動の生物学』イレネウス・アイブル＝アイベスフェルト著、日高敏隆監修、桃木暁子訳、ミネルヴァ書房、2001年

58. Ekman P. Strong evidence for universals in facial expressions. *Psychol Bull.* 1994;115(2):268-87.
59. Russell JA. Culture and the categorization of emotions. *Psychol Bull.* 1991;110(3):426-50.
60. Clore GL, Ortony A. What more is there to emotion concepts than prototypes? *J Pres Soc Psychol.* 1991;60(1):48-50
61. Nesse RM. Natural selection and the elusiveness of happiness. *Philos Trans R Soc Lond B Biol Sci.* 2004 Sep 29;359(1449):1333-47.
62. Clore G, Ketelaar T. Minding our emotions.
63. Taylor GJ, Bagby RM. An overview of the alexithymia construct. In: Bar-On R, Parker JDA, editors. *The handbook of emotional intelligence: theory, development, assessment, and application at home, school, and in the workplace.* San Francisco: Jossey- Bass; 2000. pp.40-67.
64. Lyon P. The cognitive cell: bacterial behavior reconsidered. *Front Microbiol*[Internet]. 2015 Apr 14 [cited 2018 Jun 13];6. Available from: http://journal.frontiersin.org/article/10.3389/fmicb.2015.00264/abstract.
65. Ibid.
66. Koshland DE. *Bacterial chemotaxis as a model behavioral system.* New York: Raven Press; 1980.
67. Adler J. Chemotaxis in bacteria. *Annu Rev Biochem.* 1975;44(1):341-56.
68. Hu B, Tu Y. Behaviors and strategies of bacterial navigation in chemical and nonchemical gradients. *PLOS Comput Biol* [Internet]. 2014 Jun 19 [cited 2017 Oct 27];10(6). Available from: https://www.ncbi.nlm.nih.gov/pmc/articles/PMC4063634.
69. Kirby JR. Chemotaxis-like regulatory systems: unique roles in diverse bacteria. *Annu Rev Microbiol.* 2009;63:45-59.
70. Kitayama S, Markus H. *Emotion and culture: empirical studies of mutual influence.* Washington (DC): American Psychological Association; 1994.
71. Izard CE. *The psychology of emotions.* New York: Plenum Press; 1991.『感情心理学』キャロル・E・イザード著、荘厳舜哉、比較発達研究会訳、ナカニシヤ出版、1996年
72. Eibl-Eibesfeldt I. *Human ethology.* Hawthorne (NY): Aldine De Gruyter;1989.『ヒューマン・エソロジー――人間行動の生物学』イレネウス・アイブル＝アイベスフェルト著、日高敏隆監修、桃木暁子訳、ミネルヴァ書房、2001年
73. Ekman P. An argument for basic emotions.
74. Russell JA. Is there universal recognition of emotion from facial expression?: a review of the cross-cultural studies. *Psychol Bull.* 1994;115(1):102-41.
75. Russell JA. Facial expressions of emotion: what lies beyond minimal universality? *Psychol Bull.* 1995;118(3):379-91.
76. Wierzbicka A. *Emotions across languages and cultures: diversity and universals.* New York: Cambridge University Press; 1999.
77. Barrett LF. Psychological construction: the Darwinian approach to the science of emotion. *Emot Rev.* 2013;5(4):379-89.
78. Barrett LF, Russell JA. *The psychological construction of emotion.* New York: Guilford Press; 2014.

79. Barrett LF. *How emotions are made: the secret life of the brain.* New York: Houghton Mifflin Harcourt; 2017.『情動はこうしてつくられる──脳の隠れた働きと構成主義的情動理論』リサ・フェルドマン・バレット著、高橋洋訳、紀伊国屋書店、2019年

80. Plato. Phaedrus [Internet]. c. 370 BC. Available from: http://www.gutenberg.org/ebooks/1636.『パイドロス』プラトン著、脇條靖弘訳、京都大学学術出版会、2018年

81. Mineka S, Ohman A. Born to fear: non-associative vs. associative factors in the etiology of phobias. *Behav Res Ther.* 2002 Feb;40(2):173-84.

82. Mineka S, Keir R, Price V. Fear of snakes in wild-and laboratory-reared rhesus monkeys (Macaca mulatta). *Anim Learn Behav.* 1980;8(4):653-63.

83. Öhman A, Dimberg U, Ost L. Animal and social phobias: biological constraints on learned fear responses. In: Reiss S, Bootzin RR, editors. *Theoretical issues in behavioral therapy.* Orlando (FL): Academic Press; 1985. pp.123-75.

84. Poulton R, Menzies RG. Fears born and bred: toward a more inclusive theory of fear acquisition. *Behav Res Ther.* 2002 Feb;40(2):197-208.

85. Gibbard A. *Wise choices, apt feelings: a theory of normative judgment.* Oxford (UK): Oxford University Press; 1990.

86. Atkinson JW, Bastian JR, Earl JW, Litwin GH. The achievement motive, goal setting, and probability preferences. *J Abnorm Soc Psychol.* 1960;60:27-36.

87. Cantor N, Fleeson W. Social intelligence and intelligent goal pursuit: a cognitive slice of motivation. In: Spaulding WD, editor. *Nebraska symposium on motivation. Vol. 41. Integrative views of motivation, cognition, and emotion.* Lincoln: University of Nbraska Press; 1994. pp.125-79.

88. Carver CS, Scheier MF. Goals and emotion. In: Robinson MD, Watkins ER, Harmon- Jones E, editors. *Guilford handbook of cognition and emotion.* New York: Guilford Press; 2013. pp.176-94.

89. Deci EL, Ryan RM. The "what" and "why" of goal pursuits: human needs and the self-determination of behavior. *Psychol Inq.* 2000 Oct 1;11(4):227-68.

90. Emmons RA. Striving and feeling: personal goals and subjective wellbeing. In: Gollwitzer PM, editor. *The psychology of action: linking cognition and motivation to behavior.* New York: Guilford Press; 1996.

91. Fleeson W, Cantor N. Goal relevance and the affective experience of daily life: ruling out situational explanations. *Motiv Emot.* 1995;19(1):25-57.

92. Higgins ET, Shah J, Friedman R. Emotional responses to goal attainment: strength of regulatory focus as moderator. *J Pers Soc Psychol.* 1997;72(3):515-25.

93. Wrosch C, Amir E, Miller GE. Goal adjustment capacities, coping, and subjective well-being: the sample case of caregiving for a family member with mental illness. *J Pers Soc Psychol.* 2011;100(5):934-46.

94. Dennett DC, Weiner P. *Consciousness explained.* Paperback ed. Boston: Back Bay Books; 1991.『解明される意識』ダニエル・C.デネット著、山口泰司訳、青土社、1997年

95. Humphrey N. *A history of the mind: evolution and the birth of consciousness.* New York: Springer Science+Business Media; 1999.

96. Tannenbaum AS. The sense of consciousness. *J Theor Biol.* 2001 Aug;211(4):377-91.

97. Dunbar RI. Coevolution of neocortical size, group size and language in humans. *Behav Brain Sci.* 1993;16(4):681-94.

98. Ellsworth PC. Appraisals, emotions, and adaptation. In: Forgas JP, Haselton MG, von Hippel W, editors. *Evolution and the social mind.* New York: Psychology Press; 2007. pp.71-88.

99. Ellsworth PC. Appraisal theory: old and new questions. *Emot Rev.* 2013;5(2):125-31.

100. Scherer KR, Schorr A, Johnstone T. *Appraisal processes in emotion: theory, methods, research.* New York: Oxford University Press; 2001.

101. Gross JJ, Feldman Barrett L. Emotion generation and emotion regulation: one or two depends on your point of view. *Emot Rev.* 2011;3(1): 8-16.

102. Brickman P, Coates D, Janoff- Bulman R. Lottery winners and accident victims: is happiness relative? *J Pers Soc Psychol.* 1978;36(8):917-27.

103. Gilbert DT, Pinel EC, Wilson TD, Blumberg SJ, Wheatley TP. Immune neglect: a source of durability bias in affective forecasting. *J Pers Soc Psychol.* 198;75(3):617-38

104. Seligman ME, Csikszentmihalyi M. Positive psychology. an introduction. *Am Psychol.* 2000 Jan;55(1):5-14.

105. Andrews PW, Thompson JA. The bright side of being blue: depression as an adaptation for analyzing complex problems. *Psychol Rev.* 2009; 116(3):620-54.

106. Bank C, Ewing GB, Ferrer- Admettla A, Foll M, Jensen JD. Thinking too positive?: revisiting current methods of population genetic selection inference. *Trends Genet.* 2014 Dec;30(12):540-6.

107. Bastian B, Jetten J, Hornsey MJ, Leknes S. The positive consequences of pain: a biopsychosocial approach. *Pers Soc Psychol Rev.* 2014 Aug;18(3):256-79.

108. Keller PA, Lipkus IM, Rimer BK. Depressive realism and health risk accuracy: the negative consequences of positive mood. *J Consum Res.* 2002 Jun 1;29(1):57-69.

109. Stein DJ. Positive mental health: a note of caution. *World Psychiatry.* 2012;11(2):107-9.

110. Keltner D, Gross JJ. Functional accounts of emotions. *Cogn Emot.* 1999;13(5):467-80.

111. Frijda NH. *The emotions.*

112. Haselton MG, Ketelaar T. Irrational emotions or emotional wisdom?

113. Izard CE, Ackerman B. Motivational, organizational, and regulatory functions of discrete emotions.

114. Gibbard A. *Wise choices, apt feelings.*

115. Scherer KR. When and why are emotions disturbed?: suggestions based on theory and data from emotion research. *Emot Rev.* 2015 Jul 1;7(3):238-49.

第5章　不安と煙探知機

1. Kierkegaard S. *The concept of anxiety.* Trans. Reidar Thomte. Princeton(NJ): Princeton University Press; 1980. p.1.『不安の概念』セーレン・キルケゴール著、村上恭一訳、平凡社、2019年

2. Kessler RC, Aguilar- Gaxiola Alonso J, Chatterji S, Lee S, Ormel J, et al. The global burden of mental disorders: an update from the WHO World Mental Health (WMH) surveys. *Epidemiol Psichiatr Soc.* 2009;18(1):23-33.

3. Kessler RC, Berglund P, Demler O, Jin R, Merikangas KR, Walters EE. Lifetime prevalence and age-of-onset distributions of DSM-IV disorders in the National Comorbidity Survey Replication.

Arch Gen Psychiatry. 2005 Jun 1;62(6):593-602.

4. Curtis GC, Nesse RM, Buxton M, Wright J, Lippman D. Flooding in vivo as research tool and treatment method for phobias: a preliminary report. *Compr Psychiatry*. 1976 Jan-Feb;17(1):153-60.
5. Nesse RM, Curtis GC, Thyer BA, McCann DS, Huber SMJ, Knopf RF. Endocrine and cardiovascular responses during phobic anxiety. *Psychosom Med*. 1985;47(4):320-32.
6. Kennair LEO. Fear and fitness revisited. *J Evol Psychol*. 2007;5(1):105-17.
7. Marks IM, Nesse RM. Fear and fitness: an evolutionary analysis of anxiety disorders. *Ethol Sociobiol*. 1994;15(5-6):247-61.
8. Poulton R, Davies S, Menzies RG, Langley JD, Silva PA. Evidence for a non-associative model of the acquisition of a fear of heights. *Behav Res Ther*. 1998 May;36(5):537-44.
9. Ibid.
10. Cannon WB. *The wisdom of the body*. New York: W. W. Norton; 1939.『からだの知恵　この不思議なはたらき』ウォルター・キャノン著、舘隣、舘澄江訳、講談社、1981年
11. Green DM, Swets JA. *Signal detection theory and psycho-physics*. New York: Wiley; 1966.
12. Hacking I. The logic of Pascal's wager. *Am Philos Q*. 1972;9(2):186-92.
13. Nesse RM, Williams GC. *Why we get sick*.『病気はなぜ、あるのか——進化医学による新しい理解』ランドルフ・M・ネシー著、ジョージ・C・ウィリアムズ著、長谷川眞理子、長谷川寿一、青木千里訳、新曜社、2001年
14. Nesse RM. The Smoke Detector Principle.
15. Nesse RM. Natural selection and the regulation of defenses.
16. Marks IM, Nesse RM. Fear and fitness
17. Öhman A. Face the beast and fear the face: animal and social fears as prototypes for evolutionary analyses of emotion. *Psychophysiology*. 1986;23(2):123-45.
18. Mineka S, Keir R, Price V. Fear of snakes in wild- and laboratory-reared rhesus monkeys (*Macaca mulatta*). Animal Learning and Behavior, 8, 653-663.
19. Curio E, Ernst U, Vieth W. The adaptive significance of avian mobbing. *Z für Tierpsychol*. 1978 Jan 12;48(2):184-202.
20. Kochanek KD, Murphy SL, Xu J, Tejada-Vera B. *National vital statistics reports 2014* [Internet]. 2016 Jun 30;65(4). Available from: https://www.cdc.gov/nchs/data/nvsr/nvsr65/nvsr65_04.pdf.
21. World Health Organization. *Global status report on road safety 2015* [Internet]. Geneva: World Health Organization; 2015. Available from: http://apps.who.int/iris/bitstream/handle/10665/44122/9789241563840_eng.pdf;jsessionid=5C79BDD3A583A50B85E7FF6978536B16?sequence=1.
22. Schulkin J. *The CRF signal: uncovering an information molecule*. New York: Oxford University Press; 2017.
23. Sara SJ. The locus coeruleus and noradrenergic modulation of cognition. *Nat Rev Neurosci*. 2009 Mar;10(3):211-23.
24. Lima SL, Dill LM. Behavioral decisions made under the risk of predation: a review and prospectus. *Can J Zool*. 1990;68(4):619-40.
25. Nesse RM. An evolutionary perspective on panic disorder and agoraphobia. *Ethol Sociobiol*.

1987;8:73S-83S.

26. Breslau N, Kessler RC, Chilcoat HD, Schultz LR, Davis GC, Andreski P. Trauma and posttraumatic stress disorder in the community: the 1996 Detroit Area Survey of Trauma. *Arch Gen Psychiatry*. 1998 Jul 1;55(7):626-32.

27. Breslau N, Davis GC, Andreski P. Risk factors for PTSD-related traumatic events: a prospective analysis. *Am J Psychiatry*. 1995 Apr;152(4):529-35.

28. Ibid.

29. Breslau N et al. Trauma and posttraumatic stress disorder in the community.

30. Cantor C. *Evolution and posttraumatic stress: disorders of vigilance and defence*. New York: Routledge; 2005.

31. Middeldorp CM, Cath DC, Van Dyck R, Boomsma DI. The co-morbidity of anxiety and depression in the perspective of genetic epidemiology: a review of twin and family studies. *Psychol Med*. 2005;35(5):611-24.

32. Bateson M, Brilot B, Nettle D. Anxiety: an evolutionary approach. *Can J Psychiatry Rev Can Psychiatr*. 2011;56(12):707-15.

33. Milad MR, Rauch SL, Pitman RK, Quirk GJ. Fear extinction in rats: implications for human brain imaging and anxiety disorders. *Biol Psychol*. 2006 Jul;73(1):61-71.

34. Streatfeild D. *Brainwash: the secret history of mind control*. New York: Macmillan; 2008.

35. Nettle D, Bateson M. The evolutionary origins of mood and its disorders. *Curr Biol*. 2012;22(17):R712-21.

第6章　落ち込んだ気分と、諦める力

1. Darwin C. *The life and letters of Charles Darwin, including an autobiographical chapter*. Darwin F, editor. 3rd ed. London: J. Murray; 1887.

2. Whiteford HA, Degenhardt L, Rehm J, Baxter AJ, Ferrari AJ, Erskine HE, et al. Global burden of disease attributable to mental and substance use disorders: findings from the Global Burden of Disease Study 2010. *The Lancet*. 2013 Nov 15;382(9904):1575-86.

3. Curtin SC, Warner M, Hedegaard, H. Increase in suicide in the United States, 1999-2014 [Internet]. *NCHS data brief*, no. 241. Hyattsville (MD): National Center for Health Statistics; 2016 [cited 2017 Dec 10]. Available from: https://www.cdc.gov/nchs/products/databriefs/db241.htm.

4. Zachar P, First MB, Kendler KS. The bereavement exclusion debate in the DSM-5: a history. *Clin Psychol Sci*. 2017 Sep 1;5(5):890-906.

5. Bowlby J. Attachment and loss. Vol. 3. Loss: sadness and depression. New York: Basic Books; 1980. 『母子関係の理論〈3〉愛情喪失』J.ボウルビィ著、黒田実郎訳、岩崎学術出版社、1981年

6. Ibid.

7. Ainsworth MD, Blehar MC, Waters E, Wall S. *Patterns of attachment: a psychological study of the strange situation*. Hillsdale (NJ): Erlbaum; 1978.

8. Cassidy J, Shaver PR. *Handbook of attachment: theory, research, and clinical applications*. New York: Guilford Press; 1999.

9. Belsky J. Developmental origins of attachment styles. *Attach Hum Dev*. 2002 Sep;4(2):166-70.

10. Chisholm JS. The evolutionary ecology of attachment organization. *Hum Nat.* 1996 Mar 1;7(1):1-37.

11. Crespi BJ. The strategies the genes: genomic conflicts, attachment theory, and development of the social brain. In: Petronas A, Mill J, editors. *Brain, behavior and epigenetics.* Berlin: Springer-Verlag; 2011. pp.143-67.

12. Engel G, Schmale A. Conservation- withdrawal: a primary regulatory process for organismic homeostasis. In: Porter R, Night J, editors. *Physiology, emotion, and psychosomatic illness.* Amsterdam: CIBA; 1972. pp.57-85.

13. Schmale A, Engel GL. The role of conservation-withdrawal in depressive reactions. In: Benedek T, Anthony EJ, editors. *Depression and human existence.* Boston: Little, Brown; 1976. Pp.183-98.

14. Lewis AJ. Melancholia: a clinical survey of depressive states. *J Ment Sci.*1934;80:277-378.

15. Hamburg D, Hamburg B, Barchas J. Anger and depression in perspective of behavioral biology. In: Levi L, editor. *Emotions: their parameters and measurement.* New York: Raven Press; 1975. pp.235-78.

16. Hagen EH. The functions of postpartum depression. *Evol Hum Behav.* 1999;20:325-59.

17. Hagen EH. Depression as bargaining: the case postpartum. *Evol Hum Behav.* 2002;23(5):323-36.

18. Coyne JC, Kessler RC, Tal M, Turnbull J. Living with a depressed person. *J Consult Clin Psychol.* 1987;55(3):347-52.

19. deCatanzaro D. Human suicide: a biological perspective. *Behav Brain Sci.* 1980;3(2):265-90.

20. Price JS. The dominance hierarchy and the evolution of mental illness. *The Lancet.* 1967;290(7509):243-6.

21. Price JS, Sloman L. Depression as yielding behavior: an animal model based on Schjelderup-Ebbe's pecking order. *Ethol Sociobiol.* 1987; 8:85S-98S.

22. Ibid.

23. Zuroff DC, Fournier MA, Moskowitz DS. *Depression, perceived inferiority, and interpersonal behavior: evidence for the involuntary defeat strategy.* J Soc Clin Psychol. 2007;26(7):751-78.

24. Sloman L, Price J, Gilbert P, Gardner R. Adaptive function of depression: psychotherapeutic implications. *Am J Psychother.* 1994; 48:1-16.

25. Price J, Sloman L, Gardner R, Gilbert P, Rohde P. The social competition hypothesis depression. *Br J Psychiatry.* 1994;164(3):309-15.

26. Hartung J. Deceiving down. In: Lockard JS, Paulhus D, editors. *Selfdeception: an adaptive mechanism?* Englewood Cliffs (NJ): Prentice Hall; 1988. pp.170-85.

27. Brown GW, Harris T. *Social origins of depression: a study of psychiatric disorder in women.* London: Tavistock Publications; 1979.

28. Bifulco A, Brown GW, Moran P, Ball C, Campbell C. Predicting depression in women: the role of past and present vulnerability. *Psychol Med.* 1998;28(1):39-50.

29. Hammen C. Stress and depression. *Annu Rev Clin Psychol.* 2005;1(1):293-319.

30. Kendler KS, Karkowski LM, Prescott CA. Causal relationship between stressful life events and the onset of major depression. *Am J Psychiatry.* 1999;156(6):837-41.

31. Kessler RC. The effects of stressful life events on depression. *Annu Rev Psychol.* 1997;48(1):191-

214.

32. Lloyd C. Life events and depressive disorders reviewed. *Arch Gen Psychiatry*. 1980;37(5):529-35.

33. Monroe SM, Reid MW. Life stress and major depression. *Curr Dir Psychol Sci*. 2009 Apr 1;18(2):68-72.

34. Monroe SM, Rohde P, Seeley JR, Lewinsohn PM. Life events and depression in adolescence: relationship loss as a prospective risk factor for first onset of major depressive disorder. *J Abnorm Psychol*. 1999;108(4):606.

35. Paykel ES. The evolution of life events research in psychiatry. *J Affect Disord*. 2001;62(3):141-9.

36. Paykel ES, Myers JK, Dienelt MN, Klerman GL, Lidenthal JJ, Pepper MP. Life events and depression: a controlled study. *Arch Gen Psychiatry*. 1969 Dec 1;21(6):753-60.

37. Troisi A, McGuire MT. Evolutionary biology and life-events research. *Arch Gen Psychiatry*. 1992 Jun;49(6):501-2.

38. Brown GW, Harris TO, Hepworth C. Loss, humiliation and entrapment among women developing depression: a patient and non- patient comparison. *Psychol Med*. 1995;25(1):7-21.

39. Fried EI, Nesse RM, Guille C, Sen S. The differential influence of life stress on individual symptoms of depression. *Acta Psychiatr Scand*. 2015 Jun;131(6):465-71.

40. Fried EI, Nesse RM. Depression is not a consistent syndrome: an investigation of unique symptom patterns in the STAR*D study. *J Affect Disord*. 2015 Feb 1;172:96-102.

41. Fried EI, Nesse RM. Depression sum- scores don't add up: why analyzing specific depression symptoms is essential. *BMC Med*. 2015;13(1):72.

42. Nolen-Hoeksema S, Wisco BE, Lyubomirsky S. Rethinking rumination. *Perspect Psychol Sci*. 2008;3(5):400-24.

43. Nolen-Hoeksema S, Morrow J. A prospective study of depression and posttraumatic stress symptoms after a natural disaster: the 1989 Loma Prieta earthquake. *J Pers Soc Psychol*. 1991;61(1):115-21.

44. Andrews PW, Thomson JA. The bright side of being blue: depression as an adaptation for analyzing complex problems. *Psychol Rev*. 2009; 116(3):620-54.

45. Watson PJ, Andrews PW. Toward a revised evolutionary adaptationist analysis of depression: the social navigation hypothesis. *J Affect Disord*. 2002;72(1):1-14.

46. Nettle D. Evolutionary origins of depression: a review and reformulation. *J Affect Disord*. 2004;81:91-102.

47. Kennair LEO, Kleppestø. TH, Larsen SM, J.røgensen BEG. Depression: is rumination really adaptive? In: *The evolution of psychopathology* [Internet]. Cham (Switzerland): Springer; 2017 [cited 2017 Nov 18]. pp.73-92. Available from: https://link.springer.com/chapter/10.1007/978-3-319-60576-0_3.

48. Gut E. *Productive and unproductive depression: its functions and failures*. New York: Basic Books; 1989.

49. Nesse RM. Is depression an adaptation? *Arch Gen Psychiatry*. 2000;57(1):14-20.

50. Kramer PD. *Should you leave?* New York: Scribner; 1997.

51. Sinervo B. Optimal foraging theory [Internet]. 1997. Available from: http://bio.research.ucsc.edu/~barrylab/classes/animal_behavior/FORAGING.HTM.（現在はリンク切れ）

52. Charnov EL. Optimal foraging: the marginal value theorem. Theor Popul Biol. 1976;9(2):129-36.

53. Rosetti MF, Ulloa RE, Vargas- Vargas IL, Reyes- Zamorano E, Palacios-Cruz L, de la Peña F, et al. Evaluation of children with ADHD on the Ball- Search Field Task. *Sci Rep* [Internet]. 2016 Jan 25 [cited 2018 Jan 14];6. Available from: https://www.ncbi.nlm.nih.gov/pmc/articles/PMC4726146

54. Heinrich B. *Bumblebee economics*. Cambridge (MA): Harvard University Press; 1979.『マルハナバチの経済学』ベルンド・ハインリッチ著、加藤真、角谷岳彦、市野隆雄、井上民二訳、文一総合出版、1991年

55. Körtner G, Geise F. The key to winter survival: daily torpor in a small arid- zone marsupial. *Naturwissenschaften*. 2009 Apr 1;96(4):525.

56. Caraco T, Blanckenhorn WU, Gregory GM, Newman JA, Recer GM, Zwicker SM. Risk- sensitivity: ambient temperature affects foraging choice. *Anim Behav*. 1990;39(2):338-45.

57. Porsolt RD, Le Pichon M, Jalfre M. Depression: a new animal model sensitive to antidepressant treatments. *Nature*. 1977;266(5604):730-2.

58. Molendijk ML, de Kloet ER. Immobility in the forced swim test is adaptive and does not reflect depression. *Psychoneuroendocrinology*. 2015 Dec 1;62(Suppl C):389-91.

59. Seligman ME. Depression and learned helplessness in man. *Journal of Abnormal Psychology* . 1975 Jun;84(3):228-38

60. Nesse RM. Is depression an adaptation?

61. Lasker GW. The effects of partial starvation on somatotype: an analysis of material from the Minnesota Starvation Experiment. *Am J Phys Anthropol*. 1947;5(3):323-42.

62. Müller MJ, Enderle J, Pourhassan M, Braun W, Eggeling B, Lagerpusch M, et al. Metabolic adaptation to caloric restriction and subsequent refeeding: the Minnesota Starvation Experiment revisited. *Am J Clin Nutr*. 2015;102(4):807– 19.

63. Davis C, Levitan RD. Seasonality and seasonal affective disorder (SAD): an evolutionary viewpoint tied to energy conservation and reproductive cycles. *J Affect Disord*. 2005;87(1):3-10.

64. Oren D, Rosenthal N. Seasonal affective disorder. In: Paykel E, editor. *Handbook of affective disorders*. New York: Churchill Livingstone; 1992.

65. Rosenthal NE, Sack DA, Gillin JC, Lewy AJ, Goodwin FK, Davenport Y, et al. Seasonal affective disorder: a description of the syndrome and preliminary findings with light therapy. *Arch Gen Psychiatry*. 1984; 41(1):72-80.

66. Hart BL. Biological basis of the behavior of sick animals. *Neurosci Biobehav Rev*. 1988;12(2):123-37.

67. Johnson RW. The concept of sickness behavior: a brief chronological account of four key discoveries. *Vet Immunol Immunopathol*. 2002; 87(3):443-50.

68. Raison CL, Capuron L, Miller AH. Cytokines sing the blues: inflammation and the pathogenesis of depression. *Trends Immunol*. 2006; 27(1):24-31.

69. Loftis JM, Socherman RE, Howell CD, Whitehead AJ, Hill JA, Dominitz JA, et al. Association of interferon- [alpha]-induced depression and improved treatment response in patients with hepatitis C. *Neurosci Lett*. 2004;365(2):87-91.

70. Raison CL, Miller AH. The evolutionary significance of depression in pathogen host defense (PATHOS- D). *Mol Psychiatry*. 2013;18(1):-15-37.

71. Dantzer R, O'Connor JC, Freund GG, Johnson RW, Kelley KW. From inflammation to sickness and depression: when the immune system subjugates the brain. *Nat Rev Neurosci.* 2008 Jan;9(1):46-56.

72. Miller AH, Raison CL. The role of inflammation in depression: from evolutionary imperative to modern treatment target. *Nat Rev Immunol.* 2016 Jan;16(1):22-34.

73. Musselman DL, Evans DL, Nemeroff CB. The relationship of depression to cardiovascular disease: epidemiology, biology, and treatment. *Arch Gen Psychiatry.* 1998;55(7):580-92.

74. Stewart JC, Rand KL, Muldoon MF, Kamarck TW. A prospective evaluation of the directionality of the depression- inflammation relationship. *Brain Behav Immun.* 2009 Oct 1;23(7):936-44.

75. Shakespeare W. Julius Caesar, act 4, scene 3. 1599.『ジュリアス・シーザー』ウィリアム・シェイクスピア著、小田島雄志訳、白水社、1983年

76. Fredrickson BL. The role of positive emotions in positive psychology: the broaden-and-build theory of positive emotions. *Am Psychol.* 2001; 56(3):218-26.

77. Tennov D. *Love and limerence: the experience of being in love* [Internet].1999 [cited 2017 Dec 17]. Available from: http://site.ebrary.com/id/10895438.

78. Taylor GJ. Recent developments in alexithymia theory and research. *Can J Psychiatry.* 2000;45(2):134-42.

79. Galbraith JK, Purcell G. The butterfly effect. In: *Unbearable cost* [Internet]. London: Palgrave Macmillan; 2006 [cited 2017 Dec 10]. pp.129-32. Available from: https://link.springer.com/chapter/10.1057/9780230236721_37.

80. Klinger E. Consequences of commitment to and disengagement from incentives. *Psychol Rev.* 1975;82(1):1-25.

81. Heckhausen J, Wrosch C, Fleeson W. Developmental regulation before and after a developmental deadline: the sample case of "biological clock" for childbearing. *Psychol Aging.* 2001 Sep;16(3):400-13.

82. Wrosch C, Scheier MF, Miller GE. Goal adjustment capacities, subjective well-being, and physical health. *Soc Personal Psychol Compass.* 2013; 7(12):847-60.

83. Wrosch C, Scheier MF, Miller GE, Schulz R, Carver CS. Adaptive self-regulation of unattainable goals: goal disengagement, goal re-engagement, and subjective well-being. *Personal Soc Psychol Bull Menn Clin.* 2003; 29(12):1494– 508.

84. Carver CS, Scheier MF. *On the self-regulation of behavior.* New York: Cambridge University Press; 1998.

85. Lawrence JW, Carver CS, Scheier MF. Velocity toward goal attainment in immediate experience as a determinant of affect. *J Appl Soc Psychol.* 2002;32(4):788-802.

86. Carver CS, Scheier MF. *On the self- regulation of behavior.*

87. Carver CS, Scheier MF. Origins and functions of positive and negative affect: a control-process view. *Psychol Rev.* 1990;97(1):19-35.

88. Hoagland T. What narcissism means to me. Saint Paul (MN): *Graywolf Press*; 2003.

89. Carver CS, Scheier MF. Dispositional optimism. *Trends Cogn Sci.* 2014;18(6):293-99.

90. Giltay EJ, Kamphuis MH, Kalmijn S, Zitman FG, Kromhout D. Dispositional optimism and the risk of cardiovascular death: the Zutphen Elderly Study. *Arch Intern Med.* 2006 Feb 27;166(4):431-

6.
91. Alloy LB, Abramson LY. Depressive realism: four theoretical perspectives. In: *Cognitive processes in depression*. New York: Guilford Press; 1988.
92. Taylor SE, Brown JD. Positive illusions and well-being revisited: separating fact from fiction [Internet]. 1994 [cited 2017 May 15]. Available from: http://psycnet.apa.org/journals/bul/116/1/21.
93. Moore MT, Fresco DM. Depressive realism: a meta- analytic review. *Clin Psychol Rev*. 2012 Aug;32(6):496– 509.
94. Taylor SE, Brown JD. Positive illusions and well-being revisited.
95. Schwarz N. Emotion, cognition, and decision making. *Cogn Emot*. 2000;14(4):433-40.
96. Taylor SE, Brown JD. Illusion and well-being: a social psychological perspective on mental health. *Psychol Bull*. 1988;103(2):193-210.
97. Moore MT, Fresco DM. Depressive realism: a meta- analytic review. *Clin Psychol Rev*. 2012 Aug;32(6):496-509.
98. Keller MC, Nesse RM. Is low mood an adaptation?: evidence for subtypes with symptoms that match precipitants. *J Affect Disord*. 2005; 86(1):27-35.
99. Fried EI, Nesse RM, Zivin K, Guille C, Sen S. Depression is more than the sum score of its parts: individual DSM symptoms have different risk factors. *Psychol Med*. 2014 Jul; 44(10): 2067-76.

第7章　妥当な理由のない辛い気分：気分調節器が壊れるとき

1. Wolpert L. *Malignant sadness: the anatomy of depression*. New York: Free Press; 1999. p.79.『ヒトはなぜうつ病になるのか：世界的発生生物学者のうつ病体験』ルイス・ウォルパート著、白上純一訳、ミネルヴァ書房、2018年
2. Smith K. Mental health: a world of depression. *Nature*. 2014 Nov 12;515(7526):180-1.
3. Greenberg PE, Fournier A- A, Sisitsky T, Pike CT, Kessler RC. The economic burden of adults with major depressive disorder in the United States (2005 and 2010). *J Clin Psychiatry*. 2015 Feb;76(2):155-62.
4. Ledford H. Medical research: if depression were cancer. *Nature*. 2014 Nov 12;515(7526):182-4.
5. Lewin K. *Principles of topological psychology*. New York: McGraw-Hill; 1936.
6. Nisbett R, Ross L. *Human inference: strategies and shortcomings of social judgment*. Englewood Cliffs (NJ): Prentice-Hall; 1980.
7. Ross LD, Amabile TM, Steinmetz JL. Social roles, social control, and biases in social- perception processes. *J Pers Soc Psychol*. 1977; 35(7):485-94.
8. Gopnik A. How an 18th- century philosopher helped solve my midlife crisis. *The Atlantic* [Internet]. 2015 Oct. Available from: https://www.theatlantic.com/magazine/archive/2015/10/how-david-hume-helped-me-solve-my-midlife-crisis/403195.
9. Hume D. *A treatise of human nature*. London: Penguin Classics; 1985 [1738].『人間本性論(1)～(3)』デイヴィッド・ヒューム著、木曾好能、石川徹、中釜浩一、伊勢俊彦訳、法政大学出版局、2019年
10. Barash DP. *Buddhist biology: ancient Eastern wisdom meets modern Western science*. New York: Oxford University Press; 2014.
11. Ekman P, Davidson RJ, Ricard M, Wallace BA. Buddhist and psychological perspectives on

emotions and well-being. *Curr Dir Psychol Sci.* 2005;14(2):59-63.

12. Miller T. *How to want what you have: discovering the magic and grandeur of ordinary existence.* New York: H. Holt; 1995.
13. Lewis AJ. Melancholia.
14. Kessler RC. The effects of stressful life events on depression. *Annu Rev Psychol.* 1997;48(1):191-214.
15. Charney DS, Manji HK. Life stress, genes, and depression: multiple pathways lead to increased risk and new opportunities for intervention. *Sci STKE.* 2004 Mar 23;2004(225):re5.
16. Monroe SM, Kupfer DJ, Frank E. Life stress and treatment course of recurrent depression: 1. Response during index episode. *J Consult Clin Psychol.* 1992 Oct;60(5):718-24.
17. Monroe SM, Simons AD, Thase ME. Onset of depression and time to treatment entry: roles of life stress. *J Consult Clin Psychol.* 1991;59(4):566-73.
18. Hlastala SA, Frank E, Kowalski J, Sherrill JT, Tu XM, Anderson B, et al. Stressful life events, bipolar disorder, and the "kindling model." *J Abnorm Psychol.* 2000;109(4):777-86.
19. Kupfer DJ, Frank E. Role of psychosocial factors in the onset of major depression. *Ann N Y Acad Sci.* 1997;807(1):429-39.
20. Monroe SM, Harkness KL. Life stress, the "kindling" hypothesis, and the recurrence of depression: considerations from a life stress perspective. *Psychol Rev.* 2005;112(2):417-45.
21. Akiskal HS, McKinney WT Jr. Depressive disorders: toward a unified hypothesis: clinical, experimental, genetic, biochemical, and neurophysiological data are integrated. *Science.* 1973 Oct 5;182(4107):20-9.
22. Klein DF. Endogenomorphic depression: a conceptual and terminological revision. *Arch Gen Psychiatry.* 1974 Oct 1;31(4):447-54.
23. Wakefield JC, Schmitz MF. Uncomplicated depression is normal sadness, not depressive disorder: further evidence from the NESARC. *World Psychiatry.* 2014 Oct;13(3):317-9.
24. Carr D. Methodological issues in studying bereavement. In: Carr D, Nesse R, Wortman CB, editors. *Late-life widowhood in the United States.* New York: Springer; 2005.
25. Nesse RM. An evolutionary framework for understanding grief. *Spousal Bereave Late Life.* 2005;195-226.
26. Miller T. *How to want what you have.*
27. Hidaka BH. Depression as a disease of modernity: explanations for increasing prevalence. *J Affect Disord.* 2012;140(3):205-14.
28. Baxter AJ, Scott KM, Ferrari AJ, Norman RE, Vos T, Whiteford HA. Challenging the myth of an "epidemic" of common mental disorders: trends in the global prevalence of anxiety and depression between 1990 and 2010. *Depress Anxiety.* 2014 Jun;31(6):506-16.
29. Cross-National Collaborative Group. The changing rage of major depression: cross- national comparisons. *J Am Med Assoc* 1992;268(21):3098-105.
30. Jorm AF, Duncan- Jones P, Scott R. An analysis of the re-test artefact in longitudinal studies of psychiatric symptoms and personality. *Psychol Med.* 1989 May;19(2):487-93.
31. Wells JE, Horwood LJ. How accurate is recall of key symptoms of depression?: a comparison of recall and longitudinal reports. *Psychol Med.*2004;34(6):1001-11.

32. Centers for Disease Control and Prevention (CDC). Current depression among adults— United States, 2006 and 2008. *Morb Mortal Wkly Rep.* 2010 Oct 1;59(38):1229-35.

33. Steel Z, Marnane C, Iranpour C, Chey T, Jackson JW, Patel V, et al. The global prevalence of common mental disorders: a systematic review and meta- analysis 1980-2013. *Int J Epidemiol.* 2014 Apr 1;43(2):-476-93.

34. Salk RH, Petersen JL, Abramson LY, Hyde JS. The contemporary face of gender differences and similarities in depression throughout adolescence: development and chronicity. *J Affect Disord.* 2016 Nov 15;205:28-35.

35. Rao U, Hammen C, Daley SE. Continuity of depression during the transition to adulthood: a 5-year longitudinal study of young women. *J Am Acad Child Adolesc Psychiatry.* 1999 Jul;38(7):908-15.

36. Ibrahim AK, Kelly SJ, Adams CE, Glazebrook C. A systematic review of studies of depression prevalence in university students. *J Psychiatr Res.* 2013 Mar 1;47(3):391-400.

37. Weissman MM, Bland RC, Canino GJ, Faravelli C, Greenwald S, Hwu H- G, et al. Cross- national epidemiology of major depression and bipolar disorder. *JAMA.* 1996;276(4):293-99.

38. Andrade L, Caraveo-Anduaga JJ, Berglund P, Bijl RV, De Graff RD, Vollebergh W, et al. The epidemiology of major depressive episodes: results from the International Consortium of Psychiatric Epidemiology (ICPE) surveys. *Int J Methods Psychiatr Res.* 2003 Feb;12(1):3-21.

39. Simon GE, Goldberg DP, Korff MV, Üstüstun TB. Understanding cross-national differences in depression prevalence. *Psychol Med.* 2002 May;32(4):585-94.

40. Taylor SE, Lobel M. Social comparison activity under threat: downward evaluation and upward contacts. *Psychol Rev.* 1989;96(4):569-75.

41. Vogel EA, Rose JP, Roberts LR, Eckles K. Social comparison, social media, and self-esteem. *Psychol Pop Media Cult.* 2014;3(4):206-22.

42. Gibbons FX, Gerrard M. Effects of upward and downward social comparison on mood states. *J Soc Clin Psychol.* 1989 Mar 1;8(1):14-31.

43. Gilbert P. An evolutionary approach to emotion in mental health with a focus on affiliative emotions. *Emot Rev.* 2015 Jul 1;7(3):230-7.

44. Gilbert P, Price J, Allen S. Social comparison, social attractiveness and evolution: how might they be related? *New Ideas Psychol.* 1995;13(2):149-65.

45. Appel H, Gerlach AL, Crusius J. The interplay between Facebook use, social comparison, envy, and depression. *Curr Opin Psychol.* 2016 Jun 1;9:44-9.

46. Blease CR. Too many "friends," too few "likes"?: evolutionary psychology and "Facebook depression." *Rev Gen Psychol.* 2015;19(1):1-13.

47. Lee H, Lee IS, Choue R. Obesity, inflammation and diet. *Pediatr Gastroenterol Hepatol Nutr.* 2013 Sep;16(3):143-52.

48. Patterson E, Wall R, Fitzgerald GF, Ross RP, Stanton C. Health implications of high dietary omega-6 polyunsaturated fatty acids. *J Nutr Metab* [Internet]. 2012. Available from: http://www.ncbi.nlm.nih.gov/pmc/articles/PMC3335257.

49. Craft LL, Perna FM. The benefits of exercise for the clinically depressed. *Prim Care Companion J Clin Psychiatry.* 2004;6(3):104-11.

50. Schuch FB, Deslandes AC, Stubbs B, Gosmann NP, da Silva CTB, de Almeida Fleck MP. Neurobiological effects of exercise on major depressive disorder: a systematic review. *Neurosci Biobehav Rev.* 2016;61:1-11.

51. Cooney G, Dwan K, Mead G. Exercise for depression. *JAMA.* 2014 Jun 18;311(23):2432-3.

52. Sullivan PF, Neale MC, Kendler KS. Genetic epidemiology of major depression: review and meta-analysis. *Am J Psychiatry.* 2000 Oct 1; 157(10):1552-62.

53. Ripke S, Wray NR, Lewis CM, Hamilton SP, Weissman MM, Breen G, et al. A mega- analysis of genome-wide association studies for major depressive disorder. *Mol Psychiatry.* 2013 Apr;18(4):497-511.

54. Cai N, Bigdeli TB, Kretzschmar W, Li Y, Liang J, Song L, et al. Sparse whole-genome sequencing identifies two loci for major depressive disorder. *Nature.* 2015 Jul 15;523(7562):588-91.

55. Peterson RE, Cai N, Bigdeli TB, Li Y, Reimers M, Nikulova A, et al. The genetic architecture of major depressive disorder in Han Chinese women. *JAMA Psychiatry.* 2017 Feb 1;74(2):162-8.

56. Salfati E, Morrison AC, Boerwinkle E, Chakravarti A. Direct estimates of the genomic contributions to blood pressure heritability within a population- based cohort (ARIC). *PLOS ONE.* 2015 Jul 10;10(7):e0133031.

57. Weedon MN, Lango H, Lindgren CM, Wallace C, Evans DM, Mangino M, et al. Genome-wide association analysis identifies 20 loci that influence adult height. *Nat Genet.* 2008 May;40(5):575-83.

58. Wood AR, Esko T, Yang J, Vedantam S, Pers TH, Gustafsson S, et al. Defining the role of common variation in the genomic and biological architecture of adult human height. *Nat Genet.* 2014 Nov;46(11):1173-86.

59. Wiener N. *Cybernetics: control and communication in the animal and the machine.* New York: Wiley; 1948.『サイバネティックス――動物と機械における制御と通信』ノーバート・ウィーナー著、池原止戈夫、彌永昌吉、室賀三郎、戸田巌訳、岩波書店、2011年

60. Beck AT, Alford BA. *Depression: causes and treatment.* 2nd ed. Philadelphia: University of Pennsylvania Press; 2009.

61. Cuijpers P, van Straten A, Warmerdam L. Behavioral activation treatments of depression: a meta-analysis. *Clin Psychol Rev.* 2007;27(3):318-26.

62. Mazzucchelli T, Kane R, Rees C. Behavioral activation treatments for depression in adults: a meta- analysis and review. *Clin Psychol Sci Pract.*2009 Dec 1;16(4):383-411.

63. Post RM. Transduction of psychosocial stress into the neurobiology. *Am J Psychiatry.* 1992;149:999-1010.

64. Monroe SM, Harkness KL. Life stress, the "kindling" hypothesis, and the recurrence of depression.

65. Post RM, Weiss SR. Sensitization and kindling phenomena in mood, anxiety, and obsessive-compulsive disorders: the role of serotonergic mechanisms in illness progression. *Biol Psychiatry.* 1998 Aug 1;44(3):193-206.

66. Nettle D. An evolutionary model of low mood states. *J Theor Biol.* 2009;257(1):100-3.

67. Trimmer PC, Higginson AD, Fawcett TW, McNamara JM, Houston AI. Adaptive learning can result in a failure profit from good conditions: implications for understanding depression. *Evol Med Public Health.* 2015 May 29;2015(1):123-35.

68. Goodwin FK, Jamison KR. *Manic-depressive illness*. New York: Oxford University Press; 1990.

69. Ferrell JE. Self-perpetuating states in signal transduction: positive feedback, double- negative feedback and bistability. *Curr Opin Cell Biol*. 2002 Apr 1;14(2):140-8.

70. Monod J, Jacob F. General conclusions: teleonomic mechanisms in cellular metabolism, growth, and differentiation. *Cold Spring Harb Symp Quant Biol*. 1961;26:389-401.

71. Low BS. *Why sex matters: a Darwinian look at human behavior*. Princeton (NJ): Princeton University Press; 2015.

72. Goldbeter A. A model for the dynamics of bipolar disorders. *Prog Biophys Mol Biol*. 2011 Mar 1;105(1):119-27.

73. James W. *The principles of psychology*. New York: H. Holt and Company; 1890.『現代思想新書6 心理學の根本問題』W. ジェームス著、松浦孝作訳、三笠書房、1940年

74. Akiskal HS, Bourgeois ML, Angst J, Post R, Möller H-J, Hirschfeld R. Re-evaluating the prevalence of and diagnostic composition within the broad clinical spectrum of bipolar disorders. *J Affect Disord*. 2000 Sep;59(Suppl 1):S5-30.

75. Angst J, Azorin J- M, Bowden CL, Perugi G, Vieta E, Gamma A, et al. Prevalence and characteristics of undiagnosed bipolar disorders in patients with a major depressive episode: the BRIDGE Study. *Arch Gen Psychiatry*. 2011 Aug 1;68(8):791-9.

76. Grande I, Berk M, Birmaher B, Vieta E. Bipolar disorder. *The Lancet*. 2016;387(10027):1560-72.

77. Kieseppä. T, Partonen T, Haukka J, Kaprio J, Lönnqvist J. High concordance of bipolar I disorder in a nationwide sample of twins. *Am J Psychiatry*. 2004 Oct 1;161(10):1814-21.

78. Rao AR, Yourshaw M, Christensen B, Nelson SF, Kerner B. deleterious mutations are associated with disease in bipolar disorder families. *Mol Psychiatry*. 2017 Jul;22(7):1009-14.

79. Kendler KS. The dappled nature of causes of psychiatric illness: replacing the organic- functional/ hardware- software dichotomy with empirically based pluralism. *Mol Psychiatry*. 2012 Apr;17(4):377-88.

80. Abramson LY, Metalsky GI, Alloy LB. Hopelessness depression: a theory-based subtype of depression. *Psychol Rev*. 1989;96(2):358-72.

81. Cross JG, Guyer MJ. *Social traps*. Ann Arbor: University of Michigan Press; 1980.

82. Kennedy SH, Rizvi S. Sexual dysfunction, depression, and the impact of antidepressants. *J Clin Psychopharmacol*. 2009 Apr;29(2):157-64.

83. Montejo AL, Llorca G, Izquierdo JA, Rico- Villademoros F. Incidence of sexual dysfunction associated with antidepressant agents: a prospective study of 1022 outpatients. *J Clin Psychiatry*. 2001;62(Suppl 3):10-21.

84. Hjemdal O, Hagen R, Solem S, Nordahl H, Kennair LEO, Ryum T, et al. Metacognitive therapy in major depression: an open trial of comorbid cases. *Cogn Behav Pract*. 2017 Aug 1;24(3):312-8.

85. Gilbert P. Evolution and depression: issues and implications. *Psychol Med*. 2006;36(3):287-97.

86. Gilbert P. Introducing compassion- focused therapy. *Adv Psychiatr Treat*. 2009;15(3):199-208.

87. Gilbert P. The origins and nature of compassion focused therapy. *Br J Clin Psychol*. 2014;53(1):6-41.

88. Hammen C. Stress and depression. *Annu Rev Clin Psychol*. 2005;1(1):293-319.

89. Baumeister D, Akhtar R, Ciufolini S, Pariante CM, Mondelli V. Childhood trauma and adulthood inflammation: a meta- analysis of peripheral C-reactive protein, interleukin-6 and tumour necrosis factor-α. *Mol Psychiatry*. 2016 May;21(5):642-9.

90. Belsky J, Jonassaint C, Pluess M, Stanton M, Brummett B, Williams R. Vulnerability genes or plasticity genes? *Mol Psychiatry*. 2009 Aug;14 (8):746-54.

91. Labont ét. B, Suderman M, Maussion G, Navaro L, Yerko V, Mahar I, et al. Genome-wide epigenetic regulation by early-life trauma. *Arch Gen Psychiatry* [Internet]. 2012 Jul 1 [cited 2018 Jun 22];69(7). Available from: http://archpsyc.jamanetwork.com/article.aspx?doi=10.1001/archgenpsychiatry.2011.2287.

92. Monroe SM, Reid MW. Life stress and major depression. *Curr Dir Psychol Sci*. 2009;18(2):68-72.

93. Sieff DF. *Understanding and healing emotional trauma: conversations with pioneering clinicians and researchers*. London: Routledge; 2015.

第8章　個人をどう理解すべきか

1. Vaillant G. Lifting the field's "repression" of defenses. *Am J Psychiatry*. 2012 Sep;169(9):885-7.

2. Windelband W. Rectorial address, Strasbourg, 1894. *Hist Theory*.1980;19(2):169-85.

3. Hurlburt RT, Knapp TJ. Münsterberg (in 1898, not Allport in 1937, introduced the terms "idiographic" and "nomothetic" to American psychology. *Theory Psychol*. 2006 Apr 1;16(2):287-93.

4. Ibid. p.22.

5. Çuk M, Stewart ST. Making the moon from a fast- spinning Earth: a giant impact followed by resonant despinning. *Science*. 2012;338(6110):1047-52.

6. Rahe RH, Meyer M, Smith M, Kjaer G, Holmes TH. Social stress and illness onset. *J Psychosom Res*. 1964 Jul 1;8(1):35-44.

7. Brown GW, Harris T. *Social origins of depression*. New York: Free Press;1978.

8. Monroe SM, Simons AD. Diathesis-stress theories in the context of life stress research: implications for the depressive disorders. *Psychol Bull*.1991;110(3):406-25.

9. Oatley K, Bolton W. A social- cognitive theory of depression in reaction to life events. *Psychol Rev*. 1985;92(3):372-88.

10. Monroe SM. Modern approaches to conceptualizing and measuring human life stress. *Annu Rev Clin Psychol*. 2008;4(1):33-52.

11. Brown GW, Harris TO, Hepworth C. Loss, humiliation and entrapment among women developing depression: a patient and non- patient comparison. *Psychol Med*. 1995;25(1):7-21.

12. Kendler KS, Hettema JM, Butera F, Gardner CO, Prescott CA. Life event dimensions of loss, humiliation, entrapment, and danger in the prediction of onsets of major depression and generalized anxiety. *Arch Gen Psychiatry*. 2003 Aug;60(8):789-96.

13. Ellsworth PC. Appraisal theory: old and new questions. *Emot Rev*. 2013;5(2):125-31.

14. Scherer KR, Schorr A, Johnstone T. *Appraisal processes in emotion: theory, methods, research*. New York: Oxford University Press; 2001.

15. Diener E, Fujita F. Resources, personal strivings, and subjective wellbeing: a nomothetic and

idiographic approach. *J Pers Soc Psychol.* 1995; 68(5):926-35.

16. Apgar V. A proposal for a new method of evaluation of the newborn infant. *Anesth Analg.* 1953 Jan;32(1):260-7.
17. Klinger E. The interview questionnaire technique: reliability and validity of a mixed idiographic-nomothetic measure of motivation. *Adv Personal Assess.* 1987;6:31-48.
18. Grice JW. Bridging the idiographic- nomothetic divide in ratings of self and others on the big five. *J Pers.* 2004;72(2):203-41.
19. Zevon MA, Tellegen A. The structure of mood change: an idiographic/nomothetic analysis. *J Pers Soc Psychol.* 1982;43(1):111-22.
20. Tufts Center for the Study of Drug Development. PR Tufts CSDD 2014 Cost Study [Internet]. 2014 [cited 2017 Jun 15]. (No longer available.)
21. Monroe SM, Simons AD. Diathesis-stress theories in the context of life stress research.
22. Belsky J, Pluess M. Beyond diathesis stress: differential susceptibility to environmental influences. *Psychol Bull.* 2009;135(6):885-908.
23. Diener E, Fujita F. Resources, personal strivings, and subjective wellbeing.

第9章　罪悪感と悲嘆――善良さと愛の代償

1. Smith A. *The theory of moral sentiments.* Oxford (UK): Clarendon Press; 1976 [1759]. p.136.『道徳感情論』アダム・スミス著、高哲男訳、講談社、2013年、p.222
2. Dawkins R. *The selfish gene.* Oxford (UK): Oxford University Press; 1976.『利己的な遺伝子』リチャード・ドーキンス著、日高敏隆、岸由二、羽田節子、垂水雄二訳、紀伊國屋書店、2006年
3. Midgley M. *The solitary self: Darwin and the selfish gene.* London:Routledge; 2014.
4. Segerstrale U. Colleagues in conflict: an “in vivo” analysis of the sociobiology controversy. *Biol Philos.* 1986;1(1):53– 87.
5. Sterelny K. *Dawkins vs. Gould: survival of the fittest.* New ed., expanded and updated. Cambridge (UK): Icon Books; 2007.『ドーキンスVSグールド』キム・ステルレルニー著、狩野秀之訳、筑摩書房、2004年
6. Nesse RM. Why a lot of people with selfish genes are pretty nice ― except for their hatred of *The selfish gene.* In: Grafen A, Ridley M, editors. London: Oxford University Press; 2006. pp.203-12.（論文が収録されている書籍は ”Richard Dawkins: How a Scientist Changed the Way We Think”）
7. Ridley M. *The origins of virtue: human instincts and the evolution of cooperation.* New York: Viking; 1996.『徳の起源――他人をおもいやる遺伝子』マット リドレー著、岸由二監修、古川奈々子訳、翔泳社、2000年
8. Frank RH. *Passions within reason: the strategic role of the emotions.* New York: W. W. Norton; 1988.
9. Frank RH, Gilovich T, Regan DT. Does studying economics inhibit cooperation? *J Econ Perspect.* 1993 Jun;7(2):159-71.
10. Alexander RD. *The biology of moral systems.* New York: Aldine de Gruyter; 1987.
11. Didyoung J, Charles E, Rowland NJ. Non-theists are no less moral than theists: some preliminary results. *Secularism & nonreligion* [Internet].2013 Mar 2 [cited 2017 Dec 14];2. Available from:

http://www.secularismandnonreligion.org/articles/abstract/10.5334/snr.ai.

12. Hofmann W, Wisneski DC, Brandt MJ, Skitka LJ. Morality in everyday life. *Science*. 2014 Sep 12;345(6202):1340-3.
13. Zuckerman P. Atheism, secularity, and well- being: how the findings of social science counter negative stereotypes and assumptions. *Sociol Compass*. 2009;3(6):949-71.
14. Williams GC. Huxley's evolution and ethics in sociobiological perspective. *Zygon*. 1988;23(4):383-407.
15. Williams GC, Williams DC. Natural selection of individually harmful social adaptations among sibs with special reference to social insects. *Evolution*. 1957;11:249-53.
16. Paradis JG, Huxley TH, Williams GC. Evolution & ethics: T. H. Huxley's evolution and ethics with new essays on its Victorian and sociobiological context. *Princeton* (NJ): Princeton University 1989.
17. Wilson DS, Sober E. Reintroducing group selection to the human behavioral sciences. *Behav Brain Sci*. 1994;17(4):585-607.
18. Smith JM. Group selection and kin selection. *Nature* [Internet]. 1964 Mar [cited 2017 Dec 14];201(4924):1145. Available from: https://www-nature-com.proxy.lib.umich.edu/articles/2011145a0.
19. West SA, Griffin AS, Gardner A. Social semantics: how useful has group selection been? *J Evol Biol*. 2008;21(1):374-85.
20. Pinker S. The false allure of group selection. *Edge* [Internet]. 2012 Jun 18. Available from: https://www.edge.org/conversation/steven_pinker-the-false-allure-of-group-selection.
21. Dugatkin LA, Reeve HK. Behavioral ecology and levels of selection: dissolving the group selection controversy. *Adv Study Behav*. 1994;23:101-33.
22. Reeve HK, Holldobler B. The emergence of a superorganism through intergroup competition. *Proc Natl Acad Sci*. 2007 Jun 5;104(23): 9736-40.
23. West SA, Griffin AS, Gardner A. Social semantics.
24. Nowak MA, McAvoy A, Allen B, Wilson EO. The general form of Hamilton's rule makes no predictions and cannot be tested empirically. *Proc Natl Acad Sci*. 2017 May 30;114(22):5665-70.
25. Nowak MA, Tarnita CE, Wilson EO. The evolution of eusociality. *Nature*. 2010;466(7310):1057-62.
26. Abbot P, Abe J, Alcock J, Alizon S, Alpedrinha JAC, Andersson M, et al. Inclusive fitness theory and eusociality. *Nature*. 2011 Mar;471(7339): E1-E4.
27. Muir WM. Group selection for adaptation to multiple- hen cages: selection program and direct responses. *Poult Sci*. 1996 Apr;75(4):447-58.
28. Ortman LL, Craig JV. Social dominance in chickens modified by genetic selection — physiological mechanisms. *Anim Behav*. 1968 Feb;16(1):33-7.
29. Fisher RA. *The genetical theory of natural selection: a complete variorum edition*. New York: Oxford University Press; 1999.
30. Nesse RM. Five evolutionary principles for understanding cancer. In: Ujvari B, Roche B, Thomas F, editors. *Ecology and evolution of cancer*. New York: Academic Press; 2017. pp.xv-xxi.
31. Segerstrale U. *Nature's oracle: the life and work of W.D. Hamilton*. New York: Oxford University Press; 2013.

32. Hamilton WD. The evolution of altruistic behavior. *Am Nat*. 1963 Sep 1;97(896):354-6.

33. Smith JM. Group selection and kin selection. *Nature* [Internet]. 1964 Mar [cited 2017 Dec 14];201(4924):1145. Available from: https://www-nature-com.proxy.lib.umich.edu/articles/2011145a0.

34. Nowak MA et al. The general form of Hamilton's rule makes no predictions and cannot be tested empirically.

35. West SA, El Mouden C, Gardner A. Sixteen common misconceptions about the evolution of cooperation in humans. *Evol Hum Behav*.2011;32(4):231-62.

36. West SA, Griffin AS, Gardner A. Social semantics: altruism, cooperation, mutualism, strong reciprocity and group selection. *J Evol Biol*. 2007; 20(2):415-32.

37. Bergstrom CT, Bronstein JL, Bshary R, Connor RC, Daly M, Frank SA, et al. Interspecific mutualism: puzzles and predictions. In: Hammerstein P, editor. *Genetical and cultural evolution of cooperation*. Cambrige (MA): MIT Press; 2003. pp.241-56.

38. Clutton-Brock T. Breeding together: kin selection and mutualism in cooperative vertebrates. *Science*. 2002 Apr 5;296(5565):69-72.

39. Connor RC. The benefits of mutualism: a conceptual framework. *Biol Rev*. 1995;70(3):427-57.

40. Dugatkin LA. *Cooperation among animals: an evolutionary perspective*. New York: Oxford University Pres; 1997.

41. Trivers RL. The evolution of reciprocal altruism. *Q Rev Biol*. 1971; 46(1):35-57.

42. Axelrod R, Hamilton W. The evolution of cooperation. *Science*. 1981;211:1390-6.

43. Axelrod RM. *The evolution of cooperation*. New York: Basic Books; 1984.『つきあい方の科学：バクテリアから国際関係まで』R.アクセルロッド著、松田裕之訳、ミネルヴァ書房、1998年

44. Axelrod R, Dion D. The further evolution of cooperation. *Science*. 1988;242:1385-90.

45. Mengel F. Risk and temptation: a meta- study on prisoner's dilemma games. *Econ J*. 2017 Sep 18.

46. Pepper JW, Smuts BB. The evolution of cooperation in an ecological context: an agent- based model. In: Kohler TA, Gumerman GJ, editors. *Dynamics of human and primate societies: agent-based modelling of social and spatial processes*. New York: Oxford University Press; 1999. pp.44-76.

47. Nesse RM. Evolutionary explanations of emotions. *Hum Nat*. 1990;1(3):261-89.

48. Forgas JP, editor. *Affect in social thinking and behavior*. New York: Psychology Press; 2006.

49. Ketelaar T. Ancestral emotions, current decisions: using evolutionary game theory to explore the role of emotions in decision making. In: Crawford CB, Salmon C, editors. *Evolutionary psychology, public policy and personal decisions*. Mahwah (NJ): Lawrence Erlbaum; 2004. pp.145-168.

50. Ketelaar T. Evolutionary psychology and emotion: a brief history. In: Zeigler-Hill V, Welling LLM, Shackelford TK, editors. *Evolutionary perspectives on social psychology* [Internet]. Cham (Switzerland): Springer International Publishing; 2015 [cited 2018 Jun 13]. pp.51-67. Available from: http://link.springer.com/10.1007/978-3-319-12697-5_5.

51. Nesse RM. Evolutionary explanations of emotions.

52. Ibid.

53. Keltner D, Busswell B. Evidence for the distinctness of embarrassment, shame, and guilt: a study

of recalled antecedents and facial expressions of emotion. *Cogn Emot*. 1996;10(2):155-72.

54. Haselton MG, Ketelaar T. Irrational emotions or emotional wisdom? The evolutionary psychology of emotions and behavior. In J. P. Forgas *Affect in social thinking and behavior*. In: Forgas JP, editor. Frontiers of social psychology. New York: Psychology Press; 2006. pp.21-40.
55. Ketelaar T. Ancestral emotions, current decisions.
56. Ketelaar T. Evolutionary psychology and emotion.
57. Ridley M. The origins of virtue.『徳の起源――他人をおもいやる遺伝子』
58. Boyd R, Richerson PJ. Culture and the evolution of human cooperation. *Philos Trans R Soc B Biol Sci*. 2009 Nov 12;364(1533):3281-8.
59. Crespi B. Cooperation: close friends and common enemies. *Curr Biol*. 2006 Jun 6;16(11):R414-5.
60. Dugatkin LA. *The altruism equation: seven scientists search for the origins of goodness*. Princeton (NJ): Princeton University Press; 2006.
61. Hammerstein P. *Genetic and cultural evolution of cooperation*. Cambridge (MA): MIT Press; 2003.
62. Henrich J, Henrich N. Culture, evolution and the puzzle of human cooperation. *Cogn Syst Res*. 2006;7(2-3):220-45.
63. Kurzban R, Burton- Chellew MN, West SA. The evolution of altruism in humans. *Annu Rev Psychol*. 2015;66(1):575-99.
64. Ridley M. The origins of virtue.『徳の起源――他人をおもいやる遺伝子』
65. Dugatkin LA. Cooperation among animals.
66. Dugatkin LA. The altruism equation.
67. Binmore K. Bargaining and morality. In: Gauthier DP, Sugden R, editors. Rationality, justice and the social contract: themes from morals by agreement. *Ann Arbor*: University of Michigan Press; 1993. pp.131-56.
68. Boehm C. *Moral origins: the evolution of virtue, altruism, and shame*. New York: Basic Books; 2012.『モラルの起源――道徳、良心、利他行動はどのように進化したのか』クリストファー・ボーム著、斉藤隆央訳、白楊社、2014年
69. Chisholm JS. *Death, hope and sex: steps to an evolutionary ecology of mind and morality*. New York: Cambridge University Press; 1999.
70. de Waal FBM, Macedo S, Ober J, Wright R. *Primates and philosophers: how morality evolved*. Princeton (NJ): Princeton University Press; 2006.
71. Fehr E, Gachter S. Altruistic punishment in humans. *Nature*. 2002 Jan 10;415(6868):137- 40.
72. Gintis H, Bowles S, Boyd R, Fehr E. Explaining altruistic behavior in humans. *Evol Hum Behav*. 2003;24(3):153-72.
73. Irons W. Morality, religion and human evolution. In: Richardson WM, Wildman WJ, editors. *Religion and science: history, methods, dialogue*. New York: Routledge; 1996.
74. Katz L, editor. *Evolutionary origins of morality: cross disciplinary perspectives*. Thorverton (UK): Imprint Academic; 2000.
75. Krebs DL. The evolution of moral dispositions in the human species. *Ann N Y Acad Sci*. 2000 Apr;907:132-48.
76. Lieberman D, Tooby J, Cosmides L. Does morality have a biological basis?: an empirical test of the

factors governing moral sentiments relating to incest. *Proc R Soc B Biol.* 2003 Apr 22;270(1517):819-26.

77. Midgley M. *The ethical primate: humans, freedom, and morality.* London: Routledge; 1994.

78. Nitecki M, Nitecki D. *Evolutionary ethics.* Albany: State University of New York Press; 1993.

79. Pepper JW, Smuts BB. A mechanism for the evolution of altruism among nonkin: positive assortment through environmental feedback. *Am Nat.* 2002;160(2):205-13.

80. van Veelen M. Does it pay to be good?: competing evolutionary explanations of pro-social behaviour. In: Verplaetse J, De Schrijver J, Braeckman J, Vanneste S, editors. *The moral brain: essays on the evolutionary and neuroscientific aspects of morality.* Dordrecht (Netherlands): Springer Science+Business Media; 2009. pp.185-200.「善人であることは報われるのか？」M.ファン・フェーレン著：出典『モーラルブレイン：脳科学と進化科学の出会いが拓く道徳脳研究』J・フェアプレツェ、J・デ・シュリーファー、J・ブレックマン、S・ヴァネステ編、望月文明、立木教夫監訳、麗澤大学出版会、2013年

81. Foster KR, Kokko H. Cheating can stabilize cooperation in mutualisms. *Proc R Soc B Biol.* 2006 Sep 7;273(1598):2233-9.

82. Foster KR, Wenseleers T, Ratnieks FLW, Queller DC. There is nothing wrong with inclusive fitness. *Trends Ecol Evol.* 2006 Nov;21(11):599-600.

83. Aktipis, C. Athena. Know when to walk away: contingent movement and the evolution of cooperation. *J Theor Biol.* 2004;231(2):249-60.

84. Dunbar RIM. *Grooming, gossip, and the evolution of language.* Cambridge (MA): Harvard University Press; 1996.『ことばの起源：猿の毛づくろい、人のゴシップ』ロビン・ダンバー著、松浦俊輔、服部清美訳、青土社、2016年

85. West SA, Griffin AS, Gardner A. Social semantics: altruism, cooperation, mutualism, strong reciprocity and group selection. *J Evol Biol.* 2007 Mar;20(2):415-32.

86. Boyd R, Richerson PJ. Culture and the evolution of human cooperation. *Philos Trans R Soc B Biol Sci.* 2009 Nov 12;364(1533):3281-8.

87. Richerson P, Baldini R, Bell A, Demps K, Frost K, Hillis V, et al. Cultural group selection plays an essential role in explaining human cooperation: a sketch of the evidence. *Behav Brain Sci.* 2015;1-71.

88. Nesse RM. Social selection is a powerful explanation for prosociality. *Behav Brain Sci.* 2016 Jan;39:e47.

89. Brickman P, Sorrentino RM, Wortman CB. *Commitment, conflict, and caring.* Englewood Cliffs (NJ): Prentice-Hall; 1987.

90. Hirshleifer J. On the emotions as guarantors of threats and promises. In: Dupr. J, editor. *The latest on the best: essays on evolution and optimality.*Cambridge (MA): MIT Press; 1987. pp.307-26.

91. Nesse RM, editor. *Evolution and the capacity for commitment.* New York: Russell Sage Foundation; 2001.

92. Schelling TC. *The strategy of conflict.* Cambridge (MA): Harvard University Press; 1960.『紛争の戦略――ゲーム理論のエッセンス』トーマス・シェリング著、河野勝訳、勁草書房、2008年

93. Tooby J, Cosmides L. Friendship and the banker's paradox: other pathways to the evolution of adaptations for altruism. In: Runciman WG, Smith JM, Dunbar RIM, editors. *Proceedings of the British Academy. Vol. 88. Evolution of social behavior patterns in primates and man.* New York:

Oxford University Press; 1996. pp.119-43.

94. Nesse RM. Natural selection and the capacity for subjective commitment.

In. Nesse RM, editor. *Evolution and the capacity for commitment*. New York: Russell Sage Foundation; 2001. pp.1-44. (The Russell Sage Foundation series on trust. Vol. 3).

95. Mills J, Clark MS. Communal and exchange relationships: controversies and research. In: Erber R, Gilmour R, editors. *Theoretical frameworks for personal relationships*. Hillsdale (NJ): Lawrence Erlbaum; 1994. pp.29-42.

96. West- Eberhard MJ. The evolution of social behavior by kin selection. *Q Rev Biol*. 1975;50(1):1-33.

97. West- Eberhard MJ. Sexual selection, social competition, and evolution. *Proc Am Philos Soc*. 1979;123(4):222-34.

98. Miller GF. *The mating mind: how sexual choice shaped the evolution of human nature*. New York: Doubleday; 2000.『恋人選びの心──性淘汰と人間性の進化（1）（2）』ジェフリー・F. ミラー著、長谷川眞理子訳、岩波書店、2002年

99. Boehm C.*Moral origins*.『モラルの起源』

100. Nöe R, Hammerstein P. Biological markets: supply and demand determine the effect of partner choice in cooperation, mutualism and mating. *Trends Ecol Evol*. 1995;10(8):336-9.

101. Nesse RM. Runaway social selection for displays of partner value and altruism. *Biol Theory*. 2007;2(2):143-55.

102. Nesse RM. Social selection and the origins of culture. In: Schaller M, Heine SJ, Norenzayan A, Yamagishi T, Kameda T, editors. *Evolution, culture, and the human mind*. Philadelphia: Psychology Press; 2010. pp.137-50.

103. Barclay P, Willer R. Partner choice creates competitive altruism in humans. *Proc R Soc B Biol*. 2007;274(1610):749-53.

104. Hardy CL, Van Vugt M. Nice guys finish first: the competitive altruism hypothesis. *Soc Psychol Bull*. 2006 Oct 1;32(10):1402-13.

105. Pleasant A, Barclay P. Why hate the good guy?: antisocial punishment of high cooperators is greater when people compete to be chosen. *Psychol Sci*. 2018 Jun;29(6):868-76.

106. Hrdy SB. *Mothers and others: the evolutionary origins of mutual understanding*. Cambridge (MA): Belknap Press of Harvard University Press; 2009.

107. Wilson DS. Social semantics: toward a genuine pluralism in the study of social behaviour. *J Evol Biol*. 2008;21(1):368-73.

110. Noë R, Hammerstein P. Biological markets.

109. Kiers ET, Duhamel M, Beesetty Y, Mensah JA, Franken O, Verbruggen E, et al. Reciprocal rewards stabilize cooperation in the mycorrhizal symbiosis. *Science*. 2011 Aug 12;333(6044):880-2.

110. Wyatt GAK, Kiers ET, Gardner A, West SA. A biological market analysis of the plant- mycorrhizal symbiosis: mycorrhizal symbiosis as a biological market. *Evolution*. 2014 Sep;68(9):2603-18.

111. Nesse RM. Social selection and the origins of culture.

112. Hobbes T. *Leviathan*. Cambridge (UK): Cambridge University Press; 1996. p.120.『リヴァイアサン 1』ホッブズ著、角田安正訳、光文社、2014年、p150-155（引用部分は私訳）

113. Veblen T. *The theory of the leisure class: an economic study in the evolution of institutions*. New

York: Macmillan; 1899.『有給階級の理論――制度の進化に関する経済学的研究』ソースティン・ヴェブレン著、高哲男訳、筑摩書房、1998年

114. Kirkpatrick LA, Ellis BJ. An evolutionary- psychological approach to self- esteem: multiple domains and multiple functions. In: Fletcher JGO, Clark MS, editors. *Blackwell handbook of social psychology: interpersonal processes.* Oxford(UK): Blackwell; 2001. pp.409-36.

115. Leary MR, Baumeister RF. The nature and function of self- esteem: sociometer theory. In: Zanna MP, editor. *Advances in experimental social psychology.* San Diego (CA): Academic Press; 2000. pp.2-51.

116. Mealey L. Sociopathy. *Behav Brain Sci.* 1995;18(3):523-99.

117. Boehm C. *Moral origins*『モラルの起源』

118. Demirel OF, Demirel A, Kadak MT, Emül M, Duran A. Neurological soft signs in antisocial men and relation with psychopathy. *Psychiatry Res.* 2016 Jun 30;240:248-52.

119. Smuts B. Encounters with animal minds. *J Conscious Stud.* 2001; 8(5-7):293-309.

120. Brüne M. On human self- domestication, psychiatry, and eugenics. *Philos Ethics Humanit Med.* 2007 Oct 5;2(1):21.

121. Hare B, Wobber V, Wrangham R. The self-domestication hypothesis: evolution of bonobo psychology is due to selection against aggression. *Anim Behav.* 2012 Mar 1;83(3):573-85.

122. Gregory TR. Artificial selection and domestication: modern lessons from Darwin's enduring analogy. *Evol Educ Outreach.* 2009;2(1):5-27.

123. Henrich J. *The secret of our success: how culture is driving human evolution, domesticating our species, and making us smarter.* Princeton (NJ): Princeton University Press; 2015.『文化が人を進化させた――人類の繁栄と〈文化-遺伝子革命〉』ジョセフ・ヘンリック著、今西康子訳、白揚社、2019年

124. West SA, Griffin AS, Gardner A. Social semantics: altruism, cooperation, mutualism, strong reciprocity and group selection. *J Evol Biol.* 2007 Mar;20(2):415-32.

125. Carr D, Nesse RM, Wortman CB, editors. *Late life widowhood in the United States.*

126. Ibid.

127. Archer J. *The nature of grief.* New York: Oxford University Press; 2001. pp.263-83.

128. Horowitz MJ, Siegel B, Holen A, Bonanno GA. Diagnostic criteria for complicated grief disorder. *Am J Psychiatry.* 1997;154(7):904-10.

129. Prigerson HG, Frank EF, Kasl SV, Reynolds CF III, Anderson B, Zubenko GS, et al. Complicated grief and bereavement- related depression as distinct disorders: preliminary empirical validation in elderly bereaved spouses. *Am J Psychiatry.* 1995;152(1):22-30.

130. Shear MK, Reynolds CF, Simon NM, Zisook S, Wang Y, Mauro C et al. Optimizing treatment of complicated grief: a randomized clinical trial. *JAMA Psychiatry.* 2016 Jul 1;73(7):68-94.

131. Nesse RM. Evolutionary framework for understanding grief　In: Carr D, Nesse RM, Wortman CB, editors. *Spousal bereavement in late life.* New York: Springer; 2006. pp.195-226.

第10章　汝自身を知れ――否、知るな！

1. Belsky J. Psychopathology in life history perspective. *Psychol Inq.* 2014 Oct 2;25(3-4):307-10.

2. Del Giudice M. An evolutionary life history framework for psychopathology. *Psychol Inq* 2014 Oct

2;25(3-4):261-300.

3. Kaplan HS, Hill K, Lancaster JB, Hurtado AM. A theory of human life history evolution: diet, intelligence, and longevity. *Evol Anthropol.* 2000; 9(4):1-30.
4. Bradbury JW, Vehrencamp SL. *Principles of animal communication.* Sunderland (MA): Sinauer Associates; 1998.
5. de Crespigny FE, Hosken DJ. Sexual selection: signals to die for. *Curr Biol.* 2007 Oct 9;17(19):R853-5.
6. Alexander RD. The search for a general theory of behavior. *Behav Sci.* 1975;20(2):77-100.
7. Trivers R. Foreword to *The selfish gene.* Oxford (UK): Oxford University Press; 1976. pp.vii-ix『利己的な遺伝子』序文、ロバート・トリヴァース著、日高敏隆、岸由二、羽田節子、垂水雄二訳、紀伊國屋書店、2006年、p.31-32.
8. Trivers RL. *The folly of fools: the logic of deceit and self-deception in human life.* New York: Basic Books; 2011.
9. Hartmann H. *Ego psychology and the problem of adaptation. 14th ed.* New York: International Universities Press; 1958.『自我の適応：自我心理学と適応の問題』ハインツ・ハルトマン著、霜田静志、篠崎忠男訳、誠信書房、1967年
10. Boag S. Freudian repression, the common view, and pathological science. *Rev Gen Psychol.* 2006;10(1):74-80.
11. Dennett DC, Weiner P. *Consciousness explained.* Boston: Back Bay Books; 1991.『解明される意識』ダニエル・C・デネット著、山口泰司訳、青土社、1997年
12. Humphrey N. *A history of the mind: evolution and the birth of consciousness.* New York: Copernicus; 1999.
13. Tannenbaum AS. The sense of consciousness. *J Theor Biol.* 2001 Aug; 211(4):377-91.
14. Eccles JC. The evolution of consciousness. In: *How the SELF controls its BRAIN.* Berlin, Heidelberg: Springer; 1994. pp.113-24.『自己はどのように脳をコントロールするか』ジョン・C. エックルス著、大野忠雄、斎藤基一郎訳、シュプリンガー・フェアラーク東京、1998年
15. Dunbar RIM. The social brain hypothesis. *Evol Anthropol.* 1998; 6(5):178-90.
16. Flinn MV, Ward CV. Ontogeny and evolution of the social child. In: Ellis BJ, Bjorklund DF, editors. *Origins of the social mind: evolutionary psychology and child development.* New York: Guilford Press; 2005. pp.19-44.
17. Ronson J. How one stupid tweet blew up Justine Sacco's life. *The New York Times* [Internet]. 2015 Feb 12 [cited 2017 Oct 29]. Available from: https://www.nytimes.com/2015/02/15/magazine/how-one-stupid-tweet-ruined-justine-saccos-life.html.
18. Brakel LAW. *Philosophy, psychoanalysis, and the a-rational mind.* Oxford (UK): Oxford University Press; 2009.
19. Wilson TD. *Strangers to ourselves: discovering the adaptive unconscious.* Cambridge (MA): Belknap Press of Harvard University Press; 2002.『自分を知り、自分を変える——適応的無意識の心理学』ティモシー・ウィルソン著、村田光二訳、新曜社、2005年
20. Nisbett RE, Wilson TD. Telling more than we can know: verbal reports on mental processes. *Psychol Rev.* 1977;84(3):231-59.
21. Bargh JA, Chartrand TL. The unbearable automaticity of being. *Am Psychol.* 1999;54(7):462-79.

22. Bargh JA, Williams LE. The nonconscious regulation of emotion. *Handb Emot Regul.* 2007;1:429-45.

23. Huang JY, Bargh JA. The selfish goal: autonomously operating motivational structures as the proximate cause of human judgment and behavior. *Behav Brain Sci.* 2014 Apr;37(2):121-35.

24. Gazzaniga MS. Right hemisphere language following brain bisection: a 20-year perspective. *Am Psychol.* 1983;38(5):525-37.

25. Zimmer C. A career spent learning how the mind emerges from the brain. *The New York Times* [Internet]. 2005 May 10 [cited 2017 Jul 14]. Available from: https://www.nytimes.com/2005/05/10/science/a-career-spent-learning-how-the-mind-emerges-from-the-brain.html.

26. Gazzaniga MS. The split brain revisited. *Sci Am.* 1998;279(1):50-5.

27. Greenwald AG, McGhee DE, Schwartz JLK. Measuring individual differences in implicit cognition: the implicit association test. *J Pers Soc Psychol.* 1998;74(6):1464-80.

28. Scherer LD, Lambert AJ. Implicit race bias revisited: on the utility of task context in assessing implicit attitude strength. *J Exp Soc Psychol.* 2012 Jan 1;48(1):366-70.

29. Ghiselin MT. *The economy of nature and the evolution of sex.* Berkeley (CA): University of California Press; 1969. p.247.

30. Nesse RM, Lloyd AT. The evolution of psychodynamic mechanisms. In: Barkow JH, Cosmides L, Tooby J, editors. *The adapted mind: evolutionary psychology and the generation of culture.* New York: Oxford University Press; 1992. pp.601-24.

31. Brüne M. The evolutionary psychology of obsessive- compulsive disorder: the role of cognitive metarepresentation. *Perspect Biol Med.* 2006;49(3):317-29.

32. Feygin DL, Swain JE, Leckman JF. The normalcy of neurosis: evolutionary origins of obsessive-compulsive disorder and related behaviors. *Prog Neuropsychopharmacol Biol Psychiatry.* 2006;30(5):854-64.

33. Goodman WK, Price LH, Rasmussen SA, Mazure C, Fleischmann RL, Hill CL, et al. The Yale-Brown obsessive compulsive scale. I. Development, use, and reliability. *Arch Gen Psychiatry.* 1989;46(11):1006-11.

34. Stein DJ. Obsessive- compulsive disorder. *The Lancet.* 2002;360 (9330):397-405.

35. Attwells S, Setiawan E, Wilson AA, Rusjan PM, Mizrahi R, Miler L, et al. Inflammation in the neurocircuitry of obsessive-compulsive disorder. *JAMA Psychiatry.* 2017;74(8):833-40.

36. Brennan BP, Rauch SL, Jensen JE, Pope HG. A critical review of magnetic resonance spectroscopy studies of obsessive- compulsive disorder. *Biol Psychiatry.* 2013 Jan 1;73(1):24-31.

37. Robinson D, Wu H, Munne RA, Ashtari M, Alvir JMJ, Lerner G, et al. Reduced caudate nucleus volume in obsessive-compulsive disorder. *Arch Gen Psychiatry.* 1995;52(5):393-98.

38. Suñol M, Contreras- Rodríguez O, Maci Máciá D, Martínez- Vilavella G, Martínez-Zalacaín I, Subir Máciá M, et al. Brain structural correlates of subclinical obsessive-compulsive symptoms in healthy children. *J Am Acad Child Adolesc Psychiatry* [Internet]. 2017 Nov 10 [cited 2017 Dec 15]. Available from: http://www.sciencedirect.com/science/article/pii/S089085671731835X.

39. Mell LK, Davis RL, Owens D. Association between streptococcal infection and obsessive-compulsive disorder, Tourette's syndrome, and tic disorder. *Pediatrics.* 2005;116(1):56-60.

40. Swedo SE, Leonard HL, Rapoport JL. The pediatric autoimmune neuropsychiatric disorders

associated with streptococcal infection (PANDAS) subgroup: separating fact from fiction. *Pediatrics*. 2004; 113(4):907-11.

41. Diaferia G, Bianchi I, Bianchi ML, Cavedini P, Erzegovesi S, Bellodi L. Relationship between obsessive-compulsive personality disorder and obsessive-compulsive disorder. *Compr Psychiatry*. 1997 Jan 1;38(1):38-42.
42. Haselton MG, Nettle D. The paranoid optimist: an integrative evolutionary model of cognitive biases. *Soc Psychol Rev*. 2006;10(1):47-66.
43. Morewedge CK, Shu LL, Gilbert DT, Wilson TD. Bad riddance or good rubbish?: ownership and not loss aversion causes the endowment effect. *J Exp Soc Psychol*. 2009 Jul;45(4):947-51.
44. Kendler KS, Gardner CO, Prescott CA. Toward a comprehensive developmental model for major depression in men. *Am J Psychiatry*. 2006 Jan 1;163(1):115-24.
45. Kendler KS, Prescott CA, Myers J, Neale MC. The structure of genetic and environmental risk factors for common psychiatric and substance use disorders in men and women. *Arch Gen Psychiatry*. 2003 Sep 1;60(9):929-37.
46. Del Giudice M, Ellis BJ. Evolutionary foundations of developmental psychopathology. In: Cicchetti D, editor. *Developmental psychopathology* [Internet]. Hoboken (NJ): John Wiley & Sons; 2016 [cited 2018 Jul 12]. pp.1-58. Available from: http://doi.wiley.com/10.1002/9781119125556.devpsy201.
47. Belsky J. Psychopathology in life history perspective.
48. Ellis BJ, Del Giudice M, Dishion TJ, Figueredo AJ, Gray P, Griskevicius V, et al. The evolutionary basis of risky adolescent behavior: implications for science, policy, and practice. *Dev Psychol*. 2012;48(3):598-623.
49. Ellis BJ, Del Giudice M, Shirtcliff EA. Beyond allostatic load: the stress response system as a mechanism of conditional adaptation. In: Beauchaine TP, Hinshaw SP, editors. *Child and adolescent psychopathology. 2nd ed*. New York: Wiley; 2013. pp.25-84.
50. Brüne M. Borderline personality disorder: why "fast and furious"? *Evol Med Public Health*. 2016;2016(1):52-66.
51. Pinker S. *Enlightenment now: the case for reason science, humanism, and progress*. New York: Viking; 2018

第11章　不快なセックスが、遺伝子にとって都合がいい理由

1. Peck MS. *Further along the road less travelled: the unending journey toward spiritual growth*. London: Simon & Schuster UK; 1993. p.226.
2. O'Toole, Garson. The only unnatural sex act is that which one cannot perform. Quote investigator [Internet]. 2018 [cited 2018 Jan 6]. Available from: https://quoteinvestigator.com/2013/03/20/unnatural-act.
3. Buss DM. Sex differences in human mate preferences: evolutionary hypotheses tested in 37 cultures. *Behav Brain Sci*. 1989;12(1):1-49.
4. Li NP, Bailey JM, Kenrick DT, Linsenmeier JAW. The necessities and luxuries of mate preferences: testing the tradeoffs. *J Pers Soc Psychol*. 2002;82(6):947-55.
5. Shakya HB, Christakis NA. Association of Facebook use with compromised well-being: a

longitudinal study. *Am J Epidemiol.* 2017 Feb 1;185(3):203-11.

6. Kenrick DT, Gutierres SE, Goldberg LL. Influence of popular erotica on ratings of strangers and mates. *J Exp Soc Psychol.* 1989;25(2): 159-67.
7. Hazen C, Diamond LM. The place of attachment in human mating. *Rev Gen Psychol Spec Issue Adult Attach.* 2000;4(2):186-204.
8. Zeifman D, Hazan C. Attachment: the bond in pair-bonds. In: Simpson JA, Kenrick DT, editors. *Evolutionary social psychology.* Hillsdale (NJ): Lawrence Erlbaum Associates; 1997. pp.237-63.
9. Tennov D. Love and limerence: the experience of being in love [Internet]. 1999 [cited 2017 Dec 17]. Available from: http://site.ebrary.com/id/10895438.
10. Bierce A. The devil's dictionary. Ware, Hertfordshire (UK): Wordsworth Editions Limited; 1996 [1906]. p.162.『悪魔の辞典』アンブローズ・ビアス著、西川正身訳、岩波書店、1964年
11. de Botton A. Why you will marry the wrong person. The New York Times [Internet]. 2016 May 28 [cited 2017 Jun 16]. Available from: https://www.nytimes.com/2016/05/29/opinion/sunday/why-you-will-marry-the-wrong-person.html?_r=0.
12. Kirkpatrick RC. The evolution of human homosexual behavior. Curr Anthropol. 2000 Jun 1;41(3):385-413.
13. Wilson EO. *Sociobiology.*『社会生物学』エドワード・O・ウィルソン著、坂上昭一、宮井俊一、前川幸恵、北村省一、松本忠夫、粕谷英一、松沢哲郎、伊藤嘉昭、郷采人、巌佐庸、羽田節子訳、新思索社、1999年
14. Boomsma JJ. Lifetime monogamy and the evolution of eusociality. *Philos Trans R Soc B Biol Sci.* 2009 Nov 12;364(1533):3191-207.
15. Emlen ST. An evolutionary theory of the family. *Proc Natl Acad Sci.* 1995 Aug 29;92(18):8092-9.
16. Bobrow D, Bailey JM. Is male homosexuality maintained via kin selection? *Evol Hum Behav.* 2001 Sep 1;22(5):361-8.
17. Roughgarden J. Homosexuality and evolution: a critical appraisal. In: Tibayrenc M, Ayala FJ, editors. *On human nature* [Internet]. San (CA): Academic Press; 2017 [cited 2018 May 26]. pp.495-516.Available from: https://www.sciencedirect.com/science/article/pii/B9780124201903000302.
18. Ruse M. *Homosexuality: a philosophical inquiry.* New York: Blackwell; 1988.
19. Roughgarden J. Homosexuality and evolution.
20. Bailey NW, Zuk M. Same-sex sexual behavior and evolution. *Trends Ecol Evol.* 2009 Aug 1;24(8):439-46.
21. Balthazart J. Sex differences in partner preferences in humans and animals. *Phil Trans R Soc B.* 2016 Feb 19;371(1688):20150118.
22. Sommer V, Vasey PL. *Homosexual behaviour in animals: an evolutionary perspective.* Cambridge (UK): Cambridge University Press; 2006.
23. Blanchard R. Fraternal birth order, family size, and male homosexuality: meta-analysis of studies spanning 25 years. *Arch Sex Behav.* 2018 Jan;47(1):1-15.
24. Bogaert AF, Skorska MN, Wang C, Gabrie J, MacNeil AJ, Hoffarth MR, et al. Male homosexuality and maternal immune responsivity to the Y-linked protein NLGN4Y. *Proc Natl Acad Sci.* 2017 Dec 11;201705895.
25. Blanchard R. Fraternal birth order, family size, and male homosexuality.

26. Jannini EA, Burri A, Jern P, Novelli G. Genetics of human sexual behavior: where we are, where we are going. *Sex Med Rev*. 2015 Apr 1;3(2):65-77.

27. Stevens A, Price J. *Evolutionary psychiatry: a new beginning*. Hove (UK): Routledge; 2015.『進化精神医学――ダーウィンとユングが解き明かす心の病』アンソニー・スティーヴンズ、ジョン・スコット・プライス著、小山毅、高畑圭輔、豊嶋良一訳、世論時報社、2011年

28. Bailey NW, Zuk M. Same-sex sexual behavior and evolution.

29. Buss DM. *The evolution of desire: strategies of human mating*. Rev ed. New York: Basic Books; 2003.『女と男のだましあい――ヒトの性行動の進化』デヴィッド・M・バス著、狩野秀之訳、草思社、2000年

30. Troisi A. Sexual disorders in the context of Darwinian psychiatry. *J Endocrinol Invest*. 2003;26(3 Suppl):54-7.

31. Betzig L, Mulder MB, Turke P. *Human reproductive behaviour: a Darwinian perspective*. New York: Cambridge University Press; 1988.

32. Daly M, Wilson M. *Sex, evolution, and behavior*. 2nd ed. Boston: Willard Grant Press; 1983.

33. Symons D. *The evolution of human sexuality*. New York: Oxford University Press; 1979.

34. Haselton MG. The sexual overperception bias: evidence of a systematic bias in men from a survey of naturally occurring events. *J Res Personal*. 2003;37(1):34-47.

35. Aronsson H. Sexual imprinting and fetishism: an evolutionary hypothesis. In: De Block A, Adriaens PR, editors. *Maladapting minds: philosophy, psychiatry, and evolutionary theory*. New York: Oxford University Press; 2011. pp.65-90.

36. Natterson-Horowitz B, Bowers K. *Zoobiquity: the astonishing connection between human and animal health*. New York: Vintage; 2013.『人間と動物の病気を一緒にみる――医療を変える汎動物学の発想』バーバラ・N・ホロウィッツ、キャスリン・バウアーズ著、土屋晶子訳、インターシフト、2014年

37. Erectile dysfunction drugs analysis by product (Viagra, Levitra/Staxyn, Stendra/Spedra, Zydena, Vitaros), and segment forecasts to 2022 [Internet]. 2016 [cited 2017 Dec 17]. Available from: https://www.grandviewresearch.com/industry-analysis/erectile-dysfunction-drugs-market.

38. Baker R, Bellis M. Human sperm competition: ejaculation manipulation by females and a function for the female orgasm. *Animal Behavior*.1993;46(5):887-909.

39. Lee H- J, Macbeth AH, Pagani JH, Young WS. Oxytocin: the great facilitator of life. *Prog Neurobiol*. 2009 Jun;88(2):127-51.

40. Levin RJ. The human female orgasm: a critical evaluation reproductive functions. *Sexual and Relationship Therapy*. 2011 Nov 1;26(4):301-14.

41. Lloyd EA. *The case of the female orgasm: bias in the science of evolution*. Cambridge (MA): Harvard University Press; 2009.

42. Pavličev M, Wagner G. The evolutionary origin of female orgasm. *J Exp Zoolog B Mol Dev Evol*. 2016 Sep 1;326(6):326-37.

43. Wagner GP, Pavličev M. What the evolution of female orgasm teaches us. *J Exp Zoolog Mol Dev Evol*. 2016;326(6):325.

44. Wagner GP, Pavličev v M. Origin, function, and effects of female orgasm: all three are different. *J Exp Zoolog B Mol Dev Evol*. 2017 Jun 1;328(4):299-303.

45. Dunn KM, Cherkas LF, Spector TD. Genetic influences on variation in female orgasmic function: a

twin study. *Biol Lett.* 2005 Sep 22; 1(3):260-3.

46. Zietsch BP, Miller GF, Bailey JM, Martin NG. Female orgasm rates are largely independent of other traits: implications for "female orgasmic disorder" and evolutionary theories of orgasm. *J Sex Med.* 2011; 8(8):2305-16.

47. Laumann EO, Paik A, Rosen RC. Sexual dysfunction in the United States: prevalence and predictors. *JAMA.* 1999 Feb 10;281(6):537-44.

48. Waldinger MD, Quinn P, Dilleen M, Mundayat R, Schweitzer DH, Boolell M. Original research— ejaculation disorders: a multinational population survey of intravaginal ejaculation latency time. *J Sex Med.*2005 Jul 1;2(4):492-7.

49. Waldinger MD, Zwinderman AH, Olivier B, Schweitzer DH. Proposal for a definition of lifelong premature ejaculation based on epidemiological stopwatch data. *J Sex Med.* 2005 Jul 1;2(4):498-507.

50. Gallup GG, Burch RL, Zappieri ML, Parvez RA, Stockwell ML, Davis JA. The human penis as a semen displacement device. *Evol Hum Behav.* 2003 Jul 1;24(4):277-89.

51. Gallup GG, Burch RL. Semen displacement as a sperm competition strategy in humans. *Evol Psychol.* 2004 Jan 1;2(1):245-54.

52. Pham MN, DeLecce T, Shackelford TK. Sperm competition in marriage: semen displacement, male rivals, and spousal discrepancy in sexual interest. *Personal Individ Differ.* 2017 Jan 15;105(Suppl C)229-32.

53. Dewsbury DA, Pierce JD. Copulatory patterns of primates as viewed in broad mammalian perspective. *Am J Primatol.* 1989 Jan 1;17(1):51-72.

54. Hong LK. Survival of the fastest: on the origin of premature ejaculation. *J Sex Res.* 1984 May 1;20(2):109-22.

55. Gallup GG, Burch RL. Semen displacement as a sperm competition strategy in humans.

56. Parker GA, Pizzari T. Sperm competition and ejaculate economics. *Biol Rev.* 2010 Nov 1;85(4):897-934.

57. Wallen K, Lloyd EA. Female sexual arousal: genital anatomy and orgasm in intercourse. *Horm Behav.* 2011 May;59(5):780-92.

58. Laumann EO, Paik A, Rosen RC. Sexual dysfunction in the United States.

59. Wallen K, Lloyd EA. Female sexual arousal: genital anatomy and orgasm in intercourse. *Horm Behav.* 2011 May;59(5):780-92.

60. Armstrong EA, England P, Fogarty ACK. Accounting for women's orgasm and sexual enjoyment in college hookups and relationships. *Am Sociol Rev.* 2012 Jun 1;77(3):435-62.

61. Laumann EO, Paik A, Rosen RC. Sexual dysfunction in the United States.

62. Moynihan R. The making of a disease: female sexual dysfunction. *BMJ.* 2003 Jan 4;326(7379):45-7.

63. Narjani AE. Considérations sur les causes anatomiques de la frigidité chez la femme. *Brux Méd.* 1924;27:768-78.

64. Bertin C. *Marie Bonaparte, a life.* New York: Harcourt; 1982.

65. Storr A. An unlikely analyst. The New York Times [Internet]. 1983 Feb 6 [cited 2017 Jul 31]. Available from: http://www.nytimes.com/1983/02/06/books/an-unlikely-analyst.html.

66. Young-Bruehl E. *Freud on women*. New York: Random House; 2013.

67. Bonaparte M. Les deux frigidités de la femme. *Bull Société Sexol*.1933;5:161-70.

68. Moore A. Relocating Marie Bonaparte's clitoris. *Aust Fem Stud*. 2009 Jun;24(60):149-65.

69. Wallen K, Lloyd EA. Female sexual arousal: genital anatomy and orgasm in intercourse. *Horm Behav*. 2011 May;59(5):780-92.

70. Woodroffe R, Vincent A. Mother's little helpers: patterns of male care in mammals. *Trends Ecol Evol*. 1994 Aug 1;9(8):294-7.

71. Alexander RD. How did humans evolve?: reflections on the uniquely unique species. *Mus Zool Univ Mich*. 1990;1:1-38.

72. Buchan JC, Alberts SC, Silk JB, Altmann J. True paternal care in a multi-male primate society. *Nature*. 2003 Sep;425(6954):179-81.（『ネイチャー』日本語版にて、以下のタイトルで日本語要約が出ている。「多数の雄を含む霊長類社会で見られる真の父性養育行動」https://www.natureasia.com/ja-jp/nature/425/6954）

73. Kaplan HS, Lancaster JB. An evolutionary and ecological analysis of human fertility, mating patterns, and parental investment [Internet]. Washington (DC): National Academies Press; 2003 [cited 2018 Jan 7]. Available from: https://www.ncbi.nlm.nih.gov/books/NBK97292.（書籍タイトルは『Offspring: Human Fertility Behavior in Biodemographic Perspective』）

74. Buss DM. *The evolution of desire*.『女と男のだましあい——ヒトの性行動の進化』デヴィッド・M・バス著

75. Troisi A. Sexual disorders in the context of Darwinian psychiatry.

76. Betzig L, Mulder MB, Turke P. *Human reproductive behaviour*.

77. Daly M, Wilson M. *Sex, evolution, and behavior*.

78. Lancaster JB, Kaplan H. Human mating and family formation strategies: The effects of variability among males in quality and the allocation of mating effort and parental investment. *Topics in primatology*. 1992;1:21-33.

79. Low BS. Ecological and social complexities in human monogamy. In: Reichard UH, Boesch C, editors. *Monogamy: mating strategies and partnerships in birds, humans, and other mammals*. Cambridge (UK): Cambridge University Press; 2003. pp.161-76.

80. Dunbar RI. Coevolution of neocortical size, group size and language in humans. *Behav Brain Sci*. 1993;16(4):681-94.

81. Mitteroecker P, Huttegger SM, Fischer B, Pavlicev M. Cliff- edge model of obstetric selection in humans. *Proc Natl Acad Sci*. 2016 Dec 20;113(51):14680-5.

82. Boyd R, Richerson PJ. *Culture and the evolutionary process*. University of Chicago Press; 1985.

83. Dunbar RIM, Knight C, Power C. *The evolution of culture: an interdisciplinary view*. New Brunswick (NJ): Rutgers University Press; 1999.

84. Low BS. Ecological and social complexities in human monogamy.

85. Geary DC, Flinn MV. Evolution of human parental behavior and the human family. *Parent Sci Pract*. 2001;1(1-2):5-61.

86. Burley N. The evolution of concealed ovulation. *Am Nat*. 1979 Dec 1;114(6):835-58.

87. Pawłowski B. Loss of oestrus and concealed ovulation in human evolution: the case against the sexual - selection hypothesis. *Curr Anthropol*. 1999 Jun 1;40(3):257-76.

88. Strassmann BI. Sexual selection, paternal care, and concealed ovulation in humans. *Ethol*

Sociobiol. 1981 Jan 1;2(1):31-40.

89. Pawłowski B. Loss of oestrus and concealed ovulation in human evolution.

90. Reis HT, Patrick BC. Attachment and intimacy: component processes. In: Higgins ET, Kruglanski AW, editors. *Social psychology: handbook of basic principles.* New York: Guilford Press; 1996. pp.523-63.

91. Carter CS. Oxytocin pathways and the evolution of human behavior. *Annu Rev Psychol.* 2014;65(1):17-39.

92. Young LJ, Wang Z. The neurobiology of pair bonding. *Nat Neurosci.* 2004 Oct;7(10):104-54.

93. Donaldson ZR, Young LJ. Oxytocin, vasopressin, and the neurogenetics of sociality. *Science.* 2008 Nov 7;322(5903):900-4.

94. Fisher H. *Anatomy of love: a natural history of mating, marriage, and why we stray.* New York: W. W. Norton; 1992.

95. Buss DM. *The evolution of desire.*『女と男のだましあい――ヒトの性行動の進化』デヴィッド・M・バス著

96. Buss DM, Larsen RJ, Westen D, Semmelroth J. Sex differences in jealousy: evolution, physiology, and psychology. *Psychol Sci.*1992;3:251-5.

97. Flinn MV, Low BS. Resource distribution, social competition, and mating patterns in human societies. *Ecol Asp Soc Evol.* 1986;217-43.

98. Klinger E. Consequences of commitment to and disengagement incentives. *Psychol Rev.* 1975;82:1-25.

99. Daly M, Wilson M. *Sex, evolution, and behavior.*

100. Gangestad SW, Thornhill R. Female multiple mating and genetic benefits in humans: investigations of design. In: Kappeler PM, van Schaik CP, editors. *Sexual selection in primates: new and comparative perspectives.* Cambridge (UK): Cambridge University Press; 2004. pp.90-116.

101. Buss DM. *The dangerous passion: why jealousy is as necessary as love or sex.* New York: Free Press; 2000.『一度なら許してしまう女 一度でも許せない男――嫉妬と性行動の進化論』デヴィッド・M・バス著、三浦彊子訳、PHP研究所、2001年

102. Betzig LL. *Despotism and differential reproduction: a Darwinian view of history.* New York: Aldine; 1986.

103. Betzig L. Means, variances, and ranges in reproductive success: comparative evidence. *Evol Hum Behav.* 2012 Jul;33(4):309-17.

104. Betzig L. Eusociality in history. *Hum Nat.* 2014 Mar;25(1):80-99.

105. Zerjal T, Xue Y, Bertorelle G, Wells RS, Bao W, Zhu S, et al. The genetic legacy of the Mongols. *Am J Hum Genet.* 2003 Mar 1;72(3):717-21.

106. Webster TH, Sayres MAW. Genomic signatures of sex- biased demography: progress and prospects. *Curr Opin Genet Dev.* 2016 Dec;41:62-71.

107. Betzig L. Eusociality in history.

108. Twenge JM, Sherman RA, Wells BE. Changes in American adults' sexual behavior and attitudes, 1972-2012. *Arch Sex Behav.* 2015 Nov 1;44(8):2273-85.

109. Jasienska G. *The fragile wisdom: an evolutionary view on women's biology and health.* Cambridge

(MA): Harvard University Press; 2013.

110. Juul F, Chang VW, Brar P, Parekh N. Birth weight, early life weight gain and age at menarche: a systematic review of longitudinal studies. *Obes Rev.* 2017 Nov 1;18(11):1272-88.

111. Vitzthum VJ. The ecology and evolutionary endocrinology of reproduction in the human female. *Am J Phys Anthropol.* 2009 Jan 1;140(Suppl 49):95-136.

112. Stearns PN. *Jealousy: the evolution of an emotion in American history.* New York: New York University Press; 1989.

113. Buss DM. *The dangerous passion.*『一度なら許してしまう女 一度でも許せない男』デヴィッド・M・バス著

114. Millward J. Deep inside: a study of 10,000 porn stars and their careers [Internet]. 2013 [cited 2017 Dec 17]. Available from: http://jonmillward.com/blog/studies/deep-inside-a-study-of-10000-porn-stars.

115. Naked capitalism. *The Economist* [Internet]. 2015 Sep 26 [cited 2017 Dec 17]. Available from: https://www.economist.news/international/21666114-internet-blew-porn-industrys-business-model-apart-its-response-holds-lessons.

116. Marcus BS. Changes in a woman's sexual experience and expectations following the introduction of electric vibrator assistance. *J Sex Med.* 2011 Dec 1;8(12):3398-406.

117. Scheutz M, Arnold T. Are we ready for sex robots? In: The Eleventh ACM/IEEE International Conference on Human Robot Interaction [Internet]. Piscataway (NJ): IEEE Press; 2016 [cited 2017 Dec 17]. pp.351-8. Available from: https://dl.acm.org/doi/10.5555/2906831.2906891

第12章　食欲と、その他の原始的な欲望

1. Fortuna JL. Sweet preference, sugar addiction and the familial history of alcohol dependence: shared neural pathways and genes. *J Psychoactive Drugs.* 2010 Jun 1;42(2):147-51.

2. Alcock J, Maley CC, Aktipis CA. Is eating behavior manipulated by the gastrointestinal microbiota?: evolutionary pressures and potential mechanisms. *BioEssays.* 2014 Oct 1;36(10):940-9.

3. Ogden CL, Carroll MD. Prevalence of overweight, obesity, and extreme obesity among adults: United States, trends 1976-1980 through 2007-2008. National Center for Health Statistics [Internet]. 2010 June. Available from: https://www.cdc.gov/nchs/data/hestat/obesity_adult_07_08/obesity_adult_07_08.pdf.

4. Flegal KM, Carroll MD, Kit BK, Ogden CL. Prevalence of obesity and trends in the distribution of body mass index among US adults, 1999-2010. JAMA. 2012 Feb 1;307(5):491-7.

5. Higginson AD, McNamara JM. An adaptive response to uncertainty can lead to weight gain during dieting attempts. *Evol Med Public Health.* 2016 Jan 1;2016(1):369-80.

6. Booth HP, Prevost AT, Gulliford MC. Impact of body mass index prevalence of multimorbidity in primary care: cohort study. *Fam Pract.* 2014 Feb 1;31(1):38-43.

7. Sturm R, Wells KB. Does obesity contribute as much to poverty or smoking? *Public Health.* 2001;115(3):229-35

8. Allison DB, Fontaine KR, Manson JE, Stevens J, VanItallie TB. Annual deaths attributable to obesity in the United States. *JAMA.* 1999 Oct 27;282(16):1530-8.

9. Marketdata Enterprises. Weight loss market sheds some dollars in 2013 [Internet]. 2014 [cited

2017 Jun 25]. Available from: https://www.marketdataenterprises.com/wp-content/uploads/2014/01/Diet-Market-2014-Status-Report.pdf.

10. Wang YC, McPherson K, Marsh T, Gortmaker SL, Brown M. Health and economic burden of the projected obesity trends in the USA and the UK. *The Lancet*. 2011 Aug 27;378(9793):815-25.
11. Power ML, Schulkin J. *The evolution of obesity*. Baltimore: Johns Hopkins University Press; 2009. 『人はなぜ太りやすいのか――肥満の進化生物学』マイケル・L・パワー、ジェイ・シュルキン著、山本太郎訳、みすず書房、2017年
12. Berrington de Gonzalez A, Hartge P, Cerhan JR, Flint AJ, Hannan L, MacInnis RJ, et al. Body-mass index and mortality among 1.46 million white adults. *N Engl J Med*. 2010 Dec 2;363(23):2211-9.
13. Higginson AD, McNamara JM. An adaptive response to uncertainty can lead to weight gain during dieting attempts.
14. Dulloo AG, Jacquet J, Montani J-P, Schutz Y. How dieting makes the lean fatter: from a perspective of body composition autoregulation through adipostats and proteinstats awaiting discovery. *Obes Rev*. 2015 Feb 1;16:25-35.
15. Hill AJ. Does dieting make you fat? *Br J Nutr*. 2004;92(Suppl 1):S15-8.
16. Fothergill E, Guo J, Howard L, Kerns JC, Knuth ND, Brychta R, et al. Persistent metabolic adaptation 6 years after "The Biggest Loser" competition. *Obesity*. 2016 Aug 1;24(8):1612-9.
17. Corwin RL, Avena NM, Boggiano MM. Feeding and reward: perspectives from three rat models of binge eating. *Physiol Behav*. 2011 Jul 25;104(1):87-97.
18. Frankl VE. *Man's search for meaning*. New York: Simon & Schuster; 1985. 『夜と霧』ヴィクトール・E・フランクル著、池田香代子訳、みすず書房、2002年
19. Bruch H. *The golden cage: the enigma of anorexia nervosa*. Cambridge (MA): Harvard University Press; 2001.
20. Brandenburg BMP, Andersen AE. Unintentional onset of anorexia nervosa. *Eat Weight Disord*. 2007 Jun 1;12(2):97-100.
21. Habermas T. In defense of weight phobia as the central organizing motive in anorexia nervosa: historical and cultural arguments for a culture-sensitive psychological conception. *Int J Eat Disord*. 1996 May 1;19(4):317-34.
22. Keating C. Theoretical perspective on anorexia nervosa: the conflict of reward. *Neurosci Biobehav Rev*. 2010 Jan 1;34(1): 73-9.
23. Tozzi F, Sullivan PF, Fear JL, McKenzie J, Bulik CM. Causes and recovery in anorexia nervosa: the patient's perspective. *Int J Eat Disord*. 2003 Mar;33(2):143-54.
24. Bulik CM, Sullivan PF, Tozzi F, Furberg H, Lichtenstein P, Pedersen NL. Prevalence, heritability, and prospective risk factors for anorexia nervosa. *Arch Gen Psychiatry*. 2006 Mar;63(3):305-12.
25. Kaye WH, Wierenga CE, Bailer UF, Simmons AN, Bischoff- Grethe A. Nothing tastes as good as skinny feels: the neurobiology of anorexia nervosa. *Trends Neurosci*. 2013 Feb;36(2):110-20.
26. Weiss KM. Tilting at quixotic trait loci (QTL): an evolutionary perspective on genetic causation. *Genetics*. 2008 Aug;179(4):1741-56.
27. Norn M. Myopia among the Inuit population of East Greenland. Longitudinal study 1950-1994. *Acta Ophthalmol Scand*. 1997;75(6):723-5.
28. Boraska V, Franklin CS, Floyd JA, Thornton LM, Huckins LM, Southam L, et al. A genome- wide

association study of anorexia nervosa. *Mol Psychiatry*. 2014 Oct;19(10):1085-94.

29. Duncan L, Yilmaz Z, Gaspar H, Walters R, Goldstein J, Anttila V, et al. Significant locus and metabolic genetic correlations revealed in genome-wide association study of anorexia nervosa. *Am J Psychiatry*. 2017 May 12;174(9):850-8.
30. Surbey M. Anorexia nervosa, amenorrhea, and adaptation. *Ethol Sociobiol*. 1987;8(Suppl 1):47-61.
31. Vitzthum VJ. The ecology and evolutionary endocrinology of reproduction in the human female. *Am J Phys Anthropol*. 2009 Jan 1;140(Suppl 49):95-136.
32. Ellison PT. Energetics and reproductive effort. Am J Hum Biol. 2003 May 1;15(3):342-51.
33. Jasienska G. Energy metabolism and the evolution of reproductive suppression in the human female. *Acta Biotheor*. 2003;51(1):1-18.
34. Myerson M, Gutin B, Warren MP, May MT, Contento I, Lee M, et al. Resting metabolic rate and energy balance in amenorrheic eumenorrheic runners. *Med Sci Sports Exerc*. 1991 Jan;23(1):15-22.
35. Abed RT. The sexual competition hypothesis for eating disorders. *Br J Med Psychol*. 1998 Dec 1;71(4):525-47.
36. Faer LM, Hendriks A, Abed RT, Figueredo AJ. The evolutionary psychology of eating disorders: female competition for mates or for status? *Psychol Psychother Theory Res Pract*. 2005;78(3):397-417.
37. Singh D. Body shape and women's attractiveness. *Hum Nat*. 1993 Sep 1;4(3):297-321.
38. Faer LM, Hendriks A, Abed RT, Figueredo AJ. The evolutionary psychology of eating disorders: female competition for mates or for status?
39. Guisinger S. Adapted to flee famine: adding an evolutionary perspective on anorexia nervosa. *Psychol Rev*. 2003;110(4):745-61.
40. Rosenvinge JH, Pettersen G. Epidemiology of eating disorders, part I: introduction to the series and a historical panorama. *Adv Eat Disord*. 2015 Jan 2;3(1):76-90.
41. Klein DA, Boudreau GS, Devlin MJ, Walsh BT. Artificial sweetener use among individuals with eating disorders. *Int J Eat Disord*. 2006 May 1;39(4):341-5.
42. Just T, Pau HW, Engel U, Hummel T. Cephalic phase insulin release in healthy humans after taste stimulation? *Appetite*. 2008 Nov 1;51(3):622-7.
43. Veedfald S, Plamboeck A, Deacon CF, Hartmann B, Knop FK, Vilsbøll T, et al. Cephalic phase secretion of insulin and other enteropancreatic hormones in humans. *American Journal of Physiology-Gastrointestinal and Liver Physiology*. 2015 Oct 22;310(1):G43-51.
44. Rozengurt E, Sternini C. Taste receptor signaling in the mammalian gut. *Curr Opin Pharmacol*. 2007 Dec 1;7(6):557-62.
45. Pepino MY. Metabolic effects of non- nutritive sweeteners. *Physiol Behav*.2015 Dec 1;152:450-5.
46. Fowler SP, Williams K, Resendez RG, Hunt KJ, Hazuda HP, Stern MP. Fueling the obesity epidemic?: artificially sweetened beverage use and long- term weight gain. *Obesity*. 2008;16(8):1894-900.
47. Mattes RD, Popkin BM. Nonnutritive sweetener consumption in humans: effects on appetite and food intake and their putative mechanisms. *Am J Clin Nutr*. 2009 Jan 1;89(1):1-14.
48. Renwick AG, Molinary SV. Sweet- taste receptors, low- energy sweeteners, glucose absorption and insulin release. *Br J Nutr*. 2010 Nov;104(10): 1415-20.

49. Azad MB, Abou- Setta AM, Chauhan BF, Rabbani R, Lys J, Copstein L, et al. Nonnutritive sweeteners and cardiometabolic health: a systematic review and meta- analysis of randomized controlled trials and prospective cohort studies. *Can Med Assoc J*. 2017 Jul 17;189(28):E929-39.

50. Barker DJ, Gluckman PD, Godfrey KM, Harding JE, Owens JA, Robinson JS. Fetal nutrition and cardiovascular disease in adult life. *The Lancet*. 1993 Apr 10;341(8850):938-41.

51. Gluckman PD, Hanson MA, Spencer HG. Predictive adaptive responses and human evolution. *Trends Ecol Evol*. 2005;20(10):527-33.

52. Gluckman PD, Hanson MA, Bateson P, Beedle AS, Law CM, Bhutta ZA, et al. Towards a new developmental synthesis: adaptive developmental plasticity and human disease. *The Lancet*. 2009 May 9;373(9675):1654-7.

53. Guerrero- Bosagna C. Transgenerational epigenetic inheritance: past exposures, future diseases. In: Rosenfeld CS, editor. The epigenome and developmental origins of health and disease [Internet]. Boston: Academic Press; 2016 [cited 2017 Dec 19]. pp.425-37. Available from: https://www.sciencedirect.com/science/article/pii/B9780128013830000219.

54. Rosenfeld CS. Nutrition and epigenetics: evidence for multi-and transgenerational effects. In: Burdge G, Lillycrop K, editors. *Nutrition, epigenetics and health*. New Jersey: World Scientific; 2017. pp.133-57.

55. Lea AJ, Altmann J, Alberts SC, Tung J. Developmental constraints in a wild primate. *Am Nat*. 2015 Jun 1;185(6):809-21.

56. Crespi BJ. Vicious circles: positive feedback in major evolutionary and ecological transitions. *Trends Ecol Evol*. 2004 Dec;19(12):627-33.

57. Nettle D, Bateson M. Adaptive developmental plasticity: what is it, how can we recognize it and when can it evolve? *Proc Biol Sci*. 2015 Aug 7;282(1812):20151005.

58. Nussbaum MC. *The therapy of desire: theory and practice in Hellenistic ethics*. Princeton (NJ): Princeton University Press; 1994.

第13章　いい気分と、その有害な理由

1. Centers for Disease Control and Prevention. Fact sheets—Alcohol use and your health [Internet]. [cited 2018 Aug 16]. Available from: https://www.cdc.gov/alcohol/fact-sheets/alcohol-use.htm.

2. Grant BF, Stinson FS, Dawson DA, Chou SP, Dufour MC, Compton W, et al. Prevalence and co-occurrence of substance use disorders and independent mood and anxiety disorders: results from the National Epidemiologic Survey on Alcohol and Related Conditions. *Arch Gen Psychiatry*. 2004;61(8):807-18.

3. Substance Abuse and Mental Health Services Administration (SAMHSA). 2015 National Survey on Drug Use and Health (NSDUH). Table 5.6B—Substance use disorder in past year among persons aged 18 or older, by demographic characteristics: percentages, 2014 and 2015. Available at: https://www.samhsa.gov/data/sites/default/files/NSDUH-DetTabs-2015/NSDUH-DetTabs-2015/NSDUH-DetTabs-2015.htm#tab5-6b.

4. Centers for Disease Control and Prevention. Tobacco- related mortality [Internet]. 2016 [cited 2017 Jul 17]. Available from: http://www.cdc.gov/tobacco/data_statistics/fact_sheets/health_effects/tobacco_related_mortality.

5. Hill EM, Newlin DB. Evolutionary approaches to addiction. *Addiction*.2002 Apr;97(4):375-9.

6. Hyman SE. Addiction: a disease of learning and memory. *FOCUS*.2007 Apr 1;5(2):220-8.
7. Nesse RM, Berridge KC. Psychoactive drug use in evolutionary perspective. *Science*. 1997;278(5335):63-6.
8. Dudley R. Evolutionary origins of human alcoholism in primate frugivory. *Q Rev Biol*. 2000;75(1):3-15.
9. Sullivan RJ, Hagen EH. Psychotropic substance-seeking: evolutionary pathology or adaptation? *Addiction*. 2002 Apr 1;97(4):389-400.
10. Chevallier J. The great medieval water myth. Les Leftovers [Internet]. 2013 [cited 2017 Dec 20]. Available from: https://leslefts.blogspot.com.au/2013/11/the-great-medieval-water-myth.html.
11. Dudley R. Ethanol, fruit ripening, and the historical origins of human alcoholism in primate frugivory. *Integr Comp Biol*. 2004Aug;44(4):315-23.
12. Nesse RM. Evolution and addiction. *Addiction*. 2002 Apr;97(4):470-1.
13. Hayden B, Canuel N, Shanse J. What was brewing in the Natufian?: an archaeological assessment of brewing technology in the Epipaleolithic. *J Archaeol Method Theory*. 2013 Mar 1;20(1):102-50.
14. Sullivan RJ, Hagen EH. Psychotropic substance- seeking: evolutionary pathology or adaptation? *Addiction*. 2002 Apr 1;97(4):389-400.
15. Roulette CJ, Mann H, Kemp BM, Remiker M, Roulette JW, Hewlett BS, et al. Tobacco use vs. helminths in Congo basin hunter-gatherers: self-medication in humans? *Evol Hum Behav*. 2014 Sep 1;35(5):397-407.
16. Ruiz- Lancheros E, Viau C, Walter TN, Francis A, Geary TG. Activity of novel nicotinic anthelmintics in cut preparations of *Caenorhabditis elegans*. *Int J Parasitol*. 2011;41(3-4):455-61.
17. Gardner EL. What we have learned about addiction from animal models of drug self-administration. *Am J Addict*. 2000 Oct 1;9(4):285-313.
18. Sullivan RJ, Hagen EH. Psychotropic substance-seeking.
19. Hagen EH, Sullivan RJ, Schmidt R, Morris G, Kempter R, Hammerstein P. Ecology and neurobiology of toxin avoidance and the paradox of drug reward. *Neuroscience*. 2009;160(1):69-84.
20. Hagen EH, Roulette CJ, Sullivan RJ. Explaining human recreational use of "pesticides": the neurotoxin regulation model of substance use vs. the hijack model and implications for age and sex differences in drug consumption. *Front Psychiatry* [Internet]. 2013 [cited 2017 Dec 20];4. Available from: http://journal.frontiersin.org/article/10.3389/fpsyt.2013.00142/abstract.
21. Turke PW, Betzig LL. Those who can do: wealth, status, and reproductive success on Ifaluk. *Ethology and Sociobiology* 1985;6(2):79-87. Available from: https://doi.org/10.1016/0162-3095(85)90001-9.
22. McLaughlin GT. Cocaine: the history and regulation of a dangerous drug. *Cornell Rev*. 1972;58(3):537-73.
23. Markel H. *An anatomy of addiction: Sigmund Freud, William Halsted, and the miracle drug cocaine*. New York: Vintage; 2011.
24. Davenport- Hines R. *The pursuit of oblivion: a social history of drugs*. London: Weidenfeld & Nicolson; 2012.
25. Brownstein MJ. A brief history of opiates, opioid peptides, and opioid receptors. *Proc Natl Acad*

Sci. 1993;90(12):5391-3.

26. Brown RH. The opium trade and opium policies in India, China, Britain, and the United States: historical comparisons and theoretical interpretations. *Asian J Soc Sci.* 2002;30(3):623-56.

27. Braswell SR. *American meth: a history of the methamphetamine epidemic in America.* Lincoln (NE): iUniverse; 2006.

28. Pubchem. Carefentanil [Internet]. 2017 [cited 2017 Dec 20]. Available from: https://pubchem.ncbi.nlm.nih.gov/compound/62156.

29. McLaughlin K. Underground labs in China are devising potent new opiates faster than authorities can respond. *Science* [Internet]. 2017 Mar 29 [cited 2017 Dec 20]. Available from: http://www.sciencemag.org/news/2017/03/underground-labs-china-are-devising-potent-new-opiates-faster-authorities-can-respond.

30. Berridge KC, Robinson TE. The mind of an addicted brain: neural sensitization of wanting versus liking. *Curr Dir Psychol Sci.* 1995;4(3):71-6.

31. Kendler KS, Maes HH, Sundquist K, Ohlsson H, Sundquist J. Genetic and family and community environmental effects on drug abuse in adolescence: a Swedish national twin and sibling study. *Am J Psychiatry.* 2014 Feb 1;171(2):209-17.

32. Young SE, Rhee SH, Stallings MC, Corley RP, Hewitt JK. Genetic and environmental vulnerabilities underlying adolescent substance use and problem use: general or specific? *Behav Genet.* 2006;36(4):603-15.

33. Alexander BK, Hadaway PF. Opiate addiction: the case for an adaptive orientation. *Psychol Bull.* 1982;92(2):367-81.

34. Zucker RA. Genes, brain, behavior, and context: the developmental matrix of addictive behavior. In: Stoltenberg S, editor. *Genes and the motivation to use substances* [Internet]. New York: Springer; 2014 [cited 2017 Dec 20]. pp.51-69. Available from: https://link.springer.com/chapter/10.1007/978-1-4939-0653-6_4.

35. Volkow ND, Koob GF, McLellan AT. Neurobiologic advances from the brain disease model of addiction. *N Engl J Med.* 2016 Jan 28; 374(4):363-71.

第14章　適応度の崖っぷちに引っかかる心

1. Wiener N. *Cybernetics; or, control and communication in the animal and the machine.* Cambridge (MA): Technology Press; 1948. p.151.『サイバネティックス――動物と機械における制御と通信』ノーバート・ウィーナー著、池原止戈夫、彌永昌吉、室賀三郎、戸田巌訳、岩波書店、2011年

2. Smoller JW, Finn CT. Family, twin, and adoption studies of bipolar disorder. *Am J Med Genet C Semin Med Genet.* 2003 Nov 15;123 C(1): 48-58.

3. Sullivan RJ, Allen JS. Natural selection and schizophrenia. *Behav Brain Sci.* 2004 Dec;27(6):865-6.

4. Sandin S, Lichtenstein P, Kuja- Halkola R, Larsson H, Hultman CM, Reichenberg A. The familial risk of autism. *JAMA.* 2014 May 7;311(17): 1770-7.

5. Smoller JW, Finn CT. Family, twin, and adoption studies of bipolar disorder.

6. Sandin S, et al. The familial risk of autism.

7. Lichtenstein P, Björk C, Hultman CM, Scolnick E, Sklar P, Sullivan PF. Recurrence risks for schizophrenia in a Swedish national cohort. *Psychol Med.* 2006 Oct;36(10):1417-25.

8. Kendler KS, Thornton LM, Gardner CO. Stressful life events and previous episodes in the etiology of major depression in women: an evaluation of the "kindling" hypothesis. *Am J Psychiatry*. 2000 Aug 1; 157(8):1243-51.

9. Ellison Z, van Os J, Murray R. Special feature: childhood personality characteristics of schizophrenia: manifestations of, or risk factors for, the disorder? *J Personal Disord*. 1998 Sep 1;12(3):247-61.

10. Johnson EC, Border R, Melroy- Greif WE, de Leeuw CA, Ehringer MA, Keller MC. No evidence that schizophrenia candidate genes are more associated with schizophrenia than noncandidate genes. *Biol Psychiatry* [Internet]. 2017 Jul 13 [cited 2017 Sep 15]. Available from: http://www.sciencedirect.com/science/article/pii/S0006322317317729.

11. Sanders AR, Duan J, Levinson DF, Shi J, He D, Hou C, et al. significant association of 14 candidate genes with schizophrenia in a large European ancestry sample: implications for psychiatric genetics. *Am J Psychiatry*. 2008 Apr 1;165(4):497-506.

12. Anttila V, Bulik- Sullivan B, Finucane HK, Bras J, Duncan L, Escott-Price V, et al. Analysis of shared heritability in common disorders of the brain. 2016 Apr 16 [cited 2017 Jun 19]. Available from: http://biorxiv.org/lookup/doi/10.1101/048991.

13. Kendler KS. What psychiatric genetics has taught us about the nature of psychiatric illness and what is left to learn. *Mol Psychiatry*. 2013 Oct;18(10):1058-66.

14. Corvin A, Sullivan PF. What next in schizophrenia genetics for the Psychiatric Genomics Consortium? *Schizophr Bull*. 2016 May 1;42(3):538-41.

15. Forstner AJ, Hecker J, Hofmann A, Maaser A, Reinbold CS, Mühleisen TW, et al. Identification of shared risk loci and pathways for bipolar disorder and schizophrenia. *PLOS ONE*. 2017 Feb 6;12(2):e0171595.

16. Eichler EE, Flint J, Gibson G, Kong A, Leal SM, Moore JH, et al. Missing heritability and strategies for finding the underlying causes of complex disease. *Nat Rev Genet*. 2010 Jun;11(6):446-50.

17. Manolio TA, Collins FS, Cox NJ, Goldstein DB, Hindorff LA, Hunter DJ, et al. Finding the missing heritability of complex diseases. *Nature*. 2009 Oct 8;461(7265):747-53.

18. Nolte IM, van der Most PJ, Alizadeh BZ, de Bakker PI, Boezen HM, Bruinenberg M, et al. Missing heritability: is the gap closing? An analysis of 32 complex traits in the Lifelines Cohort Study. *Eur J Hum Genet EJHG*. 2017 Jun;25(7):877-85.

19. Gaugler T, Klei L, Sanders SJ, Bodea CA, Goldberg AP, Lee AB, et al. Most genetic risk for autism resides with common variation. *Nat Genet*. 2014 Aug;46(8):881-5.

20. Gratten J, Wray NR, Keller MC, Visscher PM. Large- scale genomics unveils the genetic architecture of psychiatric disorders. *Nat Neurosci*. 2014;17(6):782-90.

21. Kendler KS. What psychiatric genetics has taught us about the nature of psychiatric illness and what is left to learn. *Mol Psychiatry*. 2013 Oct;18(10):1058-66.

22. Woo HJ, Yu C, Kumar K, Reifman J. Large- scale interaction effects reveal missing heritability in schizophrenia, bipolar disorder and posttraumatic stress disorder. *Transl Psychiatry*. 2017 Apr 11;74(4):e1089.

23. Gaugler T et al. Most genetic risk for autism resides with common variation.

24. Cardno AG, Owen MJ. Genetic relationships between schizophrenia, bipolar disorder, and schizoaffective disorder. *Schizophr Bull*. 2014 May 1;40(3):504-15.

25. Malaspina D, Harlap S, Fennig S, Heiman D, Nahon D, Feldman D, et al. Advancing paternal age and the risk of schizophrenia. *Arch Gen Psychiatry*. 2001 Apr 1;58(4):361-7.

26. Reichenberg A, Gross R, Weiser M, Bresnahan M, Silverman J, Harlap S, et al. Advancing paternal age and autism. *Arch Gen Psychiatry*. 2006 Sep 1;63(9):1026-32.

27. Gratten J, Wray NR, Peyrot WJ, McGrath JJ, Visscher PM, Goddard ME. Risk of psychiatric illness from advanced paternal age is not predominantly from de novo mutations. *Nat Genet*. 2016 Jul;48(7):718-24.

28. Pedersen CB, McGrath J, Mortensen PB, Petersen L. The importance of father's age to schizophrenia risk. *Mol Psychiatry*. 2014 May;19(5):530-1.

29. Bundy H, Stahl D, MacCabe JH. A systematic review and meta- analysis of the fertility of patients with schizophrenia and their unaffected relatives. *Acta Psychiatr Scand*. 2011;123(2):98-106.

30. Power RA, Kyaga S, Uher R, MacCabe JH, Långström N, Landen M, et al. Fecundity of patients with schizophrenia, autism, bipolar disorder, depression, anorexia nervosa, or substance abuse vs their unaffected siblings. *JAMA Psychiatry*. 2013 Jan 1;70(1):22-30.

31. Ibid.

32. Keller MC, Miller G. Resolving the paradox of common, harmful, heritable mental disorders: which evolutionary genetic models work best? *Behav Brain Sci*. 2006 Aug;29(4):385-404.

33. Crespi B, Badcock CR. Psychosis and autism as diametrical disorders of the social brain. *Behav Brain Sci*. 2008 Jun;31(3):241-61; discussion 261-320.

34. Crespi BJ. Revisiting Bleuler: relationship between autism and schizophrenia. Br J Psychiatry. 2010 Jun;196(6):495; author reply 495-6.

35. Wilkins JF, Haig D. What good is genomic imprinting: the function of parent- specific gene expression. *Nat Rev Genet*. 2003;4(5):359-68.

36. Haig D. Transfers and transitions: parent- offspring conflict, genomic imprinting, and the evolution of human life history. *Proc Natl Acad Sci*. 2010 Jan 26;107 (Suppl 1):1731-5.

37. Patten MM, Úbeda F, Haig D. Sexual parental antagonism shape genomic architecture. *Proc R Soc Lond B Biol Sci*. 2013;280(1770):20131795.

38. Crespi BJ. The evolutionary etiologies of autism spectrum and psychotic affective spectrum disorders. In: *Evolutionary thinking in medicine* [Internet]. Cham (Switzerland): Springer; 2016 [cited 2018 Jan 2]. p.299-327. Available from: https://link.springer.com/chapter/10.1007/978-3-319-29716-20.

39. Crespi BJ. Autism, psychosis, and genomic imprinting: recent discoveries and conundrums. *Curr Opin Behav Sci*. 2018;25:1-7.

40. Crespi B, Summers K, Dorus S. Adaptive evolution of genes underlying schizophrenia. *Proc R Soc Lond B Biol Sci*. 2007 Nov 22;274(1627):2801-10.

41. Dinsdale NL, Hurd PL, Wakabayashi A, Elliot M, Crespi BJ. How are autism and schizotypy related?: evidence from a non- clinical population. *PLOS ONE*. 2013;8(5):e63316.

42. Byars SG, Stearns SC, Boomsma JJ. Opposite risk patterns for autism and schizophrenia are associated with normal variation in birth size: phenotypic support for hypothesized diametric gene- dosage effects. *Proc R Soc B*. 2014 Nov 7;281(1794):20140604.

43. Lai M- C, Lombardo MV, Auyeung B, Chakrabarti B, Baron- Cohen S. Sex/gender differences and

autism: setting the scene for future research. *J Am Acad Child Adolesc Psychiatry*. 2015 Jan 1;54(1):11-24.

44. Baron- Cohen S, Knickmeyer RC, Belmonte MK. Sex differences in the brain: implications for explaining autism. *Science*. 2005 Nov 4; 310(5749):819-23.
45. van Dongen J, Boomsma DI. The evolutionary paradox and the missing heritability of schizophrenia. *Am J Med Genet B Neuropsychiatr Genet*. 2013 Mar 1;162(2):122-36.
46. Polimeni J, Reiss JP. Evolutionary perspectives on schizophrenia. *Can J Psychiatry*. 2003;48(1):34-9.
47. Stevens A. *Prophets, cults and madness*. London: Gerald Duckworth & Co.; 2000.
48. Nettle D, Clegg H. Schizotypy, creativity and mating success in humans. *Proc R Soc Lond B Biol Sci*. 2006;273(1586):611-5.
49. Greenwood TA. Positive traits in the bipolar spectrum: the space between madness and genius. *Mol Neuropsychiatry*. 2016;2(4):198-212.
50. Jamison KR. *Touched with fire: manic- depressive illness and the artistic temperament*. New York: Free Press; 1993.
51. Higier RG, Jimenez AM, Hultman CM, Borg J, Roman C, Kizling I, et al. Enhanced neurocognitive functioning and positive temperament in twins discordant for bipolar disorder. *Am J Psychiatry*. 2014;171(11):1191-8.
52. Polimanti R, Gelernter J. Widespread signatures of positive selection in common risk alleles associated to autism spectrum disorder. *PLOS Genet*. 2017 Feb 10;13(2):e1006618.
53. Zheutlin AB, Viehman RW, Fortgang R, Borg J, Smith DJ, Suvisaari J, et al. Cognitive endophenotypes inform genome- wide expression profiling in schizophrenia. *Neuropsychology*. 2016;30(1):40-52.
54. Woo HJ, Yu C, Kumar K, Reifman J. Large- scale interaction effects reveal missing heritability in schizophrenia, bipolar disorder and posttraumatic stress disorder. *Transl Psychiatry*. 2017 Apr 11;7(4):e1089.
55. Srinivasan S, Bettella F, Hassani S, Wang Y, Witoelar A, Schork AJ, et al. Probing the association between early evolutionary markers and schizophrenia. *PLOS ONE*. 2017 Jan 12;12(1):e0169227.
56. Chen H, Li C, Zhou Z, Liang H. Fast- evolving human- specific neural enhancers are associated with aging- related diseases. *Cell Syst*. 2018 May;6(5):604-11.
57. Corbett S, Courtiol A, Lummaa V, Moorad J, Stearns S. The transition to modernity and chronic disease: mismatch and natural selection.
58. Judd LL, Akiskal HS. The prevalence and disability of bipolar spectrum disorders in the US population: re- analysis of the ECA database taking into account subthreshold cases. *J Affect Disord*. 2003 Jan 1;73(1):123-31.
59. Merikangas KR, Akiskal HS, Angst J, Greenberg PE, Hirschfeld RM, Petukhova M, et al. Lifetime and 12- month prevalence of bipolar spectrum disorder in the National Comorbidity Survey replication. *Arch Gen Psychiatry*. 2007;64(5):543-52.
60. Wilson DR. Evolutionary epidemiology and manic depression. *Br J Med Psychol*. 1998;71(4):375-95.
61. Abed RT, Abbas MJ. A reformulation of the social brain theory for schizophrenia: the case for

out- group intolerance. *Perspect Biol Med.* 2011 Apr 28;54(2):132-51

62. Stevens A, Price J. *Evolutionary psychiatry: a new beginning.* 2nd ed. Hove (UK): Psychology Press 2000.

63. Jablensky A, Sartorius N, Ernberg G, Anker M, Korten A, Cooper JE, et al. Schizophrenia: manifestations, incidence and course in different cultures. A World Health Organization ten- country study. *Psychol Med Monogr Suppl.* 1992 Jan;20:1-97.

64. Jongsma HE, Gayer-Anderson C, Lasalvia A, Quattrone D, Mulé A, Szöke A, et al. Treated incidence of psychotic disorders in the multinational EU- GEI Study. *JAMA Psychiatry* [Internet]. 2017 Dec 6 [cited 2018 Jan 2]. Available from: https://jamanetwork.com/journals/jamapsychiatry/fullarticle/2664479.

65. McGrath JJ. Variations in the incidence of schizophrenia: data versus dogma. *Schizophr Bull.* 2006 Jan 1;32(1):195-7.

66. Torrey EF, Bartko JJ, Yolken RH. Toxoplasma gondii and other risk factors for schizophrenia: an update. *Schizophr Bull.* 2012 May 1;38(3):642-7.

67. Brown AS, Begg MD, Gravenstein S, Schaefer CA, Wyatt RJ, Bresnahan M, et al. Serologic evidence of prenatal influenza in the etiology of schizophrenia. *Arch Gen Psychiatry.* 2004 Aug 1;61(8):774-80.

68. Kendell RE, Kemp IW. Maternal influenza in the etiology of schizophrenia. *Arch Gen Psychiatry.* 1989;46(10):878-82.

69. Kunugi H, Nanko S, Takei N, Saito K, Hayashi N, Kazamatsuri H. Schizophrenia following in utero exposure to the 1957 influenza epidemics in Japan. *Am J Psychiatry.* 1995;152(3):450-2.

70. Brüne M. Social cognition and behaviour in schizophrenia. *Soc Brain Evol Pathol.* 2003;277-313.

71. Crespi B, Summers K, Dorus S. Adaptive evolution of genes underlying schizophrenia. *Proc R Soc Lond B Biol Sci.* 2007 Nov 22;274(1627):2801-10.

72. Crow TJ. Is schizophrenia the price that Homo sapiens pays for language? *Schizophr Res.* 1997;28(2):127-41.

73. Brüne M. "Theory of mind" in schizophrenia: a review of the literature. *Schizophr Bull.* 2005;31(1):21-42.

74. Corvin A, Sullivan PF. What next in schizophrenia genetics for the Psychiatric Genomics Consortium? *Schizophr Bull.* 2016 May;42(3):538-41.

75. Crespi BJ. The Evolutionary etiologies of autism spectrum and psychotic affective spectrum disorders. In: *Evolutionary thinking in medicine* [Internet]. Cham (Switzerland): Springer; 2016 [cited 2018 Jan 2]. pp.299-327. (Advances in the Evolutionary Analysis of Human Behaviour). Available from: https://link.springer.com/chapter/10.1007/978-3-319-29716-3_20

76. Feinberg I. Schizophrenia: caused by a fault in programmed synaptic elimination during adolescence? *Journal of Psychiatric Research.* 1982 Jan 1;17(4):319-34.

77. Kavanagh DH, Tansey KE, O'Donovan MC, Owen MJ. Schizophrenia genetics: emerging themes for a complex disorder. *Mol Psychiatry.* 2015 Feb;20(1):72-6.

78. Keller MC. Evolutionary perspectives on genetic and environmental risk factors for psychiatric disorders. *Annual Review of Clinical Psychology.* 2018;14:471-93.

79. Lee SH, Byrne EM, Hultman CM, Kähler A, Vinkhuyzen AA, Ripke S, et al. New data and an old

puzzle: the negative association between schizophrenia and rheumatoid arthritis. *Int J Epidemiol.* 2015 Oct 1;44(5):1706-21.

80. Pearlson GD, Folley BS. Schizophrenia, psychiatric genetics, and Darwinian psychiatry: an evolutionary framework. *Schizophr Bull.* 2007;34(4):722-33.

81. Polimeni J, Reiss J. Evolutionary perspectives on schizophrenia. *Can J Psychiatry.* 2003;48(1):34-9.

82. Power RA, Steinberg S, Bjornsdottir G, Rietveld CA, Abdellaoui A, Nivard MM, et al. Polygenic risk scores for schizophrenia and bipolar disorder predict creativity. *Nature Neuroscience.* 2015 Jul;18(7):953-5.

83. van Dongen J, Boomsma DI. The evolutionary paradox and the missing heritability of schizophrenia. *Am J Med Genet.* 2013 Mar 1;162(2):122-36.

84. Burns JK. An evolutionary theory of schizophrenia: cortical connectivity, metarepresentation, and the social brain. *Behav Brain Sci.* 2005;27(6):831-55.

85. Nesse RM. Cliff- edged fitness functions and the persistence of schizophrenia (commentary). *Behav rain Sci.* 2004;27(6):862-3.

86. Lack D. The evolution of reproductive rates. In: Huxley J, Hardy AC, Ford EB, editors. *Evolution as a process.* London: George Allen and Unwin; 1954. Vol.1, pp.143-56.

87. Lack D, Gibb J, Owen DF. Survival in relation to brood- size in tits. *Proc Zool Soc Lond.* 1957 Jun 1;128(3):313-26.

88. Nesse RM. Cliff-edged fitness functions and the persistence of schizophrenia (commentary).

89. Bumpus HC. The elimination of the unfit as illustrated by the introduced sparrow, *Passer domesticus. Biol Lect Mar Biol Lab Woods Hole.* 1899;6:209-26.

90. Crespi BJ. Autism, psychosis, and genomic imprinting.

91. Crespi BJ, Go MC. Diametrical diseases reflect evolutionary-genetic tradeoffs: evidence from psychiatry, neurology, rheumatology, oncology, and immunology. *Evol Med Public Health.* 2015 Sep 9;2015(1):216-53.

92. Wilson AJ, Rambaut A. Breeding racehorses: what price good genes? *Biol Lett.* 2008 Apr 23;4(2):173-5.

93. Crow TJ. Is schizophrenia the price that Homo sapiens pays for language?

94. Brüne M. Social cognition and behaviour in schizophrenia.

95. Brüne M. "Theory of mind" in schizophrenia.

96. Nesse R. Cliff-edged fitness landscapes make complex genetic disease inevitable. In preparation.

97. Mitteroecker P, Huttegger SM, Fischer B, Pavlicev M. Cliff-edge model of obstetric selection in humans. *Proc Natl Acad Sci.* 2016 Dec 20;113(51):14680-5.

98. lvarez- Lario B, Macarrn-Vicente J. Uric acid and evolution. *Rheumatology.* 2010;49:2010-5.

99. Tomasetti C, Vogelstein B. Variation in cancer risk among tissues can be explained by the number of stem cell divisions. *Science* 2015 Jan 2;347(6217):78-81.

100. Friedman N, Ito S, Brinkman BAW, Shimono M, DeVille REL, Dahmen KA, et al. Universal critical dynamics in high resolution neuronal avalanche data. *Phys Rev Lett.* 2012 May 16;108(20):208102.

101. Vercken E, Wellenreuther M, Svensson EI, Mauroy B. Don't fall off the adaptation cliff: when asymmetrical fitness selects for suboptimal traits. *PLOS ONE.* 2012 Apr 11;7(4):e34889.

102. Metcalf CJE, Tate AT, Graham AL. Demographically framing trade-offs between sensitivity and specificity illuminates selection on immunity. *Nat Ecol Evol*. 2017 Nov;1(11):1766-72.

103. Schizophrenia Working Group of the Psychiatric Genomics Association. Biological insights from 108 schizophrenia- associated genetic loci. *Nature*. 2014 Jul;511(7510):421.

104. Awasthi M, Singh S, Pandey VP, Dwivedi UN. Alzheimer's disease: an overview of amyloid beta dependent pathogenesis and its therapeutic implications along with in silico approaches emphasizing the role of natural products. *J Neurol Sci*. 2016 Feb 15;361:256-71.

105. Kumar DKV, Choi SH, Washicosky KJ, Eimer WA, Tucker S, Ghofrani J, et al. Amyloid-βpeptide protects against microbial infection in mouse and worm models of Alzheimer's disease. *Sci Transl Med*. 2016;8(340):340ra72.

106. Stephan AH, Barres BA, Stevens B. The complement system: an unexpected role in synaptic pruning during development and disease. *Annu Rev Neurosci*. 2012;35(1):369-89.

107. Readhead B, Haure- Mirande J-V, Funk CC, Richards MA, Shannon P, Haroutunian V, et al. Multiscale analysis of independent Alzheimer's cohorts finds disruption of molecular, genetic, and clinical networks by human herpesvirus. *Neuron* [Internet]. 2018 Jun [cited 2018 Jun 23]. Available from: https://linkinghub.elsevier.com/retrieve/pii/S0896627318304215.

108. Nesse RM, Finch CE, Nunn CL. Does selection for short sleep duration explain human vulnerability to Alzheimer's disease? *Evol Med Public Health*. 2017 Jan 1;2017(1):39-46.

109. Wiener N. *Cybernetics*.『サイバネティックス──動物と機械における制御と通信』ノーバート・ウィーナー著、池原止戈夫、彌永昌吉、室賀三郎、戸田巌訳、岩波書店、2011年

110. Solomon RL. The opponent- process theory of acquired motivation: the costs of pleasure and the benefits of pain. *Am Psychol*. 1980;35(8): 691-712.

111. Meredith KE. *Heirloom of agony: a new theory about why happiness hurts and what you can do about it*. Privately published; 2017.

エピローグ

1. Robinson, M. The Niagara Gorge kite contest. Kite history [Internet]. 2005 [cited 2018 Jan 15]. Available from: http://kitehistory.com/Miscellaneous/Homan_Walsh.htm.

2. Alcock J. *The triumph of sociobiology*. New York: Oxford University Press; 2001.『社会生物学の勝利：批判者たちはどこで誤ったか』ジョン・オルコック著、長谷川眞理子訳、新曜社、2004年

3. Alcock J. Ardent adaptationism. *Nat Hist*. 1987 Apr;96(4):4.

4. Gould SJ, Lewontin RC. The spandrels of San Marco and the Panglossian paradigm: a critique of the adaptationist programme. *Proc R Soc Lond*. 1979;205:581-98.

5. Segerstråle UCO. *Defenders of the truth: the battle for science in the sociobiology debate and beyond*. New York: Oxford University Press; 2000.『社会生物学論争史〈1·2〉、誰もが真理を擁護していた』ウリカ・セーゲルストローレ著、垂水雄二訳、みすず書房、2005年

6. Pigliucci M, Kaplan J. The fall and rise of Dr. Pangloss: adaptationism and the Spandrels paper 20 years later. *Trends Ecol Evol*. 2000;15(2):66-70.

7. Queller DC. The spaniels of St. Marx and the Panglossian paradox: a critique of a rhetorical programme. *Q Rev Biol*. 1995;70:485-9.

8. Nesse RM. Ten questions for evolutionary studies of disease vulnerability. *Evol Appl*. 2011;4(2):264-

77.

9. Troisi A. Mental health and well- being: clinical applications of Darwinian psychiatry. *Appl Evol Psychol*. 2012;276.

10. Troisi A, McGuire MT. Darwinian psychiatry: it's time to focus on clinical questions. *Clin Neuropsychiatry*. 2006;3:85-6.

11. Brüne M. *Textbook of evolutionary psychiatry and psychosomatic medicine: the origins of psychopathology*. New York: Oxford University Press; 2015.

12. Hjemdal O, Hagen R, Solem S, Nordahl H, Kennair LEO, Ryum T, et al. Metacognitive therapy in major depression: an open trial of comorbid cases. *Cogn Behav Pract*. 2017 Aug 1;24(3):312-8.

13. Gilbert P. The origins and nature of compassion focused therapy. *Br J Clin Psychol*. 2014;53(1):6-41.

14. Gilbert P. *Human nature and suffering*. Hove (UK): Lawrence Erlbaum; 1989.

15. Gilbert P, Bailey KG. *Genes on the couch: explorations in evolutionary psychotherapy*. Philadelphia: Taylor & Francis; 2000.